AF452876

TRAITÉ ÉLÉMENTAIRE

DE

MATIÈRE MÉDICALE,

OU DE

PHARMACOLOGIE VÉTÉRINAIRE,

SUIVI D'UN

FORMULAIRE PHARMACEUTIQUE RAISONNÉ.

TOULOUSE,

IMPRIMERIE DE JEAN-MATTHIEU DOULADOURE,

RUE SAINT-ROME, N.º 41.

TRAITÉ ÉLÉMENTAIRE

DE

MATIÈRE MÉDICALE,

OU DE

PHARMACOLOGIE VÉTÉRINAIRE,

SUIVI D'UN

FORMULAIRE PHARMACEUTIQUE RAISONNÉ;

PAR L. MOIROUD,

EX-DIRECTEUR DE L'ÉCOLE VÉTÉRINAIRE DE TOULOUSE; EX-PROFESSEUR DE PATHOLOGIE ET DE THÉRAPEUTIQUE A L'ÉCOLE VÉTÉRINAIRE D'ALFORT, EX-PROFESSEUR DE CHIMIE, MATIÈRE MÉDICALE ET PHARMACIE A L'ÉCOLE VÉTÉRINAIRE DE LYON; MEMBRE CORRESPONDANT DE LA SOCIÉTÉ ROYALE D'AGRICULTURE, HISTOIRE NATURELLE, ET ARTS UTILES DE CETTE VILLE, etc.

Deuxième Édition,

REVUE, CORRIGÉE ET AUGMENTÉE PAR L'AUTEUR.

TOULOUSE,

GIMET, LIBRAIRE-ÉDITEUR, rue des Balances, n.º 66.

LYON.

<table>
<tr><td>CHARLES SAVY JEUNE, Libraire,
quai des Célestins, 18.</td><td>MICOLOT, Libraire,
grande rue Mercière, 21.</td></tr>
</table>

1845.

NOTE DE L'ÉDITEUR.

La Pharmacologie de Moiroud est un ouvrage trop connu, pour qu'il soit nécessaire d'en faire ressortir le mérite, et de prôner ses avantages. Adoptée comme classique dans les Ecoles royales Vétérinaires de France, elle fut le guide fidèle du Praticien et la boussole du Débutant dans la carrière médicale.

La première édition était déjà épuisée, lorsque, pour satisfaire aux nombreuses demandes adressées à MM. les héritiers Moiroud, cet ouvrage a été de nouveau livré à l'impression. On a eu soin d'intercaler dans le texte les notes inédites laissées par l'Auteur, et d'apporter le zèle le plus scrupuleux pour élaguer les erreurs qui avaient pu se glisser dans la première édition.

Enfin, le système décimal étant le seul usité en

France, il importait d'en appliquer les principes à la rédaction des formules. Mais, dans la crainte que cette méthode ne fût une source de méprises pour quelques Praticiens, en regard du nom de chaque substance et entre parenthèses, ont été placés les chiffres anciens, équivalant à la dose indiquée en grammes ou centi-grammes.

TABLEAU

Indiquant les divisions de la Livre médicinale française, et les rapports qui existent entre ces divisions et les poids décimaux.

DIVISION DE LA LIVRE.

La livre vaut.. 16 onces, et peut être exprimée par le signe.... ℔j
L'once....... 8 gros.................................... ℥j
Le gros...... 3 scrupules.............................. ʒj
Le scrupule... 24 grains.............................. ℈j

RÉDUCTION DE LA LIVRE ET DES FRACTIONS DE LIVRE EN POIDS DÉCIMAUX.

	grammes.
La livre vaut....................	489,51
L'once...........................	30,59
Le gros..........................	3,82
Le scrupule......................	1,27
Le grain.........................	0,05

Pour obtenir des nombres ronds, facilement divisibles, j'ai été obligé dans cet ouvrage de m'écarter un peu du tableau de réduction ci-dessus.

Par ce motif, et me conformant à l'usage, j'ai considéré

La livre comme égale à........	500 grammes.
L'once à......................	32
Le gros à.....................	4
Le scrupule à.................	1,3
Et le grain à.................	0,05

AVANT-PROPOS.

Parmi les ouvrages dont la médecine vétérinaire s'est enrichie depuis quelques années, l'on ne compte aucun traité qui soit spécialement consacré à l'histoire pharmacologique des substances propres à combattre les maladies des animaux domestiques; et cette lacune était vivement sentie par la plupart des praticiens et par les élèves des écoles vétérinaires. Le petit nombre d'ouvrages que nous possédons sur cette matière peut satisfaire, sans doute, à quelques-uns des besoins de la thérapeutique; mais ces ouvrages ne présentent qu'un tableau incomplet des connaissances acquises sur cette partie si importante de notre art, et, bien qu'ils renferment sur l'histoire naturelle et les propriétés chimiques des corps médicamenteux, des considérations plus étendues et généralement plus précises que celles que contient le *Traité de Matière médicale* de Bourgelat, on n'y trouve cependant presque aucune vue nouvelle sur ce qui intéresse le plus le vétérinaire, sur l'action physiologique des remèdes et sur leurs principales indications.

Sans méconnaître les services rendus à la science par les auteurs modernes qui nous ont précédé dans la carrière, nous croyons qu'ils sont restés quelquefois au-dessous du modèle qu'ils avaient sous les yeux. Nous avouons avoir consulté avec soin, et nous devons ajouter avec fruit, le livre auquel est attaché le nom du fondateur de nos écoles. Si les théories et les expressions n'y sont pas toujours en harmonie avec les doctrines et le langage de notre époque, il est cependant facile de démêler sous cette espèce de déguisement, de grandes vérités pratiques.

Poussé par le désir de rassembler dans l'histoire des médicaments toutes les considérations importantes émises par les auteurs, nous n'avons pas seulement fouillé dans les livres vétérinaires, mais aussi dans ceux qui, spécialement consacrés à la médecine de l'homme ou à l'art du pharmacien, pouvaient nous fournir des détails utiles ou faire naître quelque idée lumineuse. Parmi ceux que nous avons consultés avec le plus de soin, nous devons citer ici le *Dictionnaire de médecine*, en 21 volumes, dont les excellents articles faits par M. Richard et par M. Guersent, nous ont souvent fourni des détails importants d'histoire naturelle et des vues thérapeutiques propres à nous servir de point de départ ou de terme de comparaison, relativement à celles qui sont spécialement applicables à la médecine des animaux domestiques. Nous citerons encore le *Dictionnaire des Drogues simples et composées*, par MM. Richard, A. Chevallier et Guillemin, comme nous ayant évité bien des recherches sur la partie descriptive des médicaments, et sur la préparation de beaucoup d'entre eux.

L'on verra aussi, en lisant le Formulaire qui fait suite à ce Traité, que nous n'avons pas laissé échapper l'occasion de reproduire les formules qui, éparses dans différents ouvrages vétérinaires, nous ont paru dignes d'être conservées. L'on ne pourra se méprendre sur leur origine, car le nom de l'auteur est cité à côté de chacune de celles qui ne nous appartiennent pas.

Chargé à l'École vétérinaire de Lyon des cours de chimie et de matière médicale, lorsque je formai le projet de publier un Traité élémentaire sur cette dernière branche de nos connaissances, j'avais alors pour but principal d'offrir, dans un cadre resserré, à messieurs les Élèves, un tableau de mes leçons;

mais arrivé à l'Ecole d'Alfort, sous l'influence des nouvelles théories dont j'avais à m'occuper, et sous celle des conseils de plusieurs de mes collègues, je me suis déterminé à donner un peu plus d'extension à la partie essentiellement médicale de ce Traité.

Après avoir présenté quelques considérations générales sur le caractère, la nature et les effets des médicaments, je me suis efforcé de les grouper entre eux, d'après les caractères qui offrent le plus d'intérêt, c'est-à-dire d'après leur manière d'agir sur l'économie animale.

En considérant ensuite chaque substance médicinale en particulier, j'ai successivement traité de ses propriétés physiques et chimiques, de son extraction, de sa préparation, de son action sur l'organisme vivant, de ses principaux usages, et enfin de sa dose et de son mode d'administration.

Peut-être trouvera-t-on que je me suis quelquefois étendu un peu longuement sur des détails de chimie; mais à l'époque où j'entrepris la rédaction de ce travail, nous ne possédions aucun ouvrage classique sur cette science dans les Ecoles vétérinaires. Dans le but de suppléer jusqu'à un certain point à ce défaut, je me suis attaché à rassembler sur chaque corps médicamenteux l'ensemble des considérations propres à le faire connaître à peu près complétement. Si l'*Abrégé élémentaire de Chimie*, si clair et si précis, publié récemment par l'un de nos collègues, eût alors existé, je me serais sans doute imposé des limites un peu plus étroites sous ce rapport.

C'est d'après des considérations du même genre que je me suis déterminé à dépasser souvent les véritables attributions de la pharmacologie, pour m'engager dans des détails appartenant réellement à la thérapeutique; mais ces sortes d'empiétement ont un but si important, que l'on m'excusera facilement de les avoir commis. Heureux si, m'écartant des bornes qui m'étaient imposées par la nature de mon sujet, je suis toutefois resté dans le domaine des saines doctrines !

Malgré la persévérance que nous avons mise à rechercher la vérité partout où nous supposions devoir la rencontrer, nous n'avons ni la prétention, ni l'espérance de pouvoir offrir un corps de doctrine ayant le caractère d'ensemble et de précision que l'on retrouve dans plusieurs autres branches de l'art de guérir. Les considérations pharmacologiques reposent sur des faits si complexes, quelquefois si peu ou si mal observés, qu'il est bien difficile de systématiser nos connaissances à cet égard. Sans doute, les exemples de guérisons obtenues sous l'influence, ou, pour parler plus exactement, pendant l'usage des principaux remèdes, ne nous manquent pas; mais ce qui nous manque, ce sont des observations faites sans prévention, et dans lesquelles on ait tenu compte de toutes les circonstances susceptibles de modifier les effets des médicaments, ou d'amener à elles seules la terminaison des maladies auxquelles ceux-ci ont été opposés.

Néanmoins comme nous ne nous sommes pas borné à consulter et à méditer les auteurs, que nous avons aussi, pour jeter quelque lumière sur notre route, tenté des expériences directes, et recueilli des observations cliniques, nous osons espérer que le Traité que nous livrons au jugement de nos confrères reproduira avec fidélité les connaissances que nous ont transmises nos devanciers sur la pharmacologie vétérinaire, et qu'il ajoutera de nouveaux faits et de nouveaux préceptes à ceux que nous possédions déjà.

TRAITÉ ÉLÉMENTAIRE

DE MATIÈRE MÉDICALE,

OU

DE PHARMACOLOGIE VÉTÉRINAIRE.

CONSIDÉRATIONS GÉNÉRALES.

INTRODUCTION.

La matière médicale vétérinaire est cette partie essentielle de la médecine des animaux, qui s'occupe des médicaments sous les différents rapports qui peuvent en éclairer le choix, en faire connaître le pouvoir, et en diriger l'emploi.

Cette définition nous paraît indiquer en peu de mots le véritable objet de la matière médicale, d'après l'idée que l'on attache généralement à cette branche de l'art de guérir. En effet, les détails qu'elle emprunte à l'histoire naturelle, relativement à l'origine et aux caractères physiques des substances médicinales; ceux qu'elle comporte quant à leur composition et à leurs propriétés chimiques les plus remarquables; et enfin les considérations qu'elle embrasse relativement aux effets de leur puissance sur l'économie animale, de manière à en préciser les doses et à en faire ressortir les indications et les contre-indications, forment évidemment l'ensemble des connaissances qui doivent nous éclairer sur le choix de ces substances, sur leurs effets physiologiques, et par suite sur leur emploi thérapeutique.

Tous les auteurs n'ont pas envisagé la matière médicale sous le même point de vue : il en est qui, avec M. Guersent, donnent à cette partie de la médecine des attributions beaucoup plus étendues que celles que comporte la définition qu'on vient de lire. Elle embrasserait, d'après leur manière de voir, tous les moyens qui peuvent modifier l'organisme animal, en contribuant à le ramener de l'état maladif à celui de santé; ce qui les conduit à établir trois grandes divisions, dont la première comprend la matière médicale pharmacologique; la deuxième, la matière médicale hygiénique; et la troisième, la matière médicale chirurgicale.

Sans doute cette manière de considérer les choses est plus conforme à la valeur des mots qui servent à les exprimer; mais l'interprétation que l'usage a consacrée à cet égard, surtout dans la vétérinaire, nous impose en quelque sorte l'obligation de nous en tenir à la définition que nous avons présentée.

La science des médicaments, telle que nous l'entendons, reçoit aussi très-souvent aujourd'hui le nom de *pharmacologie*. Ce nom, qui, d'après son étymologie grecque (de φάρμαχον, médicament, et de λόγος, discours), a un sens un peu moins vague que celui de matière médicale, n'a cependant pas été pris non plus, de la part de tous les auteurs, dans la même acception; car les uns rattachent la science qu'il sert à désigner tantôt à l'histoire naturelle des corps médicamenteux, tantôt à la pharmacie proprement dite; d'autres la considèrent comme une partie importante de la matière médicale; mais la plupart des modernes la confondent avec cette dernière elle-même, et regardent les noms qui servent à désigner l'une et l'autre comme à peu près synonymes. C'est en ce sens que nous les emploierons dans le cours de cet ouvrage.

Quoique liée par de nombreux rapports avec la plupart des sciences naturelles et médicales, la pharmacologie a cependant ses doctrines propres et indépendantes; telles sont celles qui ont pour base les effets primitifs des médicaments. Ces doctrines puisent, il est vrai, d'importants matériaux dans les observations recueillies sur des individus malades; mais les expériences faites sur les animaux sains leur en fournissent également de fort utiles, et l'on peut même dire que ces derniers matériaux leur servent en quelque sorte de fondement, et qu'ils sont le point de départ et le terme de comparaison de tous les préceptes qu'elles comportent. Ainsi cette partie de la science des médicaments qui, au premier aperçu, semble se confondre avec la pathologie et la thérapeutique, s'en distingue cependant réellement par son objet.

Pour préciser davantage les idées que nous nous sommes formées à cet égard, nous dirons que la pathologie recherche et apprécie les causes, la nature, le siége et les effets des troubles morbides; que la pharmacologie présente ses moyens et expose leur pouvoir; et enfin que la thérapeutique détermine les conditions de leur emploi.

Cette dernière branche des connaissances vétérinaires, quoique parfaitement distincte en théorie, a néanmoins dans la pratique de si nombreux points de contact avec celle qui fait l'objet spécial de ce traité, que nous ne pourrons nous dispenser d'empiéter fréquemment sur son domaine.

CONSIDÉRATIONS

SUR LE CARACTÈRE DES MÉDICAMENTS.

Le mot médicament, comme tous ceux qui s'appliquent à un grand nombre de choses différentes, n'a pas toujours reçu la même définition. Celle qui nous semble le mieux lui convenir par sa simplicité et son exactitude, établit que les médicaments sont toutes les substances simples ou composées, non essentiellement alimentaires, qui, administrées à des individus malades, tendent à produire des changements salutaires.

Rien ne paraît mieux tranché au premier aperçu, que la différence qui existe entre les médicaments et les aliments; cependant ces deux classes de substances se confondent quelquefois entre elles par leur composition, et même par quelques-uns de leurs effets sur l'économie animale. L'on a cru pouvoir les caractériser suffisamment, en disant que les aliments ont de la tendance à s'animaliser, qu'ils cèdent sans effort aux puissances digestives, et sont facilement transformés en chyle; tandis que les médicaments, rebelles à l'assimilation, résistent aux forces de l'estomac et des autres organes qui auraient dû en modifier la nature ou se les approprier, et donnent ainsi lieu à un trouble momentané d'où résulte la médication.

Cette distinction, exacte dans la majorité des cas, souffre cependant de nombreuses et d'importantes exceptions. C'est ainsi qu'un grand nombre de corps médicamenteux qui contiennent du sucre, du mucilage, de la fécule, des corps gras, comme le miel, les mauves, les gommes, les huiles, etc., peuvent céder jusqu'à un certain point aux forces digestives, et concourir à la nutrition; et que d'un autre côté certains aliments légers, comme les substances farineuses délayées dans l'eau, sont fréquemment et utilement employées comme médicaments.

L'observation de ces faits a engagé quelques auteurs à établir des classes intermédiaires; c'est-à-dire à reconnaître des *aliments médicamenteux* et des *médicaments alimentaires*.

Bien que, comme on vient de le voir, la démarcation entre l'aliment et le médicament soit peu marquée, celle qui existe entre le médicament et le poison l'est peut-être encore moins ; car elle ne consiste ordinairement que dans le degré d'intensité de leur action sur l'organisme vivant. Les corps les plus éminemment vénéneux fournissent d'utiles ressources à la thérapeutique, lorsqu'ils sont maniés avec discernement, tandis que les substances les plus innocentes par elles-mêmes peuvent avoir une influence funeste si elles reçoivent une fausse application. C'est ainsi que le même agent peut tour à tour devenir un médicament héroïque et précieux, ou un poison redoutable suivant la manière dont il est administré, et qu'il méritera l'une ou l'autre de ces qualifications, suivant les effets qui en résulteront : s'il tend à produire des changements salutaires et à ramener l'individu de l'état maladif à celui de santé, il recevra le nom de médicament, quelles que soient d'ailleurs son origine et sa composition chimique; si, au contraire, il produit des changements nuisibles, qu'il détruise la santé ou anéantisse la vie, on ne devra plus alors le considérer que comme un véritable poison, qu'il ait ou non été employé dans des vues curatives.

Quelques personnes établissent une différence entre les médicaments et les corps médicamenteux : ils donnent cette dernière dénomination aux substances médicinales telles que la nature nous les fournit; ce n'est que lorsqu'elles ont été préparées par l'art, et que par lui leurs principes actifs ont été mis à nu, qu'ils leur accordent le nom de médicament. L'écorce de quinquina, la racine de gentiane entière, par exemple, ne seraient, dans ce sens, que des corps médicamenteux; et leurs extraits, leurs décoctions, ou simplement leurs poudres, seraient des médicaments.

Le mot remède a une acception beaucoup plus étendue : il comprend tous les agents, tous les moyens, de quelque nature qu'ils soient, qui peuvent concourir à modifier d'une manière avantageuse l'organisme animal. Ainsi, un exercice modéré, un régime humectant, un pansage convenablement exécuté peuvent être des remèdes efficaces, mais ne sont certainement pas des médicaments.

APERÇU SUR LA NATURE INTIME

ET LES PROPRIÉTÉS CHIMIQUES DES MÉDICAMENTS.

Les corps médicamenteux nous sont fournis par les trois règnes de la nature. Parmi ceux qui appartiennent au règne inorganique ou minéral, les uns sont simples et les autres composés; ceux qui proviennent des règnes végétal et animal sont toujours composés.

Par corps simples et composés, nous n'entendons pas parler ici des médicaments auxquels on donne communément ces sortes de qualifications (1). Les corps simples

(1) Un médicament est réputé simple, lorsque la substance qui en forme la base est administrée sans qu'elle ait été préalablement associée à d'autres substances capables d'en modifier les effets. Il est dit composé, quand au contraire il résulte de l'association de plusieurs médicaments simples.

que nous avons en vue sont ceux que les chimistes considèrent comme élémentaires, c'est-à-dire, ceux dont jusqu'à présent on n'a pu retirer que des molécules intégrantes et homogènes; et les corps composés sont ceux qui, formés de principes différents, renferment des molécules constituantes ou hétérogènes.

On compte aujourd'hui, dans l'état actuel des connaissances chimiques, cinquante-deux corps élémentaires; mais on n'emploie en médecine qu'un petit nombre de ces corps dans leur état de simplicité, et encore arrive-t-il souvent que ceux-ci, après avoir été introduits dans l'économie, s'unissent à d'autres éléments, et n'agissent dès lors qu'à l'état de combinaison.

C'est de l'association des corps simples entre eux, que résulte cette multitude de substances qui existent dans la nature sous des formes si variées et sous tant d'états différents. Celles de ces substances qui font partie du règne inorganique sont extrêmement variées dans leur composition chimique, tandis que celles qui appartiennent au règne organique offrent généralement entre elles, sous ce rapport, beaucoup plus d'analogie; car elles ne renferment jamais qu'un petit nombre de principes élémentaires, et ces principes sont à peu près toujours les mêmes; ils varient seulement dans leurs proportions respectives et dans leur ordre de combinaison. Ainsi la plupart des matières végétales sont essentiellement formées d'oxygène, d'hydrogène et de carbone, et les matières animales des mêmes éléments, plus une forte portion d'azote. L'on trouve bien dans quelques-unes du soufre, du phosphore, certains métaux; mais ces corps n'en forment pas la partie essentielle; ils y sont en quelque sorte accidentellement et toujours en très-petite quantité.

Dans la nature organique, les substances qui sont formées par la combinaison directe et immédiate de ces éléments, et qui à leur tour servent à former les différentes parties des plantes et des animaux, reçoivent le nom de *principes immédiats;* de ce nombre sont le ligneux, le sucre, la gomme, l'albumine, la fibrine, etc.

Nos connaissances sur les principes immédiats se sont singulièrement agrandies depuis quelques années. Plusieurs corps médicamenteux que l'on regardait comme de véritables principes immédiats, soumis à un nouvel examen chimique, ont fourni des matériaux nouveaux, et n'ont pu dès lors être considérés que comme des substances secondaires : telles sont, entre autres, les huiles fixes et toutes les matières grasses en général. D'un autre côté, l'on a découvert un grand nombre de nouveaux produits organiques immédiats, dont l'existence n'était même pas soupçonnée avant les travaux des chimistes de notre époque. C'est ainsi, par exemple, que la découverte de la morphine, de la strichnine, de la quinine, etc., a agrandi pour nous le domaine de la science, et est venue offrir de nouvelles ressources à la thérapeutique.

Ces nouveaux principes immédiats sont presque tous susceptibles de s'unir aux acides, de les saturer et de former ainsi des sels ; aussi désigne-t-on communément ceux doués de ces propriétés sous les noms de *bases salifiables végétales, d'alcalis organiques.* Ils sont tous solides, blancs, en masses amorphes ou en poudre cristalline, inodores, d'une saveur âcre ou amère, peu ou point solubles dans l'eau, très-solubles au contraire dans l'alcool, surtout dans l'alcool bouillant. Formés d'oxygène, d'hydrogène, de carbone et d'azote, ces corps se décomposent aisément par l'action de la chaleur, et se trans-

forment alors en eau, en acide carbonique, en ammoniaque, en huile empyreumatique, etc.

Ce sont eux qui donnent aux végétaux et aux parties
de végétaux qui les contiennent, les principales propriétés
médicinales dont ils sont doués. Ils s'y rencontrent presque toujours en combinaison avec un acide organique.
C'est dans cet état qu'existent naturellement les principes actifs du quinquina, de l'opium, de la noix vomique
et de beaucoup d'autres agents pharmacologiques.

On administre rarement ces principes aux animaux à
l'état de pureté; lorsqu'on croit devoir en faire usage,
il est convenable de les unir à un nouvel acide, afin
d'augmenter leur solubilité, et de les rendre ainsi plus
actifs et d'un emploi plus commode.

Sans doute ils ont, généralement parlant, plus de
puissance thérapeutique que les corps médicamenteux
desquels ils sont extraits; mais, abstraction faite de leur
prix, ces principes sont-ils constamment et nécessairement préférables aux corps qui les ont fournis ? Persuadé
que plusieurs des matériaux de ceux-ci peuvent, suivant
les circonstances, modifier d'une manière avantageuse
les effets de ceux-là, nous ne saurions considérer comme
toujours exacte une semblable proposition.

Vouloir réduire toutes les substances médicinales à
leurs principes immédiats pour les administrer isolément,
c'est comme si l'on prétendait que l'on doit isoler les
divers matériaux du même ordre qui entrent dans la
composition des aliments, afin de n'introduire dans l'estomac que ceux qui sont d'une digestion prompte, facile,
et qui fournissent abondamment à la nutrition.

La chimie, malgré les brillantes découvertes dont elle
s'est enrichie depuis une quinzaine d'années, ne nous
fournit point encore de lumières assez certaines, pour

que l'on puisse bien connaître tout ce qui se passe dans un mélange de plusieurs substances de propriétés diverses, et pour que l'on puisse affirmer que tel principe que l'on signale comme immédiat, n'est pas lui-même formé de plusieurs composés différents. Les progrès mêmes de cette science doivent nous mettre en garde contre tout système absolu : guidés par des analyses imparfaites, n'a-t-on pas vu, avant les beaux travaux de MM. Pelletier et Caventou, des auteurs préconiser comme égales et même comme supérieures au quinquina des écorces indigènes, auxquelles ils attribuaient une composition analogue à celle de l'écorce du Pérou?

Parmi les corps composés fournis par le règne minéral, ceux que l'on emploie ordinairement à titre de médicaments sont des oxydes, des acides, des sels, des sulfures et des chlorures métalliques. Afin de rendre plus intelligibles les détails que nous devons consacrer à l'histoire particulière des agents pharmacologiques puisés dans ces différentes classes de corps, nous rappellerons ici quelques-unes des considérations relatives à leur nomenclature chimique et à leurs propriétés générales.

Le nom *d'oxyde* s'applique à tous les composés non acides, résultant de l'union de l'oxygène avec un autre corps. Lorsque la même base peut se combiner à l'oxygène en diverses proportions, et former ainsi plusieurs oxydes, ce qui arrive le plus ordinairement, le premier, c'est-à-dire le moins oxygéné, se nomme *protoxyde*, le second *deutoxyde*, et le troisième *tritoxyde*; le plus oxygéné s'appelle encore *peroxyde*.

Les oxydes se divisent en métalliques et en non métalliques. Les premiers, beaucoup plus nombreux que les autres, s'en distinguent par leurs caractères physiques, et surtout par la propriété qu'ils ont presque tous, à un certain degré d'oxygénation, de se combiner avec les acides pour former des composés particuliers connus sous le nom de *sels*. Ils sont solides, plus pesants que l'eau, ternes, cassants, souvent pulvérulents, de couleur variable, sans éclat métallique, sans malléabilité ni ténacité.

On les divise communément en six classes comme les métaux qui leur servent de bases. Les oxydes de la première classe portaient autrefois le nom de *terres*; ceux de la seconde étaient désignés sous les noms *d'alcalis* et de *terres alcalines*. On considérait les uns et les autres comme des corps élémentaires, parce qu'alors on n'était pas encore parvenu à les décomposer.

Ce sont ces deux premières classes qui comprennent les oxydes qui ont le plus d'affinité pour les acides, et par conséquent le plus de tendance à former des sels. Les quatre autres classes n'ont jamais reçu qu'une désignation numérique; et, bien que la plupart des oxydes dont elles se composent soient moins remarquables par leurs propriétés chimiques que les premiers, il en est cependant un assez grand nombre qui sont employés à titre de médicaments.

Les acides ont des caractères chimiques diamétralement opposés à ceux des oxydes; ils se distinguent d'ailleurs de tous les autres corps, par la propriété qu'ils ont de produire sur l'organe du goût une saveur aigre ou caustique, de rougir la teinture de tournesol, et de se combiner avec les bases salifiables, surtout avec celles qui sont alcalines.

Le nombre des acides s'élève aujourd'hui à plus de quatre-vingts : leur composition varie beaucoup, car ceux qui appartiennent au règne minéral sont tantôt formés d'oxygène et d'un autre corps simple (*oxacides*), tantôt d'hydrogène et d'un second principe élémentaire (*hydra-cides*), tantôt enfin de deux ou trois corps simples, autres que ceux qui viennent d'être nommés. Les acides qui proviennent du règne végétal sont composés de carbone, d'hydrogène, et d'un excès d'oxygène. Ceux que l'on rencontre tout formés dans les animaux, ou que l'on prépare en traitant les substances animales par divers agents chimiques, sont formés par les mêmes éléments que ces substances; mais quelques-uns ne contiennent point d'oxygène.

L'on a suivi dans la nomenclature des acides minéraux les mêmes règles que dans celle des oxydes. Lorsque le corps combustible qui forme la base de l'acide ne peut s'unir à l'oxygène que dans une seule proportion, cet acide prend le nom du corps même qui a servi à le former, en ajoutant toutefois à ce nom une terminaison en *ique;* tel est, par exemple, l'acide carbonique. Si le corps combustible (1) est capable de se combiner avec deux quantités différentes d'oxygène et de former deux acides, le plus oxygéné se désigne comme précédemment par une terminaison en *ique*, et le moins oxygéné par une terminaison en *eux*.

Mais il existe plusieurs acides qui peuvent renfermer de l'oxygène dans plus de deux proportions différentes; c'est le cas dans lequel se trouvent, par exemple, ceux qui résultent de la combinaison de cet élément avec le soufre. Pour les spécifier tous, on appelle le premier *hyposulfureux*, le deuxième *sulfureux*, le troisième *hyposulfurique*, et le quatrième *sulfurique*. C'est ainsi que le

____

(1) **On** sait que l'on nomme ainsi tout corps susceptible de s'unir à l'oxygène, soit directement, soit indirectement.

mot *hypo*, précédant le nom de l'acide, sert à indiquer un degré d'oxygénation inférieur. L'on suit la même marche pour tous les corps qui se trouvent dans le même cas que le soufre.

On a cru pendant longtemps que l'oxygène était le seul corps capable d'acidifier les autres, et c'est même de là que lui vient le nom qu'il porte: mais il est bien reconnu aujourd'hui qu'il existe plusieurs acides sans oxygène. Le nom qu'on leur donne dérive de celui de leurs principes constituants, et sa terminaison a la même consonnance que celui des autres acides. C'est ainsi que les acides formés par la combinaison de l'hydrogène avec le chlore et de celui-ci avec l'iode, s'appellent, le premier, acide *hydrochlorique*, et le second *acide chloriodique*.

Les acides provenant du règne organique reçoivent en général leurs noms des substances qui les contiennent ou avec lesquelles on les prépare : on dit, par exemple, acide kinique, urique, camphorique, pour désigner les acides contenus dans le quinquina, dans l'urine, ou que l'on obtient avec le camphre.

Considérés sous le rapport pharmacologique, les acides sont loin de présenter tous le même intérêt; la plupart d'entre eux n'ont pas encore été employés à titre de remède, et ne font partie d'aucun médicament ; aussi n'aurons-nous à traiter d'une manière spéciale que d'un petit nombre de ces corps.

Il n'en sera pas de même des substances salines, car celles-ci fournissent à la thérapeutique de nombreux et utiles moyens.

Formés d'un acide et d'une ou plusieurs bases, les sels sont communément réputés *neutres* lorsqu'ils sont sans action sur la teinture de tournesol et sur le sirop

de violettes; on les considère comme étant avec excès
d'acide quand ils rougissent le premier de ces réactifs
(*sur-sels*), et comme étant avec excès de base lorsqu'ils
verdissent le dernier (*sous-sels*). Mais la distinction
fondée sur ces propriétés n'est plus admise aujourd'hui
par les chimistes, parce qu'ils ont reconnu que la faculté
de changer les couleurs végétales dépend moins d'un
excès d'acide ou d'oxyde combinés ensemble, que de
l'affinité des matières colorantes pour l'un ou l'autre de
ces principes constituants des substances salines.

Tous les acides mis en contact avec les bases salifiables
ne se comportent pas de la même manière : les oxacides s'y unissent purement et simplement, sans éprouver
d'altération ; mais il n'en est pas de même des hydraci-
des : il paraît que ceux-ci se décomposent pour donner
naissance à de l'eau et à un autre composé binaire,
formé du radical de l'acide et du métal qui servait de
base à l'oxyde. C'est de cette manière que se comportent, selon toute apparence, les acides hydrochloriques,
hydriodique et hydrosulfurique. Bien que l'opinion des
chimistes ne soit pas encore définitivement arrêtée à ce
sujet, nous adopterons néanmoins l'hypothèse que nous
venons d'émettre, parce que c'est celle qui a pour elle les autorités les plus imposantes : de sorte que tous les composés connus sous les noms d'hydrochlorates, d'hydrio-
dates et d'hydrosulfates, seront examinés sous ceux de
chlorures, d'iodures et de sulfures.

Tous les sels, à l'exception d'un seul, sont solides à
la température ordinaire. Les uns sont fixes, les autres
volatils, presque tous sont inodores; ceux qui sont solubles dans l'eau sont plus ou moins sapides; les autres
sont insipides. La plupart sont susceptibles, en passant
de l'état liquide ou vaporeux à l'état solide, de prendre

une forme régulière et de cristalliser. Le volume de leurs cristaux, le nombre et la disposition des faces et des angles qui déterminent la configuration de ceux-ci, varient suivant les espèces, mais ils sont à peu près toujours les mêmes pour le même sel. Ces cristaux, lorsqu'ils n'ont pas été altérés par l'influence de l'air ou de tout autre agent physique ou chimique, sont presque toujours plus ou moins transparents, et renferment ordinairement une certaine quantité d'eau interposée ou combinée. L'eau qui n'est qu'interposée entre les particules du sel est rare et en proportions variables; celle qui est réellement combinée avec ses molécules intégrantes fait quelquefois la moitié de son poids, et sa quantité dans le même cristal est toujours la même. C'est cette dernière seule qui doit prendre le nom d'*eau de cristallisation*.

Soumis à l'action du feu, les sels qui contiennent beaucoup d'eau de cristallisation fondent dans celle-ci et se dessèchent ensuite; ceux qui ne renferment que de l'eau interposée éclatent et se brisent avec un certain bruit (*décrépitation*).

Exposés à l'influence de l'air atmosphérique, la plupart des sels n'éprouvent aucune modification dans leur composition chimique; mais beaucoup sont altérés dans leurs caractères physiques : les uns, doués d'une grande affinité pour l'eau, attirent l'humidité de l'air et se résolvent en liqueur; d'autres, contenant une grande quantité d'eau de cristallisation, et n'ayant pour elle qu'une faible affinité, la cèdent à l'atmosphère, perdent leur transparence et deviennent pulvérulents : les premiers sont dits *déliquescents*, et les seconds *efflorescents*.

Les différents degrés de solubilité des sels dans l'eau dépendent tout à la fois de leur affinité pour ce liquide et du plus ou moins de cohésion de leurs molécules. L'on peut prévoir approximativement le degré de solubilité d'un grand nombre de sels, lorsqu'on connaît leur composition. Ainsi tous les sels dont les bases sont très-solubles, offrent eux-mêmes beaucoup de solubilité ; tous les sur-sels, c'est-à-dire, tous ceux dans lesquels l'acide prédomine, sont solubles, quelle que soit l'insolubilité de leur base. Tous les sous-sels, au contraire, sont insolubles lorsque la base n'est pas ou n'est que très-peu soluble.

L'eau qui se trouve chargée de toute la quantité de sel qu'elle est capable de dissoudre à sa température actuelle, est dite en être saturée. Mais une chose fort remarquable et qui ne saurait être indifférente pour le pharmacologiste, c'est que dans cet état de saturation elle jouit encore de la propriété de pouvoir se charger d'une certaine quantité d'un autre sel, lorsque toutefois les deux substances salines ne sont pas de nature à se décomposer mutuellement. Ainsi, par exemple, de l'eau saturée de sulfate de soude pourrait encore, à la même température, dissoudre du nitrate de potasse, bien qu'elle fût sans action sur une nouvelle quantité du premier sel.

L'alcool parfaitement pur n'exerce sa propriété dissolvante que sur un petit nombre de sels; mais celui qui est étendu d'eau (eau-de-vie ordinaire), peut en dissoudre un assez grand nombre, parmi lesquels se trouvent surtout les sels ammoniacaux et les sels déliquescents.

Tous les sels sont décomposés par l'action de l'électricité; quelques-uns peuvent l'être par le calorique, et beaucoup par les acides minéraux, les métaux et les oxydes métalliques des trois premières classes. Il en est un certain nombre enfin qui, mélangés ensemble, réagissent les uns sur les autres et se décomposent mutuellement.

Ce dernier mode de décomposition des sels repose sur l'une des lois générales les plus remarquables de la chimie, et sert de base au principe le plus important de l'art de formuler, surtout en ce qui concerne la décomposition des sels en solution dans l'eau. Voici en quoi consiste cette loi : lorsqu'on mêle ensemble deux sels préalablement dissous dans l'eau, et que ces sels renferment les éléments nécessaires pour donner naissance à un sel soluble et à un sel insoluble, ou bien à deux sels insolubles, leur décomposition a mutuellement et inévitablement lieu, c'est-à-dire, que l'acide de l'un s'empare de la base de l'autre, et réciproquement, à moins qu'il ne puisse se former un sel double soluble. Ainsi l'on ne prescrira pas ensemble du sulfate de magnésie et du carbonate de soude, car il y aurait nécessairement décomposition, puisqu'il peut se former du carbonate de magnésie insoluble et du sulfate de soude soluble. Dans le cas, au contraire, où les deux sels que l'on met en présence sont de nature à former, par l'échange de leurs bases et de leurs acides, deux autres sels assez solubles pour ne pas se précipiter, la liqueur reste transparente, et rien n'annonce qu'il y ait décomposition. Cependant, si l'on vient à chauffer et à faire évaporer cette liqueur, il est possible que la décomposition ait lieu, et qu'il se forme réellement de nouveaux sels; il suffit, pour cela, que l'un de ces derniers ne soit pas sensiblement plus soluble à chaud qu'à froid, et que les deux premiers le soient, au contraire, beaucoup plus. (Thénard, *Traité de chimie.*)

Les sels ont des usages nombreux en médecine vétérinaire; l'action qu'ils exercent sur l'économie animale varie suivant la nature et la proportion de leurs principes constituants; elle n'a souvent aucune analogie avec celle qui appartient à ces derniers; cependant on peut dire d'une manière générale qu'elle dépend plutôt de la base que de l'acide.

Les propriétés chimiques des corps médicamenteux ne peuvent que rarement servir à nous faire connaître *à priori* le mode et l'étendue de l'influence qu'ils exercent sur l'organisme vivant; car nous voyons les substances les plus éloignées par leurs caractères chimiques, déterminer souvent des médications analogues. Ainsi, bien que le tartre stibié et l'ipécacuanha provoquent tous les deux le vomissement, ils n'ont cependant entre eux aucun rapport de composition ni de propriétés chimiques. On trouve d'un autre côté des substances qui ont, sous ce dernier rapport, la plus grande analogie, et dont les effets sur l'économie animale sont pourtant essentiellement différents : telles sont, par exemple, la baryte et la strontiane.

Dans le règne organique, comme dans le règne inorganique, lorsque des corps différents se combinent ensemble, très-souvent les produits qui sont le résultat de cette combinaison possèdent des propriétés nouvelles différentes de celles de chacun des corps constituants : telles substances qui, prises isolément, n'exercent aucune action remarquable sur l'organisation, deviennent extrêmement actives, et quelquefois des poisons dangereux lorsqu'elles sont combinées; d'autres, au contraire, qui, administrées séparément, déploient une grande énergie, acquièrent plus ou moins d'innocuité lorsqu'elles sont unies.

L'on voit, d'après cela, que les actions chimiques modifient profondément les propriétés médicinales des substances sur lesquelles elles s'exercent. Toutefois, on observe en général que les corps médicamenteux qui sont doués d'une puissance thérapeutique bien prononcée (autre que celle qui dépend de leur action chimique sur les tissus), conservent à peu près les mêmes vertus dans toutes les combinaisons où ils entrent, pourvu cependant que ces dernières ne soient pas entièrement insolubles dans l'eau. C'est ainsi que l'iode, le mercure, l'antimoine, etc. communiquent à tous les composés solubles dont ils font partie le même genre de propriétés médicinales dont ils sont doués.

Mais quand la force active de l'agent pharmacologique dépend essentiellement de l'action chimique qu'il exerce sur les tissus, alors sa manière d'agir peut être changée du tout au tout par la combinaison. Nous voyons, par exemple, la potasse caustique et l'acide sulfurique concentré désorganiser et détruire les tissus sur lesquels ils sont déposés isolément; tandis que s'ils sont préalablement unis, ils irritent à peine ces tissus; d'un autre côté, nous voyons le chlore et l'antimoine n'exercer aucune action corrosive lorsqu'ils agissent isolément, au lieu qu'ils constituent l'un des caustiques les plus puissants quand ils sont combinés entre eux.

DE L'ACTION DES MÉDICAMENTS,

EU ÉGARD A LA MANIÈRE DONT ELLE S'ÉTABLIT ET SE TRANSMET AUX DIFFÉRENTES PARTIES DE L'ÉCONOMIE ANIMALE.

Les modifications que les médicaments déterminent sur les tissus soumis à leur influence dépendent, comme nous venons de le faire pressentir, ou d'une action chimique, ou d'une action essentiellement vitale, inconnue dans sa nature intime, que l'on a désignée sous le nom de *physiologique*.

L'action chimique des médicaments, se rattachant aux lois ordinaires de la nature morte, se conçoit et s'explique assez bien. Ainsi, le nitrate d'argent, mis en contact avec un tissu vivant, le décompose en se décomposant lui-même, et donne naissance à de nouveaux produits de la même manière que si ce tissu était privé de vie. Il survient, il est vrai, dans le premier cas, après un certain laps de temps, des phénomènes secondaires qui sont suscités et entretenus par les forces vitales, et qui, par conséquent, ne sauraient avoir lieu sur le cadavre; mais ces phénomènes sont consécutifs aux premiers, et doivent en être soigneusement distingués : ici, nous voulons parler seulement des effets qui suivent immédiatement l'application de l'agent pharmacologique, ou du moins qui sont les premiers à se manifester.

L'action physiologique des médicaments, inconnue dans son essence, ne peut être appréciée que par ses résultats; mais si elle nous échappe lorsque nous voulons en pénétrer la nature intime, nous pouvons du moins chercher à déterminer les conditions de son exercice.

En nous livrant avec attention à cette recherche, nous verrons que les médicaments présentent deux grands modes d'influence : l'un que l'on pourrait appeler *négatif*, et l'autre *positif*. Au premier mode se rapporte l'action de toutes les substances qui ont pour effet immédiat de diminuer l'intensité des forces vitales, soit en soustrayant les tissus qu'elles animent, à l'influence des agents ordinaires d'excitation, soit en adoucissant et en relâchant ces tissus eux-mêmes, et les rendant par là moins impressionnables. Au second mode se rattache l'action des substances qui produisent une impression directe et positive sur les organes. Cette impression, comparable sous quelques rapports à celle qui est le résultat de la

présence des agents ordinaires des sensations, donne
lieu à une réaction vitale plus ou moins apparente, et par
suite à une nouvelle série de mouvements, dont on peut
espérer un heureux résultat thérapeutique.

C'est ainsi qu'un médicament fortement excitant, introduit dans l'économie animale, semble en quelque
sorte aiguillonner les différents appareils organiques;
ceux-ci, pour se soustraire à cette espèce d'attouchement
inaccoutumé et importun, accélèrent leurs mouvements,
comme pour fuir les atteintes de la cause qui les irrite,
ou pour l'expulser plus promptement.

L'on voit, d'après cela, que les changements qui surviennent après l'administration des médicaments, dont
l'influence est réellement positive, sont immédiatement
exécutés par les organes, et que ces médicaments ne
font réellement que les provoquer. Quelque puissants
qu'ils soient, ils ne tirent pour l'ordinaire ce que l'on
appelle leur *force active* que de l'opposition qui existe
entre leurs principes constituants et les tissus vivants qu'ils
mettent en jeu. C'est cette opposition qui amène la réaction vitale, et tous les effets sensibles qui en découlent.

C'est en cela surtout que les agents pharmacologiques,
dont l'influence est essentiellement active, diffèrent de
ceux chez lesquels elle nous paraît en quelque sorte
passive. Les premiers, en effet, ne sont ordinairement
utiles qu'autant qu'ils soulèvent, pour ainsi dire, contre
eux la puissance physiologique qui anime les organes;
tandis que les derniers, loin de provoquer cette puissance, tendent au contraire à la calmer et à prévenir
toute espèce de réaction.

Ce dernier mode d'influence est celui qu'exercent les
émollients, et en général tous les débilitants. Mis en
rapport avec un organe souffrant, ces médicaments ont

pour effet immédiat ou de soustraire cet organe à l'action des agents qui pourraient déterminer chez lui un degré d'excitation trop fort, incompatible avec son état maladif, ou de le rendre moins sensible à cette excitation, lorsqu'on ne peut pas l'éviter. Qu'un cataplasme de farine de lin soit appliqué sur une tumeur phlegmoneuse, accompagnée de tension, de chaleur et de beaucoup de douleur, le premier avantage qu'il procure est de mettre la partie à l'abri du contact de l'air et de toutes les causes extérieures d'excitation ; le second, est de relâcher les tissus, de diminuer leur érétisme, et de les rendre par-là moins sensibles à l'action stimulante du sang.

L'on peut appliquer à peu près le même raisonnement aux médicaments du même ordre que l'on emploie à l'intérieur pour combattre les phlegmasies aiguës. En effet, les breuvages adoucissants et rafraîchissants que l'on administre alors, arrivés dans le conduit alimentaire, cèdent en partie aux forces digestives et à l'action des bouches inhalantes, passent par voie d'absorption dans le torrent circulatoire, et augmentent la partie aqueuse du sang, qu'ils rendent ainsi moins irritant, d'un abord moins douloureux pour les organes frappés d'inflammation. Or, ces différents effets sont évidemment étrangers à toute réaction vitale.

Les considérations qui précèdent nous autorisent à penser que les débilitants agissent primitivement et principalement sur les fluides ; tandis que les excitants exercent plus particulièrement leur action sur les solides. Toutefois, cette distinction, que nous admettons en théorie d'une manière générale, ne saurait être rigoureusement établie dans la pratique : les rapports qui unissent les fluides aux solides dans le corps vivant, sont si intimes, que les modifications éprouvées par les uns se réfléchissent en quelque sorte instantanément sur les autres.

Après avoir cherché à apprécier la manière dont l'action des médicaments s'établit, voyons comment elle se propage et se transmet aux différentes parties de l'économie animale.

L'action directe des médicaments sur les tissus soumis à leur contact, est évidemment la plus simple, la plus facile à concevoir, et en général la plus avantageuse. Mais elle ne borne pas ordinairement ses effets à la seule partie où elle s'exerce en premier lieu, elle les étend, au contraire, presque toujours à des appareils organiques plus ou moins éloignés; ce qui a lieu par continuité et contiguïté d'organes, par absorption et par sympathie.

L'influence médicamenteuse, transmise par continuité et contiguïté d'organes, paraît dépendre d'une irradiation physiologique ou d'une sorte d'imbibition physique. Quoique moins puissante que celle qui a lieu par contact immédiat, elle offre cependant des avantages incontestables; chaque jour l'on parvient à modifier favorablement l'état actuel de certains organes, en agissant sur ceux qui leur sont continus ou simplement contigus. C'est ainsi que les breuvages et les électuaires adoucissants, administrés pour combattre l'inflammation de la muqueuse des voies respiratoires, transmettent leur action calmante à cette membrane, par le fait seul de leur contact avec la muqueuse de l'arrière-bouche. C'est ainsi encore que les cataplasmes émollients, que l'on applique sur les lombes dans le cas d'irritation des reins, étendent leur influence jusqu'à ces organes, à travers les tissus qui les en séparent.

De toutes les voies par lesquelles les médicaments

étendent leur action, il n'en est pas qui appartienne à un aussi grand nombre d'entre eux, et qui en généralise aussi complétement les effets que l'absorption. De quelque manière qu'ils soient appliqués à l'économie animale, presque toujours cette fonction est mise en jeu, et joue un certain rôle dans les phénomènes qu'on observe.

Ainsi, que les substances médicinales soient étendues sur la peau, qu'elles soient introduites dans le tissu lamineux ou dans le tube digestif, elles cèdent constamment aux bouches inhalantes une partie de leurs principes matériels; à moins qu'elles ne soient sèches et insolubles, ou que la partie qui en éprouve le contact direct ne soit altérée dans sa structure ou dans ses fonctions.

Mais hors ces cas, en quelque sorte exceptionnels, il y a toujours une certaine quantité de particules médicamenteuses qui passent par absorption dans le torrent circulatoire, qui se mêlent au sang, sont charriées avec ce fluide dans toute l'économie, et vont ainsi exercer directement leur puissance sur les différentes parties de l'organisme.

Le transport des agents pharmacologiques dans le sang est un point de doctrine qui ne laisse plus aujourd'hui aucun doute, l'analyse chimique en ayant démontré la présence dans ce fluide d'une manière positive; elle y a fait découvrir, par exemple, des sels ferrugineux, des sels à base de cuivre, des substances résineuses, du ferro-cyanate de potasse, dont l'administration avait été variée de toutes les manières.

Mais leur séjour dans les vaisseaux circulatoires est ordinairement de courte durée; ceux qui ne peuvent pas s'assimiler s'écoulent peu à peu par les émonctoires naturels. On les retrouve alors dans les humeurs excrétées,

où ils se font le plus souvent reconnaître par leurs propriétés physiques et chimiques. C'est ainsi que nous
voyons chaque jour la transpiration cutanée et l'exhalation pulmonaire contracter l'odeur de l'éther, le lait
prendre l'amertume de l'absinthe, l'urine se charger de
certains oxydes métalliques, chez les animaux soumis
à l'usage de ces substances.

L'on voit, d'après ce simple énoncé, que les médicaments parvenus dans le sang ne se distribuent pas uniformément, et ne tendent pas à s'échapper avec la même
facilité par tous les organes sécréteurs et exhalants.
Nous avons lieu de croire que les substances volatiles,
comme l'alcool, l'éther et le camphre, viennent s'exhaler à la surface pulmonaire et cutanée, plutôt que dans
les autres parties pourvues également d'un grand nombre de vaisseaux ; tandis que les substances fixes s'écoulent principalement par les reins, les mamelles et la
surface intestinale. Les expériences de MM. Breschet et
Milne Edwards tendent à prouver que le premier genre
d'élimination dépend principalement de l'espèce de suc-
cion qui, dans le parenchyme pulmonaire, accompagne
chaque mouvement d'inspiration. Peut-être l'espèce
d'affinité que les molécules étrangères ont pour les fluides excrétés par la muqueuse des bronches, n'est-elle
pas non plus sans influence sur ce phénomène. Nous
sommes disposé à attribuer à une circonstance analogue
la direction que les substances fixes prennent vers les
reins, plutôt que vers tout autre organe sécréteur. Nous
donnerons quelques développements à cette théorie,
lorsque nous nous occuperons des médicaments qui agissent plus particulièrement sur les voies urinaires.

La rapidité du mouvement circulatoire du sang explique la promptitude des effets qui sont le résultat du

transport des agents pharmacologiques dans ce fluide. Il résulte des recherches faites à ce sujet par M. Hering, professeur vétérinaire à Stuttgard, qu'il ne faut au sang que de vingt à trente secondes pour charrier du prussiate de potasse d'une veine jugulaire dans l'autre. Le même observateur a reconnu dans ses expériences que les surfaces séreuses et muqueuses exhalent souvent ce sel au bout de quelques minutes, que la plupart des tissus en sont bientôt imprégnés, et qu'on le retrouve jusque dans le canal thoracique. Il est probable que la plupart des autres substances peuvent être entraînées par le sang avec la même rapidité.

L'on a dit qu'il y avait incompatibilité absolue entre les agents pharmacologiques et les tissus organisés, et que jamais association durable ne pouvait exister entre eux. Nous avons déjà vu que des classes entières de médicaments échappent à cette proposition, et parmi ceux auxquels nous avons supposé qu'elle était surtout applicable, il est vraisemblable que plusieurs font exception. En effet, la combinaison de la matière colorante de la garance avec la partie terreuse des os, l'union intime du prussiate de potasse avec le parenchyme des organes, l'amertume de l'absinthe que contracte la chair dans les animaux soumis à l'usage de ces substances, sont autant de faits qui semblent démontrer que tous les principes médicamenteux ne sont pas entièrement réfractaires à l'assimilation.

Un grand nombre de circonstances différentes influent sur la rapidité de l'absorption, et par conséquent sur la facilité avec laquelle les médicaments pénètrent dans le torrent circulatoire. Parmi ces circonstances, les unes dépendent des propriétés physiques et chimiques des substances étrangères, offertes à l'action des bouches inhalantes ; les autres sont subordonnées à l'état du sujet, à la structure et au mode de vitalité de la partie soumise au contact de ces substances.

Considérés sous le premier point de vue, les médicaments doivent en général réunir deux conditions pour pouvoir pénétrer avec facilité, par voie d'absorption dans le torrent circulatoire ; il faut qu'ils soient solubles dans l'eau et miscibles avec le sang. Tous les corps médicamenteux, pulvérulents et insolubles, entrent avec peine et avec lenteur dans les vaisseaux absorbants, et souvent même n'y pénètrent pas du tout. Les liquides qui, comme les huiles grasses, ne peuvent contracter d'union avec le sang, sont à peu près dans le même cas. Cependant ils ne sont pas entièrement réfractaires à l'action des bouches inhalantes ; mais ils ne font en quelque sorte qu'imbiber les tissus sans pouvoir être entraînés au loin par le mouvement naturel des humeurs ; phénomène qui a lieu pour les fluides qui sont miscibles avec le sang, et qui sont sans action corrosive sur les organes.

L'on peut distinguer deux temps ou deux degrés dans le phénomène de l'absorption : pendant le premier il n'y a qu'une sorte d'imbibition physique, tandis que pendant le second il y a transport de la matière absorbée ; celle-ci arrivée sur les limites de la route que le sang parcourt, est attirée et entraînée par ce fluide dans toutes les voies qui lui sont ouvertes.

Considérée sous le rapport de l'état physiologique et pathologique de l'animal, l'absorption offre également plusieurs considérations importantes.

L'on a reconnu que cette fonction est d'autant moins active, que la masse des humeurs actuellement en circulation est plus considérable et réciproquement ; de sorte qu'une substance qui ne sera absorbée que lentement, si le sujet est dans un état de pléthore générale, le sera plus rapidement si l'on diminue par une saignée la masse du sang.

On sait que les diverses exhalations peuvent jusqu'à un certain point se suppléer mutuellement; eh bien! il paraît qu'il existe entre les différentes absorptions quelque chose d'analogue. Ainsi, lorsque l'absorption intestinale est dans toute son activité, on remarque que celle de la peau diminue; tandis qu'elle devient à son tour très-active le matin pendant que les animaux sont encore à jeun. Aussi a-t-on recommandé de choisir ce moment pour employer les médicaments qui doivent être absorbés par la peau. C'est d'après le même principe que l'on explique les avantages que l'on retire d'une diète sévère dans le traitement des épanchements séreux et dans celui de certains engorgements chroniques : l'absorption ne trouvant pas de matériaux suffisants dans le conduit alimentaire, s'exerce avec une nouvelle activité sur les autres parties, et détermine la diminution progressive de la collection ou de l'engorgement anormal, comme elle détermine celle de tout le corps. La résolution semble n'être, dans beaucoup de cas, selon l'expression de M. Chomel, qu'une absorption médicatrice.

La structure des différents tissus, leur perméabilité, leur mode de vitalité, et les conditions morbides dans lesquelles ils se trouvent, influent aussi puissamment sur les phénomènes d'absorption. C'est ainsi que ces phénomènes ont, toutes choses égales d'ailleurs, beaucoup moins d'activité sur la peau pourvue de son épiderme que sur les membranes muqueuses et moins encore sur celles-ci que sur les séreuses.

Cependant, lorsque la peau est dépouillée d'épiderme,

l'absorption y devient assez active pour que l'on puisse administrer des médicaments par cette voie. Récemment proposée par MM. Lembert et Lessieur, sous le nom d'*endermique*, cette méthode peut offrir d'utiles ressources lorsque l'emploi des remèdes à l'intérieur est insuffisant, dangereux ou impossible.

La méthode endermique consiste dans l'application des agents pharmacologiques sur la peau privée de son épiderme par la vésication, et sur les autres tissus accidentellement dénudés. Nous la croyons susceptible de plusieurs applications importantes dans la médecine vétérinaire, notamment dans le tétanos, dans les angines graves et dans toutes les maladies où la déglutition est devenue impossible. Elle a l'avantage puissant de soustraire la muqueuse gastro-intestinale aux atteintes souvent funestes de l'action topique des médicaments. Administrés par cette voie, ceux-ci agissent souvent plus promptement qu'à l'intérieur et à plus faible dose ; ce qui prouverait qu'ils sont absorbés en plus grande quantité par la peau dénudée que par la muqueuse du tube digestif. Ces faits devraient nous engager à essayer de cette manière les substances d'un prix élevé que l'on emploie à petite dose, telles que certaines préparations d'opium et le sulfate de quinine.

Terminons ces considérations sur l'absorption, en faisant remarquer que si le plus ordinairement cette fonction favorise la médication que l'on veut produire, quelquefois cependant elle la complique et la contrarie, en introduisant dans l'économie certains principes dont on n'aurait voulu obtenir que des effets locaux, et dont la présence dans le sang peut être nuisible. Ce sont là les effets que l'on a à redouter après l'application des cantharides et de certains caustiques.

Le système vasculaire n'est pas le seul, ainsi que nous l'avons déjà annoncé, qui soit chargé de transmettre aux différentes parties de l'économie l'influence des médicaments; le système nerveux peut remplir parfois le même office, non en répandant comme les artères les particules matérielles de ces agents, mais en propageant par une action purement vitale leur influence physiologique. C'est ce mode de transmission qui fait dire qu'ils agissent par sympathie, parce qu'en effet ils ne semblent alors mettre en jeu que ce seul genre de phénomènes physiologiques.

Tous les organes ne sont pas également propres à cette transmission. L'estomac, en raison de ses étroites liaisons avec le cerveau, avec le poumon et la plupart des autres appareils organiques, est celui qui tient le premier rang sous ce rapport, parmi ceux sur lesquels il est permis de porter directement les substances pharmaceutiques. Il arrive souvent que ce viscère est à peine soumis au contact de certaines de ces substances, que déjà des organes éloignés en ont ressenti les effets, tandis que les intermédiaires sont restés calmes.

L'action que les médicaments exercent par le jeu des sympathies n'appartient qu'à un certain nombre d'entre eux, et n'est pas ordinairement aussi générale que celle qui a lieu par absorption. Ces deux genres d'actions se produisent d'ailleurs assez souvent sous l'influence de la même substance. De l'alcool, par exemple, ingéré dans l'estomac, transmet aussitôt par sympathie son action stimulante au cerveau, et par suite à toute l'économie. Bientôt après le liquide médicamenteux est absorbé et va alors exercer lui-même son impression excitante sur les différents organes.

Ces deux ordres de phénomènes, quoique parfaitement

distincts en théorie, se succèdent si rapidement et
s'associent si intimement, qu'il est presque toujours impossible dans la pratique de remonter pour chacun d'eux
à leur véritable source. Il existe toutefois quelques substances dont l'influence se propage si promptement et
d'une manière si remarquable à l'ensemble de l'organisme, que l'on ne saurait méconnaître en elles une action toute spéciale sur le système nerveux, du moins
dans les premiers instants de leur contact avec les tissus
vivants : telle est surtout la manière d'agir de l'acide
hydrocyanique.

DE L'ACTION DES MÉDICAMENTS,

EU ÉGARD AUX EFFETS SENSIBLES QUI EN RÉSULTENT.

L'action des agents pharmacologiques sur l'économie
animale donne lieu à une série de phénomènes et de
résultats que l'on désigne sous le titre commun *d'effets
des médicaments*. Ces effets, très-variés par leur nature,
par leur intensité, et par les rapports qu'ils ont entre
eux, ne se développent que d'une manière successive,
et se déduisent souvent les uns des autres : aussi les dis-
tingue-t-on en *effets primitifs* ou *immédiats* et en *effets
secondaires* ou *consécutifs*.

Les premiers sont tous ceux qui sont la conséquence
plus ou moins prompte, mais toujours directe, de l'action du médicament sur l'organisme animal. Comme ces
effets sont indépendants par leur nature de l'état pathologique, qu'ils sont faciles à prévoir et à provoquer, et
qu'ils peuvent, par conséquent, être observés sur les
animaux sains comme sur les animaux malades, on leur
donne aussi l'épithète de *physiologiques*.

C'est à l'ensemble des phénomènes physiologiques produits par un agent ou une série d'agents thérapeutiques du même ordre, que l'on a consacré le nom de *médication*. Les médications sont par conséquent aussi nombreuses et aussi variées que le sont les diverses classes de médicaments.

Les effets secondaires ou consécutifs naissent de ces médications, et ne sont plus, comme les premiers, une conséquence directe des moyens qui ont été mis en usage ; ils sont plus variables que ceux-ci, plus difficiles à prévoir et à provoquer, parce qu'ils sont subordonnés à un grand nombre de circonstances éventuelles qu'il ne nous est pas donné, la plupart du temps, de pouvoir modifier, et qui se rattachent principalement à l'état du sujet sur lequel on agit, et aux désordres morbides que l'on a à combattre. Ces effets ne peuvent être appréciés que sur les animaux malades : et comme ils sont censés avoir pour résultat immédiat la guérison, on leur donne ordinairement le titre d'*effets thérapeutiques ;* mais cette dénomination ne nous semble pas parfaitement exacte. Que l'on administre, je suppose, un médicament fortement excitant à un animal atteint d'une hydropisie asthénique ; parvenu dans l'estomac, ce médicament stimule vivement ce viscère, et étend bientôt son influence à l'ensemble de l'organisme, soit par sympathie, soit par absorption : alors la température du corps est augmentée, la circulation et la respiration s'exécutent avec plus de vitesse, le pouls est plus fort et plus fréquent ; toutes les fonctions, en un mot, acquièrent un nouveau degré d'activité. Ce sont là les effets que nous appellerons immédiats ou primitifs ; ces effets, s'ils se renouvellent fréquemment, en amèneront de secondaires, pendant lesquels la résorption de la sérosité épanchée pourra avoir lieu ; mais ce changement salutaire sera annoncé tantôt par des sueurs abondantes, tantôt par de copieuses évacuations d'urine.

Bien que les effets curatifs des médicaments soient en apparence les seuls qui intéressent le praticien, cependant, comme ils naissent des modifications organiques et vitales que ces agents font éprouver à certains organes et souvent même à l'économie entière, il devient nécessaire d'étudier ces modifications, d'apprécier leur nature, leur étendue et leur importance. Sans cela tout serait obscurité et incertitude dans l'emploi des principaux moyens thérapeutiques ; à chaque instant l'on serait exposé à aggraver l'état des malades et à compromettre leur vie ; et dans le cas où l'on serait témoin de quelques succès, l'on ne saurait se promettre d'attribuer à leur véritable cause les amendements qui se font remarquer.

C'est d'après des considérations de ce genre que l'on a été principalement porté à établir une ligne de démarcation tranchée entre le traitement dit *rationnel* et le traitement *empirique*. Dans le premier, effectivement, on est dirigé par une connaissance plus ou moins complète des effets primitifs des médicaments, tandis que dans le second on n'a absolument d'autre guide que l'observation non raisonnée de certains faits : on administre un remède contre telle ou telle maladie, non parce que l'on sait qu'il agit comme débilitant, ou comme excitant, purgatif ou diurétique, mais simplement parce que l'on sait qu'il a réussi dans des cas pathologiques analogues.

Sans doute, l'observation et l'expérience sont les meilleurs guides que l'on puisse suivre dans l'application des agents thérapeutiques au traitement des animaux malades; mais il faut que le raisonnement intervienne et transforme en une sorte de doctrine les considérations déduites des faits qui servent de point de départ. C'est dans ce sens que l'on a pu dire avec exactitude que la thérapeutique est basée sur un empirisme raisonné.

Il faut convenir que les efforts qui ont été faits pour aller au delà de ces sortes de données sont restés à peu près infructueux. Ainsi, lorsqu'on a cherché à savoir quelle direction, ou pour parler d'une manière plus générale, quelle modification les médicaments impriment aux forces vitales pour les ramener à leur rhythme habituel, quand elles en ont été dérangées par une cause perturbatrice quelconque, l'on n'a jamais pu émettre à ce sujet que des doutes ou des hypothèses. Malgré l'incertitude qui règne à l'égard de quelques-unes de ces hypothèses et le peu de fondement des autres, il ne sera cependant pas tout-à-fait sans intérêt de jeter sur elles un coup d'œil rapide.

En étudiant l'état pathologique d'une manière abstraite, on sera naturellement porté à considérer comme seuls capables de le faire cesser, les moyens qui sont doués de la propriété d'imprimer à l'organisme une série de mouvements opposés à ceux que les causes morbifiques ont fait naître et entretiennent, ou du moins qui ont une tendance à ralentir et à suspendre ces derniers.

Ce système, le plus généralement accrédité de nos jours parmi les médecins français, semble, en effet, être avoué par la plus saine théorie et sanctionné par l'expérience. Ainsi, dans les phlegmasies aiguës on ne saurait douter que les débilitants ne soient généralement les moyens les plus convenables pour faire cesser les désor-

dres morbides. Il existe toutefois un certain nombre
d'affections caractérisées, comme les premières, par
l'exagération des forces vitales, contre lesquelles les
mêmes moyens sont néanmoins impuissants. Cette res-
triction n'est pas en harmonie, il est vrai, avec les doctrines dites *physiologiques*, d'après lesquelles on établit
en principe que toutes les irritations doivent être attaquées par les débilitants; mais elle est conforme à l'expérience, qui nous apprend que beaucoup d'irritations
chroniques disparaissent sous l'influence d'une médication excitante directe.

Ce sont des faits de cette nature qui avaient fait accorder dans le temps une haute confiance à la méthode de
traitement, dite *perturbatrice*. Cette méthode, telle qu'on
l'entend de nos jours, est loin de mériter l'espèce de
dédain dont elle a été l'objet dans ces derniers temps.
Déjà l'on commence à revenir à des idées plus raison-
nables à cet égard. On ne saurait guère en effet se refuser à admettre que les forces dont les organes sont
animés, ne tendent sans cesse à les ramener vers l'état
normal lorsqu'ils en ont été éloignés par une cause
morbifique quelconque; mais cette tendance salutaire,
que l'on a qualifiée du nom de *force médicatrice de la
nature*, n'est point illimitée; elle cesse de se faire
remarquer toutes les fois que les organes sont *oppri-
més*, épuisés par leur état de souffrance, ou lorsqu'ils
sont en quelque sorte familiarisés avec le nouvel ordre
d'actions dont ils se trouvent chargés. Dans ce dernier cas, leurs fonctions, de physiologiques qu'elles
étaient, sont devenues pathologiques, et semblent
leur être tout aussi naturelles que les premières. C'est
alors surtout qu'en troublant par une médication perturbatrice cet ordre de choses, qu'en rompant le cer-

cle vicieux des actions organiques perverties, l'on peut espérer de voir les forces médicatrices de la nature reprendre leur empire et ramener les fonctions à leur état habituel.

On admet encore un autre genre de perturbation, ou plutôt un autre manière d'expliquer les effets de cette espèce de médication. Ici l'on suppose que les agents médicamenteux agissent en changeant le mode d'irritation des parties malades sur lesquelles ils exercent leur puissance. Ne sait-on pas, quoi qu'en aient dit les partisans du système de l'irritation, que les désordres qui accompagnent ce phénomène pathologique diffèrent entre eux, non-seulement par leurs caractères physiques et physiologiques, mais encore et surtout par leur marche et leurs terminaisons, et que ces différences ne résultent pas seulement de la structure et de la vitalité des tissus, qu'elles dépendent aussi de la nature des causes qui ont fait naître l'irritation ? Que l'on compare une ophthalmie produite par la présence d'une poussière inerte entre le globe oculaire et les paupières, avec celle qui naît spontanément; ou bien une entérite occasionnée par un purgatif drastique, avec celle qu'on attribue à un refroidissement subit de la peau, et l'on verra combien l'analogie est imparfaite sous le rapport dont il est question. Or, si les médicaments irritants et perturbateurs avaient pour effet de ramener les tissus irrités dans les conditions où les aurait placés une cause pathogénique de nature à faire naître une irritation prompte et facile à guérir, n'auraient-ils pas déjà procuré un immense avantage ?

Je suis persuadé que le feu et la plupart des substances caustiques que l'on applique sur les surfaces ulcérées pour en hâter la cicatrisation, n'ont pas d'autre manière d'agir; et il est vraisemblable qu'un grand nombre d'autres agents irritants que l'on étend sur la surface de la peau pour combattre certaines irritations de cet organe, sont dans le même cas.

Un médecin allemand (le docteur Hanemann), généralisant les inductions déduites de quelques faits analogues, a poussé l'exagération jusqu'à admettre en principe et comme base fondamentale de thérapeutique, que les remèdes, pour être véritablement efficaces, devaient être capables de produire dans des individus sains des affections aussi semblables que possible à la totalité des symptômes du mal en question.

D'après ce singulier système, les substances médicinales, pour mériter le titre de remèdes, doivent avoir la faculté de produire, de *leur chef*, des altérations sur des corps sains, et la même force qui opère comme puissance morbifique dans l'état de santé, se manifeste comme vertu curative dans l'état maladif auquel il convient. Un autre principe fondamental de la méthode *homœopathique* (1), c'est que les remèdes doivent être

____

(1) « Il n'y a , dit M. Brunnow (auteur d'une brochure ayant pour objet de faire connaître les principaux points de la doctrine du docteur Hanemann), il n'y a que trois rapports entre les symptômes des maladies et les effets spécifiques des remèdes , savoir : l'opposition , la ressemblance et l'hétérogénéité. D'où il suit qu'il n'y a que trois méthodes imaginables de traiter les maladies , la *méthode antipathique* , ou celle qui emploie des médicaments produisant des effets spécifiques opposés aux symptômes de la maladie naturelle ; la *méthode homœopathique,* ou celle qui se sert de remèdes excitant des effets spécifiques semblables à ceux de la maladie en question ; la *méthode allopathique* , ou celle qui use de médicaments produisant des effets spécifiques étrangers aux symptômes de la maladie naturelle , c'est-à-dire , ni semblables ni opposés.)

administrés à doses beaucoup plus faibles qu'ils ne le sont dans la pratique ordinaire, et toujours dans leur plus grand état de simplicité, afin que l'on puisse combiner le rapport des symptômes spécifiques du médicament avec ceux de la maladie qu'ils sont destinés à faire cesser.

Mais telle est en thérapeutique l'incertitude et le peu d'unité des spéculations de l'esprit de système, que presque toujours, à côté d'une doctrine présentée comme étayée sur les faits, s'élèvent d'autres doctrines souvent en opposition avec la première, et pour lesquelles cependant l'expérience est également invoquée. C'est là le tableau que nous présente en ce moment le monde médical dans plusieurs parties de l'Europe, notamment en Italie, où la théorie du *contre-stimulisme* dicte des formules qui sont en opposition directe avec celles de l'homœopathie.

Dans la nouvelle doctrine italienne les médicaments sont considérés sous un point de vue particulier. Rasori, celui que l'on regarde généralement comme en étant le fondateur, admet en principe que le corps, en devenant malade, acquiert la faculté de supporter des médicaments appropriés à son état, à des doses exactement proportionnées à l'intensité de la maladie : à mesure que celle-ci diminue, il perd cette faculté dans les rapports de la diminution. C'est là ce que les partisans de cette doctrine appellent *la loi de tolérance des médicaments*.

Ils reconnaissent, à l'exemple de Brown et de beaucoup d'auteurs français, que toutes les maladies peuvent être ramenées aux deux états d'asthénie et de sthénie, et que toutes, par conséquent, doivent être combattues par les stimulants ou les *contre-stimulants*. Ils donnent cette dernière qualification aux agents qui leur semblent doués de la faculté de déprimer directement les forces vitales, et qui agissent comme des espèces d'antiphlogistiques directs sur les organes où ces forces se trouvent exaltées. Parmi les médicaments regardés comme contre-stimulants, il n'en est pas de plus puissants aux yeux de ceux qui en admettent l'existence, que l'émétique et la digitale pourprée; aussi font-ils un fréquent usage de ces deux médicaments. Guidés par les principes exposés ci-dessus, ils en élèvent la dose proportionnellement à l'intensité de la maladie, et cette dose est quelquefois tellement considérable, que l'on a lieu d'être étonné qu'elle ne détermine pas des empoisonnements mortels.

Bien que les doctrines du contre-stimulisme et de l'homœopathie n'aient encore exercé que peu d'influence sur la thérapeutique vétérinaire (1), il nous a semblé qu'il ne serait pas tout-à-fait inutile d'en présenter un aperçu rapide, afin de compléter l'esquisse des différents systèmes qui ont été imaginés, tant pour rendre raison de la manière d'agir des médicaments, que pour en diriger l'application. D'ailleurs, quoique ces systèmes opposés et exclusifs soient également éloignés de la vérité, on peut trouver cependant dans chacun d'eux à profiter et à s'instruire, si l'on a soin d'éviter leurs écarts.

Il se présente maintenant une dernière question à résoudre (question tout-à-fait en dehors, il est vrai, du domaine de la pharmacologie, mais qu'il est cependant convenable d'aborder, parce qu'elle est en quelque

---

(1) Il est toutefois à notre connaissance que des vétérinaires se conforment à ces doctrines dans le traitement des animaux malades.

sorte complémentaire de celles qui précèdent), c'est la question de savoir s'il convient d'attaquer les maladies dès leur début par des moyens puissants, capables d'en précipiter la marche et d'en amener promptement la terminaison, ou bien s'il faut tout attendre du bénéfice de la nature, et se borner à prescrire des soins hygiéniques, et à éloigner toutes les influences qui pourraient s'opposer à l'intervention d'une crise salutaire. Ici encore il n'y a rien d'absolu ni d'exclusif; car, s'il existe un grand nombre d'états pathologiques auxquels on doive opposer une médecine *essentiellement agissante*, il en est d'autres aussi qui ne réclament réellement qu'une *médecine expectante*. Cependant la médecine expectante, dans l'acception rigoureuse de ce mot, n'est que rarement praticable dans l'exercice de la vétérinaire; car l'impatience que témoignent les propriétaires de voir leurs animaux promptement rétablis, ne nous permet guère de rester spectateurs passifs pendant la marche des maladies dont ceux-ci sont atteints. D'un autre côté, quelle que soit la confiance que l'on accorde à l'autocratie de la nature, on ne saurait se dispenser, dans les maladies un peu graves, de chercher à seconder ses efforts et à leur donner une direction convenable : de sorte qu'en théorie comme en pratique, la médecine agissante est à peu près la seule qui convienne à notre art.

Lorsque le praticien, adoptant cette conclusion, cherche à déterminer la marche qu'il a à suivre dans le traitement qu'il entreprend, il faut qu'il se dirige d'après les *indications* qui se présentent.

On nomme ainsi l'ensemble des considérations qui fixent notre jugement sur les moyens thérapeutiques que nous devons mettre en usage contre un état pathologique déterminé, et qui semble nous les indiquer.

Toutes les circonstances qui se rattachent directement ou indirectement à l'état des malades, peuvent fournir des indications. Ainsi, le genre de l'affection, sa forme particulière, son intensité, son siége, ses symptômes prédominants, sa tendance vers telle ou telle terminaison, ses causes, certains signes commémoratifs, sont autant de conditions propres à fournir des indications, ou à modifier celles qui dérivent de quelques autres circonstances dont nous ne faisons pas mention.

Les indications sont rarement simples et uniques; presque toujours, au contraire, il s'en offre plusieurs dans la même maladie. Ces indications simultanées peuvent être analogues et rentrer dans une même méthode de traitement, comme cela a lieu, par exemple, pour l'emploi de la saignée dont les effets sont parfaitement secondés par ceux de la diète, et des substances mucilagineuses et sucrées dans le traitement de la plupart des phlegmasies aiguës; mais elles peuvent être aussi dissemblables, et en même temps que certaines circonstances indiquent l'emploi de tels agents thérapeutiques, d'autres éloignent d'y recourir. Ce sont ces indications contraires qui constituent ce qu'on appelle des *contre-indications*. C'est ainsi, pour ne citer qu'un exemple entre cent, que dans les phlegmasies intestinales avec surcharge de matières stercorales, on voit, d'une part, la présence de ces matières réclamer l'usage des purgatifs, et de l'autre, une irritation qui semble en défendre l'emploi. Des cas de cette nature sont souvent fort embarrassants pour le praticien. « C'est surtout alors, dit M. Chomel, qu'il a besoin d'un tact exercé, pour apprécier exactement la valeur relative des indications opposées, et satisfaire aux plus urgentes avec la mesure convenable, et en se renfermant dans une telle limite, que les moyens qu'il emploie soient favorables à l'une des indications sans être nuisibles à l'autre; ou du moins que les inconvénients qu'ils peuvent offrir sous un rapport, soient compensés de l'autre par des avantages beaucoup plus grands. »

DES PRINCIPALES CIRCONSTANCES

QUI MODIFIENT L'ACTION DES MÉDICAMENTS.

La nature et l'étendue des effets produits par l'action des substances médicinales, sont subordonnées à un grand nombre de circonstances, dont les unes dépendent de la quantité, de la qualité, de la forme et du mode d'administration de ces substances, et les autres de l'état du sujet, ainsi que des conditions dans lesquelles il se trouve placé.

Si nous examinons séparément ces circonstances, nous verrons d'abord que la quantité ou la dose des agents médicamenteux, mis en rapport avec l'économie animale, est évidemment la première et la plus importante des conditions nécessaires pour obtenir les effets qu'on en attend. Personne n'ignore qu'administrés à faible dose, ces agents ont généralement une influence beaucoup moins prononcée que lorsqu'ils sont employés en quantité plus considérable. Dans le premier cas, leur action est plus circonscrite et quelquefois nulle; au lieu que dans le second elle s'étend pour l'ordinaire à toute l'économie.

Il ne faudrait cependant pas inférer de là qu'il suffit toujours de forcer la dose des substances médicamenteuses pour en généraliser les effets, et pour obtenir des résultats plus satisfaisants; car, parmi celles de ces substances qui sont destinées à être ingérées dans le conduit alimentaire, et qui, pour amener des changements avantageux, ont besoin de parvenir dans le torrent circulatoire, il en est beaucoup qui n'atteignent convenablement ce but qu'autant qu'elles sont employées à doses fractionnées, ou, comme on le dit quelquefois, à doses *altérantes*, c'est-à-dire assez faibles pour ne pas donner lieu à des évacuations abondantes. Sans cette dernière condition, outre qu'elles peuvent aggraver l'état des malades, elles excitent ou surchargent l'appareil gastro-intestinal, provoquent ses mouvements péristaltiques, et se trouvent ainsi entraînées au dehors avec une partie des matières stercorales qu'il contient, sans avoir eu le temps de passer dans les vaisseaux absorbants. Si, au contraire, leur quantité a été déterminée de manière à ce qu'elles ne puissent pas donner lieu à ces phénomènes sensibles, alors leurs molécules, offertes pendant long-temps à l'action des bouches inhalantes, passent en plus forte proportion dans le sang, et amènent plus sûrement les effets que l'on désire obtenir.

C'est d'après ces principes qu'il convient généralement de diriger l'emploi des préparations d'iode, de chlore, de soufre, de mercure, d'antimoine, etc.

La qualité des agents pharmacologiques n'a guère moins d'influence sur les effets qui leur sont propres, que leur quantité. Cette circonstance comporte des considérations d'autant plus importantes, qu'elle échappe plus souvent à l'attention ou aux recherches des praticiens, et qu'elle compromet chaque jour les succès qu'ils ont lieu d'espérer. Effectivement, quel résultat peut-on se promettre de l'usage d'une substance complétement dénaturée, soit par suite de sa décomposition, soit par celle de son adultération (1)? et pourtant c'est bien souvent dans cet état que les corps médicamenteux sont livrés aux vétérinaires, et surtout aux personnes envoyées par ceux-ci dans les boutiques. Les racines, les écorces et autres parties végétales, qui ont vieilli dans le fond des magasins, qui y sont devenues la proie des vers et de la moisissure, sont réduites en poudre, et réservées ensuite pour la médecine des animaux. Celles qui sont de nature à ne pas se détériorer avec le temps, le sont par la cupidité qui, toujours ingénieuse à trouver des moyens pour augmenter ses bénéfices, ne craint pas de mélanger ou de substituer des substances inertes à des substances actives, mais d'un prix plus élevé. Il existe à cet égard d'immenses abus, contre lesquels l'on ne saurait assez s'élever. C'est aux vétérinaires à surveiller, mieux qu'ils ne le font généralement, le choix des médicaments qu'ils prescrivent. Nous signalerons, dans le cours de cet ouvrage, les sophistications dont les médicaments sont ordinairement l'objet, et nous indiquerons les moyens de les reconnaître.

Pour beaucoup de substances végétales, indépendamment de ces causes d'altérations, il en existe plusieurs autres qui affaiblissent également leur puissance, mais qui ne dépendent que de l'époque et de la manière dont la culture et la récolte en ont été faites. Beaucoup de végétaux, naturellement fort actifs, n'ont, à certaines époques de l'année, que des propriétés

______

(1) Le mot adultération, à peu près synonyme de celui de sophistication, s'emploie pour exprimer l'action de mélanger à une substance alimentaire ou médicamenteuse une autre substance d'un prix inférieur, afin d'en augmenter le poids ou le volume.

peu marquées; ce qui explique en partie la dissidence d'opinion des auteurs relativement à leur plus ou moins d'énergie.

Parmi les corps dont la thérapeutique tire parti, il en est fort peu qui puissent être employés dans l'état où la nature les présente ; la plupart doivent subir quelques préparations avant de pouvoir être appliqués à l'économie animale. Or, les nouveaux attributs que leur communique l'art pharmaceutique, ne sauraient être sans influence sur le caractère et sur le développement de leurs propriétés actives. C'est ainsi que la pulvérisation (l'une des opérations qui modifient le moins la nature des corps sur lesquels elles s'exercent), en divisant les particules de la substance, permet à celle-ci de mieux s'appliquer sur la surface vivante qui la reçoit, de l'attaquer par un plus grand nombre de points à la fois, et de céder plus facilement à l'action des bouches inhalantes. Mais sous cette forme, bien que tous les matériaux qui composent la substance médicinale soient conservés, cependant celle-ci développe généralement moins d'activité que lorsqu'elle a été traitée par un excipient convenable, de manière à pouvoir être administrée sous forme liquide : véritablement réduite alors à l'état moléculaire, son action est encore plus prompte et plus générale que dans le premier cas. Elle se distribue différemment dans le conduit alimentaire, séjourne, par exemple, beaucoup moins dans l'estomac, et arrive promptement dans les gros intestins, surtout chez les animaux solipèdes. Des expériences faites à ce sujet à l'école d'Alfort par M. Yvart, lui ont démontré qu'il fallait à peine dix minutes pour que les liquides dont s'abreuvent ces animaux arrivassent dans le cœcum.

Indépendamment de cela, la nature du véhicule influe aussi puissamment sur le caractère et l'intensité

4

des effetsdu corps médicamenteux soumis à son action, non-seulement à cause des vertus qui lui sont propres, mais encore en raison de la nature et de la proportion des matériaux dont il aura pu se charger. On sait que l'eau et les liqueurs alcooliques (ce sont là les menstrues les plus fréquemment employés dans la pharmacie vétérinaire), ne sont pas douées des mêmes vertus, et qu'elles n'ont pas non plus la faculté de dissoudre les mêmes principes, ni de prendre des quantités égales de ceux pour lesquels elles ont toutes de l'affinité : de sorte qu'en traitant le même corps médicamenteux par ces différents liquides, on ne composera pas un médicament qui ait la même nature chimique, ni les mêmes propriétés.

Si pour apprécier les circonstances qui influent sur l'action des médicaments, nous voulions passer en revue toutes celles qui dépendent de l'état du sujet, et des conditions dans lesquelles il se trouve placé, nous serions obligé de nous engager dans une foule de considérations qui appartiennent à la thérapeutique générale. Nous rappellerons cependant ici que les circonstances qui exercent le plus d'influence sur les différentes médications, sont liées à l'âge des animaux, à leur espèce, à leur sexe, à leur constitution, à la nature de leur maladie, à leur état de force ou de faiblesse, à l'habitude, au climat qui les a vus naître et dans lequel ils sont élevés, et nous entrerons dans quelques détails sur chacune d'elles.

L'âge, en changeant les dimensions du corps et en modifiant la structure et la disposition des organes, ainsi que leur vitalité, change aussi leur degré d'aptitude à ressentir l'impression des médicaments. En général, les divers appareils sont d'autant plus accessibles à leur influence, que les animaux sont plus jeunes, toutes choses égales d'ailleurs.

Quelques auteurs ont cherché à apprécier d'une manière générale les différences que l'âge nécessite dans
les doses des médicaments à administrer. Bourgelat, par
exemple, en s'occupant de ce sujet (1), estime que pour
le poulain d'un an, la quantité du médicament à employer doit être d'environ le tiers de celle qui est convenable pour un cheval adulte, de la moitié pour un poulain de deux ans, et des deux tiers pour celui de trois.
Il pense que les doses doivent être en général calculées
sur les mêmes bases pour les autres animaux; mais il
a bien soin de faire remarquer que ce n'est là que l'un
des éléments de la question, et que l'on ne doit pas
négliger de faire entrer en ligne de compte, pour la
fixation des doses, toutes les autres considérations qui
s'y rattachent.

Du reste, tous les médicaments n'exigent pas à cet
égard la même précision; il en est dont les effets ne sont
guère plus remarquables, bien que la dose en soit plus
considérable, l'augmentation des frais de traitement est
dans ce cas le seul inconvénient; mais beaucoup de substances ne sauraient être administrées avec inexactitude
sans compromettre le succès du traitement, et souvent
aussi sans devenir délétères.

Les différences qui distinguent nos animaux domestiques sous le rapport de leur organisation et de leur
mode de sensibilité, influent au moins autant que l'âge
sur l'action médicamenteuse. On sait que les solipèdes, en raison de la structure, de la forme et de la
disposition de leur estomac, ne sont pas susceptibles de
vomir, et que la vaste étendue de leur conduit intestinal
fait que les substances qui y arrivent séjournent plus

(1) *Matière médicale*, discours préliminaire.

longtemps dans son intérieur que cela n'a lieu chez les carnivores.

On n'ignore pas non plus que la panse des ruminants, douée de peu de sensibilité, presque dépourvue de vaisseaux, et farcie toujours d'une masse énorme d'aliments, est peu propre à ressentir les effets des agents pharmacologiques. De là la nécessité, à quelques exceptions près, de les administrer de manière à les faire parvenir directement dans la caillette.

Dans l'espèce du chien, la peau, en raison de l'obscurité de ses fonctions perspiratoires, est peu sensible à l'influence des diaphorétiques ; aussi est-on presque réduit, lorsqu'on a à traiter les maladies dont cet organe est si fréquemment le siége, à n'employer que des applications externes.

Si l'on considère l'influence du mode de sensibilité sur l'effet des remèdes dans les diverses espèces, on trouvera encore ici de grandes anomalies. On verra, par exemple, que plusieurs purgatifs violents pour les carnivores, tels que le jalap, la coloquinte et la gomme-gutte, ne provoquent que difficilement des évacuations intestinales dans le cheval et les autres herbivores, que l'huile volatile de térébenthine déploie sur la peau des solipèdes une action irritante extrêmement énergique ; que la plus légère dose de noix vomique peut suffire pour empoisonner le chien, et que la chèvre mange impunément la ciguë, et le cochon la jusquiame.

Ces anomalies doivent nous faire comprendre qu'il est impossible de fixer par des rapports simples les doses de médicaments qui conviennent pour les différentes espèces d'animaux. Si l'on a pu dire que la quantité des remèdes doit être pour le chien huit ou dix fois, et pour le mouton trois ou quatre fois moins considérable que pour le cheval, ce ne peut être que d'une manière générale et extrèmement variable (1).

Quoique le sexe ait beaucoup moins d'influence dans les animaux domestiques que dans l'espèce humaine, il mérite cependant d'être pris en considération, pour estimer à sa juste valeur la puissance des remèdes. L'observation apprend, en effet, que les femelles sont un peu plus accessibles à leur action que les mâles, et que parmi ceux-ci, les individus auxquels on a enlevé les attributs de leur sexe, se rapprochent jusqu'à un certain point des femelles sous le rapport dont il est question. Cependant comme il y a dans les animaux entiers une plus grande force de réaction, il en résulte qu'une fois mise en jeu par un agent médicamenteux, cette force donne lieu à une série de phénomènes plus saillants que ceux que l'on observe dans les mêmes circonstances chez les premiers : de sorte que pour obtenir une médication quelconque, il faut pour l'ordinaire des remèdes un peu plus puissants dans les sujets entiers que dans les autres : mais alors cette médication se dessine mieux et s'annonce par des signes plus apparents.

(1) C'est ici le lieu d'observer qu'en fixant les doses des substances médicinales, soit en faisant l'histoire particulière de chacune d'elles, soit dans les formules dont elles font partie, nous n'indiquerons pas toujours nominativement les espèces d'animaux auxquelles ces doses conviennent, parce que cela nous engagerait dans des répétitions souvent superflues, ou dans des évaluations quelquefois, il faut l'avouer, fort incertaines. Dans ces sortes de cas, quand nous spécifierons les doses d'une manière abstraite, c'est-à-dire, sans nulle désignation d'espèce, nous sous-entendrons celle du cheval. Ce sera aussi cet animal que nous aurons principalement en vue, lorsque la dose sera indiquée pour les grands quadrupèdes en général ; tandis que s'il s'agit des petits, nous sous-entendrons les chiens adultes de taille moyenne.

Ces considérations rentrent d'ailleurs sous quelques rapports dans celles qui concernent la constitution et le tempérament; car bien certainement la présence ou l'absence des organes de la génération est l'une des conditions les plus importantes des différentes manières d'être de l'organisme.

Comme les tempéraments se dessinent surtout en raison des climats où les animaux sont nés et élevés, et ne sont même parfaitement tranchés que dans les races et les espèces mises en opposition les unes avec les autres, il en résulte que les considérations relatives aux diverses constitutions sont aussi en partie applicables à l'influence des lieux qui ont concouru à les former. Il faut dire cependant que, toutes choses égales d'ailleurs, les sujets nés et élevés dans les contrées sèches du Midi, sont pour l'ordinaire plus impressionnables que ceux qui appartiennent aux climats du Nord, ou qui ont vécu dans les localités basses et humides.

Mais, quelles que soient les causes de ces divers états de l'économie, il est en quelque sorte d'observation vulgaire que les constitutions athlétiques, les tempéraments mous et lymphatiques rendent les animaux peu sensibles à l'action des remèdes, et mettent le vétérinaire dans l'obligation d'administrer ceux-ci à haute dose; qu'au contraire, les tempéraments secs, nerveux ou sanguins, par une raison opposée, exigent beaucoup de ménagements sous ce rapport.

L'habitude, cette seconde nature, comme on le dit vulgairement, influe tellement sur l'impressionnabilité, qu'elle change souvent du tout au tout l'effet des médicaments. Les organes, mis en relation avec le même agent pendant un certain temps, ne sont pas modifiés seulement sous le rapport de leur sensibilité, ils le sont aussi sous celui de leur structure organique. Sans doute ces nouvelles manières d'être ne sont pas toujours appréciables à nos yeux, mais elles n'en sont pas moins réelles; ce sont elles qui familiarisent en quelque sorte les tissus vivants avec les agents extérieurs, et qui sont la condition matérielle des habitudes.

L'expérience de tous les jours vient confirmer cette influence des habitudes; elle nous apprend que telle substance médicinale qui, dans les premiers moments de son usage, ne pouvait être supportée à la dose de quelques grammes sans donner lieu à une perturbation dangereuse, l'est ensuite sans inconvénient à celle de plusieurs. C'est ainsi qu'en familiarisant peu à peu le conduit alimentaire avec les médicaments les plus énergiques, tels que l'émétique, le sublimé, la strychnine, l'opium, etc., l'on n'obtient plus par ces moyens si puissants à la dose à laquelle ils ont été d'abord employés, que des effets obscurs et incertains. C'est surtout parmi les substances qui agissent plus particulièrement sur le système nerveux que ce phénomène est remarquable. Celles dont l'action lente et graduelle a besoin d'un certain temps pour se développer, et qui ne manifestent leur influence salutaire que lorsque l'usage en est soutenu pendant plusieurs semaines, sont un peu moins soumises à l'empire de l'habitude.

De ces considérations découle naturellement la nécessité d'augmenter graduellement la dose des agents pharmacologiques dont l'emploi doit être continué pendant longtemps, d'en suspendre par intervalle l'administration, et d'en varier la forme et la prescription.

Enfin, la nature et le caractère des maladies, en changeant la manière d'être et de sentir des organes, c'est-a-dire en modifiant la condition principale du développement de la force active des remèdes, doit modifier aussi leurs effets. Les annales de la science renferment à ce sujet une multitude de faits plus ou moins remarquables. L'on a vu, par exemple, des malades qui ont supporté des doses d'opium, d'émétique et autres médicaments actifs, dont la vingtième partie eût suffi pour les empoisonner dans l'état de santé. Généralement parlant, lorsque les agents thérapeutiques ne sont pas directement portés sur les organes souffrants, ils peuvent être administrés en quantité plus considérable aux êtres faibles et malades, qu'à ceux qui sont bien portants.

Nous avons vu que les partisans du contre-stimulisme admettent cette proposition comme principe fondamental de leur doctrine : ils ont dans ce principe une telle confiance, qu'ils prétendent pouvoir mieux juger de l'intensité de la maladie par la dose des remèdes supportés par le malade, que par les symptômes que celui-ci leur présente.

Indépendamment des circonstances que nous venons d'examiner, il en existe plusieurs autres qui sont pareillement capables d'influer sur le développement de la force active des médicaments; mais comme elles sont en quelque sorte accidentelles, qu'elles se rattachent à chaque modification particulière du sujet, ou des agents qui l'environnent, et qu'il est souvent fort difficile de les prévoir et de les apprécier, nous nous trouvons dans la nécessité de les passer ici sous silence, et de renvoyer aux traités de thérapeutique, et à l'histoire que nous donnons de chaque corps médicamenteux en particulier.

CLASSIFICATIONS DES MÉDICAMENTS.

La matière médicale, comme toutes les sciences qui ont pour but l'étude d'un grand nombre de corps ou de phénomènes différents, exige que l'on réunisse dans des cadres particuliers tous les objets qui paraissent avoir le plus d'analogie ou d'affinité entre eux; mais cette distribution méthodique, pour être vraiment utile à la science des médicaments, doit être fondée sur les propriétés dont la connaissance offre le plus d'intérêt. Or, parmi les diverses propriétés des sujets de la pharmacologie, nul doute que celles qui se rapportent à l'action qu'ils exercent sur l'économie animale ne soient réellement les plus intéressantes pour le vétérinaire comme pour le médecin; et c'est à tort que l'on a quelquefois transporté dans l'étude des médicaments les classifications des naturalistes ou des chimistes; car ni les caractères extérieurs de ces corps, ni même leurs propriétés chimiques, ne peuvent servir à faire prévoir et encore moins à expliquer leur manière d'agir sur l'organisme animal.

Les considérations déduites de ce dernier genre d'action sont donc les seules qui doivent servir de base à la distribution méthodique dont il s'agit; mais il règne encore tant d'incertitudes sur cette partie de la science, que l'on ne saurait espérer de lui donner le caractère d'unité que l'on trouve dans beaucoup d'autres branches des connaissances humaines.

Liée à la physiologie, à la thérapeutique et à la pathologie, la matière médicale en a toujours partagé les destinées: elle en a subi les incertitudes et a été soumise aux différents systèmes qui les ont successivement asservies.

Jadis les médecins, et d'après eux quelques hippiatres, ne voyant dans la plupart des maladies que des stagnations, des transports d'humeurs, des altérations dans la nature de ces fluides, administraient une foule de remèdes qu'ils supposaient agir par des propriétés chimiques sur ces états morbides de l'économie, et qu'ils groupaient d'après cette manière de voir : de là les noms de dépuratifs, d'incrassants, d'incisifs, d'atténuants, etc., qu'ils avaient fait passer dans le langage de la matière médicale.

Plus tard, des théories nouvelles ayant succédé au système de l'humorisme, l'on songea aussi à de nouvelles classifications pharmacologiques; mais comme on n'eut d'abord égard qu'aux effets curatifs des médicaments, ces nouvelles combinaisons offrirent peu d'unité et par conséquent peu d'avantage. Effectivement, si l'on fait attention combien ces effets sont variables, difficiles à prévoir et à provoquer, et par combien de moyens différents on peut arriver aux mêmes résultats sous ce rapport, on restera persuadé qu'ils ne sauraient être invoqués comme élément principal de classification pharmacologique.

Nous n'admettrons point par conséquent d'une manière absolue dans celle que nous adopterons, des classes de médicaments antispasmodiques, résolutifs, antipsoriques, dessiccatifs, hydragogues, antinéphrétiques, etc., etc.; car, si certaines substances sont plus particulièrement employées pour combattre telle ou telle maladie, on ne saurait dire cependant qu'il existe des groupes d'agents thérapeutiques propres à les guérir; et si dans l'histoire particulière de ces agents nous employons quelquefois les expressions que nous repoussons ici, ce ne sera jamais que dans le sens restreint qu'on doit leur accorder.

De nos jours, la plupart des auteurs qui se sont occupés de la science des médicaments, ont cherché à éviter l'écueil que je viens de signaler; mais il s'en est trouvé parmi eux qui se sont attachés à simplifier tellement leur système, qu'il n'a plus offert aucun des avantages que l'on aurait pu en espérer : comme ils n'admettent que deux genres de phénomènes morbides, ils ne reconnaissent non plus que deux genres de moyens

médicamenteux : des excitants, d'une part, et des débilitants de l'autre.

On ne peut nier, il est vrai, que le plus grand nombre
des médicaments n'aient pour effet immédiat, ou d'exciter ou de débiliter les tissus avec lesquels ils sont mis en
rapport, soit directement, soit indirectement; et c'est ce
que nous avons cherché à exprimer par la distinction
que nous avons énoncée relativement à l'influence né-
gative des uns et positive des autres. Mais on ne peut
disconvenir non plus que beaucoup d'entre eux n'aient,
indépendamment de cette influence générale, des propriétés particulières en vertu desquelles ils exercent plus
particulièrement leur action sur certains organes, et
semblent aller, comme l'a dit un médecin moderne, démêler, par une sorte de faculté élective, celui qui leur
convient entre tous ceux dont se compose la machine
animale. C'est ainsi, par exemple, que les préparations
d'iode, bien qu'elles modifient toute l'économie, n'en
produisent pas moins des effets spéciaux sur le système absorbant, et principalement sur les corps glanduleux. C'est ainsi encore que le tartre émétique, quoique doué de la propriété d'irriter tous les tissus soumis
à son contact, n'en possède pas moins aussi la faculté
de provoquer les mouvements nécessaires pour effectuer
le vomissement, quelles que soient, d'ailleurs, les voies
par lesquelles il pénètre dans le corps.

Le grand nombre de faits analogues dont l'observation a enrichi la science des médicaments, doit faire reconnaître dans ces agents des propriétés générales ou
communes et des propriétés spéciales ou particulières.

Les propriétés générales s'exercent à peu près de la
même manière sur toutes les parties de l'économie, et
se font sentir indistinctement sur tous les appareils or-

ganiques exposés directement à leur influence, à des
degrés différents, il est vrai, suivant la structure et le
mode de vitalité de ces appareils, mais partout avec les
mêmes caractères.

Étant peu nombreuses, elles nous permettront de
ranger tous les médicaments dans deux grandes divisions, dont la première comprendra les débilitants, et
la deuxième les excitants.

Il est peu de substances qui ne rentrent à quelques
égards dans l'une ou dans l'autre de ces grandes divisions; nous en rencontrerons cependant quelques-unes
dont l'action mixte, ou *sui generis*, les éloigne également
de la classe des excitants et de celle des débilitants. Mais
ce sont là des exceptions dont les meilleurs systèmes de
classification ne sont pas toujours exempts.

Les propriétés particulières, beaucoup plus nombreuses
et plus variées que les propriétés générales, donneront
lieu aussi à un plus grand nombre de divisions.

Ces propriétés n'ont pas à beaucoup près dans tous les
médicaments la même importance; à peine sensibles dans
les uns, elles sont tellement prononcées, tellement caractéristiques dans les autres, qu'elles en font tout le prix.
Dans le premier cas, elles semblent se confondre avec
les propriétés générales, et il y a peu d'inconvénient à
les négliger, tandis que dans le second elles doivent en
être soigneusement distinguées.

Les substances qui sont douées de propriétés particulières, de même que celles qui ne possèdent que des
propriétés générales, ne paraissent guère susceptibles
d'amener des changements salutaires, qu'en vertu de
la faculté qu'elles ont de modifier primitivement l'état
des organes. Cependant quelques-unes d'entre elles semblent exercer principalement leur pouvoir sur les causes

morbifiques, et faire cesser l'état maladif en attaquant directement ces causes; tels sont les vermifuges.

Quelques auteurs ont attaché une haute importance à ce dernier genre de propriétés spéciales, et ils ont décoré du nom de *spécifiques* tous les médicaments qui leur en paraissent doués.

Les spécifiques ont été et sont encore quelquefois de nos jours le sujet de nombreuses controverses : admis par les uns, rejetés sans distinction par les autres, ils ont donné lieu à de vives discussions.

Sans doute si, attachant rigoureusement au mot spécifique la signification qu'il comporte, on ne veut appliquer ce mot qu'aux seules substances douées, à l'exclusion de toutes les autres, de la propriété de faire cesser constamment tel ou tel état morbide, il est certain que sur ce pied il n'existera pas un seul spécifique: mais si, moins rigoureux sur les mots et envisageant un peu plus largement les choses, on considère comme spécifiques les médicaments qui, paraissant s'attaquer aux causes de certaines maladies, les font cesser plus fréquemment et plus constamment que les autres, alors on sera bien forcé de convenir qu'il existe quelques substances qui méritent cette qualification, car bien certainement il en est plusieurs qui sont en possession de cette espèce de privilége.

Du reste, comme la thérapeutique vétérinaire ne compte guère dans l'état actuel de la science, parmi les médicaments susceptibles de recevoir le titre de spécifiques, que ceux qui sont employés pour combattre les maladies occasionnées par des insectes ou des vers parasites, ainsi que ceux que l'on administre contre les météorisations, nous croyons pouvoir nous dispenser d'entrer dans de plus longs détails à leur égard.

C'est d'après l'ensemble des considérations qui pré-

cèdent, que nous avons rédigé notre tableau de classification. Nous nous sommes efforcé de rattacher les différents groupes qu'il comprend aux effets physiologiques
propres à chacun d'eux, mais sans perdre toutefois entièrement de vue leurs effets thérapeutiques. C'est ainsi
que les astringents et les toniques, que nous aurions
peut-être été disposé à confondre dans la même classe, si
nous n'avions consulté que leur action primitive, ont
été séparés, parce que non-seulement ils ne sont pas
identiques sous ce rapport, mais encore parce qu'ils
peuvent satisfaire à des indications différentes.

Nous devons dire aussi que c'est bien plutôt en consultant les effets curatifs des mercuriaux, des composés
d'iode, de chlore, d'antimoine et de quelques autres médicaments analogues, que nous avons établi notre
sixième et septième classe d'excitants spéciaux, qu'en
considérant l'influence primitive de ces agents, dont les
effets immédiats, toujours obscurs, souvent inappréciables, ne sauraient être invoqués d'une manière exclusive
en pareille occurrence.

Au résumé, notre but constant, en faisant intervenir
ainsi plusieurs éléments de classification, a été de grouper les substances médicinales entre elles, de manière à
pouvoir offrir au praticien des séries d'agents parmi lesquels il puisse trouver les instruments dont il aura
besoin pour modifier tel ou tel organe, tel ou tel système d'organes, sans lui faire perdre de vue les effets
secondaires qu'il peut en espérer (1).

(1) Si, au lieu de cela, on lui présentait en quelque sorte pêle-
mêle tout l'attirail des médicaments excitants ; il serait fort embarrassé dans le choix qu'il doit faire, ou exposé à commettre de
graves méprises, s'il croyait pouvoir puiser à peu près indifférem-
ment parmi eux. D'un autre côté, si, moins exclusifs, ceux qui

Mais une semblable combinaison offre nécessairement de grandes difficultés, et nous ne nous flattons certainement pas de les avoir toutes surmontées. Comment espérer en effet de ranger précisément à la place qui leur convient ces agents médicamenteux dont l'action primitive est encore couverte d'un voile si épais, et dont les effets varient du tout au tout, suivant la dose à laquelle ils sont employés, la manière dont ils sont administrés, l'état des sujets, et plusieurs autres circonstances éventuelles?

Cependant fallait-il, rebuté par des difficultés semblables, renoncer à toute tentative de distribution méthodique, et nous rattacher à l'ordre, ou plutôt au désordre alphabétique? Persuadé qu'une classification basée sur le caractère des choses, quelqu'imparfaite qu'elle soit, vaut encore mieux que celle établie sur les mots (lorsqu'elle ne préoccupe pas au point d'empêcher d'examiner chaque objet avec indépendance), nous n'avons point hésité dans notre choix, bien que persuadé d'avance que nous donnions beaucoup plus de prise à la critique.

repoussent les classifications pharmacologiques, ont soin d'indiquer dans l'histoire particulière de chaque corps médicamenteux la manière d'agir qui lui est propre, et l'influence qu'il exerce sur tels ou tels organes, ils seront bien obligés de convenir qu'ils reconnaissent parmi ces corps des propriétés particulières ; et comme ils ne sauraient admettre que chacune de ces propriétés soit pour ainsi dire reléguée dans une seule substance, ils retomberaient alors dans le système des spécifiques qu'ils repoussent avec une sorte de dédain. Or, si plusieurs médicaments se ressemblent par leurs propriétés particulières, pourquoi ne pas chercher à les rassembler dans une même classe?

TABLEAU synoptique de la Classification des Médicaments.

MÉDICAMENTS DÉBILITANTS.

- Qui tendent à ramollir et à relâcher le tissu des organes :
  Émollients, relâchants.
- Qui tendent à modérer le cours du sang, la trop grande activité des organes et la production de la chaleur animale :
  Tempérants, réfrigérants.

MÉDICAMENTS EXCITANTS.

EXCITANTS GÉNÉRAUX.

- Qui tendent à accélérer le cours du sang, à donner une nouvelle activité aux organes, et plus de développement à la chaleur animale :
  Excitants proprement dits, stimulants et diffusibles.
- Qui tendent à augmenter la contractilité fibrillaire, et à fortifier par suite le tissu des organes, sans toutefois produire sur eux des phénomènes marqués d'astriction :
  Toniques, fortifiants.
- Qui tendent à augmenter la contractilité fibrillaire et à resserrer le tissu des organes :
  Astringents, styptiques.

EXCITANTS SPÉCIAUX.

- Qui agissent plus particulièrement sur le tube digestif, tendent à provoquer ses mouvements péristaltiques, et par suite des déjections alvines :
  Purgatifs et laxatifs.
- Qui agissent plus particulièrement sur l'estomac, tendent à provoquer ses mouvements antipéristaltiques et le rejet des matières qu'il contient :
  Vomitifs, émétiques.
- Qui agissent plus particulièrement sur les reins, et tendent à augmenter la sécrétion des urines :
  Diurétiques.
- Qui agissent plus particulièrement sur l'utérus, tendent à provoquer ses contractions, et par suite la sortie des produits de la conception :
  Très-improprement, Emménagogues.
- Qui semblent agir plus particulièrement sur le système nerveux, et tendent à modifier son action :
  Narcotiques, sédatifs, antispasmodiques.
- Qui semblent agir plus particulièrement sur le système capillaire général, et tendent à augmenter l'absorption interstitielle :
  Improprement, Fondants.
- Qui semblent agir plus particulièrement sur la peau, et tendent à modifier ses fonctions.
  Sudorifiques, diaphorétiques.
- Que l'on applique plus particulièrement sur la peau, et sur les parties sous-jacentes, pour en opérer la rubéfaction, la vésication ou la cautérisation :
  Rubéfiants, épispastiques et caustiques.
- Qui agissent plus particulièrement en faisant périr les vers intestinaux et en favorisant leur expulsion :
  Vermifuges, anthelmintiques.

PREMIÈRE DIVISION.

MÉDICAMENTS DÉBILITANTS.

On donne le nom de débilitants à tous les agents, et en général à toutes les causes qui tendent à affaiblir les forces vitales et à modérer l'activité des organes.

Les médicaments qui jouissent de cette propriété, et que l'on désigne ordinairement sous le nom d'*antiphlogistiques*, ont pour effets généraux de diminuer la chaleur, la sensibilité et la motilité des parties soumises à leur influence, et de régulariser la marche des fluides en diminuant l'érétisme des solides.

C'est ainsi qu'ils calment la douleur et l'irritation, facilitent la résolution des maladies et en abrégent la durée.

Loin de manifester leur influence, comme le font les excitants par une réaction vitale plus ou moins apparente, ils tendent au contraire à la prévenir ou à la modérer lorsqu'elle existe.

En effet, l'emploi de ces médicaments a toujours pour but, ainsi que nous en avons déjà fait la remarque dans nos considérations générales, ou de soustraire les parties souffrantes aux atteintes des divers agents qui pourraient déterminer chez elles un degré d'excitation trop fort, ou de les rendre moins sensibles à cette excitation.

Les médicaments débilitants sont employés pour combattre les maladies inflammatoires, et toutes celles dans lesquelles il y a exaltation des forces vitales ; mais pour en espérer des avantages réels, il faut faire attention de ne pas confondre cet état de l'économie avec une espèce de réaction indirecte qui le simule assez souvent dans plusieurs maladies graves.

L'abus de ces moyens peut amener l'épuisement des forces, la faiblesse directe de l'économie, et rendre par suite les convalescences plus longues ; cependant ce fâcheux résultat n'indique pas nécessairement, dans les médicaments dont il s'agit, une propriété affaiblissante positive. Ne sait-on pas qu'il suffit que les organes soient soustraits pendant un certain temps à l'influence de leurs excitants naturels pour tomber dans un état asthénique direct.

Parmi les débilitants, les uns tendent plus particulièrement à ramollir et à relâcher le tissu des organes, et à faire cesser plus ou moins directement l'irritation et la douleur ; les autres agissent principalement sur l'appareil circulatoire, tendent à modérer le cours du sang et la production de la chaleur animale.

PREMIÈRE CLASSE DE DÉBILITANTS.

MÉDICAMENTS QUI TENDENT A RAMOLLIR ET A RELÂCHER LE TISSU DES ORGANES.

Emollients, relâchants, adoucissants.

L'action locale de ces médicaments paraît être à peu près la même, soit qu'on les applique à l'extérieur, soit qu'on les administre à l'intérieur. Mis en contact avec la peau, ils s'introduisent dans les pores nombreux dont elle est criblée, gonflent son tissu, la rendent plus molle, plus souple et plus douce au toucher. Ils pénètrent de proche en proche dans les tissus, sous la forme d'une espèce de vapeur et par une sorte d'absorption de continuité, dilatent les vaisseaux capillaires, délayent les fluides que ceux-ci contiennent, et en favorisent ainsi la progression. C'est en raison de ces effets qu'ils tendent à diminuer la rougeur, la douleur et la chaleur dont ces parties peuvent être le siége, font disparaître les démangeaisons de l'organe cutané, et favorisent la chute des croûtes et des écailles qui se forment souvent à sa surface.

Introduits dans le canal digestif, ils déterminent sur la portion de ce conduit soumise à leur contact, des changements analogues, et calment la soif, l'ardeur fébrile, la toux et la chaleur intérieure.

Ces effets locaux ne sont pas les seuls qui suivent l'administration des émollients; l'action de ceux-ci paraît pouvoir se transmettre à des parties plus ou moins éloignées du lieu de leur application, d'abord par continuité et contiguïté d'organes ou de tissus, et ensuite à toute l'économie par absorption, surtout si leur usage est continué pendant un certain temps.

On voit alors sous leur influence le pouls diminuer de force et de fréquence, la respiration devenir moins vite et moins laborieuse, tous les appareils organiques diminuer en général de ton et d'activité.

Ces changements sont beaucoup moins sensibles dans l'état de santé que lorsqu'il existe une forte surexcitation morbide. Dans ce dernier état, si par l'effet de la réaction vitale, la transpiration cutanée et l'excrétion des urines ont été suspendues, il arrive fréquemment que les moyens thérapeutiques dont il s'agit rétablissent et facilitent ces sécrétions par le relâchement qu'ils amènent; de sorte qu'ils agissent, suivant la circonstance, à la manière des sudorifiques et des diurétiques.

Dans les affections de poitrine, dont la toux est l'un des principaux symptômes, ils réussissent aussi fort souvent à calmer ce phénomène; de là le titre de *béchiques* (de βήξ, toux) que les auteurs donnaient à ceux qui leur semblaient les plus propres à remplir cette indication; mais comme la toux reconnaît pour cause divers états pathologiques, et qu'elle doit dès lors être combattue par des moyens dont les effets immédiats sont très-différents, il en résulte que la dénomination de béchique ne saurait être conservée pour indiquer une classe particulière d'agents pharmacologiques, et que les noms d'*incisifs*, d'*atténuants* et d'*expectorants*, par lesquels ces auteurs désignaient les diverses espèces de béchiques, doivent aussi disparaître.

Tous les médicaments émollients et adoucissants sont tirés du règne organique ; ils se distinguent en général par une saveur fade, mucilagineuse ou sucrée ; ils sont presque tous inodores, plus ou moins visqueux, susceptibles de céder aux forces digestives et de concourir à la nutrition.

Les principes immédiats qui les constituent sont de la gomme, de l'amidon, du sucre, du gluten, de l'albumine, de la gélatine et des corps gras. C'est à ces principes dissous et suspendus dans l'eau chaude que l'on attribue les propriétés des émollients.

Cependant une assez grande partie de leurs effets, et principalement ceux qui sont dus à l'absorption, ne peuvent guère être attribués qu'à l'eau qui leur sert de véhicule. Ce liquide, qui en se mêlant au sang le rend moins excitant et d'un abord moins douloureux pour les organes irrités, n'entraîne point avec lui les principes immédiats avec lesquels il était précédemment uni dans le médicament dont il faisait partie ; il est bien plus probable que c'est en cédant aux forces digestives, et en fournissant un chyle plus doux que celui qui provient des aliments ordinaires, que ces principes concourent à l'effet général dont il s'agit.

L'eau employée seule, mais à une température convenable, possède même des propriétés relâchantes et adoucissantes bien prononcées. Ce liquide sert chaque jour à faire des lotions et des fomentations qui sont presque aussi efficaces que lorsqu'il est chargé de principes mucilagineux ou amilacés. Il est vraisemblable qu'il serait également utile en boisson s'il ne fatiguait pas l'estomac. Les matières organiques, qu'on lui associe lorsqu'il est ainsi administré, servent encore à le rendre moins réfractaire aux forces digestives, empêchent par suite qu'il ne fatigue l'estomac et n'échappe à l'action des vaisseaux absorbants.

Quelle que soit d'ailleurs la manière de concevoir et d'expliquer les effets de la médication émolliente, son influence sur l'organisme animal n'en est pas moins puissante et utile lorsqu'elle est convenablement dirigée. Il n'en est peut-être pas une seule qui soit d'une application aussi universelle.

C'est principalement à l'aide de cette médication que l'on combat les inflammations et toutes les irritations aiguës tant

internes qu'externes : pour en seconder les effets, on lui associe
fréquemment les médications tempérante et narcotique. Elle peut
devenir nuisible lorsqu'elle est employée avec trop de persévérance, en entretenant sur les parties malades une concentration
vicieuse de la chaleur et du mouvement circulatoire, en amol-
lissant, relâchant outre mesure les tissus, rendant leur action
impuissante, et favorisant la stagnation des fluides dont ils sont
pénétrés et dont ils ne peuvent plus se débarrasser.

Les substances employées dans la médecine vétérinaire pour
produire la médication émolliente et adoucissante sont : les gommes, l'amidon et toutes les matières farineuses en général; l'orge,
le chiendent, les graines de lin, de chanvre et de quelques plantes cucurbitacées, les mauves, la guimauve, la réglisse, le bouillon blanc, la bourrache, la grande et la petite consoude, plusieurs
huiles grasses, le miel, la mélasse, le lait, les corps gras et les œufs.

LES GOMMES.

On désigne ainsi des produits immédiats qui découlent spontanément d'un grand nombre de végétaux, particulièrement de
quelques arbres de la famille des légumineuses et de celles des
rosacées (1).

Les gommes sont solides, incristallisables, inodores, d'une
saveur fade, plus ou moins transparentes, inaltérables à l'air,
très-solubles dans l'eau, donnant beaucoup de viscosité à ce liquide, et formant avec lui une espèce de gelée nommée *mucilage*.
Elles sont insolubles dans les huiles, l'éther et l'alcool. Ce dernier liquide les précipite de leur dissolution aqueuse, et les fait
paraître alors sous forme de flocons blancs : le sous-acétate de
plomb, en leur cédant une partie de son oxide, les précipite également. Les acides végétaux étendus facilitent leur dissolution,
tandis que les acides minéraux concentrés les décomposent à peu

(1) On comprenait autrefois parmi les gommes un certain nombre de
substances ayant à la vérité une origine semblable, mais offrant une composition et des propriétés bien différentes : telles par exemple que la gomme
gutte, la gomme ammoniaque, le copal et l'élémi.

près constamment ; l'acide nitrique les transforme en acide mucique, et l'acide sulfurique en divers produits encore peu connus. Les solutions alcalines les ramollissent, les rendent d'abord floconneuses et les dissolvent ensuite complétement.

Soumises à l'action d'une chaleur modérée, les gommes se torréfient légèrement et deviennent encore plus solubles qu'elles ne l'étaient d'abord. Distillées à feu nu, elles fournissent à peu près les mêmes produits que les autres matières végétales placées dans les mêmes conditions, plus une petite quantité d'ammoniaque. Quelques-unes d'entre elles se rapprochent d'ailleurs du sucre, sous le rapport de leur composition chimique.

Les principales espèces de gommes sont la gomme arabique, la gomme du Sénégal, la gomme adraganthe et la gomme du pays.

La GOMME ARABIQUE découle de plusieurs arbres de la famille des légumineuses, et principalement du *mimosa nilotica*, espèce d'acacia qui croît dans les contrées sablonneuses de l'Afrique, qui s'étendent depuis le Sénégal jusqu'à la Haute-Égypte.

La gomme arabique du commerce ne se présente pas toujours avec les mêmes caractères. Le plus ordinairement elle est en petits morceaux secs, irrégulièrement arrondis, assez souvent fendillés, à cassure vitreuse, transparents, blancs ou jaunâtres: ceux qui sont clairs et incolores sont les plus estimés : aussi est-on dans l'habitude d'en faire le triage pour les vendre à part.

Cette gomme a une saveur fade très-légèrement douçâtre : sa pesanteur spécifique est de 1, 31, terme moyen ; elle se dissout entièrement dans l'eau, dont elle ne trouble presque pas la transparence.

Nutritive et éminemment adoucissante, la gomme arabique convient par conséquent dans toutes les phlegmasies aiguës, notamment dans celles des voies respiratoires et digestives, dans l'espèce d'entérite connue sous le nom de tranchées-rouges, dans les superpurgations et les empoisonnements par des substances âcres et corrosives.

Pour l'administrer à l'intérieur, on la fait dissoudre simplement dans l'eau tiède ou dans des boissons et des breuvages composés. On la donne également en poudre incorporée dans le miel, soit seule, soit associée à d'autres poudres adoucissantes.

La dose pour les grands animaux varie de 32 à 128 grammes, (1 à 4 onces), et pour les petits de 8 à 32 grammes (depuis 2 gros jusqu'à 8).

Son prix un peu élevé lui fait souvent substituer des médicaments moins chers qui ont à peu près les mêmes propriétés. La même cause engage beaucoup de marchands à la falsifier; ce qu'ils exécutent en la réduisant en poudre, et en y mélangeant soit de l'amidon, soit de la farine de froment. Pour reconnaître cette fraude, on met une pincée de la poudre suspecte dans une petite quantité d'eau froide, qui dissout bientôt la gomme et laisse précipiter la fécule au fond du verre. La teinture d'iode peut également servir pour déceler la présence de cette matière.

La gomme du Sénégal provient du *mimosa senegalensis*, espèce d'acacia qui croît au Sénégal et dans une grande partie de l'intérieur de l'Afrique. Cet arbre, très-voisin de celui qui fournit la gomme arabique, laisse suinter, à une certaine époque de l'année, à travers les gerçures de son écorce, un suc visqueux qui s'accumule et se concrète à sa surface, et que l'on nous expédie en masses irrégulièrement arrondies, de la grosseur d'un œuf de pigeon. Ces masses, qui sont rougeâtres ou blanches, souvent transparentes, quelquefois opaques, recouvertes d'une petite quantité de sable et mélangées de bdellium, possèdent toutes les propriétés de la gomme arabique, et se vendent même ordinairement pour cette dernière lorsqu'elles sont blanches et réduites à un moindre volume.

La gomme du pays ou gomme de France (*gummi nostras*) découle spontanément de plusieurs arbres indigènes de la famille des rosacées, tels que le prunier, l'amandier, le pêcher, l'abricotier et le cerisier. Elle suinte principalement des vieux troncs sous forme d'un liquide blanc transparent, qui se durcit à l'air et se colore plus ou moins.

On la trouve dans le commerce ordinairement en gros morceaux irréguliers, demi-transparents, d'un brun-rougeâtre et souvent salis par des impuretés. Elle est plus molle, plus difficile à pulvériser que la gomme arabique. Quoique moins soluble dans l'eau que cette dernière, elle forme pourtant avec ce liquide un mucilage plus épais. Elle est du reste moins adoucissante, et par conséquent moins estimée : aussi ne l'emploie-t-on que fort rarement et à défaut d'autre.

La gomme adraganthe. Celle-ci est fournie par l'*astragalus tragacantha*, et l'*astragalus verus*, arbrisseaux épineux de la famille des légumineuses qui croissent dans la Syrie et dans quelques îles du levant. Cette gomme exsude à travers l'écorce de ces végétaux, et se durcit à sa surface sous des formes variées. On la trouve dans le commerce en morceaux allongés, aplatis ou filiformes irrégulièrement contournés, ou en grumeaux amorphes. Elle est blanche ou jaunâtre, presque entièrement opaque, insipide, inodore, flexible et très-difficile à pulvériser.

Elle paraît être formée d'une matière gommeuse analogue à celle qui constitue la gomme arabique et d'une substance particulière susceptible de se gonfler dans l'eau froide sans s'y dissoudre, mais se dissolvant entièrement dans l'eau bouillante, les alcalis et l'acide hydrochlorique ; substance considérée par quelques chimistes comme un principe immédiat particulier, et désignée à ce titre sous le nom d'*adraganthine*. Elle contient en outre un peu de fécule.

Le mucilage que l'on obtient avec la gomme adraganthe est opaque, laiteux, fort épais et comme gélatineux. 4 grammes (1 gros) de cette substance suffisent pour rendre mucilagineux 500 grammes (1 livre) d'eau, ce que l'on n'obtiendrait qu'avec environ vingt fois autant de gomme arabique. Quoiqu'elle possède des propriétés adoucissantes non équivoques, elle est cependant très-rarement employée dans la pratique vétérinaire à titre de médicament ; mais on l'utilise quelquefois pour servir d'intermède. Elle peut très-bien en effet, à cause de la grande viscosité qu'elle donne à l'eau, être employée pour tenir en suspension dans ce liquide ou rendre miscibles certaines substances médicinales insolubles ou huileuses.

L'AMIDON. *(Fécule amilacée.)*

L'amidon est un principe immédiat qui existe dans la plupart des végétaux, mais que l'on retire principalement des graines céréales, de la pomme de terre et de quelques racines charnues.

Il est blanc, pulvérulent, d'un aspect grenu et comme cristallin, inodore, insipide, inaltérable à l'air, insoluble dans l'eau froide, l'alcool et l'éther ; il forme avec l'eau bouillante une sorte de gelée appelée *empois*.

Exposé à l'action d'une chaleur modérée, l'amidon roussit et acquiert par cette torréfaction la propriété de se dissoudre dans l'eau froide et de la rendre visqueuse, comme le ferait une véritable gomme. Il possède d'ailleurs dans cet état presque toutes les propriétés de cette dernière substance, et peut par conséquent la remplacer. Traité par l'acide nitrique chaud, il se transforme successivement en acide malique et en acide oxalique ; mélangé avec l'acide sulfurique faible et soumis à l'action d'une chaleur longtemps soutenue, il fournit une sorte de sucre tout-à-fait analogue au sucre de raisin. L'iode forme avec lui un composé d'une couleur bleue plus ou moins foncée.

On obtient en grand l'amidon ordinaire en décomposant par la fermentation les farines des graines céréales. Celui de pomme de terre se prépare en râpant ce tubercule sur un tamis, et en faisant tomber sur son parenchyme un courant d'eau qui entraîne avec lui toute la fécule, et la dépose ensuite dans le vaisseau disposé pour la recevoir.

L'amidon n'a encore été que rarement employé dans la thérapeutique vétérinaire, du moins dans son état de pureté ; on le remplace ordinairement par les substances farineuses dans lesquelles il abonde. Il pourrait être cependant fort utile dans le traitement des phlegmasies aiguës de l'appareil respiratoire, et surtout de l'appareil digestif. Il a l'avantage d'être d'une digestion prompte et facile ; de ne pas fatiguer par conséquent les organes chargés de cette fonction ; de calmer en même temps l'irritation dont ils sont le siége, et de concourir ainsi doublement à l'effet que l'on veut obtenir.

La dose pour les grands animaux serait de 32 à 40 grammes (8 à 10 gros), que l'on ferait bouillir pendant une ou deux minutes dans 2 litres d'eau environ (2 pintes), et que l'on administrerait ensuite en breuvage ou en lavement, suivant l'indication.

Nous avons eu souvent à nous louer de l'emploi de l'amidon sous cette dernière forme dans le cas de dyssenterie chez les carnivores, et d'entérite chez les herbivores.

L'eau chargée d'amidon nous a paru également fort utile pour faire des lotions et des fomentations sur les parties frappées d'une vive irritation. Elle nous semble préférable aux liquides mucilagineux pour remplir cette indication, en ce qu'elle dissout plus facilement les matières grasses dont la peau est presque toujours imprégnée, et qu'elle imbibe mieux par suite le tissu de cet organe.

L'ORGE. (*Hordeum vulgare.* L.)

L'orge est une plante céréale employée tour à tour comme aliment et comme médicament ; le grain en est la seule partie que l'on utilise sous ce dernier rapport.

Le grain d'orge est formé, d'après M. Proust, 1.º de 55 parties d'une substance pulvérulente, rude au toucher, tout-à-fait insoluble dans l'eau bouillante, tenant pour ainsi dire le milieu, par ses propriétés chimiques, entre l'amidon et le ligneux, et que l'on nomme *hordéine* ; 2.º de 32 parties de fécule amylacée ordinaire ; 3.º de 9 parties d'extrait gommeux et sucré ; 4.º de 3 parties de gluten ; 5.º et enfin de 1 partie de résine jaune.

Considérée depuis les travaux de M. Proust comme un principe immédiat particulier, l'hordéine a été assimilée par M. Raspail au son ordinaire. Cet observateur assure, d'après ses recherches microscopiques, que cette matière n'est autre chose que le son ou les débris des parties glumacées qui entourent le grain d'orge, et qui ont été divisées par la mouture.

Plusieurs autres observateurs se sont occupés de l'examen chimique de l'orge, et y ont signalé un plus grand nombre de principes immédiats que ceux indiqués ci-dessus : mais tous ont reconnu que la proportion de ces principes change pendant la germination du grain d'orge. Si ce phénomène est interrompu à propos, on trouve alors en effet dans ce grain plus d'amidon, de sucre et de gomme, mais moins d'hordéine. L'orge germée serait par conséquent préférable, comme émollient et adoucissant, à l'orge non germée.

La torréfaction prive ce grain d'une portion de son amidon, et y développe, suivant Einhoff, une matière charbonneuse, une matière animale et des traces d'acide phosphorique.

Pour l'employer aux usages médicinaux on le dépouille de son enveloppe corticale (*orge mondé*) ; quelquefois même on l'arrondit et on le polit au moyen de procédés particuliers (*orge perlé*). Dans ce dernier état, il est privé de la majeure partie de son hordéine, et cède plus facilement à l'eau ses principes amilacés, mucilagineux et sucrés.

On emploie l'orge en thérapeutique vétérinaire sous deux états différents, en grains et en farines : dans le premier état, elle doit être traitée par décoction. Elle fournit ainsi une boisson rafraîchissante et délayante dont on fait usage avec succès contre les maladies inflammatoires aiguës ; on édulcore cette boisson avec du miel ou de l'oximel.

On se sert aussi de la décoction d'orge pour faire des gargarismes adoucissants, des lotions et des fomentations émollientes.

La farine se donne délayée dans l'eau froide ; ou, ce qui vaut mieux, dans l'eau tiède. On compose ainsi des boissons nutritives et tempérantes, qui sont d'un usage continuel dans le traitement de toutes les phlegmasies un peu graves.

Le son de blé, si fréquemment employé comme aliment dans le régime des animaux solipèdes, l'est aussi quelquefois comme médicament.

Privé en apparence de farine libre, et soumis à l'analyse par MM. Lassaigne et A. Yvart, le son de froment a fourni sur 100 parties, terme moyen (1), humidité 10, 48 ; farine 17,

____

(1) Nous citons ici la moyenne proportionnelle du résultat des recherches faites sur deux qualités différentes de son.

48 ; albumine 1 , 40 ; matière gommeuse sucrée, 9 , 60 ; matière regardée comme du ligneux 61 , 04.

Il est aisé de voir, d'après cette analyse , que le son n'est point une substance complétement inerte, un véritable *caput mortuum*, comme on l'a dit et répété si souvent, puisqu'il contient encore une assez forte proportion de principes alibiles. Il n'est pas dépourvu non plus de toute propriété médicinale.

Soumis à l'action de l'eau bouillante, il fournit un *décoctum* qui pourrait être administré en breuvage pour remplir les mêmes indications que celui qu'on obtient du grain d'orge traité de la même manière. Cependant on s'en sert plus ordinairement pour composer des lavements émollients et légèrement nutritifs.

Cuit dans une petite quantité d'eau et mélangé ensuite, comme l'indique Bourgelat, avec le miel, le son est tout à la fois adoucissant et laxatif. Pour favoriser ce dernier effet, on peut y ajouter du sulfate de soude ou de magnésie.

L'eau dans laquelle on a fait bouillir du son sert à faire des fomentations émollientes, à composer des bains doués de la même propriété, à nettoyer la peau et à lotionner les parties qui sont le siége d'irritations prurigineuses ; le son lui-même est utilisé pour faire des fumigations, des charges et des cataplasmes.

Enfin, c'est dans le son que l'on mélange certaines poudres médicamenteuses, dont l'administration deviendrait difficile ou dispendieuse sans cette espèce d'excipient.

Le pain ordinaire, traité par l'eau bouillante, cède à ce liquide des principes amilacés et mucilagineux, qui le rendent nutritif et adoucissant. Cuit dans ce liquide ou dans le lait jusqu'à consistance de bouillie, le pain sert à composer des cataplasmes émollients.

LE CHIENDENT. (*Triticum repens. L.*)

On désigne vulgairement sous le nom de chiendent deux espèces de graminées vivaces, indigènes, très-communes dans les terres dont la culture est négligée, et dont on utilise en médecine ce qu'on appelle communément les racines, qui ne sont dans la réalité que des tiges rampantes.

L'espèce la plus commune est le *triticum repens;* c'est celle qui fournit la majeure partie du chiendent des boutiques. Sa tige rampante, longue, grêle, cylindroïde, noueuse, recouverte d'un épiderme dur d'un jaune luisant, offre dans son intérieur une substance blanche d'une saveur douçâtre et faiblement styptique.

L'analyse du chiendent, entreprise par M. A. Chevalier, lui a fait reconnaître, parmi les substances qui font partie de ce végétal, du sucre cristallisable en assez grande proportion pour que l'on puisse espérer d'en retirer par la fermentation une quantité notable d'alcool; et une matière extractive d'un goût aromatique analogue à celui de la vanille (1). Le chiendent contient en outre de la fécule et du mucilage.

Les tiges de cette plante sont utilisées dans quelques contrées du midi de l'Europe pour la nourriture des solipèdes. On s'en sert très-fréquemment dans la médecine de l'homme, pour préparer des tisanes rafraîchissantes. L'on peut sans doute les employer au même usage dans celle des animaux; mais la faible quantité des principes immédiats qu'elles cèdent au liquide dans lequel on les fait bouillir, ne peut évidemment communiquer à celui-ci que des propriétés peu marquées. Ce qui leur fait préférer avec raison les corps médicamenteux riches en matières mucilagineuses et amilacées.

LA GRAINE DE LIN.

C'est ainsi que l'on nomme la semence du lin cultivé (*linum usitatissimum*. L.), plante annuelle, cultivée en grand dans diverses contrées de l'Europe, de la pentandrie pentagynie, des caryophyllées de Jussieu, et qui est devenue depuis quelques années le type d'une nouvelle famille naturelle.

Les graines de lin sont petites, oblongues, comprimées, brunes, luisantes à l'extérieur, blanches à l'intérieur, sans odeur, et d'une saveur mucilagineuse.

Elles contiennent une huile grasse siccative, et une grande

(1) *Dictionnaire des drogues simples et composées.*

quantité d'un mucilage épais, filant à la manière du blanc d'œuf, et qui, d'après l'analyse qu'en a faite Vauquelin, paraît être formé de substance gommeuse, de matière azotée, d'acide acétique libre, et de plusieurs sels à base de chaux et de potasse. Soumise à l'action de l'eau bouillante, la graine de lin rend ce liquide extrêmement visqueux et éminemment émollient. On en fait usage dans cet état à l'intérieur, contre toutes les phlegmasies aiguës, notamment contre celles des voies digestives et de l'appareil génito-urinaire. L'on a cru remarquer qu'elle exerçait une action légèrement diurétique; ce qui doit sans doute être attribué aux différents sels à base de potasse que renferme le mucilage.

La grande viscosité du décoctum de graine de lin le rend très-propre à combattre les empoisonnements occasionnés par des substances âcres et corrosives. On s'en sert à l'extérieur pour composer des bains et faire des fomentations relâchantes.

Réduite en poudre, la graine de lin constitue une sorte de *farine* dont on fait un fréquent usage, soit seule, soit associée à d'autres corps médicamenteux, pour composer des cataplasmes émollients.

Les semences du chanvre, connues vulgairement sous le nom de *cheneris*, sont susceptibles de remplir à peu près les mêmes indications que la graine de lin. Pour en faire usage à l'intérieur, on les traite par décoction; ou, ce qui est quelquefois préférable, on en prépare des espèces d'émulsions en les broyant simplement dans l'eau tiède.

Les graines de plusieurs plantes de la famille des cucurbitacées, telles que la courge, le concombre, le melon, peuvent être traitées de la même manière, et employées aux mêmes usages. Ces graines, désignées autrefois sous le nom de *semences froides majeures*, contiennent toutes une huile grasse et du mucilage.

LES MAUVES. (*Malva.*)

Genre de plantes servant de type à la famille naturelle des malvacées, de la monadelphie polyandrie, et dont presque toutes les espèces sont ou peuvent être employées en médecine à titre d'émollient.

Les plus communes en Europe, et par suite les plus fréquemment usitées, sont la grande et la petite mauve.

La GRANDE MAUVE, ou *mauve sauvage* (Malva sylvestris L.), est rameuse, haute d'un pied et demi environ, garnie de feuilles alternes, très-longuement pétiolées, molles, douces au toucher, presque rondes, à cinq ou sept lobes peu profonds, obtus et crénelés. Ses fleurs sont purpurines, découpées en cinq parties, supportées par un pédoncule grêle, allongé, pubescent et sortant de l'aisselle des feuilles.

La PETITE MAUVE, ou *mauve à feuilles rondes* (malva rotundifolia. L.), ne diffère que très-peu de la précédente, si ce n'est cependant par les dimensions de ses parties, qui sont toutes moindres.

L'une et l'autre croissent abondamment dans les lieux incultes qui avoisinent les habitations, sur le bord des chemins et dans les champs un peu humides.

La grande quantité de mucilage que les mauves contiennent dans leurs différentes parties, les rend très-propres à déterminer la médication émolliente; aussi les emploie-t-on journellement dans ce but. On en fait des décoctions dont la portion liquide est destinée principalement à l'usage externe, et à être administrée en lavement : le résidu pulpeux sert à préparer des cataplasmes. Dans ce dernier cas, on associe souvent à ce résidu de la farine de graine de lin, qui augmente la viscosité du topique, et l'empêche de se dessécher aussi promptement.

Les fleurs de mauve, plus adoucissantes encore que les feuilles et les racines, sont administrées dans les irritations aiguës des organes de la respiration. La dose est d'une pincée par livre d'eau. Cependant comme ces fleurs sont quelquefois rares et d'un prix assez élevé, nous leur substituons fréquemment d'autres corps médicamenteux de la même classe, moins chers et généralement aussi efficaces ; tels que les racines de guimauve et d'alcée.

LA GUIMAUVE. (*Althœa officinalis. L.*)

Plante herbacée, indigène, vivace, de la famille des malvacées, beaucoup moins répandue que les mauves ordinaires ; elle ne croît spontanément en France que dans quelques contrées chaudes et humides du Sud-ouest, mais on la cultive dans les champs et les jardins pour les besoins de la médecine. On emploie les feuilles, les fleurs et les racines de cette plante.

Les feuilles sont cotonneuses, molles, douces au toucher, cordiformes, à trois ou cinq lobes peu prononcés, alternes, pétiolées, portées sur une tige dressée, cylindroïde, haute de trois pieds environ. Les fleurs sont d'un blanc rosé, axillaires, presque sessiles, et réunies en une sorte de panicule à l'extrémité de la tige. Les racines sont pivotantes, fusiformes, simples ou rameuses, de la grosseur du doigt à peu près, recouvertes d'un épiderme jaunâtre, blanches intérieurement, inodores, d'une saveur visqueuse légèrement douçâtre, charnues, fibreuses, flexibles, et assez difficiles à réduire en poudre.

Elles contiennent de la fécule, une grande quantité de mucilage, de l'inuline, un ligneux abondant, des traces de gluten et de résine, et un principe immédiat, d'abord signalé comme un principe particulier par M. Bacon, sous le nom d'*althéine*, mais qui a été reconnu, plus récemment et d'après les recherches de M. *Plisson* (1), pour être analogue à la sparagine.

On vend la racine de guimauve en morceaux de trois à quatre pouces de longueur entièrement dépouillés de leur épiderme. Il faut choisir ceux qui sont peu fibreux, bien nourris et exempts d'odeur de moisi.

Toutes les parties de la guimauve sont adoucissantes et émollientes au plus haut degré. La racine, toutefois, tient le premier rang sous ce rapport. On en fait des décoctions que l'on donne très-souvent sous forme de breuvages, de boissons et de lavements, et que l'on emploie également à l'extérieur pour

______
(1) *Journal de chimie médicale*, juin 1827.

faire des lotions et des fomentations. Cette racine réduite en poudre s'administre fréquemment, soit seule, soit associée à d'autres poudres médicamenteuses, dans les irritations des voies respiratoires. On l'incorpore alors dans le miel, le son, la mélasse ou la farine d'orge. On la donne aussi quelquefois en suspension dans une boisson mucilagineuse, et enfin, dans quelques cas, on l'associe à des matières pulpeuses pour en faire des cataplasmes.

La dose, pour être administrée à l'intérieur aux grands animaux, est de 64 à 128 grammes (de 2 à 4 onces).

Les feuilles de guimauve, moins riches en mucilage que la racine, sont ordinairement réservées pour l'usage externe, et pour préparer des lavements. Les fleurs, quoique très-adoucissantes, sont cependant beaucoup plus rarement employées dans la médecine vétérinaire que la racine, à cause de leur prix, qui est élevé.

Il existe plusieurs autres espèces de guimauves et de mauves, qui, étant douées de propriétés semblables à celles de la guimauve officinale, peuvent servir pour remplir les mêmes indications ; telle est entre autres l'alcée (*malva alcea*), dont la racine d'une grande blancheur se vend sous le nom de guimauve de Nîmes, parce qu'elle est principalement fournie par le commerce de cette ville.

LA RÉGLISSE. (*Glycyrrhiza glabra*. L.)

Arbuste de la famille des légumineuses, de la diadelphie décandrie, qui croît spontanément en Italie, en Espagne, et dans les départements méridionaux de la France. La racine est la seule partie de la plante qui soit employée.

Cette racine est traçante, fibreuse, très-longue, cylindrique, de la grosseur du doigt, d'un brun cendré extérieurement, d'un beau jaune intérieurement, d'une odeur faible et d'une saveur douce, sucrée, un peu mucilagineuse. Celle qui vient d'Espagne et d'Italie doit être préférée à celle de France, parce que le principe sucré y est plus abondant. On doit rejeter celle qui a une teinte rousse ou grisâtre ; car cette couleur est un indice qu'elle est altérée par vétusté, ou par l'effet de l'humidité.

La racine de réglisse contient, d'après M. Robiquet, du ligneux, de l'amidon, de l'albumine, une substance résineuse âcre, un principe sucré (*glycyrrhizine*) incristallisable, infermentescible, à peine soluble dans l'eau froide, très-soluble, au contraire, dans l'eau chaude et dans l'alcool; une matière particulière (*agédoïte*), cristallisable, insoluble dans l'alcool, peu soluble dans l'eau, dégageant de l'ammoniaque lorsqu'on la traite par la potasse, analogue en un mot à la sparagine; et enfin, différents sels à base de chaux et de magnésie.

Cette racine, douée de propriétés adoucissantes assez prononcées, est d'un fréquent usage dans la pratique vétérinaire : elle est surtout employée contre les affections de l'appareil respiratoire.

On peut la traiter par l'eau froide ou par l'eau bouillante pour en administrer les principes actifs; mais le plus ordinairement c'est à l'état de poudre qu'en la donne aux animaux : l'on use alors, pour la leur faire prendre, des mêmes moyens que pour celle de guimauve, avec laquelle on l'associe très-souvent.

L'on se sert aussi quelquefois de la racine de réglisse entière, pour édulcorer les breuvages *béchiques*; et pulvérisée, pour donner la consistance convenable à certains médicaments que l'on veut administrer sous forme de bol ou d'électuaire. Lorsqu'on soumet cette racine à l'action de l'eau bouillante, il est convenable de ne pas prolonger trop longtemps l'ébullition, sans quoi son principe oléo-résineux se dissout, et communique au décoctum une saveur âcre et désagréable. L'extrait que l'on prépare avec cette racine, et qui, sous le nom de *suc* ou de *jus de réglisse*, est si souvent employé comme adoucissant pour l'homme, ne l'est presque jamais pour les animaux.

LE BOUILLON-BLANC ou MOLÈNE. (*Verbascum Thapsus. L.*)

Plante indigène, de la famille des solanées, de la pentandrie monogynie, et que l'on rencontre fréquemment dans les lieux incultes, sur les bords des chemins et jusque sur les vieux murs.

Sa tige est simple, droite, effilée, haute de deux à quatre pieds; ses feuilles sont grandes, ovales, entières, décurrentes, épaisses et cotonneuses ; ses fleurs sont jaunes, grandes, et disposées en épi simple à l'extrémité de la tige.

Toutes les parties de cette plante sont émollientes et adoucissantes ; mais c'est surtout dans les fleurs que résident ces propriétés. L'innocuité du bouillon-blanc est une exception bien remarquable aux propriétés narcotico-âcres de la famille des solanées dont cette plante fait partie.

Les fleurs de bouillon-blanc, pour conserver leur parfum et leur couleur, demandent à être desséchées promptement, et à être conservées à l'abri de l'humidité.

Elles contiennent, d'après l'analyse de M. Morin, de Rouen, une huile volatile, une matière grasse acide, et une matière grasse verte ; des acides malique et phosphorique libres ; de la gomme, du sucre incristallisable, une matière colorante, et différents sels à base de chaux et de potasse.

Pour les utiliser en médecine, on les fait infuser dans l'eau bouillante à la dose d'une pincée par litre de liquide, et on en fait usage dans les mêmes circonstances à peu près que la guimauve et la réglisse.

Les feuilles peuvent être employées à faire des cataplasmes émollients et adoucissants.

LA BOURRACHE. (*Borrago officinalis.* L.)

Cette plante bisannuelle, indigène, sert de type à la famille naturelle des borraginées ; elle est de la pentandrie monogynie, et se rencontre fréquemment dans les champs cultivés.

La tige de cette plante est herbacée, rameuse à sa partie supérieure, couverte de poils raides. Les feuilles radicales sont rudes au toucher, grandes, ovales, obtuses, sinueuses, supportées par des longs pétioles ailés. Celles qui naissent sur la tige sont sessiles, décurrentes et lancéolées. Les fleurs sont bleues, disposées en panicules terminales.

Toutes les parties de la bourrache contiennent du mucilage, une matière azotée, du nitrate de potasse, et quelques autres sels.

Elles cèdent aisément ces différents principes à l'eau bouil-

lante, et lui communiquent ainsi les propriétés médicinales
dont elles sont douées. De là, leur emploi en décoction dans ce
liquide, comme adoucissantes et *pectorales*.

La buglosse (anchusa officinalis. L.), et *la grande consoude*
(symphitum officinale. L.), qui sont de la même famille que
la bourrache, ont à peu près les mêmes propriétés, et s'emploient aux mêmes usages.

Nous signalerons encore ici comme plantes émollientes *le se-
neçon vulgaire* (senecio vulgaris. L.), de la famille des synan-
thérées-corymbifères, dont on se sert quelquefois pour faire des
cataplasmes; le *mélilot officinal*, de la famille des légumineuses, que l'on emploie principalement en infusion dans l'eau
comme collyre adoucissant; *l'ognon de lis* et *l'ognon ordinaire*,
de la famille des liliacées, que l'on utilise pareillement comme
topiques émollients.

Nous ne parlerons pas des pruneaux, des figues, des raisins
secs, des dattes, des jujubes, et de quelques autres fruits sucrés si
souvent employés dans la médecine de l'homme, parce que leur
prix élevé et la facilité de les remplacer les a fait généralement
exclure de la pratique vétérinaire.

LES HUILES GRASSES.

On désigne sous le nom *d'huiles* divers composés d'origine
végétale ou animale qui n'ont de commun entre eux que quelques caractères assez vagues; mais les huiles qui doivent faire le
sujet de ce chapitre se distinguent de toutes les autres par leurs
propriétés, leur composition et leur origine.

Elles sont toutes fluides à la température ordinaire, incolores
ou d'une teinte jaune verdâtre, et d'une saveur mucilagineuse
peu prononcée quand elles sont récentes; elles acquièrent de
l'âcreté à mesure qu'elles vieillissent. Leur consistance, pour
ainsi dire sirupeuse, les empêche de couler avec facilité. Elles
sont plus légères que l'eau, insolubles dans ce liquide, susceptibles cependant de s'y mélanger par l'intermède d'un mucilage,
et de produire alors un fluide blanc, opaque, laiteux, connu
sous le nom *d'émulsion*.

L'alcool n'exerce sur la plupart d'entre elles qu'une action peu marquée : il n'en dissout qu'une petite quantité à chaud ; l'éther en opère beaucoup plus aisément la dissolution , même à froid ; les huiles volatiles s'y associent avec encore plus de facilité.

L'abaissement de la température en produit la congélation , tandis qu'une chaleur intense en opère la décomposition. Soumises à l'action de cet agent, elles n'entrent en ébullition qu'au-delà de 200° ; mais à 300° environ elles se répandent en fumée et se transforment en hydrogène carboné, oxide de carbone, acide carbonique, et en un produit liquide formé d'acides oléique, margarique et acétique, et d'une espèce d'huile pyrogénée volatile, d'une odeur forte et désagréable. Elles ne laissent pour résidu qu'une petite quantité de carbone.

Exposées au contact de l'air, les huiles grasses absorbent de l'oxygène et s'épaississent peu à peu ; mais dans les unes ces phénomènes sont peu sensibles, au lieu que dans les autres ils sont tellement prononcés qu'elles finissent par se dessécher et par former vernis. Ces dernières sont dites *siccatives*. Telles sont les huiles de noix , de lin , d'œillette , etc.

Les acides minéraux puissants épaississent les huiles en provoquant une série de phénomènes encore peu connus ; les oxides métalliques alcalins en déterminent la décomposition, convertissent leurs principes immédiats en acides oléique et margarique, et en une matière légèrement sucrée nommée *glycérine;* ils s'unissent ensuite à ces nouveaux acides , et donnent ainsi naissance à de véritables sels, qui constituent les principales espèces de *savons.*

L'analyse immédiate démontre que les huiles fixes sont toutes composées, en diverses proportions, *d'oléine, de stéarine,* et d'un peu de matière odorante et colorante. L'oxygène, l'hydrogène et le carbone sont les principes élémentaires qui les constituent en dernière analyse. L'hydrogène et le carbone y dominent d'une manière très-remarquable.

Les huiles unies aux résines, aux graisses, à certains oxides métalliques, concourent à former des onguents, des baumes, des emplâtres, des pommades et plusieurs autres préparations pharmaceutiques officinales. Elles peuvent dissoudre plusieurs corps médicamenteux, et devenir par cela même des véhicules précieux. C'est ainsi que le soufre, le phosphore, le camphre, les résines, la cire, qui sont insolubles dans l'eau, se dissolvent parfaitement dans les huiles.

Produites par l'acte même de la végétation, les huiles existent toutes formées dans divers organes d'un grand nombre de plantes, mais principalement dans les graines des plantes crucifères, les fruits des arbres rosacés, de quelques amentacées, et de plusieurs autres végétaux dont les semences sont pourvues d'un parenchyme mucilagineux.

Parmi les différentes espèces d'huiles fixes, nous n'aurons à nous occuper ici que de celles dont le vétérinaire fait habituellement usage comme émollientes et adoucissantes, et à la tête desquelles se place naturellement d'huile d'olive.

L'HUILE D'OLIVE s'obtient par expression du fruit de l'olivier d'Europe (*olea europæa*); sa qualité dépend de la bonté des olives et des soins que l'on apporte dans sa préparation. Celle que l'on obtient avec les olives cueillies un peu avant leur maturité, et exprimées immédiatement après, est connue sous le nom *d'huile vierge*. C'est la plus douce et la plus estimée sous tous les rapports. Elle a une couleur un peu verdâtre et une légère odeur du fruit dont elle provient. Elle se fige à huit ou dix degrés au-dessus de zéro, et est très-riche en stéarine.

L'huile de deuxième qualité, dite dans le commerce *huile moyenne*, se retire ou des olives bien mûres, qui en sont alors abondamment pourvues, ou du marc de celles qui ont déjà fourni de l'huile vierge, et que l'on a soin d'arroser avec de l'eau chaude, afin de favoriser la séparation de la portion huileuse qu'il retient encore.

Cette huile moyenne est la plus répandue : c'est celle dont on fait la plus grande consommation, soit pour les usages culinaires, soit dans les pharmacies. Il en existe une troisième qualité que l'on prépare avec des olives auxquelles on a fait subir un commencement de fermentation en les réunissant en tas et les laissant dans cet état pendant quelques jours. Mais celle-ci contenant une forte proportion de mucilage et de débris de parenchyme, est moins bonne que les deux premières. Elle ne peut guère servir que pour certaines préparations pharmaceutiques destinées à être appliquées à l'extérieur.

En général l'huile d'olive, qui, ayant été mal préparée ou mal conservée, a une odeur désagréable et une saveur âcre, ne peut pas être employée comme émolliente et adoucissante. Elle se distingue des deux premières, non-seulement par son odeur forte et son goût âcre, mais encore par sa consistance qui est plus fluide, et par la faculté qu'elle a de ne se congeler qu'à une température plus basse.

Celle qui a été falsifiée avec de l'huile de pavot, sans être toujours à rejeter, est cependant moins bonne que lorsqu'elle est pure. On peut la reconnaître en ce qu'elle mousse par l'agitation, de manière à former à sa surface une série de bulles qui persistent pendant longtemps. Elle ne se solidifie pas facilement par le froid ; mélangée avec du nitrate acide de mercure, celui-ci laisse liquide l'huile de graine.

L'huile d'olive, bien préparée et bien conservée, est émolliente et éminemment adoucissante. On l'emploie à ce titre à l'intérieur dans les inflammations aiguës de l'appareil respiratoire et du conduit alimentaire ; dans toutes les coliques, mais particulièrement dans celles qui sont occasionnées par des invaginations et des étranglements de l'intestin, par des matières stercorales durcies, ou par des bézoards.

Elle est extrêmement utile contre les poisons minéraux âcres et caustiques, dont elle favorise l'évacuation, et qu'elle tend quelquefois à neutraliser. A haute dose, elle peut agir comme laxative, et être employée dans les constipations opiniâtres. Chez les carnivores, elle provoque parfois le vomissement, et devient ainsi doublement utile contre l'empoisonnement.

On l'administre, seule ou associée avec le miel, le lait, la gomme en solution, ou une décoction mucilagineuse, depuis la dose de 1 hectogramme jusqu'à celle de 5, depuis 3 onces jusqu'à une livre, pour les grands animaux. On la fait aussi entrer dans les lavements émollients, dont elle seconde les effets.

L'huile d'olive s'emploie fréquemment à l'extérieur pour calmer certaines irritations de la peau, assouplir le tissu de cet organe et des parties dures, calleuses et crevassées ; battue avec l'eau ordinaire, ou mieux avec l'eau de chaux, elle forme un liniment très-convenable pour combattre les brûlures récentes et modérer l'inflammation qui suit l'application trop forte du cautère actuel. Mélangée de la même manière avec le laudanum, elle nous a toujours paru très-convenable pour faire des embrocations et des frictions sur les parties atteintes d'une irritation très-douloureuse. Elle sert souvent d'excipient au camphre, aux cantharides, à l'opium, et entre dans la composition d'un grand nombre d'onguents, d'emplâtres, de liniments, dans les cérats et dans beaucoup d'autres composés pharmaceutiques.

L'huile d'olive est presque la seule qui soit employée dans la pratique vétérinaire comme relâchante et adoucissante. L'huile d'amandes est d'un prix trop élevé pour que nous puissions en faire usage, si ce n'est quelquefois pour les petits animaux ; et celles de graines ne sont point en général assez douces pour remplir convenablement l'indication dont il s'agit. Cependant l'huile de pavot pourrait la remplacer au besoin lorsqu'elle est récente, et qu'elle a été préparée à froid et avec soin.

LE SUCRE et LA MÉLASSE.

Le sucre ordinaire est un principe immédiat connu de tout le monde, et dont l'usage est aussi fréquent dans la médecine de l'homme qu'il est rare dans celle des animaux. C'est moins à cause de son prix qu'en raison de la facilité que nous avons à le remplacer, qu'il est en quelque sorte exclu de la thérapeutique vétérinaire. Il paraît cependant qu'il peut devenir réellement utile dans quelques cas d'empoisonnement par les préparations de cuivre, et dans le pansement de certains ulcères sanieux dont il favorise la cicatrisation.

La mélasse est cette espèce de sirop incristallisable, mêlé naturellement avec le sucre ordinaire, mais qui s'en sépare spontanément au moment où il cristallise

La mélasse est une substance liquide, épaisse, un peu plus consistante que les sirops ordinaires ; d'un brun foncé quand elle est vue par réflexion, brun verdâtre quand elle est vue par réfraction ; d'une odeur de caramel, d'une saveur douce analogue à celle du sucre, mais beaucoup moins agréable. Elle est soluble dans l'eau en toute proportion ; convenablement étendue avec ce liquide, elle est susceptible de fermenter et de fournir une assez grande quantité d'alcool.

Quoique la mélasse soit moins adoucissante que le bon miel, elle peut cependant le remplacer dans une foule de circonstances. Comme ce dernier, elle sert pour édulcorer les boissons pectorales, rafraîchissantes, tempérantes, et pour donner aux médicaments pulvérulents que l'on veut administrer à l'intérieur, la forme qui doit en faciliter l'emploi. Elle pourrait peut-être également servir pour préparer certains sirops médicamenteux qui sont le partage exclusif de la médecine humaine.

LE MIEL.

Substance sucrée, de consistance variable, poisseuse, de couleur blanchâtre, ou d'un jaune roux foncé, fournie par les abeilles domestiques (*apis mellifica*), qui la préparent avec les sucs qu'elles vont recueillir dans les nectaires et sur les feuilles de certaines plantes, et qui la déposent dans les alvéoles de leurs rayons pour servir à leur nourriture pendant l'hiver.

On ne sait pas positivement si le miel existe tout formé dans les végétaux, ou s'il est le résultat d'une élaboration particulière qui aurait lieu dans le conduit digestif des abeilles. Sans doute, si cette élaboration existe, comme on ne saurait guère en douter, elle doit être légère, et ne pas aller jusqu'au point de dénaturer les matériaux destinés à former le miel ; car on remarque que ce produit, suivant les sources végétales où il est puisé, varie constamment, non-seulement sous le rapport de ses caractères physiques, mais aussi sous celui de son action sur l'économie vivante.

C'est ainsi que les abeilles qui vont butiner sur les plantes de la famille des labiées, donnent un miel aromatique d'une excellente qualité ; tandis que celles qui font ordinairement leur récolte sur le sarrasin et sur certaines crucifères, en donnent de fort mauvais qui fatigue l'estomac, et occasionne quelques coliques. On a même reconnu l'influence vénéneuse de miels dont les matériaux avaient été puisés sur des végétaux doués de cette propriété.

C'est à ces circonstances que l'on doit principalement attribuer la supériorité des miels du mont Ida, de Mahon, de Chamouny, de Narbonne et du Gâtinais, et l'infériorité des miels de Bretagne.

Le miel le plus pur est transparent, très-fluide, presque entièrement formé de sucre liquide incristallisable, de sucre cristallisable semblable à celui de raisin, et d'un principe aromatique. Tel est celui du mont Ida, de Mahon, etc.

Celui de Narbonne et du Gâtinais est blanc, plus épais : il contient souvent une assez grande quantité de sucre cristallisable pour qu'on l'aperçoive sous forme de grains brillants.

Dans les miels ordinaires, et à plus forte raison dans ceux de qualité inférieure, la proportion du sucre incristallisable domine toujours beaucoup ; ils contiennent en outre quelques acides végétaux, un peu de cire, de la mannite (selon M. Guibourt), et quelquefois même des débris de couvain, c'est-à-dire des alvéoles qui renferment encore les larves et les œufs des abeilles.

Le miel se dissout dans l'eau en toutes proportions. Convenablement étendu dans ce liquide, il éprouve bientôt la fermentation alcoolique, et fournit une liqueur vineuse sucrée appelée *hydromel.*

La récolte du miel se fait ordinairement en septembre et en octobre. Pour cela, on enlève une partie des rayons que renferment les ruches, après en avoir fait sortir, bien entendu, les abeilles. On coupe ces rayons par morceaux, et on les expose sur des claies d'osier à l'action du soleil ou à celle d'une douce chaleur artificielle. Bientôt il en découle un miel clair, transparent, que l'on reçoit dans des vases placés au-dessous des claies, et qui prend le nom de *miel vierge :* c'est le meilleur. Lorsqu'il a cessé de couler, on soumet les gâteaux à une pression graduée qui extrait à peu près tout ce qui reste. Pour le séparer des matières étrangères qu'il a entraînées avec lui , on a soin de l'écumer et de le décanter ensuite après quelque temps de repos. Celui-ci est inférieur au premier sous tous les rapports. Mais la modicité de son prix fait qu'on lui donne généralement la préférence dans la médecine des animaux.

Les miels dont on fait la plus grande consommation sous ce rapport , nous viennent principalement de la Normandie , de la Picardie , de la Champagne , de la Bourgogne , de la Provence , du Languedoc , etc.

Ils varient beaucoup sous le rapport de leur couleur , de leur consistance et de leurs propriétés , en raison du canton qui les produit , et de la manière dont ils ont été préparés et conservés. On doit les choisir nouveaux , fermes , de couleur jaune peu foncée , d'une odeur et d'une saveur agréables.

Il est rare que ceux qui ont vieilli (c'est-à-dire qui ont plus d'un an) n'aient pas perdu par la fermentation leur consistance naturelle , et acquis un goût vineux et piquant. On rencontre quelquefois dans le commerce de ces vieux miels fermentés auxquels on a donné de la blancheur et de la consistance en y mêlant de la farine. Cette espèce de falsification est facile à reconnaître , par le dépôt que forme la farine lorsqu'on délaie le miel dans l'eau froide , et par la couleur bleue que prend subitement ce dépôt quand on verse dessus un peu de teinture d'iode.

Le miel est d'un fréquent usage dans la médecine des animaux; il y remplace en quelque sorte le sucre , dont celle de l'homme fait un si grand emploi : il est adoucissant , émollient , et légèrement laxatif. On s'en sert pour édulcorer les tisanes et les boissons *pectorales* , pour composer des gargarismes et quelquefois des lavements; on s'en sert surtout beaucoup pour donner aux médicaments pulvérulents la forme qui doit favoriser leur administration. De là son utilité pour préparer des opiats , des électuaires , des bols , etc.

Le goût bien prononcé de la plupart des chevaux pour cette substance , nous fournit les moyens de leur faire prendre sans difficulté un grand nombre de corps médicamenteux , qu'ils refuseraient obstinément sans cet intermède.

Le miel est quelquefois employé à l'extérieur comme adoucissant sur les brûlures récentes, sur les ulcères et les plaies fortement enflammés : je pense que son principal mérite alors est de mettre la surface lésée à l'abri du contact de l'air. Il entre dans la préparation de quelques onguents, et fait la base de certaines espèces de sirops composés, que l'on nomme à cause de cela *mellites*.

LA CIRE.

Cette substance, de même origine que la précédente, exsude du corps de l'abeille par des anneaux placés sous son ventre, et sert à composer les cellules dans lesquelles cet insecte dépose ses œufs, et amasse sa provision de miel.

On n'a encore que des données incertaines sur l'origine de la cire ; pendant longtemps on a cru qu'elle était formée aux dépens du pollen des fleurs : on sait aujourd'hui qu'il n'en est rien, ou du moins que cette matière n'est pas indispensable pour la fabrication de la cire, puisque des abeilles renfermées et nourries exclusivement avec du miel ou du sirop de sucre en ont fourni de fort belle, et en assez grande quantité.

La récolte de la cire se fait en même temps que celle du miel : lorsque les rayons ont été épuisés de cette dernière substance par les procédés que nous avons indiqués précédemment, on les jette dans un vase contenant de l'eau bouillante ; la cire fond, et laisse bientôt déposer les impuretés dont elle était imprégnée. Quand cette espèce de départ est à peu près complet, on laisse refroidir le vase, et on enlève le pain qui s'y est solidifié. Ce pain est composé de deux parties distinctes : l'une supérieure, entièrement formée de cire, et l'autre inférieure, formée de matières étrangères, constitue ce que l'on appelle *le pied*. Lorsqu'on a réuni un certain nombre de pieds, on les soumet de nouveau à la fusion pour en séparer le peu de cire qu'ils avaient entraîné.

C'est dans cet état que la cire est livrée au commerce. Elle est alors ferme, jaune, d'une odeur aromatique, un peu plus légère que l'eau (0,96 environ), insoluble dans ce liquide, soluble en totalité dans les huiles, et en partie seulement dans l'alcool et l'éther. Soumise à l'action de la chaleur, elle commence à se ramollir à 35 degrés, et se liquéfie entièrement à 60 degrés. A une température plus élevée, elle se décompose à la manière des corps gras d'origine végétale.

Réduite en lames minces (en rubans) (1), et exposée dans cet état à l'influence de l'air, de l'eau et de la lumière, elle se décolore peu à peu et devient cassante. C'était là le moyen que l'on employait autrefois exclusivement pour la blanchir ; aujourd'hui on se sert du chlore. Dans ce nouvel état, elle est plus dure et plus fragile qu'elle n'était auparavant. Pour lui donner du liant, on la fait fondre et on y ajoute un peu de suif ; on la coule alors en plaques rondes que l'on vend sous le nom de *cire vierge*.

La cire est formée de deux matières distinctes : l'une soluble dans l'alcool et l'éther, susceptible de se saponifier à la manière des corps gras, et qui a été nommée *cérine ;* l'autre insoluble, inaltérable par les alcalis, susceptible de se volatiliser en grande partie sans décomposition, et qui a reçu le nom de *myricine* (2).

La cire jaune renferme en outre une matière odorante et une matière colorante dont on n'a pas encore examiné la nature, mais qui paraissent provenir des plantes qui fournissent la pâture des abeilles.

On falsifie souvent la cire en y mêlant une forte proportion de suif, et même quelquefois de la fécule : le goût et l'odorat suffisent ordinairement pour faire soupçonner ces sortes de fraudes ; mais pour les reconnaître positivement, il faut traiter à chaud un échantillon de la cire suspecte par l'essence de térébenthine, qui dissout celle-ci et laisse intacte la fécule.

La cire entre dans la composition de divers onguents, em-

(1) On lui donne cette forme en la fondant et la faisant tomber par filets sur un cylindre plongé à moitié dans l'eau et qui tourne rapidement sur son axe.

(2) Mémoires de MM. Felix Boudet et Boissenot. *Journal de pharmacie*, janvier 1827.

plâtres et pommades ; elle forme la base des cérats. Associée à une huile douce et à des jaunes d'œufs, on pourrait l'employer à l'intérieur comme adoucissant ; mais il est extrêmement rare que l'on en fasse usage sous ce rapport dans la médecine vétérinaire.

LE LAIT.

Le lait est une liqueur animale particulière, blanche, opaque, légèrement onctueuse, d'une odeur agréable, *sui generis*, d'une saveur douce et sucrée, plus pesante que l'eau, miscible à ce liquide en toute proportion.

Cette liqueur, sécrétée par les glandes mammaires, se distingue dans les divers animaux par quelques particularités : mais en général, elle est toujours composée d'eau, de matière caséeuse, de matière butyreuse, de sucre de lait, d'une petite quantité d'acide et de différents sels.

C'est le lait de vache qui est le plus commun et le mieux connu ; c'est à peu près le seul dont nous avons ici à nous occuper.

Abandonné à lui-même, le lait se sépare spontanément et peu à peu en trois parties : la première, onctueuse, opaque, blanche, nommée *crème*, se rassemble à la surface de la masse ; elle est composée de matière butyreuse, d'un peu de sérum et de caséum ; la deuxième, plus blanche encore que la première, également opaque, mais sans onctuosité, est formée par la *matière caséeuse* ; enfin la troisième, liquide, transparente, verdâtre, d'une saveur douce et acidule, tenant en dissolution du sucre de lait, une matière animale et diverses substances salines, constitue le *sérum* ou *petit-lait*.

Le lait exposé à l'action du feu se recouvre bientôt d'une pellicule mince qui se renouvelle à mesure qu'on l'enlève, et qui paraît se former aux dépens de la matière caséeuse.

Cette liqueur peut être coagulée par les acides, par l'alcool, par les liquides dans lesquels on a fait macérer de la caillette de veau, par l'acétate de plomb, le nitrate de mercure, et plusieurs autres agents chimiques. Ainsi que le produit des autres sécrétions, le lait varie suivant le régime des femelles qui le fournissent, l'état et les conditions dans lesquels elles se trouvent.

Les falsifications qu'on lui fait subir, en l'allongeant soit avec de l'eau pure, soit avec de l'eau chargée d'amidon, ou de jaunes d'œufs, en modifient aussi les qualités. La dégustation suffit ordinairement pour faire juger ces sortes d'altérations.

Le lait n'a pas non plus la même composition, ni par conséquent les mêmes propriétés chez toutes les femelles. Celui de jument et d'ânesse est plus séreux, plus riche en sucre de lait que celui de vache; mais il contient moins de crème et moins de caséum. Celui de brebis et de chèvre est plus crémeux, plus épais et plus gras. Il fournit d'excellents fromages.

Le lait est évidemment destiné à la nourriture des jeunes animaux de la classe des mammifères. Aussi sa formation a-t-elle lieu immédiatement après leur naissance; et s'il ne tarit pas lorsqu'il leur est devenu inutile, c'est parce que l'homme en provoque en quelque sorte artificiellement la sécrétion.

Comme médicament, le lait est un excellent adoucissant, tempérant, humectant, indiqué dans toutes les inflammations aiguës; il calme la toux et toutes les irritations internes; convient beaucoup pour combattre celles qui sont occasionnées par des aliments âcres, ou par des poisons irritants et caustiques. Il n'est pas moins utile à l'extérieur pour faire des injections et des fomentations sur des parties très-sensibles et très-délicates, pour composer des gargarismes adoucissants, ou des cataplasmes émollients et anodins.

Le lait s'administre aux animaux, seul ou associé à d'autres substances, depuis la dose de un litre jusqu'à celle de trois ou quatre. Il sert d'excipient pour la plupart des médicaments que l'on fait prendre au chien et au chat.

La crème fraîche et récente est propre à faire des onctions sur les parties frappées d'une vive inflammation; mais il faut alors avoir soin d'en renouveler souvent l'application.

Personne n'ignore que c'est en agitant la crème dans un vaisseau de bois nommée *baratte*, que l'on obtient le beurre.

Le beurre est une substance onctueuse solide, d'une couleur jaune tendre, d'une odeur et d'un goût agréables, rappelant celui des noisettes. Il est très-fusible (à 36° centig.), insoluble dans l'eau et dans l'alcool, soluble dans les huiles, susceptible de rancir au bout d'un certain temps. Il est composé de stéarine, d'oléine, de butyrine, d'acide butyrique et de matière colorante (1).

Le beurre frais est très-adoucissant tant à l'intérieur qu'à l'extérieur. Il entre dans la composition de quelques onguents, et peut servir d'excipient pour former des bols.

Le sérum blanchâtre et opaque qui se sépare du beurre lors de la préparation de ce produit (lait de beurre), de même que celui qui provient de la fabrication du fromage (petit-lait ordinaire), constitue une boisson nutritive et rafraîchissante, dont on ne saurait trop recommander l'usage, soit dans le cours des maladies inflammatoires, soit pendant la convalescence qui leur succède.

LES GRAISSES.

On nomme ainsi des substances animales, de consistance variable, généralement onctueuses, blanches ou jaunâtres, d'une odeur faible particulière, d'une saveur fade, très-fusibles, plus légères que l'eau, complètement insolubles dans ce liquide, et que l'on regardait comme des principes immédiats avant les intéressantes recherches de M. Chevreul.

Exposées à l'action de la chaleur, les graisses entrent promptement en fusion, et se décomposent ensuite à une température plus élevée. Si l'on opère dans un vaisseau distillatoire, on obtient, entre autres produits, de l'eau, une matière huileuse très-fétide, de l'hydrogène carbonné, et des acides acétique, sébacique, margarique et oléique.

Les graisses sont entièrement solubles dans l'alcool absolu et bouillant, ainsi que dans l'éther ; mais elles ne le sont qu'en partie dans ces liquides froids. Elles peuvent dissoudre elles-mêmes le soufre, le phosphore, le camphre et les résines, et se

(1) M. Chevreul.

combiner avec la cire et les huiles. Les alcalis les attaquent et les saponifient assez facilement.

La plupart sont essentiellement formées de stéarine et d'oléine dans différentes proportions, et ont pour principes élémentaires l'oxigène, l'hydrogène et le carbone.

Elles sont sécrétées par le tissu adipeux, se trouvent très-inégalement répandues dans les diverses parties du corps, et se présentent avec des caractères variables suivant les espèces d'animaux et les régions qui les fournissent.

La graisse des ruminants est la plus ferme; elle porte le nom de *suif*. Celle de porc l'est beaucoup moins; on l'appelle *axonge*.

Le suif se rencontre principalement autour des reins ; il est très-riche en stéarine : c'est ce qui lui donne la consistance qui le distingue. Il n'est employé à titre de médicament qu'à l'extérieur. C'est un adoucissant légèrement résolutif. Associé au vin ou à l'eau-de-vie camphrée, il peut être employé avec quelques chances de succès pour favoriser la résolution de certaines tumeurs qui tendent vers la forme chronique, et la cicatrisation de certains ulcères superficiels. Le suif fait partie de plusieurs composés pharmaceutiques.

L'axonge est blanche, fade, plus molle que le suif, moins riche en stéarine. Elle est fournie par le porc, et provient principalement de l'épiploon, de la surface des intestins et de la région lombaire.

On la retire de ces différentes parties en morceaux plus ou moins gros, qui prennent le nom de *panne*. Pour la débarrasser du tissu cellulaire, des portions de membranes, du sang et de la sérosité dont elle est alors accompagnée, on la coupe en petits morceaux, on la lave, et on la malaxe à plusieurs reprises dans l'eau froide ; on la fond ensuite à une douce chaleur, et on la coule dans des pots à travers un linge. Lorsqu'elle est froide, on l'enlève par couche pour la séparer d'une dernière portion de matières étrangères qui occupent la partie inférieure du pain de graisse ; et si on veut l'avoir parfaitement pure et entièrement privée d'eau, on la fond une seconde fois.

Ainsi préparée, l'axonge est généralement connue sous le nom de *saindoux*. Elle est alors adoucissante et relâchante ; elle diminuc la rigidité des parties sur lesquelles on l'applique ; donne de la souplesse à la corne, et favorise son accroissement. On en fait un grand usage dans les pharmacies pour préparer des onguents et des pommades. Quand elle a vieilli, elle est rance et excitante ; on lui donne quelquefois alors le nom de *vieux oing*.

Les charcutiers mêlent souvent à l'axonge qu'ils préparent eux-mêmes une autre sorte de graisse qu'ils recueillent à la surface de l'eau dans laquelle ils font cuire les diverses parties du porc, et qu'ils nomment *flambard*. L'axonge ainsi falsifiée a une consistance molle, une couleur grisâtre et une saveur salée qui la font reconnaître, et annoncent en même temps qu'elle ne possède plus les vertus adoucissantes dont elle était douée.

LE BLANC DE BALEINE. (*Sperma ceti.*)

On a donné ce nom à une matière particulière provenant de certaines espèces de cachalots, qui est grasse, solide, cassante, très-douce au toucher, blanche, translucide, d'un aspect cristallin et nacré, d'une saveur légèrement huileuse, et d'une odeur analogue à celle des poissons frais.

Le blanc de baleine entre en fusion à 44 degrés centigrades ; il se dissout facilement dans les huiles, ainsi que dans l'éther et l'alcool bouillant.

Il est formé de beaucoup de *cétine*, d'une certaine quantité d'huile, fluide à 18 degrés, et d'un principe jaunâtre particulier (1).

On le trouve dans le tissu cellulaire qui est interposé entre les membranes du cerveau de diverses espèces de cachalots, surtout du *physeter macrocephalus*. Il y est sous forme liquide ; mais aussitôt qu'il est exposé à l'influence de l'air, il se concrète en grande partie. On recueille alors le produit solide : on le soumet à la presse pour en séparer l'huile qu'il retient ; on le fond ensuite à une douce chaleur, et par le refroidissement on l'obtient sous forme de cristaux feuilletés.

(1) M. Chevreul.

Le blanc de baleine doit être choisi frais , blanc et nacré. On doit rejeter celui qui a une teinte jaunâtre, une odeur et une saveur de *rance*. On doit se défier aussi de celui qui est d'un blanc mat, parce que cela annonce qu'il contient de la cire.

Le blanc de baleine est adoucissant, indiqué dans les irritations gastro-intestinales, et surtout dans celles de la muqueuse des bronches. On le fait entrer à ce titre dans la composition de certains opiats *béchiques*. La dose, pour les grands animaux, est de 32 à 64 grammes (de 1 à 2 onces). Mais l'élévation de son prix fait que nous l'employons rarement.

Nous ferons la même observation à l'égard de l'*icthyocolle* ou *colle de poisson*. Cette substance, presque entièrement formée de gélatine, et dont les usages sont si nombreux et si variés dans les arts industriels et économiques, n'est presque jamais employée dans la pratique vétérinaire, parce qu'elle peut y être économiquement remplacée par les substances mucilagineuses et amilacées.

Plusieurs matières animales grasses et gélatineuses peuvent également remplacer avec économie la colle de poisson. Telles sont celles qui forment la base des bouillons préparés dans les boucheries avec les pieds, les têtes et autres parties des animaux, que l'on désigne sous le nom de *bouillons de tripes*. On emploie ces sortes de bouillons sous forme de bains et de lavements.

LES ŒUFS DE NOS OISEAUX DE BASSE-COUR.

Les œufs ont, comme corps, et surtout comme intermèdes médicamenteux, de nombreux usages.

Les différentes parties dont ils se composent, la coquille, le blanc et le jaune, présentent toutes quelque intérêt pour le pharmacologiste.

La coquille est formée de beaucoup de carbonate de chaux, d'un peu de carbonate de magnésie, de phosphate de chaux, d'oxide de fer, de soufre, et de matière organique qui sert à lier ces différentes substances.

Le blanc contient beaucoup d'eau et d'albumine, un peu de gélatine, de la soude et quelques sels.

Le jaune a pour base une matière albumineuse modifiée, qui lui donne la propriété de se durcir comme le blanc par la chaleur ; cette matière est associée à une huile douce jaune, à du soufre, à de l'eau, etc.

Les œufs sont nutritifs et adoucissants. On les fait quelquefois (après les avoir écrasés et battus) avaler en entier aux jeunes poulains, et surtout aux jeunes veaux atteints de diarrhées.

On se servait autrefois de la coquille calcinée comme absorbant. Le blanc était employé, et l'est encore de nos jours, comme calmant et résolutif. Délayé dans l'eau simple ou dans l'eau de rose, il forme un excellent collyre contre certaines inflammations des yeux. Associé à l'alun, il prend la consistance d'une pâte molle que l'on n'applique pas toujours sans succès sur les tumeurs articulaires et synoviales récentes, et en général sur toutes celles dont on peut espérer la résolution. Le blanc d'œuf est le meilleur contrepoison du sublimé corrosif et de la plupart des autres préparations mercurielles ; il convient beaucoup aussi dans l'empoisonnement occasionné par les préparations de cuivre.

Le jaune d'œuf, étendu dans une décoction mucilagineuse, amilacée ou sucrée, forme une espèce d'émulsion éminemment adoucissante et *pectorale*. La propriété qu'il a de se diviser dans l'eau, et de donner une certaine viscosité à ce liquide, fait qu'on s'en sert pour suspendre dans les boissons et les breuvages aqueux, des résines, du camphre ou des huiles. Allié à la térébenthine, il constitue l'onguent digestif ordinaire. Mêlé avec de l'huile d'olive fine, il forme un liniment extrêmement adoucissant, très-convenable par conséquent dans le pansement des plaies et des ulcères frappés d'une vive inflammation.

DEUXIÈME CLASSE DE DÉBILITANTS.

MÉDICAMENTS QUI TENDENT A MODÉRER LE COURS DU SANG, LA TROP GRANDE ACTIVITÉ DES ORGANES, ET LA PRODUCTION DE LA CHALEUR ANIMALE.

Tempérants, Réfrigérants.

Les médicaments que nous désignons ici sous les noms de tempérants et de refrigérants, le seraient à plus juste titre sous ceux d'excitants et d'irritants, s'ils étaient employés dans leur état ordinaire de concentration ; mais convenablement affaiblis, ils possèdent réellement les qualités qui nous ont engagé à les porter dans la division des antiphlogistiques.

L'action locale de ces médicaments ainsi affaiblis, bien différente de celle des émollients, détermine le resserrement momentané des vaisseaux capillaires, la pâleur des tissus, et une diminution sensible de la chaleur. Ces phénomènes sont surtout appréciables lorsque les substances ont été appliquées sur les membranes muqueuses, ou sur une surface dénudée.

Dans tous les cas, ils sont peu durables, et bientôt on leur voit succéder une réaction vitale qui s'annonce par un peu de chaleur, et une rougeur due au retour précipité du sang dans la partie dont il avait été d'abord chassé.

Cette manière d'agir démontre que les médicaments dont il s'agit ne peuvent être réellement utiles, lorsqu'on cherche à diminuer par leur action locale la chaleur et l'inflammation d'une partie, qu'autant que leur emploi est soutenu avec persévérance pendant un certain temps. Ils diminuent alors assez ordinairement la sensibilité de la partie, et finissent même quelquefois par la plonger dans une sorte d'engourdissement.

Administrés à l'intérieur, ils sont promptement portés par voie d'absorption dans le torrent de la circulation. Ils augmentent alors la partie aqueuse du sang, diminuent la force et la fréquence du pouls, étanchent la soif, apaisent la chaleur et tous les symptômes fébriles.

On voit que ces médicaments, bien qu'ils aient une action locale très-différente de celle des émollients, déterminent néanmoins des effets généraux analogues : ils sont, comme ces derniers, indiqués à l'extérieur pour combattre les phlegmasies aiguës, et méritent la préférence quand ces phlegmasies sont accompagnées d'une réaction fébrile bien prononcée. On peut, d'ailleurs, dans ces sortes de cas, les associer entre eux avec beaucoup d'avantage ; mais ils doivent être exclus de cette association, ou du moins y entrer dans une faible proportion quand l'inflammation est fixée sur la muqueuse gastro-intestinale, ou lorsqu'elle intéresse l'appareil respiratoire, parce que dans le premier cas, ils peuvent accroître l'irritation locale, et dans le second, augmenter l'oppression et la dyspnée en provoquant la toux.

Appliqués à un degré trop élevé de concentration sur une membrane muqueuse, ou sur la peau enflammée et ulcérée, ces médicaments augmentent l'irritation et déterminent une sorte d'astriction, une douleur plus ou moins vive.

Il résulte de l'ensemble des propriétés immédiates de ces médicaments que l'on peut, suivant les circonstances et la manière dont on les administre, rapporter leurs effets primitifs tantôt aux médications tempérante et rafraîchissante, tantôt aux médications laxative, irritante et astringente.

Toutes les substances végétales comprises dans la classe des tempérants ont une saveur aigre plus ou moins prononcée, qu'elles doivent à la présence des divers acides acétique, oxalique, malique, citrique et tartrique.

La médecine humaine fait usage d'un grand nombre de ces substances, tandis que la médecine vétérinaire n'en emploie que quelques-unes.

L'ACIDE ACÉTIQUE. (*Vinaigre.*)

De tous les acides végétaux, le plus universellement répandu dans la nature est, sans contredit, celui dont nous avons à nous occuper ici : il existe tout formé dans la plupart des substances organiques, et se produit spontanément lors de la décomposition par le feu ou par la fermentation de ces substances.

L'acide acétique se présente dans le commerce sous différents états et avec des dénominations diverses, suivant son degré de concentration, ses propriétés physiques et les opérations dont il est le produit. Cependant il est toujours possible de ramener ces variétés à un type commun pourvu de caractères tranchés. Ainsi l'acide acétique est toujours liquide à la température ordinaire, d'une odeur pénétrante et assez agréable, d'une saveur piquante et légèrement styptique, très-peu altérable, volatil, un peu plus pesant que l'eau distillée, miscible à ce liquide, ainsi qu'à l'alcool en toutes proportions : susceptible de s'unir intimement à ce dernier, et de former avec lui un éther particulier : se combinant avec les bases salifiables, et donnant alors naissance à des sels généralement doués d'une grande solubilité, et dont plusieurs sont usités en thérapeutique.

L'acide acétique pur et concentré reçoit dans les pharmacies le nom de *vinaigre radical*. Dans cet état, il est limpide, parfaitement transparent, d'une odeur vive, modifiée par la présence d'une petite quantité d'une matière éthérée, volatile, que l'on a nommée *esprit pyro-acétique*. Sa saveur est aigre et caustique. Sa densité est un peu supérieure à celle de l'eau (1,063). Dans son plus haut degré de concentration il a beaucoup d'affinité pour ce liquide, et en contient encore, suivant M. Mollerat, un dixième et demi de son poids. Exposé à un froid de 13 degrés, le vinaigre radical se prend en une masse cristalline. Le contact d'un corps en ignition en détermine la combustion ; il brûle alors avec une flamme légère et étendue comme celle de l'alcool.

Appliqué à l'économie animale, l'acide acétique pur agit à la manière des substances rubéfiantes : il peut même déterminer la vésication de la peau, et un empoisonnement mortel lorsqu'il est introduit dans les voies digestives ; mais il n'est que très-rarement employé dans cet état par les vétérinaires. Celui dont ils font habituellement usage est toujours étendu d'une grande quantité d'eau, et s'obtient par la fermentation des liqueurs vineuses, ou par la distillation du bois.

Dans le premier cas, il est d'une couleur rouge ou jaunâtre et d'une acidité plus ou moins forte, selon l'espèce de liqueur qui a servi à le fabriquer. Il faut que celui dont on veut faire choix soit clair, d'une odeur agréable, et d'une saveur aigre franche prononcée, due à l'acide acétique même, et non à d'autres acides ajoutés.

Le vinaigre ordinaire contient de l'eau, de l'acide acétique, un peu d'acide tartrique et malique, des matières extractives et colorantes, de l'alcool et différents sels à base de potasse et de chaux.

La manière de fabriquer ce produit varie suivant les localités : à Orléans, dont les vinaigres sont très-renommés, l'on place de grands tonneaux sur deux ou trois rangs dans un atelier que l'on chauffe en hiver ; on verse dans chacun de ces tonneaux 100 litres environ de bon vinaigre ; on y ajoute en huit jours 10 litres de vin clair ; huit autres jours après l'on en verse encore autant, et ainsi de suite jusqu'à ce que les vaisseaux soient à peu près aux deux tiers. Après quinze jours de fermentation à dater de cette époque, on retire une quantité de vinaigre équivalente au vin ajouté, et l'on recommence l'opération.

Le vinaigre de bois, connu encore, surtout lorsqu'il est impur, sous le nom d'*acide pyro-ligneux*, s'obtient en calcinant le bois dans de vastes appareils distillatoires, et en recueillant les produits qui se dégagent dans des réservoirs que l'on a soin de rafraîchir continuellement. Pendant cette calcination, le bois se décompose, se transforme en charbon, et fournit entre autres produits du goudron et de l'acide pyro-ligneux. Pour obtenir ce dernier à peu près pur, on est obligé de le convertir, au moyen de la craie, d'abord en acétate de chaux, et ensuite, au moyen du sulfate de soude, en acétate de cette base. Cet acétate de soude, après plusieurs dissolutions et cristallisations, est introduit dans un alambic à l'état sec et pulvérulent, pour y être décomposé à l'aide de la chaleur et de l'acide sulfurique. Pendant cette dernière partie de l'opération, l'acide sulfurique s'unit à la soude, et met l'acide acétique en liberté; celui-ci se volatilise, et vient se condenser dans le récipient disposé pour le recevoir.

Dans cet état il est toujours étendu d'eau ; on peut le concentrer en le distillant sur du chlorure de calcium fondu. Le même procédé est applicable au vinaigre ordinaire dont on veut augmenter le degré de concentration. On a aussi conseillé, pour obtenir ce résultat, de le mélanger avec du charbon de bois desséché, et d'en opérer ensuite la distillation, en ayant soin d'enlever les premiers produits, qui ne sont presque que de l'eau.

Les vinaigres du commerce sont quelquefois altérés par la présence de l'oxide de plomb ou de cuivre, provenant des vases dans lesquels ils ont été préparés ou conservés, et plus souvent encore par celles de l'acide sulfurique que l'on y a ajouté dans le but de les rendre plus forts. On reconnaît la présence du cuivre par le prussiate de potasse, ou simplement par une lame de fer décapée ; celle du plomb, par l'hydrogène sulfuré, qui précipite le métal à l'état de sulfure, et celle de l'acide sulfurique par l'hydrochlorate de baryte, qui donne lieu à la formation d'un sulfate de baryte complètement insoluble dans l'acide nitrique et inaltérable par l'action de la chaleur.

Les usages du vinaigre sont nombreux et variés dans la pratique vétérinaire. Employé dans son état de concentration ordinaire, il excite vivement les tissus, détermine sur eux d'abord une sorte d'astriction, par suite de laquelle ils pâlissent et se décolorent ; mais le sang appelé de nouveau par la persévérance de l'irritation, afflue ensuite dans le système capillaire de ces tissus en plus grande quantité qu'auparavant.

Ce dernier phénomène est surtout bien marqué quand le vinaigre est chaud, parce qu'alors à l'action propre de cet acide se joint celle non moins stimulante du calorique.

C'est en raison de cette propriété que le vinaigre chaud est employé pour faire des frictions révulsives sur les extrémités, dans le cas où une hypérémie intérieure suraiguë semble concentrer toutes les forces vitales sur les organes malades, comme on le remarque si souvent dans les cas d'entérite et d'entérorrhagie, dans certains cas de vertige et de fluxion de poitrine.

Convenablement étendu d'eau, il agit comme tempérant et *antiseptique*. On l'emploie à ce double titre pour aciduler les boissons et les breuvages que l'on administre dans certaines maladies inflammatoires épizootiques. Il a été recommandé pour combattre les météorisations. Un médecin (M. Dutrochet), dont le nom est avantageusement connu dans les sciences, le proclame même comme le moyen le plus efficace à employer dans ces circonstances. Mais je crois qu'il a beaucoup exagéré ses vertus sous ce rapport, et que plusieurs autres médicaments lui sont préférables.

Le vinaigre associé au miel (oxymel) est d'un fréquent usage pour édulcorer les boissons et les breuvages tempérants. Étendu d'eau jusqu'à agréable acidité (oxycrat), il constitue une boisson rafraîchissante recommandée pendant les grandes chaleurs pour les animaux soumis à des travaux pénibles. On s'en sert fréquemment aussi dans cet état pour faire des gargarismes et des injections, et surtout pour faire des fomentations sur les parties dont on veut diminuer la température; il agit alors comme réfrigérant répercussif. C'est pour remplir la même indication qu'on en met dans les bains destinés aux pieds des chevaux fourbus, et qu'on le fait entrer dans certains cataplasmes ayant la même destination.

C'est ordinairement avec le vinaigre pur et chaud que l'on délaye les moutardes que l'on applique à l'extérieur à titre de révulsif. Son odeur aromatique et sa volatilité le rendent propre à faire des fumigations désinfectantes, moins utiles sans doute que celles de chlore, mais bien préférables à celles que l'on pratiquait presque exclusivement autrefois avec des baies de genièvre et quelques substances balsamiques. Cité jadis comme le contre-poison de l'opium, de la ciguë, de la belladone et autres végétaux vénéneux, son utilité sous ce rapport a été contestée avec raison par les médecins modernes. Il paraît effectivement qu'administré dans les premiers instants de l'empoisonnement, il accroît les dangers en favorisant la dissolution des principes actifs contenus dans les agents toxiques auxquels il est opposé.

Le vinaigre enfin est employé dans les pharmacies, soit comme agent principal, soit comme auxiliaire pour composer différentes préparations officinales.

Les acides citrique, oxalique, tartrique, qui sont doués à peu près des mêmes propriétés que le vinaigre, ne sont pas employés dans la pratique vétérinaire, à cause de leur prix.

La même cause en fait aussi exclure les citrons, les oranges, les groseilles, et en général tous les fruits acidules dont on fait fréquemment usage dans la médecine de l'homme, comme de très-bons rafraîchissants. Il est quelques vétérinaires qui cherchent à remplacer ces sortes de fruits par les feuilles d'oseille (*rumex acetosa*), qu'ils traitent par l'eau bouillante. Il est certain que le sur-oxalate de potasse et l'acide tartrique que ces feuilles contiennent les rendent réellement très-propres à étancher la soif et à diminuer la chaleur intérieure.

Les acides sulfurique, nitrique et hydrochlorique sont aussi employés comme tempérants et réfrigérants, le premier surtout; mais comme ce n'est pas à ce titre que l'on y a le plus souvent recours, nous avons cru devoir les placer dans la division des excitants. Nous nous bornerons à dire ici que l'acide sulfurique, affaibli jusqu'à agréable acidité, peut être administré en qualité de rafraîchissant et *d'antiseptique*, et remplacer économiquement le vinaigre sous ce rapport; que l'acide nitrique, convenablement étendu d'eau, agit aussi à la manière des acidules ordinaires, mais qu'il paraît exercer une action diurétique plus marquée que la plupart d'entre eux, ce qui en a fait recommander l'usage dans les infiltrations séreuses et dans les hydropisies. Quant à l'acide hydrochlorique, les propriétés styptiques bien marquées qu'il communique aux liquides aqueux dans lesquels on l'étend, lui font communément donner la préférence sur les autres acides, lorsqu'il s'agit de composer des injections et des gargarismes astringents *et détersifs*.

DEUXIÈME DIVISION.

MÉDICAMENTS EXCITANTS.

On donne en pharmacologie le nom d'excitants à tous les médicaments qui ont la propriété d'augmenter l'intensité des forces vitales, de réveiller l'action des organes, de donner à ceux-ci une nouvelle activité, et de rendre par là l'exercice des fonctions plus rapide ou plus énergique.

Parmi ces médicaments, les uns ont un mode d'action qui s'étend à tout l'organisme, tandis que les autres agissent plus particulièrement sur certains organes ou sur certains appareils d'organes. Nous désignons les premiers sous le nom *d'excitants généraux*, et les derniers sous celui *d'excitants spéciaux*.

PREMIER ORDRE.

EXCITANTS GÉNÉRAUX.

Ces médicaments, quoique tous doués de la faculté d'étendre leur influence aux différents appareils organiques, ne produisent cependant pas tous les mêmes effets : il en est qui tendent principalement à accélérer le cours du sang, et à donner plus de développement à la chaleur animale ; d'autres qui tendent à augmenter la contractilité fibrillaire, et à fortifier par suite le tissu des organes ; d'autres enfin qui resserrent ces tissus, sans les fortifier dans les mêmes proportions : de là, trois classes d'excitants généraux.

PREMIÈRE CLASSE D'EXCITANTS GÉNÉRAUX.

MÉDICAMENTS QUI TENDENT A ACCÉLÉRER LE COURS DU SANG, A DONNER UNE NOUVELLE ACTIVITÉ AUX ORGANES, ET PLUS DE DÉVELOPPEMENT A LA CHALEUR ANIMALE.

Excitants proprement dits, Stimulants et Diffusibles.

Ces médicaments, très-variables dans leur nature et leur composition, le sont également dans leurs effets sur l'économie animale. Ils ont cependant un certain nombre de propriétés communes, en vertu desquelles ils donnent lieu à une série de phénomènes analogues.

Mis en contact avec les tissus vivants, il les aiguillonnent en quelque sorte, réveillent et accélèrent leurs mouvements, développent leur sensibilité, et augmentent leur chaleur, sans toutefois déterminer primitivement de la douleur, comme le font les irritants.

Ces effets se propagent bientôt aux parties environnantes; et si celle sur laquelle ils ont primitivement lieu est douée d'une vive sensibilité, ils s'étendent à l'économie entière. Tel est le phénomène que l'on observe, lorsque les médicaments stimulants sont introduits dans l'estomac. L'on voit alors sous leur influence les battements du cœur devenir plus forts et plus fréquents, le pouls plus élevé, la respiration plus accélérée, la chaleur animale plus prononcée, la sensibilité plus vive, les sécrétions plus abondantes; en un mot, tous les organes acquérir une nouvelle énergie, et les fonctions une plus grande activité.

Ces phénomènes, quoique appartenant tous à la même médication, n'ont cependant pas tous la même source : les uns résultent de l'impression que les stimulants produisent sur l'estomac et des effets sympathiques qui en sont la suite ; les autres dépendent de l'absorption des principes les plus subtils de ces médicaments, de leur mélange avec le sang, et de l'action directe qu'ils exercent alors sur tous les organes.

Ces deux séries d'actions sont parfaitement distinctes en théorie ; mais elles se succèdent si rapidement ou se combinent si intimement, qu'il est presque impossible en pratique de les distinguer l'une de l'autre.

Quelques observateurs ayant eu principalement égard, au milieu de l'excitation générale produite par certains stimulants, à celle qu'ils remarquaient dans les appareils circulatoire, cutané, génital, ont cru devoir donner des noms particuliers aux excitants qui provoquent ces effets ; de là les titres de *cordiaux*, de *sudorifiques*, d'*aphrosidiaques*, accordés à ces prétendus médicaments spéciaux.

Les effets physiologiques qui caractérisent la médication stimulante suivent de près l'administration des substances capables de les faire naître, mais ils sont de courte durée : il sont tout à la fois intenses et passagers. Souvent même l'excitation qui les accompagne est suivie d'un affaissement plus ou moins marqué.

Parmi les médicaments stimulants, il en est quelques-uns qui, en raison de la promptitude avec laquelle ils réagissent sur le système nerveux et l'appareil circulatoire, ont une action encore plus vive, plus générale et plus passagère que les autres. On leur donne le nom de *diffusibles*. Certains auteurs ont cru devoir en faire une classe à part ; mais cette distinction n'étant fondée que sur des caractères peu importants et difficiles à saisir, nous croyons pouvoir nous dispenser de l'adopter. Nous devons faire remarquer cependant que ces médicaments, par l'influence qu'ils exercent sur le système nerveux, concourent plus efficacement que les stimulants ordinaires à calmer les contractions musculaires irrégulières et désordonnées (spasmes) : de là le nom d'*antispasmodiques* que les auteurs leur avaient consacré, et que l'on emploie encore assez généralement dans le langage moderne de la thérapeutique.

Toutefois les contractions cloniques ou intermittentes des organes musculaires n'étant qu'un symptôme commun à plusieurs lésions pathologiques différentes, réclament aussi diverses sortes de moyens, et non une classe particulière d'agents pharmacologiques.

Les stimulants diffusibles sont remarquables par leur odeur pénétrante et leur grande volatilité. Ce sont en général des substances éthérées, alcooliques, gommo-résineuses, ou camphrées.

La médication stimulante étant l'une des plus puissantes, peut être très-utile lorsqu'elle est réellement indiquée et convenablement dirigée: mais on en a tant abusé dans la médecine des animaux, qu'elle y est tombée, comme dans celle de l'homme, dans un discrédit presque général.

Bourgelat s'était déjà élevé contre l'emploi presque exclusif que l'on en faisait de son temps. « L'abus énorme *des cordiaux,* » dit-il, et les maux qu'ils ont faits dans le cours d'une pratique » aveugle où ils ont été employés inconsidérément et en toute » occasion, doit nous rendre encore plus circonspects dans celles » où ils semblent indiqués. Il n'est que trop aisé de confondre » l'oppression des forces avec leur extinction ou leur épuisement, » et du défaut de cette distinction essentielle naîtraient les plus » grands écarts. »

Tout en reconnaissant la justesse des observations du fondateur de nos écoles, n'allons pas cependant nous jeter dans un excès contraire à celui qu'il signale; ne nous abusons pas sur la nature des maladies au point de ne reconnaître dans chacune d'elles qu'une forme particulière du même phénomène morbide, l'irritation; et surtout n'admettons pas en principe, à l'exemple de quelques modernes, que toutes les irritations doivent être combattues par les débilitants. Ne nous privons pas, par esprit de système, d'une foule de médicaments excitants dont l'expérience a confirmé l'efficacité.

Ces médicaments peuvent en effet devenir fort utiles dans les maladies accompagnées d'une débilité profonde et radicale; dans celles, par exemple, qui sont la suite des hémorragies abondantes; dans certaines périodes des affections caractérisées par une tendance marquée à l'adynamie, à la décomposition du sang et à la gangrène, comme on le remarque dans les différentes variétés de typhus et de charbon, dans le *mal de tête de contagion,* etc. Ils ne sont pas moins recommandables contre les indigestions et les météorisations non accompagnées de phénomènes d'irritation; contre les hydropisies qui offrent pareillement ce caractère négatif; et enfin contre certaines lésions chroniques dont on peut espérer la résolution par l'emploi d'une médication perturbatrice. A l'extérieur, les stimulants sont recommandés dans certains engorgements indolents.

Ils sont à peu près constamment nuisibles, et par conséquent contre-indiqués dans le cours des maladies inflammatoires aiguës.

Les médicaments stimulants sont puisés dans le règne minéral et dans le règne végétal. Ceux qui appartiennent à ce dernier ont généralement une odeur forte et aromatique, une saveur chaude, quelquefois âcre et brûlante. Ils doivent leurs propriétés les plus remarquables à la présence du camphre, d'une résine, d'un baume, de l'acide benzoïque ou d'une huile essentielle. Les substances stimulantes qui appartiennent au règne minéral offrent aussi, pour la plupart, une odeur et une saveur prononcées caractéristiques.

SUBSTANCES STIMULANTES TIRÉES DU RÈGNE MINÉRAL.

Il existe un grand nombre d'agents chimiques appartenant au règne inorganique, qui sont capables de faire naître la médication stimulante; mais ceux auxquels on a plus particulièrement et presque exclusivement recours pour obtenir ce résultat, sont l'ammoniaque, le carbonate, l'acétate et l'hydrochlorate d'ammoniaque.

L'AMMONIAQUE. (*Alcali volatil; esprit de sel ammoniac.*)

L'ammoniaque est un composé binaire résultant, suivant la plupart des chimistes, de l'union de l'hydrogène avec l'azote, et qui se présente ou à l'état gazeux ou à l'état liquide, c'est-à-dire en solution dans l'eau.

Le gaz ammoniac est un fluide élastique, transparent, incolore, d'une odeur forte, piquante, qui provoque les larmes, d'une saveur âcre et brûlante; beaucoup moins pesant que l'air atmosphérique (0,591), verdissant fortement le sirop de violette, et ramenant au bleu la plupart des couleurs végétales rougies par un acide.

Exposé à l'action d'une forte chaleur ou d'un courant d'étincelles électriques, il se décompose entièrement, et le résultat de cette décomposition est un mélange de 150 parties d'hydrogène, et de 50 parties d'azote en volume. Mis en contact avec le chlore, il cède à celui-ci une certaine quantité de son hydrogène, et l'acide hydrochlorique résultant de cette décomposition s'unit à la portion d'ammoniaque restée intacte, pour former de l'hydrochlorate d'ammoniaque. L'iode exerce sur l'ammoniaque le même genre d'action que le chlore. L'eau, à la température et à la pression ordinaire, peut dissoudre plus de 400 fois son volume ou la moitié de son poids de ce gaz. Cette solution constitue l'ammoniaque liquide.

Sous cette nouvelle forme l'ammoniaque est transparente, incolore, et offre en général les mêmes propriétés chimiques qu'à l'état gazeux. Exposée à l'air libre, elle s'affaiblit peu à peu, et ce phénomène est d'autant plus rapide que la température est plus élevée. Lorsqu'elle est concentrée, sa pesanteur spécifique est inférieure à celle de l'eau d'un dixième environ (0,875). Elle peut décomposer en totalité ou en partie tous les sels métalliques dissous dans l'eau, à l'exception de ceux qui ont pour base la potasse, la soude, la chaux, la baryte ou la strontiane. Quelques-uns des oxydes précipités par l'ammoniaque se redissolvent lorsqu'on ajoute un excès de ce liquide ; tels sont ceux d'argent, de cuivre, de zinc, d'alumine, etc.

L'ammoniaque se combine aisément avec les acides, et forme avec eux des sels qui sont solubles non-seulement dans l'eau, mais aussi dans l'alcool.

On l'obtient dans les laboratoires en décomposant l'hydrochlorate d'ammoniaque par la chaux vive, et recevant dans l'eau le produit gazeux qui se dégage.

On prend parties égales de ces deux substances : on les introduit dans une cornue de grès, après les avoir pulvérisées et exactement mélangées ; on place cette cornue dans un fourneau à réverbère, et on la fait communiquer par un tube recourbé avec l'appareil de Woulf ; on introduit ensuite dans le premier flacon de cet appareil une petite couche d'eau pure destinée à laver le gaz ; dans les deux autres on en met une quantité dont le poids est à peu près égal à celui du sel ammoniac employé. On lutte bien toutes les jointures, et quand les luts sont secs, on chauffe graduellement la cornue jusqu'au rouge ; on la maintient à cette température tant que le dégagement du gaz a lieu : lorsqu'il cesse, on arrête le feu ; on laisse refroidir l'appareil, puis on recueille les produits. Celui du deuxième flacon est ordinairement le seul qui ait toutes les qualités requises ; celui du premier est impur, et celui du troisième est faible.

Quelques manufactures de produits chimiques versent dans le commerce de grandes quantités d'alcali volatil qui a été obtenu du sulfate d'ammoniaque provenant de la décomposition des produits de la distillation des matières animales par le sulfate de chaux. Bien que l'ammoniaque préparée d'après le premier procédé ne soit pas toujours parfaitement pure, elle est pourtant moins souvent altérée que celle qui est due au dernier. Les substances étrangères que l'on y rencontre sont l'acide hydrochlorique, l'acide sulfurique, du cuivre, des sels terreux, et surtout de l'huile pyrogénée provenant des sels ammoniacaux employés pour sa préparation.

Une autre espèce d'altération de l'ammoniaque plus commune encore que les autres, c'est son peu de concentration. La densité de ce produit, lorsque l'eau qui lui sert de base est complètement saturée de gaz ammoniac, est, comme nous l'avons déjà noté, de 0,875. Mais celle que l'on trouve dans le commerce pèse spécifiquement, pour l'ordinaire, 0,924, et marque 22 degrés à l'aréomètre de Baumé. Quand elle s'est affaiblie et que sa densité est sensiblement augmentée, on doit alors la rejeter, ou du moins calculer les doses sur son degré de force. Le tableau suivant servira à établir ces calculs.

Tableau indiquant les degrés de force de l'ammoniaque liquide.

DEGRÉS de BAUMÉ.	PESANTEUR SPÉCIFIQUE.	QUANTITÉS de GAZ AMMONIAC en solution.	QUANTITÉS D'EAU.
31	0,8750	32,50	67,50
25	0,9054	25,37	74,63
23,5	0,9166	22,07	77,93
22,5	0,9255	19,54	80,46
20,5	0,9326	17,52	82,48
19,5	0,9385	15,88	84,12
18,7	0,9435	14,53	85,47
17	0,9545	11,56	88,44
16	0,9597	10,17	89,83
14,7	0,9692	9,50	90,50

L'ammoniaque liquide est l'un des plus puissants agents pharmacologiques que l'on connaisse. Lorsqu'elle est concentrée, elle agit sur les tissus soumis à son contact à la manière des substances irritantes les plus énergiques. On voit sous son influence les tissus rougir, le sang affluer rapidement dans leur réseau capillaire, s'exhaler quelquefois à leur surface, et produire, en un mot, tous les phénomènes de la congestion la mieux caractérisée. Si l'application a lieu sur la peau, et qu'elle se prolonge pendant un certain temps, l'épiderme tend à s'exfolier, et à laisser le derme à nu, d'où résulte un exutoire. Convenablement affaiblie et administrée dans cet état à l'intérieur, elle augmente la chaleur animale, la force et la fréquence du pouls, la transpiration cutanée, et donne subitement à toutes les fonctions une nouvelle activité.

Cette manière d'agir en a fait recommander l'emploi dans le traitement de certaines maladies accompagnées d'une grande prostration des forces, telles que celles dites typhoïdes ; et dans celui des affections charbonneuses et exanthématiques dont l'éruption est difficile. Mais comme ces maladies coïncident fréquemment avec une inflammation gastro-intestinale plus ou moins intense , on ne saurait employer avec trop de circonspection l'ammoniaque dans leur traitement.

L'ammoniaque est un médicament précieux pour combattre les indigestions produites par des fourrages verts , surtout lorsqu'elles sont accompagnées de météorisation , comme cela se remarque si souvent chez les ruminants. Elle agit alors tout à la fois en relevant les forces digestives , et en neutralisant les acides gazeux qui contribuent à distendre l'estomac et quelquefois les intestins.

On l'administre étendue , soit dans l'eau froide , soit dans une infusion aromatique ou une décoction de plantes amères , depuis la dose de 4 gram. (1 gros) jusqu'à celle de 24 à 32 gram. (de 6 à 8 gros) pour les grands herbivores, et depuis celle de 2 gram. 6 déci. (2 scrupules) jusqu'à celle de 6 gram. (1 gros et demi) pour les petits. On peut réitérer une ou deux fois ces doses dans la journée s'il y a indication. Il faut que le véhicule dans lequel on l'étend soit à peine tiède , afin qu'avant et pendant son administration elle ne s'affaiblisse pas trop par l'effet de l'évaporation.

L'ammoniaque concentrée est employée à l'extérieur comme caustique et rubéfiant. On s'en sert pour cautériser les plaies , contenant des matières putrides. Elle est très-recommandable aussi pour réveiller la vitalité , attirer un sang plus pur , et exciter une suppuration louable dans les tumeurs et les engorgements froids ou qui tendent à la gangrène , comme ceux du charbon et de la pustule maligne. Employée contre la morsure de la vipère , tant à l'intérieur qu'à l'extérieur, elle semble avoir justifié souvent les éloges qu'on lui a donnés sous ce rapport. Malheureusement on ne peut pas en dire autant de son emploi contre la rage ; conseillée , comme mille autres substances , dans le traitement interne de cette redoutable maladie, elle n'a jamais compté de véritable succès. On peut tout au plus en espérer quelque avantage lorsqu'elle a été appliquée à l'extérieur sur les plaies récentes ; encore vaudrait-il mieux dans ce cas avoir recours à des caustiques plus puissants. Peut-être ne serait-il pas sans avantage de combiner ces différents moyens, c'est-à-dire, de se servir de l'ammoniaque pour lotionner les plaies avant de les cautériser, et en faire des applications après, afin de favoriser l'effusion du sang dans le premier cas, et d'attirer encore ce fluide vers la partie dans le second.

On peut s'en servir pour établir un point d'irritation à la peau, soit seule, soit associée au suif (pommade de Gondret). Nous nous sommes assuré qu'elle était utile sous ce rapport, si ce n'est comme agent révulsif principal, du moins comme favorisant l'action des rubéfiants ; nous connaissons même des praticiens qui l'emploient sous forme de friction sur la peau rasée pour remplacer les sinapismes.

Unie à une huile essentielle ou à une huile grasse, elle forme un liniment que l'on emploie à l'extérieur, en frictions sur les parties affectées d'anciennes douleurs rhumatismales, sur les tumeurs osseuses et synoviales, et en général sur tous les engorgements chroniques et indolents. Ce liniment est surtout fort utile dans les engorgements laiteux des mamelles, même dans les engorgements récents et inflammatoires.

A l'état gazeux, l'ammoniaque sert pour stimuler la pituitaire dans le cas d'asphyxie, et la conjonctive dans certaines affections chroniques des yeux, telle que l'amaurose. Pour diriger le gaz sur l'une ou l'autre de ces parties, il suffit d'en approcher le goulot d'un flacon contenant de l'ammoniaque liquide.

LE CARBONATE D'AMMONIAQUE. (*Alcali volatil concret, sel volatil d'Angleterre.*)

Substance saline, solide, blanche, en lames plus ou moins larges, formées d'une multitude de petits cristaux disposés en barbes de plume, d'une odeur d'alcali volatil très-prononcée, et d'une saveur piquante, urineuse et caustique.

Ce sel est soluble dans trois parties d'eau froide ; mis dans l'eau bouillante, il se volatilise promptement ; il s'altère et se volatilise également quand il est à l'air libre. De là la nécessité de le conserver dans des vases bien bouchés. Il verdit la couleur bleue de la mauve et de la violette ; tous les acides qui sont à l'état liquide le décomposent avec effervescence et dégagement d'acide carbonique ; il décompose lui-même les sels métalliques en solution dans l'eau, à l'exception de ceux de soude et de potasse et de deux ou trois autres ayant pour base des oxydes de la première classe.

Le carbonate d'ammoniaque n'existe pas dans la nature à l'état de pureté ; mais il se produit fréquemment pendant la décomposition spontanée, ou par le feu des matières organiques contenant de l'azote.

Pour l'obtenir pur, on introduit dans une cornue de grès un mélange à parties égales d'hydrochlorate d'ammoniaque et de craie ou carbonate de chaux ; on place cette cornue dans un fourneau à réverbère ; l'on adapte à son col une allonge, et à celle-ci un récipient tubulé ; on lutte les jointures, on laisse sécher, puis l'on chauffe graduellement. Il y a alors double décomposition, formation d'eau, de chlorure de calcium qui reste dans la cornue, et de carbonate d'ammoniaque qui s'élève sous forme de vapeur, et vient se condenser dans le récipient, d'où on le retire, lorsque l'opération est terminée, pour l'introduire sur-le-champ dans des bocaux bouchant hermétiquement.

On préparait autrefois une espèce de carbonate d'ammoniaque huileux, en distillant de la corne de cerf à feu nu, et recueillant le produit liquide de cette opération. De là le nom *d'esprit de corne de cerf* qu'on lui donnait dans les pharmacies. Le sel ammoniacal ainsi obtenu contenait toujours de l'huile pyrogénée (huile animale de Dippel) qui modifiait ses propriétés. C'est un médicament généralement abandonné de nos jours.

Quant à celui dont il est question ici, sa manière d'agir est analogue à celle de l'ammoniaque liquide, mais il est moins actif. Vanté comme *fondant* et *dépuratif*, le carbonate d'ammoniaque a été employé à ce titre contre la morve et le farcin. On conçoit qu'en donnant une nouvelle activité au mouvement organique, il puisse favoriser la résolution de certains engorgements chroniques ; mais rien ne démontre qu'il ait une influence spéciale sur le système absorbant. Préconisé aussi dans quelques maladies épizootiques caractérisées par une grande prostration des forces, on a eu, dit-on, à se louer de son emploi.

Quoi qu'il en soit, lorsqu'on se propose de l'administrer aux animaux, on le leur fait prendre incorporé dans le miel, l'extrait de genièvre, ou en solution dans une infusion de plantes amères. La dose pour le cheval varie entre 8 et 32 gram. (entre 2 et 8 gros), et pour le bœuf, entre 16 et 48 gram. (entre 4 et 12 gros).

L'ACÉTATE D'AMMONIAQUE. (*Esprit de Mendererus.*)

Ce composé salin, résultat de la combinaison de l'acide acétique avec l'ammoniaque, cristallise difficilement; aussi le trouve-t-on communément à l'état liquide dans les officines. Lorsqu'on le concentre dans une cornue pour en obtenir des cristaux, il se convertit en acétate acide, qui se sublime à la voûte de la cornue en aiguilles déliées, aplaties, et d'un blanc de perle.

Convenablement préparé et bien conservé, l'acétate d'ammoniaque est clair, incolore, d'une odeur légèrement ammoniacale, d'une saveur fraîche d'abord, puis sucrée; il est un peu plus pesant que l'eau, soluble en toute proportion dans ce liquide ainsi que dans l'alcool.

Il peut être décomposé par les alcalis fixes et les terres alcalines, par les acides minéraux un peu forts, les sels mercuriels, etc. On l'obtient directement en saturant le vinaigre distillé par du sous-carbonate d'ammoniaque, ou simplement par de l'ammoniaque liquide. Dans ce dernier cas, il se trouve plus étendu d'eau, et par conséquent plus faible que dans le premier. A son plus haut degré de concentration, il ne contiendrait, d'après Vauquelin, qu'un dixième de son poids de sel pur. On ne doit pas conserver longtemps cette préparation, parce qu'elle se décompose bientôt. Il ne faut pas la confondre précisément avec *l'esprit de Mendererus;* car celui-ci, étant fait avec le carbonate d'ammoniaque huileux provenant de la distillation de la corne de cerf, contient toujours de l'huile pyrogénée.

L'acétate d'ammoniaque participe des propriétés stimulantes de l'alcali, qui lui sert de base ; mais il est toutefois beaucoup moins actif. Il paraît exercer principalement son influence sur la sécrétion urinaire, et dans quelques circonstances, sur la perspiration cutanée, auxquelles il donne une nouvelle activité. Nous avons eu occasion de constater la présence de ce sel dans l'urine d'un cheval soumis pendant plusieurs jours à son usage.

Doué de la faculté de modifier profondément l'organisme sans exciter très-vivement le tube digestif, l'acétate d'ammoniaque est surtout recommandable contre les maladies accompagnées de tendance à la gangrène et à la décomposition des fluides, telles que les affections charbonneuses et typhoïdes. Employé par nous dans le traitement de la morve aiguë et du *mal de tête de contagion*, il nous a semblé produire une amélioration marquée dans les symptômes de ces redoutables maladies. En raison de ses propriétés excitantes et diurétiques, l'acétate d'ammoniaque peut devenir également fort utile pour combattre la cachexie aqueuse, les hydropisies sans irritation aiguë, et les infiltrations séreuses dans les mailles du tissu cellulaire.

La dose pour les grands animaux peut être portée de 128 à 384 gram. (depuis 4 jusqu'à 10 ou 12 onces) ; et pour les petits, depuis 8 jusqu'à 32 gram. (2 gros jusqu'à 8). Pour leur faire prendre ce médicament, on l'étend dans l'eau, ou mieux dans une décoction de plantes amères et aromatiques.

L'HYDROCHLORATE D'AMMONIAQUE. (*Muriate d'ammoniaque, sel ammoniac.*)

Ce sel, formé d'acide hydrochlorique et d'ammoniaque à volumes égaux, est solide, d'un blanc grisâtre, inodore, d'une saveur fraîche extrêmement piquante, un peu amère et urineuse ; il est cristallisé en prismes allongés, disposés en barbes de plumes, et se trouve dans le commerce en pains circulaires convexes d'un côté et concaves de l'autre. Il se dissout facilement dans l'eau, et produit alors un abaissement de température très-sensible ; il se dissout également, mais en bien moindre proportion, dans l'alcool.

Exposé à l'action du feu, l'hydrochlorate d'ammoniaque fond d'abord, et se volatilise ensuite sans éprouver aucune altération et sans laisser de résidu. Tous les oxydes métalliques de la deuxième classe le décomposent avec dégagement de gaz ammoniac. L'acide sulfurique, l'acide nitrique, le chlore, le nitrate d'argent, et plusieurs autres sels métalliques en opèrent aussi la décomposition, mais en donnant lieu à des phénomènes qui varient pour chacun de ces agents.

L'hydrochlorate d'ammoniaque existe tout formé dans la nature : on en a trouvé dans le cratère de quelques volcans, et dans certaines houillères. On le rencontre aussi dans plusieurs matières animales, principalement dans l'urine et dans la fiente des chameaux. C'est de cette dernière matière qu'on le retire en Egypte. A cet effet, on recueille la suie qui provient de la combustion de la fiente, et qui contient du sel ammoniac : on l'introduit dans de grands ballons de verre que l'on chauffe au bain de sable pendant environ trois jours. Le sel se volatilise, s'attache à la voûte des ballons, et y forme une croûte hémisphérique de plusieurs pouces d'épaisseur, que l'on retire en cassant les ballons. C'est de cette manière que l'on obtenait autrefois tout le sel ammoniac employé en médecine et dans les arts.

On le fabrique aujourd'hui en grand en Europe par un procédé économique imaginé par Baumé, et perfectionné ensuite par d'autres chimistes. On distille d'abord dans de gros tuyaux de fonte des matières animales ; on décompose par le sulfate de chaux le carbonate d'ammoniaque provenant de cette distillation ; on met ensuite le sulfate d'ammoniaque qui en résulte en contact avec le sel marin dissous dans l'eau ; on fait évaporer la liqueur jusqu'à siccité ; et enfin on sublime dans des vaisseaux de terre l'hydrochlorate d'ammoniaque formé. On sophistique quelquefois ce sel avec le chlorure de sodium ; mais la fixité de celui-ci, et la propriété qu'il a de décrépiter au feu, le font aisément reconnaître.

L'hydrochlorate d'ammoniaque est employé en médecine comme un excitant énergique. Quoique moins actif que l'ammoniaque et que son carbonate, il l'est cependant beaucoup plus que l'acétate. Appliqué en poudre ou en solution concentrée sur une muqueuse ou une surface dénudée, il y produit la rougeur et une douleur cuisante plus ou moins vive. Comme l'acétate, il active la sécrétion urinaire lorsqu'il est parvenu dans le torrent circulatoire. D'après les expériences de J.-W. Arnold, il diminue la plasticité du sang en le rendant moins coagulable. Introduit à la dose de 4 à 8 gram. (de 1 à 2 gros), soit dans les voies digestives, soit dans le tissu lamineux, il agit chez le chien à la manière des poisons irritants. Dans le dernier cas, il porte d'abord son action sur le système nerveux, ensuite sur l'estomac quand la mort n'est pas trop prompte (1). 64 gram. (2 onces) administrés par nous à un cheval, ont fait naître une vive inflammation de la muqueuse gastrique.

Employé à doses convenables, il peut, de même que les autres sels ammoniacaux, devenir utile dans le traitement des affections adynamiques; mais il convient alors de l'associer à la gentiane, au quinquina, ou autres toniques végétaux. Uni au camphre, dans les proportions de 8 à 12 gram. (de 2 à 3 gros), pour 5 décigr. (10 grains) de cette dernière substance, il a été prôné avec une sorte d'emphase, par un médecin allemand (le docteur Kortunn), contre les catarrhes, la pneumonie *latente*, et même la phthisie commençante de l'homme; mais malheureusement l'expérience est loin d'avoir justifié un si pompeux éloge.

Essayé par quelques vétérinaires contre le farcin, l'hydrochlorate d'ammoniaque a eu, dit-on, d'heureux résultats.

Quand on veut soumettre les animaux à l'usage de ce médicament, on doit le leur faire prendre en solution dans un véhicule approprié à leur état; incorporé dans le miel, l'extrait de genièvre, ou la mélasse, et administré sous forme d'électuaire, il irrite plus vivement l'estomac, et passe moins promptement dans les secondes voies. Sa dose varie, pour les grands quadrupèdes, depuis 8 jusqu'à 32 gram. (depuis 2 gros jusqu'à 1 once), et pour les petits, depuis 1 jusqu'à 4 gram. (depuis 20 grains jusqu'à 1 gros).

(1) *Dictionnaire universel de matière médicale.*

Le sel ammoniac s'emploie aussi à l'extérieur pour aviver les ulcères chroniques et sanieux, les plaies de mauvaise nature. En dissolution dans l'eau fraîche, il sert à faire des fomentations *répercussives* sur les parties où l'on veut modérer l'afflux du sang et diminuer la chaleur. C'est pour remplir cette indication, qu'on le fait entrer dans les bains destinés aux pieds des chevaux fourbus. On l'applique comme *résolutif* sur les testicules indurés, les tissus contus ou œdématiés, sur ceux qui sont menacés de mortification ou dont la gangrène s'est déjà emparée. Associé à l'eau-de-vie et au savon, il forme un liniment dont nous nous sommes servi plusieurs fois avec succès contre les tumeurs froides des articulations. Il entre enfin dans la composition de certains collyres excitants (Voyez *le Formulaire*).

En mélangeant trois parties d'hydrochlorate d'ammoniaque avec une partie de chlorure de fer, et sublimant ce mélange, on obtient un sel double, de couleur jaunâtre, et que l'on connaît dans les pharmacies sous le nom de *fleurs ammoniacales martiales*. Ce sel est tout à la fois stimulant et astringent. On l'a préconisé dans les engorgements chroniques des organes glanduleux et des ganglions lymphatiques.

SUBSTANCES STIMULANTES TIRÉES DU RÈGNE VÉGÉTAL.

Un grand nombre de familles naturelles sont mises à contribution pour fournir à la pharmacologie des médicaments stimulants. Aussi ces médicaments sont-ils, de tous ceux qui forment le domaine de la matière médicale, les plus nombreux; les principaux sont : les diverses espèces de cannelles, la cascarille, le girofle, la muscade, la badiane, le poivre, le gingembre, la serpentaire de Virginie, le raifort sauvage, la grande et petite absinthe, la camomille, la racine de pyrèthre, l'angélique, l'impératoire, l'anis, les menthes, les sauges, la lavande, le romarin, le genevrier commun, le sureau, le gaïac, le sassafras, etc.

LA CANNELLE.

On nomme ainsi l'écorce dépouillée d'épiderme d'un arbre de moyenne grandeur, originaire des Indes-Orientales, cultivé en Chine, au Japon, aux Antilles, et qui est connu sous le nom de *laurier cannellier* (laurus cinnamomum. L.), famille naturelle des laurinées, ennéandrie monogynie.

La récolte de la cannelle se fait deux fois par an. Pour l'effectuer, on coupe les branches qui paraissent avoir les qualités requises, et on en détache l'épiderme en les raclant avec un couteau; on incise ensuite l'écorce longitudinalement, on l'enlève avec soin; on insère les uns dans les autres les tuyaux fendus qui en résultent, et on les expose dans cet état au soleil pour les faire sécher.

Avant d'expédier ces écorces dans le commerce, on en fait un triage pour en composer les diverses sortes.

La plus estimée, désignée sous le nom de *cannelle de Ceylan*, quoique le cannellier de tous les pays soit susceptible de fournir cette sorte d'écorce, provient des jeunes branches. Elle est très-mince, roulée sur elle-même, de manière à former des tuyaux allongés, engaînés les uns dans les autres, fragiles, et à cassure irrégulière : sa couleur est blonde, son odeur extrêmement suave, et sa saveur légèrement sucrée, chaude piquante et aromatique.

La cannelle de seconde qualité, dite improprement *cannelle de Chine*, est plus épaisse que la précédente, en faisceaux plus courts, d'une couleur plus foncée et ferrugineuse, d'une saveur chaude extrêmement piquante, laissant un arrière-goût désagréable. Son odeur est aromatique, mais beaucoup moins suave que celle de la cannelle de Ceylan; elle participe même un peu de l'odeur de la punaise. C'est la plus répandue dans le commerce ordinaire de l'épicerie. C'est celle que l'on préfère pour la thérapeutique vétérinaire, à cause de la modicité de son prix et de sa grande activité.

La troisième sorte de cannelle provient du tronc de l'arbre et

de ses plus grosses branches ; elle est connue sous le nom de
cannelle matte. On peut la distinguer aisément des deux autres, en ce qu'elle est épaisse de 5 millimètres environ, large,
peu roulée, d'un jaune foncé à l'extérieur, d'un jaune pâle à
l'intérieur, d'une odeur et d'une saveur faibles.

Il existe encore dans le commerce plusieurs autres variétés de
cannelle, mais elles sont moins intéressantes à connaître que
celles dont nous venons de parler.

Toutes les cannelles donnent à l'analyse chimique une huile
volatile jaunâtre, âcre, plus pesante que l'eau, du tannin, une
matière colorante azotée, du ligneux, un acide, de la fécule et
du mucilage ; celle de Chine fournit beaucoup plus d'huile volatile que celle de Ceylan. C'est pour cela qu'elle agit avec plus
d'énergie sur l'économie animale ; car c'est à cette huile que ces
écorces doivent les propriétés excitantes qu'elles possèdent.

Administrée à l'intérieur, la cannelle ranime promptement
les forces de l'appareil digestif, et étend bientôt son influence
stimulante à l'appareil circulatoire, au système nerveux, et jusqu'à l'organe utérin. De là son indication dans les indigestions
et les météorisations occasionnées par une surcharge d'aliments,
ou un état de faiblesse de l'estomac ; dans les parts devenus laborieux par suite de l'inertie de l'utérus ; dans les affections
adynamiques franches, etc.

On peut sans doute l'administrer à l'état pulvérulent, incorporée dans le miel ou l'extrait de genièvre ; mais quand on veut
obtenir un effet prompt et passager, il est préférable de la faire
infuser dans l'eau, ou ce qui vaut mieux encore, dans une
liqueur fermentée. Lorsque son usage doit être soutenu pendant un certain temps, on l'associe fréquemment aux ferrugineux, au quinquina, à la gentiane ou autres médicaments toniques.

La dose pour les grands animaux varie depuis 16 gram. (4
gros) jusqu'à 64 gram. (2 onces), et depuis 2 jusqu'à 16 gram.
(1 demi-gros jusqu'à 4) pour les petits. La cannelle fait partie
de plusieurs composés pharmaceutiques. (Voyez *le Formulaire*.)

A côté de cette substance viennent se ranger naturellement

plusieurs autres écorces exotiques, que l'on peut considérer comme ses succédanés ; mais qui toutefois sont généralement moins actives, et par suite moins usitées. Telles sont surtout la cannelle blanche, celle de Malabar et l'écorce de winter.

La CANNELLE DE MALABAR, ou *cassia lignea*, est l'écorce du *laurus cassia*. L., arbre analogue au cannellier ordinaire, et qui croît dans les mêmes contrées.

Cette écorce est épaisse, peu roulée, d'une odeur et d'une saveur analogues à celles de la cannelle ordinaire, mais plus faibles. Se distinguant du reste aisément de celle-ci par ses dimensions et par l'épiderme grisâtre dont sa face externe est recouverte.

La CANNELLE BLANCHE, ou *fausse écorce de winter*, provient du *cannella alba*, arbre de moyenne grandeur, de la famille de méliacées, qui croît à la Jamaïque et dans d'autres parties des Antilles.

Cette écorce est en plaques roulées, épaisses de cinq millim. environ, d'une longueur considérable (depuis quinze centimèt. jusqu'à plus d'un mètre), recouvertes à l'extérieur d'une épiderme crevassé, rougeâtre et cendré. Elle est d'un jaune orangé pâle à sa face interne, blanchâtre et comme marbrée dans sa cassure. Sa saveur est aromatique, piquante et légèrement amère ; son odeur agréable rappelle tout à la fois celle du girofle et du poivre.

La cannelle blanche ne contient point de tannin, ce qui concourt à la différencier des cannelles ordinaires et de la véritable écorce de winter, dont elle réunit la plupart des caractères physiques.

L'ÉCORCE DE WINTER est fournie par un arbre toujours vert, de la famille des magnoliacées, de la polyandrie polyginie, qui habite le Paraguay, et que Forster et De Candolle ont désigné sous le nom de *drymis winteri*.

Cette écorce, épaisse de cinq à huit millim., est en fragments roulés d'environ trente-deux centimèt. de long, et de trois à six centimèt. de diamètre. Leur surface est raboteuse, d'un jaune roux, parsemée de taches rougeâtres elliptiques, et quelquefois couvertes de tubercules. Leur cassure est compacte, grise à la

circonférence, rouge à l'intérieur ; leur saveur est âcre et brûlante, et leur odeur résineuse, aromatique, analogue à celle du
basilic et du poivre mêlés.

L'écorce de winter est un stimulant énergique, mais on lui
préfère généralement la cannelle ordinaire, qui est beaucoup
moins rare dans le commerce.

LA CASCARILLE.

Écorce d'un arbrisseau désigné par Linné sous le nom de *croton cascarilla*, de la famille des euphorbiacées, de la monoécie
monadelphie, qui croît à la Jamaïque, au Pérou, au Paraguay,
et dans plusieurs autres contrées de l'Amérique du Sud.

La cascarille, dont le nom dérive du mot espagnol *cascarilla*,
qui veut dire petite écorce, se présente effectivement dans le commerce en petites plaques roulées de 3 millimèt. d'épaisseur environ, d'un rouge ferrugineux à l'intérieur, grisâtres à l'extérieur, tachetées par des lichens, fendillées comme le quinquina,
d'une saveur amère, âcre et aromatique ; d'où vient le nom de
quinquina aromatique qu'on donne quelquefois à la cascarille.

Cette écorce a une odeur agréable, qui se développe surtout
quand on la brûle, et qui rappelle alors un peu celle du musc.

Soumise à l'analyse chimique par Tromsdorff, elle a donné
une huile volatile verte d'une odeur suave, de la résine, de
l'extractif amer et du mucilage. On croit qu'elle contient en
outre de l'acide benzoïque.

La cascarille est un excitant assez puissant, que l'on peut administrer comme succédané du quinquina, contre les affections
typhoïdes déjà assez avancées dans leur marche, pour que l'on
n'ait plus à craindre de surexciter le tube digestif, ou que l'im-
minence du danger fasse braver cette surexcitation.

On l'administre à la même dose et de la même manière que
la cannelle ; l'on peut aussi lui faire subir des associations analogues avec des substances excitantes tirées soit du règne végétal, soit du règne minéral.

LE GIROFLE ou GÉROFLE. (*Clous de gérofle.*)

On désigne ainsi les fleurs non épanouies du *caryophyllus aromaticus*. L., grand et bel arbrisseau de la famille des myrtinées, de l'icosandrie monogynie, qui croît spontanément aux Moluques, d'où il a été transporté dans les Antilles et aux îles de France et de Bourbon.

Les clous de girofle ont une couleur brune plus ou moins foncée, une saveur âcre et brûlante, une odeur aromatique forte et agréable, analogue à celle de l'œillet. Ils se composent de deux parties : l'une est allongée, et se termine supérieurement par un rebord évasé divisé en quatre dents : c'est le calice de la fleur ; l'autre est un petit bouton globuleux placé au sommet de la précédente, et qui se compose des pétales et des étamines non épanouis.

Les clous qui nous viennent des Moluques, et que l'on nomme communément *gérofle anglais*, parce qu'ils sont expédiés dans le commerce par la compagnie anglaise des Indes, sont les plus estimés ; ils sont bien nourris, pesants, d'une couleur foncée, d'une odeur et d'une saveur très-prononcées. Ceux qui viennent des colonies françaises, sont, au contraire, grêles, allongés, secs, moins sapides et moins aromatiques que les premiers.

Pour faire la récolte des clous de girofle, on détache, soit avec la main, soit avec de longs roseaux, les boutons des fleurs du giroflier, et on les fait sécher au soleil.

Le girofle contient une huile essentielle très-abondante, brunâtre, plus pesante que l'eau, et à laquelle il doit l'odeur aromatique et la saveur brûlante qui le caractérisent.

Cette huile, que l'on obtient par la distillation des clous de girofle dans l'eau salée, est extrêmement âcre et irritante. On l'emploie en médecine pour calmer les douleurs produites par les dents cariées.

Les clous dont on a retiré l'huile volatile se vendent quelquefois dans le commerce mélangés avec ceux de la bonne qualité. On les reconnaît en ce qu'ils sont plus légers, plus fauves et moins aromatiques que ces derniers.

Le girofle est un stimulant des plus puissants. Administré à l'intérieur, il excite, réchauffe l'estomac, réagit promptement sur l'appareil circulatoire, et donne ainsi une nouvelle activité à toutes les fonctions.

On le donne en poudre ou en infusion, soit dans l'eau, soit dans une liqueur fermentée. La dose pour les grands animaux est de 16 à 48 gram. (de 4 à 12 gros).

Maintenu dans la bouche sous forme de *nouet*, il excite la salivation, et peut servir par conséquent pour composer des mastigadours (voyez *le Formulaire*.)

LA MUSCADE. (*Noix muscade.*)

C'est ainsi que se nomme la graine du *myristica aromatica*, L., arbre qui croît dans les mêmes contrées que le giroflier, appartient à la dioecie monadelphie, et a été distrait de la famille des laurinées pour devenir lui-même le type d'une nouvelle famille dite des *myristicées*.

Le fruit du muscadier est une espèce de drupe piriforme de la grosseur d'une petite orange, renfermant une grosse graine ovoïde, dure, revêtue d'une sorte de membrane (arille) inégalement découpée, de couleur rouge carnée. C'est cette graine qui est la *muscade* ordinaire, et son arille le *macis*.

La muscade est ovoïde ou allongée, de la grosseur d'une petite noix, ridée et sillonnée en tous sens, rougeâtre sur les parties saillantes, grisâtre dans les sillons, dure, compacte, d'aspect ligneux, se divisant pourtant assez facilement au moyen d'un instrument tranchant, mais peu susceptible d'être réduite en poudre par l'action du pilon. Sa cassure est compacte, marbrée de brun sur un fond beaucoup plus clair ; son odeur est suave ; sa saveur chaude, âcre et aromatique.

On trouve dans le commerce une variété particulière de noix muscades, de forme allongée ou elliptique, que l'on nomme *muscades mâles* ou *sauvages ;* elles sont plus grosses, moins compactes, moins aromatiques que celles qui appartiennent à l'autre sorte ; elles sont très-sujettes à être piquées des vers.

La noix muscade contient deux espèces d'huile, l'une fixe et concrète: l'autre volatile, âcre et aromatique : la première s'obtient par expression, et entraîne toujours avec elle une certaine quantité d'huile essentielle, qui la colore en jaune et lui communique son odeur.

Cette huile a été recommandée, dans la thérapeutique vétérinaire, pour faire des frictions sur les parties qui sont le siége de spasmes toniques ou cloniques, comme ceux que l'on observe dans les cas de tétanos et de chorée. Mais l'incertitude, pour ne pas dire la nullité des effets curatifs de cette substance et l'élévation de son prix, en ont généralement fait négliger l'usage.

La muscade est un stimulant énergique qui se place par ses propriétés médicinales à côté du girofle, et peut s'employer de la même manière, à la même dose et dans les mêmes circonstances.

Fréquemment usitée autrefois dans la médecine des animaux, la muscade est maintenant reléguée par la plupart des praticiens éclairés parmi les médicaments dont les indications sont rares. Mais beaucoup de maréchaux l'emploient encore souvent dans le cas d'entérite accompagnée de coliques, et dans plusieurs autres maladies dont la nature contre-indique presque toujours impérieusement toute espèce de médication excitante.

Le macis, qui est très-aromatique, très-riche en principe huileux, est doué des mêmes propriétés que la muscade : mais comme il est beaucoup plus cher, on lui préfère celle-ci.

LA BADIANE. (*Anis étoilé.*)

On désigne sous ce titre le fruit d'un arbre toujours vert, originaire de la Chine et du Japon, de la famille des magnoliacées, de la polyandrie polygynie, et que les botanistes ont désigné sous le nom d'*illicum anisatum*.

Ce fruit est une capsule d'un brun ferrugineux, composée de cinq ou sept coques réunies en étoiles, comprimées, s'ouvrant supérieurement par une fente longitudinale, et contenant une graine ovoïde aplatie, luisante et de couleur brune.

La badiane répand une odeur très-agréable analogue à celle

de l'anis ordinaire, d'où lui est venu le nom d'anis étoilé. Sa saveur est chaude, sucrée, aromatique et un peu âcre. Elle contient de l'huile volatile, et c'est à cette huile qu'elle doit l'odeur, la saveur et les principales propriétés médicinales dont elle est douée.

L'anis étoilé est un excitant stomachique, indiqué dans les coliques venteuses sans inflammation, rarement employé à cause de son prix.

LE POIVRE NOIR.

Le poivre ordinaire que tout le monde connaît est le fruit du *piper nigrum*. L., plante sarmenteuse de la famille des pipérinées, de la triandrie monogynie, et qui habite les Indes-Orientales.

Le poivre est une baie monosperme globuleuse de la grosseur d'un petit pois vert, noirâtre et ridée à la surface, jaunâtre intérieurement, d'une odeur aromatique très-pénétrante, d'une saveur chaude, âcre et brûlante.

On dépouille quelquefois le poivre de son enveloppe membraneuse en le jetant dans l'eau bouillante, alors il a une teinte d'un jaune pâle, et une saveur moins âcre qu'avant d'avoir subi cette préparation. Dans cet état il reçoit le nom de *poivre blanc*. Pour l'usage médicinal, on doit généralement préférer le poivre noir, et choisir celui qui est lourd, compacte, et dont l'odeur est forte. Il faut se défier du poivre qui est en poudre, parce qu'on le falsifie quelquefois avec du tourteau de semence de chenevis pulvérisé, qui atténue nécessairement ses propriétés, et lui communique au bout d'un certain temps une odeur rance désagréable.

Parmi les principes immédiats dont l'analyse a décelé la présence dans le poivre, les plus remarquables sont : 1.° une substance fusible, cristalline, incolore, et presque insipide, nommée *pipérin*; 2.° une huile concrète très-âcre et très-active; 3.° une autre espèce d'huile extrêmement volatile et balsamique.

Le poivre agit sur l'économie animale à la manière des excitants les plus puissants ; son action locale se rapproche même de celle des irritants-rubéfiants. Appliqué sur la surface d'une membrane muqueuse, il y excite de l'inflammation et en augmente la sécrétion habituelle. Administré à dose convenable, il produit une stimulation générale, énergique et persistante. On l'emploie quelquefois comme *stomachique chaud*, *aphrodisiaque*, etc., en poudre ou en infusion, à la dose de 16 à 32 gr. (de 4 à 8 gros) pour les grands animaux ; mais il faut en user avec ménagement, et bien s'assurer avant son administration du véritable état des organes digestifs.

On se sert quelquefois du poivre pour composer des mastigadours ; associé à certaines substances grasses et résineuses, il concourt à former des pommades et des onguents excitants résolutifs ; il entre enfin dans la composition de la thériaque et dans celle de plusieurs autres préparations officinales.

On emploie dans la médecine humaine une espèce de poivre voisin du précédent, que l'on nomme *poivre cubèbe*. Celui-ci diffère du poivre noir ordinaire en ce que ses graines sont plus grosses et munies de leur pédicelle qui y reste adhérent. Il n'a pas non plus la même composition chimique ; il est moins irritant, moins stimulant que ce dernier ; il paraît avoir une influence particulière sur la muqueuse des voies urinaires, dont il tend à arrêter les sécrétions anormales.

LE GINGEMBRE OFFICINAL. (*Zingiber officinale*.)

Le gingembre est une plante exotique, originaire des Indes-Orientales, cultivée en Amérique, de la famille des amomées, de la monandrie monogynie, et qui fournit à la thérapeutique sa racine.

La racine de gingembre est tuberculeuse, irrégulièrement coudée, de la grosseur du doigt environ, aplatie, comme articulée, grisâtre et ridée à l'extérieur, d'un blanc jaunâtre à l'intérieur, d'une odeur aromatique piquante, et d'une saveur âcre, chaude, excitant la salivation.

Cette racine doit ses propriétés médicinales les plus remarquables à la présence d'une résine et d'une huile volatile bleu-verdâtre, très-abondante et très-pénétrante. En vieillissant elle est sujette à être attaquée par certaines larves d'insectes ; on doit rejeter celle qui est ainsi altérée.

Le gingembre peut être assimilé au poivre sous le rapport de son action physiologique. Il a été recommandé, associé au vinaigre, dans plusieurs maladies contagieuses du bétail, dans la cachexie aqueuse, etc. Il est quelquefois employé à titre de masticatoire ; on le fait entrer dans la préparation de la thériaque et dans celle de plusieurs poudres médicinales. Pour en administrer les principes actifs, on le fait infuser dans l'eau ou dans une liqueur fermentée ; plus souvent encore on l'incorpore à l'état pulvérulent dans le miel, et on le donne sous forme d'opiat: dose de 16 à 32 gram. (de 4 à 8 gros) [1].

On trouve à côté du gingembre, dans l'ordre naturel, plusieurs autres plantes exotiques, dont les racines peuvent être considérées comme des succédanés de la première ; telles sont celles de zédoaire et de galanga.

LA RACINE DE ZÉDOAIRE provient du *kœmpferia rotunda*. L. plante originaire de l'Inde. Cette racine [2], tuberculeuse, garnie de filaments fibreux dans l'état frais, se présente quelquefois dans le commerce sous forme de morceaux demi-sphériques (zédoaire ronde) ; mais le plus souvent on la trouve sous forme de morceaux allongés, obtus aux deux extrémités, triangulaires, ayant une de leurs faces convexe, et les deux autres planes (zédoaire longue).

Elle est d'un gris blanchâtre, ridée à sa surface, charnue, compacte, d'une odeur et d'une saveur analogues à celles du gingembre, mais moins fortes. Elle fournit à l'analyse chimique à peu près les mêmes principes immédiats que cette der-

[1] On n'aura point oublié l'observation qui a déjà été faite relativement aux doses, savoir : que lorsqu'elles sont indiquées sans désignation de l'espèce d'animal à laquelle elles conviennent, nous sous-entendons toujours celle du cheval.

[2] Les différentes sortes de zédoaire que l'on trouve dans le commerce de la droguerie proviennent, d'après M. Guibourt, de plusieurs espèces de plantes de la famille des balisiers.

nière, et quoiqu'un peu moins énergique, elle peut cependant servir aux mêmes usages.

LA RACINE DE GALANGA appartient à une plante exotique, cultivée en Amérique, très-voisine des précédentes, et qui a été nommée par Linné *maranta galanga*.

Cette racine fibreuse, allongée, noueuse, genouillée, tortue et recourbée, est marquée de lignes circulaires et frangées ; elle est d'un brun rougeâtre à l'extérieur, fauve à l'intérieur, d'une odeur aromatique analogue à celle du cardamome, et d'une saveur chaude, âcre et piquante.

On en distingue de deux sortes qui, sous le rapport de leurs caractères physiques, ne diffèrent guère que par leurs dimensions. Mais la petite, dont le diamètre excède à peine trois ou quatre lignes, doit être préférée à la grande, parce qu'elle est plus active ; elle est plus compacte, plus foncée en couleur et d'une odeur plus forte que celle-ci. On croit assez généralement, du reste, qu'elles appartiennent l'une et l'autre à la même plante, mais qu'elles sont cueillies à des époques différentes.

On les falsifie quelquefois en Europe en les mélangeant avec la racine du souchet long ; on distingue aisément cette dernière par sa couleur noire, par l'absence des lignes circulaires frangées, et par sa saveur astringente et peu aromatique.

La racine de galanga, dont la composition chimique a beaucoup d'analogie avec celle de la racine de gingembre, s'emploie à peu près dans les mêmes circonstances, à la même dose et de la même manière que celle-ci ; cependant, comme elle est moins âcre et moins irritante, on la préfère pour l'usage interne.

Indépendamment des trois espèces dont nous venons de parler, on trouve encore dans la famille des amomées plusieurs autres plantes médicinales ; telles que le *cardamome*, dont le fruit à capsule contient une huile essentielle, que les médecins préconisent comme stomachique chaud et stimulant, mais que les vétérinaires ne peuvent guère employer à cause de l'élévation de son prix ; *le curcuma*, dont la racine tubéreuse, noueuse, coudée, jaunâtre, est fréquemment employée dans l'art de la teinture, et que l'on peut aussi utiliser en médecine comme excitante.

LA SERPENTAIRE DE VIRGINIE. (*Aristolochia serpentaria. L.*)

C'est ainsi que l'on nomme une plante exotique de la famille des aristoloches, de la gynandrie hexandrie, qui croît dans l'Amérique septentrionale, et dont la racine contribue à enrichir la matière médicale.

La racine de serpentaire se compose d'un grand nombre de petits radicules touffus, implantés sur une espèce de *souche* transversale de la grosseur d'une plume ; elle est grisâtre à l'extérieur, d'un blanc jaunâtre à l'intérieur, d'une odeur aromatique pénétrante, camphrée, d'une saveur chaude, amère et piquante. Elle est quelquefois falsifiée avec la racine de l'*asarum virginicum*. Celle-ci s'en distingue par sa couleur noire et par son odeur non aromatique.

Analysée par M. Chevalier, la racine de serpentaire lui a fourni une huile volatile, une matière jaune amère soluble dans l'eau et dans l'alcool, une matière résineuse, de la gomme, de l'amidon, de l'albumine et divers sels (1).

Cette racine est un puissant stimulant, dont l'action est assez persistante. Son influence s'étend promptement à l'appareil circulatoire, et par suite au système exhalant. Guidé par ces effets, on en a recommandé l'usage contre les affections adynamiques. La persistance de la médication qui lui est propre, doit effectivement lui faire souvent obtenir la préférence sur beaucoup d'autres substances qui, bien qu'aussi actives, ne modifient cependant pas l'économie d'une manière aussi durable. On l'a beaucoup vantée et souvent employée pour combattre les accidents qui suivent la morsure des serpents venimeux ; c'est même de là que lui vient le nom qu'elle porte. On l'administre en poudre sous forme d'opiat, ou en infusion dans un véhicule approprié à l'état des malades. La dose, pour les grands animaux, est de 32 à 96 gram. (de 1 à 3 onces), et pour les petits de 8 à 16 gram. (de 2 à 4 gros).

(1) *Journal de pharm*. t. VI.

On l'associe fréquemment à d'autres médicaments excitants, tels que l'hydrochlorate d'ammoniaque, le quinquina, la gentiane, etc.

On trouve à côté de la serpentaire, dans le même genre, deux autres espèces d'aristoloche dont on fait quelquefois usage dans la pratique vétérinaire. Ce sont l'*aristoloche longue* et l'*aristoloche ronde*.

Ces deux espèces sont indigènes et habitent principalement le midi de la France ; leur racine est charnue, irrégulièrement arrondie dans l'une, allongée dans l'autre, de trois centimèt. de diamètre environ, d'un gris brunâtre à l'extérieur, jaunâtre à l'intérieur, d'une odeur légèrement camphrée, et d'une saveur amère un peu styptique.

Cette racine agit comme excitant, mais avec beaucoup moins d'énergie que celle de Virginie. Elle n'est presque jamais employée à l'intérieur. Quelques vétérinaires en font usage à l'extérieur, en décoction, pour aviver et déterger les plaies et les ulcères atoniques. Les tiges et les feuilles de ces plantes sont parfois usitées pour remplir la même indication.

LE RAIFORT SAUVAGE. (*Cochlearia armoracia.* L.)

Cette plante, connue encore sous les noms de *cranson rustique*, de *grand raifort*, de *cochlearia de Bretagne*, est indigène, vivace, de la famille des crucifères, de la tetradynamie siliculeuse, cultivée pour les usages de la table et de la médecine. C'est la racine qui est usitée sous ce double rapport.

Cette racine est cylindroïde, allongée, épaisse, charnue, fibreuse, de la grosseur du bras d'un enfant, blanche à l'intérieur, jaunâtre ou grisâtre à l'extérieur ; saveur amère, âcre et extrêmement piquante ; odeur vive et provoquant les larmes.

Elle contient une matière huileuse, volatile, très-âcre, très-abondante et analogue à celle de la moutarde ; du soufre ; du phosphore, vraisemblablement à l'état de phosphate ; de la fécule, etc. L'eau, le vin et l'alcool se chargent aisément de ces différents principes. Une analyse complète et exacte est encore à faire pour cette plante.

Le raifort sauvage est un puissant stimulant. Appliqué sur la peau à l'état frais, il est susceptible d'en occasionner la rubéfaction. Administré à l'intérieur, il excite vivement l'estomac, et par sympathie, la plupart des autres organes ; mais lorsque ses principes actifs ont été absorbés, il semble exercer plus particulièrement son influence sur les voies urinaires.

C'est un médicament utile dans les infiltrations séreuses, l'anasarque, la cachexie aqueuse, la plupart des hydropisies et affections asthéniques, et même dans certaines maladies inflammatoires qui tendent à prendre le caractère chronique. Nous avons eu à nous louer de son usage dans une maladie épizootique qui présentait ce caractère.

Il faut, autant que possible, employer la racine de raifort à l'état frais. Pour la faire prendre aux animaux, on la râpe, on la mêle avec la farine d'orge, et on la leur fait avaler au moyen d'une spatule ; presque toujours ils s'y habituent, et la mangent ensuite avec plaisir.

Pour fixer les principes actifs de cette racine, de manière à pouvoir en faire usage à toutes les époques de l'année, il faut la mettre infuser dans le vin ou l'eau-de-vie ; on emploie ensuite ces espèces de teintures dans des boissons ou des breuvages appropriés à l'état des malades.

Le *cochlearia officinal*, connu vulgairement sous le nom d'*herbe aux cuillers* possède, mais à un plus faible degré, les mêmes propriétés médicinales que le précédent. Il est souvent employé dans la médecine de l'homme comme *antiscorbutique*, *dépuratif*. On y fait également usage, pour remplir des indications analogues, du *cresson des fontaines* et du *cresson alénois*. Mais ces plantes ont en général trop peu d'influence sur les animaux, principalement chez les herbivores, pour pouvoir être utilisées dans la thérapeutique vétérinaire.

L'ABSINTHE COMMUNE, ou GRANDE ABSINTHE. (*Artemisia absinthium. L.*)

Cette espèce d'absinthe, la plus ordinairement employée dans

les préparations pharmaceutiques , est une plante vivace , indigène , qui croît spontanément dans les lieux pierreux et incultes, de la famille des synanthérées , de la syngénésie polygamie superflue , et dont les feuilles et les sommités fleuries
sont usitées en médecine.

La tige de cette plante est herbacée , haute de deux à trois
pieds , couverte d'un duvet cotonneux , ses feuilles profondément découpées en lobes linéaires , sont blanchâtres et cotonneuses sur les deux faces. Les fleurs sont flosculeuses , petites ,
jaunâtres, disposées en panicules allongées à la partie supérieure
des ramifications de la tige. Toutes les parties de la plante ont
une odeur aromatique très-forte , et une saveur chaude extrêmement amère.

Les recherches chimiques entreprises sur cette plante par
MM. Kunse-Muller , Braconnot et Caventou, y ont fait découvrir
(indépendamment de l'huile essentielle verte qu'elle renferme
en grande quantité) , 1.° une matière animalisée peu sapide ;
2.° une matière également azotée, amère ; 3.° une fécule particulière ; 4.° une matière résineuse excessivement amère , et qui
s'y trouve en forte proportion ; 5.° de petits cristaux pareillement très-amers, qui se forment dans la teinture alcoolique , et
qui paraissent en constituer un principe alcalin ; 6.° enfin différents sels à base de potasse , tels que nitrate , hydrochlorate
et sulfate.

L'eau chaude se charge aisément des principes actifs de l'absinthe. Plusieurs sels métalliques ont la propriété de précipiter
la plupart de ces principes ; tels sont l'acétate de plomb , le deutochlorure de mercure , le sulfate de fer , celui de zinc.

L'absinthe agit tout à la fois à la manière des stimulants et
des toniques ; son action est prompte et étendue comme celle des
premiers , elle est durable comme celle des derniers.

L'activité qu'elle communique à l'estomac la rend propre à
favoriser les digestions laborieuses ; aussi est-elle en quelque
sorte d'un usage populaire dans ces sortes de cas. Elle est pareillement indiquée dans la cachexie aqueuse, et dans toutes les
maladies qui sont accompagnées d'une faiblesse radicale. L'ac-

tion de ce médicament étant plus persistante que celle de la plupart des autres stimulants, lui fait accorder la préférence lorsqu'on se propose de fortifier le tissu des organes. On l'emploie aussi à titre de vermifuge, soit seul, soit associé à d'autres substances anthelmintiques.

La dose de l'absinthe à l'état sec, pour les grands quadrupèdes, est de 64 à 128 gram. (de 2 à 4 onces) ; et pour les petits, de 8 à 16 gram. (de 2 à 4 gros). Quand elle est fraîche, il faut au moins doubler ces quantités.

Pour l'administrer, on la fait infuser dans l'eau ou dans une liqueur fermentée ; ou bien on la réduit en poudre et on l'incorpore ensuite dans le miel, la mélasse, l'extrait de genièvre, la farine ou le son.

Son amertume se transmet au lait des femelles qui sont soumises à son usage pendant quelques jours ; la chair elle-même finit par contracter cette saveur désagréable.

On avait avancé dans le temps qu'elle était vénéneuse pour les chevaux ; mais deux livres données à un cheval n'ont produit que les phénomènes ordinaires qui suivent l'administration des autres stimulants (1).

On l'associe parfois avec la gentiane, l'oxyde de fer, l'hydrochlorate d'ammoniaque, et quelques autres substances excitantes.

On se sert à l'extérieur de l'absinthe, en infusion dans l'eau pour faire des lotions, des fomentations, des injections excitantes et résolutives. On en prépare dans les pharmacies des teintures, des extraits, des électuaires, etc.

La *petite absinthe* (artemisia pontica. L.), et *l'absinthe maritime* (artemisia maritima. L.), participent de toutes les propriétés médicinales de la grande, mais elles sont moins énergiques que cette dernière.

Nous pouvons en dire à peu près autant de *l'armoise* (artemisia vulgaris. L.), de la *matricaire officinale* (matricaria parthenium. L.), de la *santoline* (santolina chamæcyparis-

____

(1) Compte rendu des travaux de l'École vétérinaire de Lyon, 1810.

sus. L.), de la *tanaisie* (tanacetum vulgare. L.) et de deux espèces d'*armoises* exotiques (l'artemisia judaïca, et l'artemisia contra. L.), dont les pédoncules et les capitules de fleurs, connues en pharmacie sous les noms de *semen-contra*, de *sementine*, de *barbotine*, sont souvent usitées dans la médecine de l'homme comme anthelmintiques : toutes ces plantes sont voisines de la grande absinthe sous le double rapport de leurs caractères botaniques, et de leur action sur l'économie animale; mais comme leurs propriétés médicinales sont moins prononcées, on ne les emploie guère qu'à défaut de celle-ci : les quatre dernières obtiennent cependant dans quelques cas la préférence, quand on veut en faire usage à titre de vermifuge.

LA CAMOMILLE ROMAINE. (*Anthemis nobilis*. L.)

Cette plante est petite, vivace, indigène, de la même famille que les précédentes; on la trouve principalement dans les prairies et les pelouses des bois, et on la cultive dans les jardins pour les besoins de la médecine; la fleur est à peu près la seule partie de la plante qui soit employée.

Cette fleur, à l'état sauvage, est jaune à son centre, blanche à la circonférence; son odeur est aromatique et assez agréable, sa saveur chaude et très-amère. Par la culture elle double facilement et se transforme ainsi en capitules entièrement formés de fleurs blanches. C'est dans ce dernier état qu'on la trouve ordinairement dans le commerce de l'herboristerie. Elle est alors arrondie en tête, d'une saveur au moins aussi prononcée que dans l'état sauvage, et d'une odeur plus pénétrante et plus agréable. Il faut apporter à la dessiccation de ces fleurs un grand soin si l'on veut qu'elles conservent leur blancheur et toutes leurs qualités. Celles qui n'ont pas été cueillies à propos ou convenablement desséchées, offrent une teinte rousse, ont perdu leur arome et doivent être rejetées.

Les fleurs de camomille donnent par la distillation une huile volatile d'une belle couleur bleue. Elles contiennent en outre une grande quantité de matière extractive amère, un principe résineux et un peu de tannin. Certains chimistes y ont découvert du camphre.

Elles sont douées de propriétés stimulantes et toniques très-prononcées. On en fait souvent usage dans les indigestions et les météorisations avec surcharge d'aliments, les parts rendus laborieux par la faiblesse de l'organe utérin. Quoique leur action soit un peu moins persistante que celle de l'absinthe, elles peuvent cependant remplacer celle-ci dans beaucoup de circonstances.

Pour en administrer les principes actifs, on les fait infuser dans l'eau, la bière ou le vin, à la dose d'une pincée par litre de liquide. On donne ordinairement ces infusions sous forme de breuvage, et quelquefois sous forme de lavements. Dans certains cas, on s'en sert aussi à l'extérieur pour faire des lotions et des fomentations *détersives* ou *résolutives*. Il est plusieurs substances médicamenteuses qu'on ne peut leur associer sans en altérer la composition ; tels sont surtout les sels solubles de fer et de plomb, le sublimé corrosif, le nitrate d'argent, la gélatine.

La camomille des teinturiers (anthemis tinctoria. L.), et *la camomille puante* (anthemis cotula. L.), peuvent remplir à peu près les mêmes indications que la romaine ; mais comme elles sont moins actives et plus incertaines dans leurs effets, on ne les emploie guère qu'à défaut de celle-ci. La camomille puante, toutefois, en raison des vertus *antispasmodiques* dont elle paraît douée, devrait peut-être obtenir la préférence dans le traitement de certaines affections compliquées de phénomènes nerveux.

LA PYRÈTHRE. (*Anthemis pyrethrum. L.*)

La pyrèthre est une plante vivace, de la même famille que la camomille, originaire des pays chauds, que l'on trouve dans le midi de la France, et dont la racine est usitée dans quelques cas en médecine.

Cette racine est cylindracée, grêle, allongée, rugueuse, légèrement chevelue, brunâtre à l'extérieur, blanchâtre à l'intérieur, d'une odeur faible, d'une saveur chaude, âcre, persistante, provoquant la salivation.

Elle se compose, d'après l'analyse qu'en a faite M. Gauthier, 1.° d'une huile fixe à laquelle ce chimiste attribue ses propriétés actives; 2.° de quelques traces d'huile volatile; 3.° d'une matière colorante jaune; 4.° de gomme; 5.° d'inuline; 6.° de ligneux, et 7.° de quelques traces d'hydrochlorate de chaux (1).

La racine de pyrèthre, bien que douée de propriétés stimulantes assez énergiques, n'est guère employée dans la pratique vétérinaire qu'à titre de *sialagogue*, c'est-à-dire pour exciter la salivation. On s'en sert aussi pour composer des gargarismes *détersifs*. (Voyez *le Formulaire*.)

L'ANGÉLIQUE. (*Angelica archangelica*. L.)

Grande et belle plante bisanuelle, de la famille des ombellifères, de la pentandrie digynie, qui croît spontanément dans le midi de la France, et que l'on cultive dans plusieurs autres contrées pour l'usage de la pharmacie. C'est principalement la racine qui est utilisée sous ce raport.

La racine d'angélique est allongée, charnue, rameuse, grasse, spongieuse, remplie à l'état frais d'un suc jaune et épais; elle est brune à l'extérieur, blanchâtre à l'intérieur; son odeur est forte et agréable, sa saveur chaude, aromatique, âcre et un peu amère. Les graines sont obtuses, courtes, bordées d'ailes membraneuses; elles participent de l'odeur et de la saveur de la racine.

Toutes les parties de la plante contiennent de l'huile essentielle, de la résine, de l'inuline, etc. Mais c'est surtout dans la racine que ces principes abondent; aussi est-ce en elle que résident principalement les propriétés médicinales qui recommandent l'angélique à l'attention des praticiens. On substitue quelquefois dans le commerce à cette racine, celle de *l'angelica sylvestris*, qui est moins odorante et moins active que l'autre.

(1) *Journal de pharmacie*. 1818, p. 33.

La racine d'angélique agit sur l'économie animale à la manière des excitants généraux les plus énergiques. Elle relève les forces digestives et excite l'action du cœur. Ses indications sont à
peu près les mêmes que celles des racines de galanga et de serpentaire; mais, en raison de la modicité de son prix, elle est
bien plus souvent et plus généralement employée que celles-ci,
surtout dans le traitement des maladies épizootiques qui réclament l'emploi des stimulants.

On la fait prendre aux animaux en poudre ou en infusion ; la
dose, pour les grands, varie depuis 32 jusqu'à 128 gram. (1 once
à 4.)

Très-souvent on lui associe d'autres agents médicamenteux,
soit dans le but d'en affaiblir ou d'en augmenter l'action, soit
dans celui d'en modifier les propriétés de toute autre manière.

L'IMPÉRATOIRE. (*Imperatoria ostruthium. L.*)

Cette espèce d'ombellifère, très-voisine de la précédente sous
tous les rapports, croît sur les montagnes de l'Europe tempérée.

Toutes les parties de cette plante, mais surtout les semences
et la racine, ont une odeur forte et aromatique.

La racine, qui est à peu près la seule partie dont on fasse usage, est noueuse, comprimée, grosse comme le pouce à peu près,
raboteuse, marquée d'anneaux circulaires et de rides saillantes,
branchue et coudée en plusieurs endroits, d'où sortent des fibrilles radicales. Elle est brunâtre à l'extérieur, fibreuse et jaune-
verdâtre à l'intérieur. Dans l'état frais, elle contient un suc
lactescent amer et très-âcre. Dans son état de siccité, elle a une
odeur forte et aromatique qui rappelle celle de la racine d'angélique ; sa saveur est chaude, brûlante et amère, plus âcre et
plus désagréable que celle de cette dernière.

La racine d'impératoire récente fournit beaucoup d'huile volatile par la distillation ; mais en vieillissant elle se détériore et
perd une grande partie de ses propriétés.

Cette racine doit être assimilée à celle d'angélique sous le rapport de son action sur l'économie animale. Ces deux racines

sont, de tous les corps médicamenteux provenant des ombellifères indigènes, ceux qui possèdent la propriété stimulante à un
plus haut degré. On les emploie dans la pratique comme succédanés l'une de l'autre. Cependant, comme la racine d'angélique
est moins âcre que celle d'impératoire, elle doit obtenir en général la préférence.

L'ANIS. (*Anis vert.*)

On appelle ainsi les semences du *pimpinella anisum.* L. ,
plante annuelle de la même famille que celles dont nous venons
de parler, originaire du Levant et des contrées méridionales de
l'Europe, et que l'on cultive dans certaines provinces de France
(en Touraine), pour un grand nombre d'usages différents.

Les semences d'anis sont ovoïdes, petites, striées longitudinalement, pubescentes et grisâtres. Leur saveur est aromatique sucrée
et un peu piquante, leur odeur très-développée et fort agréable.

Cette saveur et cette odeur sont dues à une huile essentielle
qui existe dans le péricarpe du fruit, et que l'on obtient aisément par la distillation. L'intérieur de la graine contient de
l'huile grasse, que l'on peut séparer par expression.

L'anis le plus riche en huile essentielle et par conséquent le
plus estimé, nous arrive de Malte et d'Alicante; celui de Tours
est moins sapide et moins odorant.

L'anis est un stimulant aromatique, principalement employé
comme *stomachique chaud* et *carminatif.* On peut en porter la
dose jusqu'à 32 gram. (1 once) pour les grands animaux. On
le leur administre en infusion dans l'eau, le vin ou l'eau-de-vie.

On l'associe quelquefois aux purgatifs résineux pour en modérer l'action.

L'huile essentielle d'anis est extrêmement énergique; mais
son prix élevé nous en interdit l'usage.

Parmi les graines ombellifères que l'on peut assimiler à l'anis,
sous le rapport pharmacologique, nous citerons les suivantes :

1.° Le FENOUIL (*anethum fœniculum.* L.), dont les semences allongées, ovoïdes, striées, de couleur verdâtre, ont une

odeur agréable et une saveur chaude sucrée, assez semblable à celle de l'anis.

2.º Le Cumin (*cuminum cyminum*. L.), dont l'odeur est encore plus forte et plus pénétrante, l'action stimulante plus énergique que dans les premières.

3.º La Coriandre (*coriandrum sativum*. L.) qui, comme les espèces précédentes, est originaire des pays chauds, mais dont la culture extrêmement facile, l'a presque naturalisée dans toute l'Europe. Les fruits de coriandre sont globuleux, jaunâtres, de 3 millim. de diamètre environ ; à l'état frais, ils exhalent une odeur qui rappelle celle des punaises; mais par la dessiccation ils acquièrent une odeur et une saveur fort agréables.

4.º Le Carvi (*carum carvi*. L.), qui croît spontanément dans les prairies montueuses de l'Europe, et dont la racine, améliorée par la culture, est employée comme aliment par les habitants du Nord. Cette racine est aromatique, et jouit à ce titre de quelques propriétés stimulantes et *carminatives* ; mais ces propriétés sont beaucoup plus développées dans les graines.

Les cinq espèces de semences dont il vient d'être question, étaient connues jadis sous le nom de *semences chaudes majeures*. On les trouve décrites sous ce titre dans la plupart des anciens traités de matière médicale et de pharmacie.

Parmi les plantes indigènes employées dans la thérapeutique vétérinaire, les labiées sont celles qui se rapprochent le plus des diverses espèces d'ombellifères dont nous venons de parler, eu égard à leur action sur l'économie animale.

Les nombreux rapports que présentent entre elles les labiées dans leurs caractères botaniques, se retrouvent aussi dans leur composition chimique, et par suite dans leurs propriétés médicinales. Toutes en effet contiennent une huile essentielle très-aromatique, et un principe amer plus ou moins actif et abondant. Toutes sont excitantes et toniques, et sont employées à ce titre comme *stomachiques et carminatives* (1).

---

(1) Quoique le nom de *carminatif*, d'après son étymologie présumable (de *carminare*, charmer), puisse s'appliquer à tous les médicaments ca-

10

Les principales espèces usitées en médecine sont les menthes, la sauge, la lavande, le romarin, l'origan, l'hyssope, le marrube blanc, etc.

LA MENTHE POIVRÉE. (*Mentha piperita*. L.)

Cette plante, la plus intéressante du genre, est vivace, originaire d'Angleterre, cultivée en France dans les jardins. Sa tige est quadrangulaire, rameuse, haute d'un pied environ; ses feuilles sont ovales, pointues, dentées, portées sur des pétioles courts; ses fleurs, de couleur violacée, sont disposées à l'extrémité des rameaux en épi ovoïde, court et très-serré.

La menthe a une odeur agréable, pénétrante, une saveur piquante, aromatique, suivie d'une vive impression de fraîcheur. Elle cède facilement ses principes actifs à l'eau, au vin, à l'eau-de-vie, et s'emploie fréquemment en infusion dans l'un ou l'autre de ces liquides, mais surtout dans le premier, comme un puissant excitant *stomachique*, *carminatif*, *cordial* et *sudorifique*. On s'en sert à l'extérieur sous la même forme pour faire des lotions, des fomentations, des injections *résolutives* et *détersives*. On en fait aussi quelquefois usage pour préparer des cataplasmes excitants.

On emploie de la même manière et à peu près dans les mêmes circonstances, *la menthe pouliot* (mentha pulegium. L.), *la menthe crépue* (mentha crispa. L.), *la menthe aquatique* (mentha aquatica), *la menthe baume* (mentha gentilis), *la menthe sauvage* (mentha sylvestris), *la menthe à feuilles rondes* (mentha rotundifolia), et *la menthe verte* (mentha viridis). Elles agissent toutes en effet dans le même sens que la menthe poivrée; mais pénétrées d'une odeur et d'une saveur plus faibles, elles déploient moins d'activité sur les tissus vivants.

pables de faire cesser promptement la douleur, on s'en servait plus particulièrement pour désigner certaines substances aromatiques, résineuses, alcooliques ou éthérées, qui, douées de la propriété d'exciter subitement le conduit alimentaire, tendent par suite à provoquer l'expulsion des gaz qui se forment et s'accumulent dans l'intérieur de ce conduit.

LA SAUGE OFFICINALE. (*Salvia officinalis. L.*)

Très-petit arbuste qui croît sur les coteaux et les montagnes du midi de la France et de plusieurs autres contrées de l'Europe, que l'on cultive dans beaucoup de jardins, et dont les feuilles et les sommités fleuries sont employées en médecine.

La tige de la sauge est ligneuse, blanchâtre, haute d'un pied environ, donnant naissance dans la partie supérieure à des rameaux herbacés et carrés ; ses feuilles sont elliptiques, épaisses, grisâtres, cotonneuses, finement ridées et crenelées sur les bords ; les fleurs naissent au sommet des rameaux et sont groupées en une sorte d'épi.

Les feuilles et les fleurs ont une odeur forte et aromatique, une saveur chaude, piquante et amère. Elles contiennent une huile volatile fortement camphrée, et une assez grande proportion d'extractif amer et un peu styptique.

La sauge, comme la plupart des autres espèces de la famille des labiées, est un excitant assez énergique ; mais, en raison de l'extractif qu'elle contient, elle agit aussi à la manière des toniques et des astringents ; de là son indication dans les affections asthéniques, notamment dans celles de l'appareil digestif ; dans les diarrhées chroniques, et ces espèces de relâchements habituels qui font réputer les chevaux *ridars*.

On l'administre quelquefois en poudre incorporée dans le son, le miel, ou l'extrait de genièvre, et plus souvent en infusion, soit dans l'eau, soit dans une liqueur alcoolique.

On l'emploie à l'extérieur pour remplir en général les mêmes indications que la menthe.

Plusieurs autres espèces de sauges peuvent être au besoin substituées à la précédente ; telles sont *la sauge des prés* (salvia pratensis. L.), et *la sclarée* ou *orvale* (sal. sclarea. L.)

LA LAVANDE OFFICINALE. (*Lavandula vera*. D. C.)

La lavande est, comme la sauge, un petit arbuste très-commun dans le midi de la France, en Italie et en Espagne, et dont les sommités fleuries ainsi que les feuilles sont usitées comme stimulantes et aromatiques.

Sa tige est ligneuse à la base, divisée au sommet en rameaux grêles, dressés, pubescents et blanchâtres: elle est garnie inférieurement de feuilles opposées, sessiles, linéaires et aiguës. Les fleurs sont petites, violettes, disposées en épi allongé cylindrique occupant la partie supérieure des rameaux.

Toutes les parties de la lavande, et surtout les fleurs, exhalent une odeur forte et agréable qui est due à la présence d'une huile volatile.

L'HUILE VOLATILE DE LAVANDE, ou *essence de lavande*, s'obtient par la distillation dans l'eau des sommités fleuries de la plante. Les distillateurs du Midi l'extraient ordinairement d'une espèce très-voisine de la précédente avec laquelle elle a presque toujours été confondue, et que l'on connaît sous le nom de *lavande spic* (lavandula spica. D. C.). C'est pourquoi on appelle vulgairement cette huile du nom *d'huile de spic* ou *d'aspic*.

L'huile essentielle de lavande est très-fluide, transparente, d'un jaune citrin, plus légère que l'eau (0,939), d'une odeur pénétrante et assez agréable, d'une saveur chaude, âcre et amère. Elle est soluble dans l'alcool, les huiles grasses et l'acide acétique concentré. Elle contient souvent une assez forte proportion de camphre.

On la falsifie fréquemment en y mêlant de l'essence de térébenthine. L'odeur et la saveur peuvent faire reconnaître cette fraude.

L'huile essentielle de lavande est un excitant des plus énergiques; mais elle est rarement employée à l'intérieur; on s'en sert fréquemment à l'extérieur pour faire des frictions irritantes, résolutives et fortifiantes sur les engorgements chroniques, les tumeurs osseuses et synoviales des extrémités, sur les parties affectées de rhumatisme. Dans ces sortes de cas on l'emploie seule ou mélangée à l'alcool, à l'huile d'olives, à l'ammoniaque ou à l'essence de térébenthine, suivant le degré d'excitation que l'on veut produire. Mais dans quelque état qu'elle soit employée, elle est toujours moins âcre et moins irritante que cette dernière, et n'occasionne pas à beaucoup près aussi promptement la chute des poils de la partie soumise à son application.

LE ROMARIN. (*Rosmarinus officinalis.* L.)

Arbuste toujours vert qui croît spontanément dans les diverses contrées qui forment le bassin de la Méditerranée, dont les feuilles et les sommités remplissent en général les mêmes usages que celles de lavande.

Pour ne pas nous engager dans des détails superflus, nous bornerons ici la description des diverses espèces de labiées usitées en médecine. Nous ferons une simple énumération de celles que l'on peut considérer comme succédanées des premières, en ayant soin toutefois d'indiquer les différences les plus saillantes que présentent quelques-unes d'entre elles sous le rapport pharmacologique.

Ainsi, comme succédanés du romarin, de la lavande, de la sauge et de la menthe, nous citerons d'abord *la marjolaine* (origanum majorana), *l'origan vulgaire* (origanum vulgare), *le calament* (melissa calamintha), *le serpolet* (thymus serpillum), et *le dictame de Crète* (origanum dictamnus), qui à la vérité sont assez rarement employés aujourd'hui, mais qui au besoin peuvent fort bien remplacer les premières ; et ensuite *l'hyssope* (hyssopus officinalis), *l'irette* (teucrium chamæpitys), *le lierre terrestre* (glecoma hederacea), et *le marrube blanc* (marrubium vulgare), dont l'extractif amer, prédominant sur le principe aromatique, donne à ces plantes des vertus toniques plus prononcées qu'elles ne le sont dans la plupart des autres labiées : ce qui fait qu'on les emploie fréquemment et préférablement à celles-ci dans la médecine de l'homme, et quelquefois aussi dans celle des animaux, pour combattre la péripneumonie chronique, la phthisie, les catarrhes anciens, etc.

Nous devons citer encore la *mélisse officinale* (melissa officinalis), que l'on administre assez souvent à titre d'antispasmodique , et la *bétoine* (betonica officinalis), dont les feuilles sont quelquefois usitées comme sternutatoires , et dont la racine a été considérée comme émétique et purgative.

LE GENÉVRIER COMMUN. (*Juniperus communis. L.*)

C'est ainsi que l'on nomme un arbrisseau indigène, de la famille des conifères, de la dioecie monadelphie, fort commun sur les coteaux arides , et dont les fruits contribuent à enrichir la pharmacologie.

Ces fruits, connus vulgairement sous le nom de *baies de genièvre*, sont globuleux, de la grosseur d'un pois, d'un brun noirâtre à leur maturité, couverts d'une poussière glauque, ombiliqués à leur sommet, d'une saveur chaude , légèrement sucrée et résineuse, d'une odeur aromatique et térébenthinacée. Ils renferment trois osselets très-durs, qui sont entourés d'une matière pulpeuse verte.

L'analyse chimique y a fait découvrir de l'extractif, de la résine, et une huile essentielle d'une odeur ambrée. L'eau, le vin et l'alcool se chargent aisément de ces différents principes. C'est à la résine, et surtout à l'huile essentielle qu'elles contiennent, que les baies de genièvre doivent les propriétés excitantes et diurétiques dont elles sont douées.

A faible dose (32 gram. par exemple pour les grands herbivores), elles bornent ordinairement leur action aux organes digestifs ; mais à dose plus considérable (96 gram. environ) elles étendent leur influence, et donnent ainsi une nouvelle activité à la plupart des fonctions, notamment à celles qui ont pour but la sécrétion des urines ; de là, leur indication dans certaines hydropisies, les infiltrations séreuses , la pourriture des moutons, etc. On en a également recommandé l'usage contre plusieurs maladies épizootiques du gros bétail.

Pour administrer les principes actifs des baies de genièvre aux animaux, on fait infuser ces fruits dans l'eau, le vin ou l'eau-de-vie , quelquefois on se contente de les concasser et de les mélanger ensuite avec du miel, de la mélasse , ou une substance alimentaire. Afin d'en seconder les effets, on les associe fréquemment avec la gentiane, l'oxide de fer, le sel de nitre, le chlorure de sodium, etc.

On en prépare un extrait ou rob, qui possède toutes les propriétés du fruit dont il provient, et qui sert tout à la fois de base et d'excipient à un grand nombre d'électuaires toniques et excitants.

L'extrait de genièvre se trouve ordinairement dans le commerce sous forme d'un sirop épais, de couleur brune, et de saveur âcre, résineuse et légèrement sucrée.

On le prépare en grand en soumettant les baies de genévrier à l'action de l'eau bouillante, et faisant ensuite évaporer cette espèce de décoctum jusqu'à consistance convenable : mais lorsque l'on veut que cet extrait soit doux et balsamique, on traite les baies, non par l'eau bouillante, mais par l'eau froide.

Il paraît qu'on le falsifie quelquefois avec de la fécule amilacée. Cette grossière adultération est facilement reconnue si l'on traite la matière suspecte par l'eau froide qui dissout l'extractif et respecte la fécule.

Par la fermentation et la distillation des baies de genièvre on retire, dans quelques contrées du Nord, une espèce de liqueur qui, sous le nom de *genièvre* ou *genevrette*, y remplace l'eau-de-vie ordinaire ; en distillant cette dernière liqueur sur les baies de genièvre, on prépare également une sorte de *genevrette*.

On obtient d'une espèce de genévrier voisin du précédent (du juniperus oxycedrus), une huile pyrogénée, qui, sous le nom *d'huile de cade*, est quelquefois usitée à l'extérieur pour combattre les maladies psoriques.

LE SUREAU. (*Sambucus nigra.* L.)

Le sureau est un petit arbre indigène, quelquefois un simple arbrisseau de la famille des chèvre-feuilles, de la pentandrie trigynie, qui croît dans les haies et fleurit en mai. Les fleurs sont à peu près les seules parties de cet arbre qui soient employées en thérapeutique.

Elles sont très-nombreuses, petites, blanches, et disposées en ombelles larges au sommet des rameaux. Elles répandent quand elles sont fraîches une odeur forte et peu agréable ; on croit que dans cet état elles peuvent provoquer la purgation ; mais lorsqu'elles sont desséchées elles acquièrent une odeur aromatique, et ne possèdent guère alors que des propriétés stimulantes et diaphorétiques.

C'est sous ce double rapport qu'on les emploie ordinairement dans le début des catarrhes et de plusieurs autres affections qui ont eu pour cause déterminante la suppression de la transpiration, ou un refroidissement, comme on le dit communément.

Pour en administrer les principes actifs, on les fait infuser dans l'eau ou dans le vin, selon le degré d'excitation que l'on veut produire.

On emploie fréquemment l'infusum de fleurs de sureau à l'extérieur, pour faire des lotions *résolutives* et *détersives ;* on en compose aussi des bains, des collyres.

On y associe quelquefois pour ces différents usages, de l'acétate de plomb, de l'eau-de-vie, du muriate d'ammoniaque, etc.

Les propriétés qui distinguent les fleurs de sureau se retrouvent en partie dans la plupart des organes de cet arbre ; mais il paraît que son écorce moyenne, ainsi que ses fruits, possèdent en outre des vertus purgatives bien prononcées. Ces parties sont quelquefois utilisées sous ce rapport dans la médecine de l'homme ; mais il est rare que l'on en fasse usage dans celle des animaux.

Il existe dans le genre sureau un petit arbrisseau nommé *hièble* (sambucus ebulus. L.), très-voisin du précédent, et qui paraît être doué de propriétés analogues. Toutes les parties de ce végétal ont une odeur forte, désagréable, et qui répugne aux animaux.

Les feuilles ont été préconisées par Bourgelat, comme *fondantes* et *apéritives* contre l'anasarque, la pourriture, les eaux aux jambes, et le farcin. Je connais des praticiens recommandables qui m'ont assuré avoir obtenu des succès, dans cette dernière maladie, de l'emploi de ces feuilles à l'état frais.

LE GAÏAC. (*Guajacum officinale*. L.)

Grand arbre de la famille naturelle des rutacées de la décandrie monogynie, qui croît dans une partie de l'Amérique du Sud, et dont le bois est quelquefois employé dans la médecine vétérinaire.

Le bois de gaïac nous est expédié en France, en gros morceaux irréguliers, et en bûches de dimensions variables. Il est dur, très-compacte, plus pesant que l'eau, souvent recouvert d'une écorce grisâtre, épaisse et résineuse. On y distingue deux parties : l'une externe, de couleur jaune pâle, est formée par l'aubier ; l'autre, d'un brun rougeâtre ou verdâtre, constitue le bois parfait. On trouve aussi ce bois dans le commerce, en copeaux ou en poudre grossière de couleur jaune. Sa saveur est âcre et un peu amère, son odeur presque nulle, mais devenant légèrement aromatique par le frottement.

Le gaïac contient une grande quantité de résine qui découle spontanément de l'arbre par les fissures de son écorce ou par des incisions que l'on y pratique. Le bois, lorsqu'il nous arrive en Europe, en renferme encore beaucoup. Il est aisé de l'en extraire en traitant ce bois par l'alcool. Ce n'est que par une longue ébullition que l'eau se charge de ses principes actifs.

Regardé par la plupart des médecins comme sudorifique, et employé à ce titre contre la syphilis, les rhumatismes chroniques et les maladies de la peau, le gaïac ne nous paraît avoir sur les animaux qu'une action extrêmement incertaine. Ses effets physiologiques sont peu apparents, et ses effets thérapeutiques fort équivoques. Cependant quelques praticiens croient devoir le faire figurer encore dans le traitement du farcin et des maladies chroniques de la peau. Convaincu qu'il ne saurait avoir aucun résultat fâcheux, lorsque son emploi est convenablement dirigé, et, d'un autre côté, n'ayant pas la certitude de son inutilité complète, nous ne nous hasarderons pas à en proscrire l'usage d'une manière absolue. Nous conseillerons à ceux qui voudront l'employer, de le faire macérer dans le liquide qui doit lui servir de véhicule, et de le soumettre ensuite à une longue ébullition, à moins que ce véhicule ne soit une liqueur fermentée, auquel cas il faudrait se borner à une simple digestion.

Présenté aux malades sous forme pulvérulente, le gaïac ne saurait avoir autant d'efficacité (si tant il y a qu'il en ait), que dans le cas où ses principes actifs sont préalablement dissous dans un breuvage approprié à leur état.

Pour espérer de ce médicament des effets un peu marqués, il faut que la dose s'élève au moins à 128 gram. (4 onces) pour les grands animaux. On devrait même réitérer cette dose deux ou trois fois dans les vingt-quatre heures.

Il est du reste assez rare qu'on ne l'associe pas à d'autres substances auxquelles on attribue des propriétés analogues, comme le soufre et certains sulfures, ou bien à d'autres bois dits comme lui sudorifiques, tels que le sassafras, la salsepareille et la squine. Il est évident qu'alors on doit en diminuer la dose proportionnellement à la quantité de son auxiliaire.

La résine de gaïac, dont l'emploi dans la médecine de l'homme est peut-être encore plus fréquent que celui du bois en nature, est généralement négligée dans celle des animaux.

LE SASSAFRAS. (*Laurus sassafras*. L.)

Sous cette dénomination, les botanistes désignent un arbre exotique de la famille des lauriers de l'ennéandrie monogynie, qui croît dans l'Amérique septentrionale, et dont la racine et le bois pourvus de leur écorce ont joui pendant longtemps d'une grande réputation comme sudorifiques.

Le sassafras nous est apporté en bûches de volume variable, mais excédant rarement celui du bras ou de la cuisse d'un homme. La partie ligneuse est légère, très-poreuse, d'un gris jaunâtre ; l'écorce est rugueuse, d'une à trois lignes d'épaisseur, d'une texture fibreuse, mais assez friable, et d'un brun ferrugineux. Odeur aromatique beaucoup plus prononcée dans l'écorce que dans la partie ligneuse, rappelant celle du fenouil ; saveur douceâtre, chaude et un peu âcre.

(155)

Le sassafras soumis à la distillation fournit une huile volatile
plus pesante que l'eau , presque incolore au moment de son extraction, mais rougissant sous l'influence de la lumière , et dans
laquelle paraissent résider les propriétés actives de ce corps médicamenteux. Comme l'écorce contient une plus grande quantité
de cette huile que le bois , elle a aussi plus d'énergie.

Le sassafras est un excitant plus prononcé que le gaïac ; mais ,
pas plus que celui-ci, il ne paraît avoir d'action spéciale sur la
peau , quoiqu'il soit souvent employé pour activer l'exhalation
dont cet organe est le siége. Lorsque l'on se propose de soumettre les animaux à son usage , il faut le râper et le traiter par
infusion : la dose ne doit guère être inférieure à celle du gaïac

LA SALSEPAREILLE. (*Smilax salsaparilla*. L.)

On désigne sous ce titre , dans le commerce , la racine de
plusieurs espèces de plantes sarmenteuses du genre *smilax* , de
la famille des asparaginées , de la dioecie hexandrie , et qui
croissent dans diverses contrées de l'Amérique méridionale.

On distingue plusieurs sortes de salsepareille; la plus estimée
est celle de la Jamaïque , ou *salsepareille rouge*. On la trouve
chez les droguistes , en bottes formées de racines fibreuses , de
la grosseur d'une plume à écrire , longues de plusieurs pieds ,
comprimées par la dessiccation , ridées longitudinalement , rougeâtres ou gris-jaunâtres en dehors , blanches en dedans , garnies souvent de leurs souches , inodores , et d'une saveur amère
et aromatique. Cette espèce de salsepareille n'est pas fort commune
dans le commerce français; celles qu'on y rencontre le plus
abondamment sont les salsepareilles dites de *Honduras* et de
Portugal.

Ces racines contiennent une grande quantité d'amidon. Un
chimiste étranger (M. Galileo-Palotti) en a retiré une matière
alcaline particulière, qu'il regarde comme le principe actif, et
à laquelle il a donné le nom de *parigline*.

L'action immédiate de la salsepareille est plus faible encore
que celle des deux bois précédents. Son prix est plus élevé; par

ce double motif, elle est très-peu employée dans la vétérinaire. Si l'on voulait en faire usage, il faudrait la traiter par décoction.

On trouve dans les boutiques une autre espèce de racine fournie par une plante sarmenteuse voisine des précédentes, et que l'on considère comme succédanée de la salsepareille : c'est de la squine que nous voulons parler.

La racine de squine (*smilax china*. L.), que l'on nous vend sous forme de morceaux irréguliers et inégaux, noueux, brunâtres extérieurement, rosés intérieurement, paraît avoir fort peu d'activité. Sans odeur, d'une saveur fade, amilacée, cette racine n'inspire presque plus aucune confiance, même à ceux qui emploient encore fréquemment les autres bois dits sudorifiques.

Il existe plusieurs plantes indigènes gratifiées des mêmes vertus, sur lesquelles l'expérience ne permet guère de porter un jugement plus favorable. Cependant, comme ces plantes ont pour elles l'avantage d'être partout fort communes, d'un emploi facile, peu dispendieux et très-innocent, et que, d'un autre côté elles contiennent toutes certains principes excitants, qui, sans avoir rien de spécial dans leur manière d'agir, peuvent pourtant, secondés par le véhicule chaud dans lequel on les administre, provoquer une légère diaphorèse, nous ne saurions nous dispenser de les citer ici. Mais ce sera simplement pour mémoire; car leur composition et leur action physiologique nous engagent à placer le peu de mots que nous avons à en dire à la suite des médicaments toniques.

Les plantes que nous avons ici principalement en vue, sont : la saponaire, la bardane, la patience, la canne de Provence, le roseau à balais, le chardon-bénit et le buis. (*Voyez* pour les détails la fin de la classe des toniques.)

L'ALCOOL.

L'alcool est le produit de la fermentation de certaines substances végétales qui contiennent du sucre.

Toutes les liqueurs vineuses en renferment une certaine quantité; et c'est par la distillation de ces liqueurs que l'on obtient
les diverses espèces d'alcools qui sont répandus dans le commerce.

Ces alcools reçoivent différents noms suivant leur origine et
leur degré de force. C'est ainsi, par exemple, que celui qui
provient du vin ordinaire se nomme *eau-de-vie*, quand il est
étendu d'une certaine quantité d'eau, et *esprit de vin*, *trois-
six*, lorsqu'il est plus concentré. L'on appelle *rhum* l'alcool retiré du jus fermenté de la canne à sucre ; *kirschenwaser*, celui
obtenu de la cerise noire, et *wiski*, celui qui provient des liqueurs de graines.

Les diverses espèces d'alcools portent constamment avec elles
un goût particulier qui fait aisément reconnaître leur origine,
et qui est vraisemblablement dû à la présence d'une huile essentielle encore peu connue.

Quelle que soit son origine, l'alcool bien pur est toujours
limpide, transparent, incolore, beaucoup plus léger que l'eau
(0,792), d'une saveur brûlante, et d'une odeur pénétrante qui
lui est particulière. Il reçoit alors les épithètes *d'absolu, de sec,
d'anhydre, de déphlegmé*. Il réfracte puissamment la lumière,
entre promptement en ébullition lorsqu'on l'expose à l'action de
la chaleur (à 78° cent.), et se volatilise alors, sans laisser de
résidu et sans éprouver d'altération. Exposé au contact de l'air,
il en attire l'humidité, se vaporise en partie, et s'affaiblit ainsi
beaucoup par cette double cause.

Lorsqu'on en approche un corps en ignition, il prend feu
subitement, brûle en produisant une flamme bleuâtre, étendue,
légère, et sans laisser de résidu ; il se forme pendant sa combustion de l'eau et de l'acide carbonique.

Aucun froid connu ne peut opérer la congélation de l'alcool.
Il est peu de corps simples qui aient quelque action sur lui :
l'iode, le phosphore et le soufre s'y dissolvent cependant, surtout
à chaud, et le chlore le transforme en une substance éthérée d'apparence oléagineuse.

Parmi les oxydes métalliques, il n'y a que la soude et la potasse qui soient solubles dans l'alcool ; tous les autres corps de

cette classe sont sans action sur lui ; seulement la chaux, la baryte et la strontiane tendent à lui enlever l'eau qui pourrait y être associée.

La plupart des acides sont solubles dans l'alcool ; quelques-uns de ceux du règne minéral en opèrent la décomposition, et donnent naissance à des produits nouveaux connus sous le nom d'*éthers*. Telle est la manière d'agir des acides sulfurique, phosphorique, nitrique et hydrochlorique.

L'alcool exerce sur les substances salines une action variable ; il dissout les unes et n'attaque pas les autres. Celles qui, comme le chlorure de calcium, ont une grande affinité pour l'eau, tendent à lui enlever la portion de ce liquide qu'il pourrait encore retenir.

Un grand nombre de matières organiques sont solubles dans l'alcool ; de ce nombre sont les bases salifiables végétales, les huiles volatiles, les résines et les baumes. Celles de ces matières qu'il ne dissout pas, sont préservées par lui de la putréfaction.

L'alcool peut être considéré comme formé de gaz hydrogène deuto-carbonné et de vapeur aqueuse à volumes égaux.

Il est miscible à l'eau en toutes proportions. Lorsqu'on opère le mélange de ces deux liquides, il y a élévation de température et augmentation de densité.

Pour apprécier le degré de force des différents alcools du commerce, on se sert communément aujourd'hui de l'alcoomètre centésimal de M. Gay-Lussac. Les divisions établies sur l'échelle de ce petit instrument ne sont point égales entre elles, comme on l'observe sur les autres pèse-liqueurs ; mais elles sont telles que le nombre exprimant le degré exprime aussi la quantité d'alcool absolu contenu dans le liquide. Ainsi le zéro, c'est-à-dire le trait le plus bas, correspond à l'eau pure ; le degré le plus élevé, et qui porte le n.° 100, correspond à l'alcool absolu. A côté de l'échelle centésimale, on joint ordinairement l'ancienne échelle de Cartier. L'eau-de-vie ordinaire marque à cette dernière de 18 à 22 degrés ; l'esprit de vin, de 32 à 36 degrés, et l'alcool absolu, 43°,84.

Pour l'amener à ce dernier degré de concentration, on prend

de l'esprit de vin ordinaire. On le mélange d'abord avec une substance très-avide d'eau : le chlorure de calcium fondu, la potasse desséchée, la chaux vive, l'acétate de potasse, etc. ; et on le distille ensuite dans un alambic ou dans une cornue.

Les alcools et les eaux-de-vie du commerce ont quelquefois un goût et une odeur désagréables. Il paraît, d'après quelques essais tentés dans ces derniers temps par divers chimistes, que l'on peut les leur enlever au moyen du chlorure de chaux, du chlore, du charbon.

Ces liqueurs sont souvent falsifiées par des substances que l'on y introduit, afin d'en augmenter la quantité ou d'en modifier les qualités. Elles renferment assez souvent aussi une certaine quantité de cuivre provenant des vaisseaux distillatoires, et tenus en dissolution à la faveur de l'acide acétique qui s'y trouve.

On peut s'assurer de la présence de ce dangereux métal, en plongeant dans le liquide une lame de fer décapée, ou bien en y versant un peu d'ammoniaque liquide, ou mieux encore du prussiate de potasse. Dans le premier cas, le fer se couvrira d'une couche cuivreuse ; dans le deuxième, la liqueur deviendra bleue ; et dans le troisième, elle fournira un précipité marron.

L'alcool, dans ces différents degrés de concentration et de pureté, est employé à de nombreux usages dans l'art médical. C'est un stimulant diffusible des plus énergiques. Lorsqu'il est concentré, il agit comme irritant, et quelquefois même comme rubéfiant, tant à l'intérieur qu'à l'extérieur. Introduit à haute dose dans le tube digestif, il en détermine la phlogose, se répand ensuite dans le torrent circulatoire, s'associe au sang, imprègne en quelque sorte tous les tissus, excite vivement les organes et principalement le cerveau, et amène par suite de graves désordres. Pendant que ces phénomènes ont lieu, l'alcool tend sans cesse à s'échapper de l'économie par l'exhalation pulmonaire, ainsi que l'atteste l'odeur de l'air expiré par les individus qui ont fait depuis peu usage de cette liqueur.

Ingéré dans l'estomac, son action est plus énergique que lorsqu'on l'introduit dans le tissu lamineux. Ses effets sont encore plus prompts, lorsqu'il a été porté dans la cavité du péritoine, ou qu'il a été injecté dans les jugulaires. Dans ce dernier cas, il paraît qu'il produit la mort en coagulant le sang.

Convenablement affaibli, l'alcool augmente la chaleur intérieure, et étend promptement son influence excitante, d'abord par sympathie, et ensuite par absorption, au système nerveux et à l'appareil circulatoire.

L'alcool du reste n'est presque jamais administré seul à l'intérieur. C'est ordinairement chargé de principes médicamenteux et étendu ensuite soit dans l'eau, soit dans une infusion aromatique, qu'il est mis en usage. Alors à ses propriétés stimulantes, s'ajoutent celles des substances avec lesquelles il est associé.

L'alcool est un des véhicules les plus précieux de l'art pharmaceutique. C'est le dissolvant par excellence d'un grand nombre de corps médicamenteux, dont il rend ainsi non-seulement l'emploi plus facile, mais dont il augmente encore sensiblement l'action, en écartant leurs molécules et favorisant leur absorption.

L'alcool, étendu dans l'eau ou dans une infusion aromatique, est fréquemment employé à l'extérieur pour hâter la résolution de certains engorgements chroniques, déterger les anciennes plaies, raffermir et consolider les chairs blafardes, fortifier les tendons et les ligaments articulaires.

Associé à des résines, au camphre, à des huiles essentielles, à certains acides minéraux, il constitue un grand nombre de préparations officinales, dont les indications ne sont ni moins fréquentes, ni moins variées.

C'est l'alcool aqueux, c'est-à-dire l'eau-de-vie ordinaire, que les praticiens emploient ordinairement pour remplir la plupart de ces usages.

Les liqueurs fermentées doivent en grande partie les propriétés excitantes dont elles sont douées, à l'alcool qu'elles contiennent. Quoique assez fréquemment employées comme agent médicamenteux, ces liqueurs sont trop généralement connues pour que nous soyons obligé d'entrer dans des détails particuliers sur chacune d'elles.

Nous observerons seulement que la plus importante de toutes, le vin, est celle qui varie le plus dans sa composition, et par suite dans ses effets ; que les vins du Midi sont généralement les plus généreux, et doivent être par cela même préférés aux autres lorsqu'il s'agit de les employer comme excitants, diaphorétiques et résolutifs. Certaines qualités de vins joignent à leurs propriétés excitantes des vertus diurétiques bien prononcées : tels sont la plupart des vins blancs secs. Le cidre et le poiré se rapprochent beaucoup de ces derniers par leur manière d'agir.

Quant à la bière, elle est de toutes ces liqueurs la moins stimulante ; mais elle est par compensation l'une des plus toniques à raison des principes amers du houblon dont elle est chargée.

L'ÉTHER SULFURIQUE.

Les chimistes donnent en général le nom *d'éther* à des produits liquides résultant de l'action des acides sur l'alcool, et qu'on obtient par distillation. Mais eu égard à la composition de ces produits, ils en ont formé trois genres. Chaque espèce se distingue et se désigne ensuite par le nom de l'acide qui a servi à la préparer. L'éther dont il s'agit dans ce chapitre, est le plus anciennement connu ; c'est à peu près le seul qui soit employé par les vétérinaires.

Dans son état de pureté, l'éther sulfurique est un liquide parfaitement transparent, incolore, beaucoup plus léger que l'eau (0,715 à + 20°), d'une odeur pénétrante et suave, d'une saveur fraîche d'abord, chaude et piquante ensuite. Il est très-combustible, et brûle avec une flamme blanche, étendue, en donnant de l'acide carbonique, de l'eau et un charbon léger. Exposé à l'action de la chaleur, il entre en ébullition à 35° centigrades, et se volatilise sans éprouver la moindre altération ; il se volatilise même assez promptement à la température ordinaire pour donner lieu à un froid intense. La vapeur qui se produit dans ce cas est très-dense (elle est deux fois et demie aussi pesante que l'air), et très-inflammable : de là, le danger de transvaser de l'éther dans le voisinage d'une bougie allumée ou de tout autre corps en ignition.

Agité avec de l'eau, l'éther sulfurique s'en sépare bientôt, et vient se rassembler au-dessus de la masse liquide; il en reste cependant en dissolution une petite quantité, que l'on a évaluée à un quatorzième en poids; tandis que, de son côté, l'éther retient un trentième d'eau environ.

L'éther est miscible en toutes proportions dans l'alcool, l'ammoniaque et l'acide acétique; il peut en être séparé par l'addition d'une certaine quantité d'eau.

Il dissout lui-même un grand nombre de corps médicamenteux, parmi lesquels nous devons surtout citer, dans le règne minéral, l'iode, le soufre, le phosphore et le sublimé corrosif (1); et dans le règne organique, les résines, le camphre, les huiles, et quelques bases salifiables végétales.

L'éther sulfurique est composé d'oxygène, d'hydrogène, et de carbone; ces trois éléments sont unis entre eux de manière à représenter, selon M. Gay-Lussac, deux volumes de gaz hydrogène deuto-carboné et un volume de vapeur d'eau, condensés en un volume de vapeur d'éther.

Pour préparer cette substance, on distille un mélange d'alcool à 36° et d'acide sulfurique concentré. Dans les pharmacies, cette opération s'exécute au moyen d'une cornue de verre placée sur un bain de sable, à laquelle est adaptée une allonge, et à celle-ci un récipient tubulé surmonté d'un long tube effilé. Lorsque l'appareil est ainsi disposé, et que toutes les jointures sont lutées, on prend une quantité déterminée d'alcool que l'on met dans une terrine de grès, et à laquelle on mélange peu à peu une quantité égale en poids d'acide sulfurique. La liqueur s'échauffe beaucoup pendant cette opération préliminaire; lorsque sa température s'est abaissée au point de ne plus faire craindre la rupture de la cornue, on l'introduit dans celle-ci par la tu-

---

(1) On profite de l'action dissolvante de l'éther, pour rechercher le sublimé corrosif dans certains mélanges où l'on soupçonne sa présence. A cet effet, on le mêle avec la matière suspecte, on agite: après quelques instants de repos, l'éther se rassemble à la surface du liquide; on le sépare et on l'abandonne à lui-même dans une petite capsule: à mesure qu'il s'évapore, il laisse déposer le sublimé sous forme d'une poudre blanche.

bulure supérieure au moyen d'un entonnoir à long bec. On
bouche bien cette tubulure, et l'on commence aussitôt la distillation.

L'on pourrait immédiatement opérer le mélange des deux liquides dans la cornue, en y introduisant l'acide par très-petites
portions, et en agitant chaque fois. Il est évident que dans cette
circonstance l'appareil ne peut pas être monté à l'avance. Mais
on peut et on doit, pour ne pas perdre de temps, et surtout
pour ne pas exposer la cornue à se briser, chauffer à l'avance
le bain de sable. On continue ensuite à mettre des charbons
dans le fourneau, de manière à amener aussi promptement que
possible une légère ébullition. A cette température, l'éther se
forme en grande quantité, et passe de la cornue dans l'allonge,
et de là dans le récipient. Pour favoriser sa condensation, on
entoure celui-ci d'eau froide ou de neige. Le feu doit être maintenu au même degré jusqu'à ce qu'il se forme de l'acide sulfureux, qui apparaît sous forme de vapeurs blanches. On enlève
alors l'éther, et l'on arrête l'opération. Si on la poussait plus
loin, on obtiendrait entre autres produits un liquide jaunâtre
d'aspect oléagineux, nommé improprement *huile douce de vin.*

Afin d'obtenir par une même opération une masse plus considérable d'éther, quelques auteurs conseillent d'ajouter par petites portions dans la cornue une nouvelle quantité d'alcool, lorsque celui qui a été primitivement mélangé avec l'acide est déjà
en partie décomposé. J'ai reconnu, en opérant d'après cette
méthode, qu'à chaque addition d'alcool il se manifeste des soubresauts capables de briser l'appareil, et que l'ébullition est suspendue pour quelques instants.

Quoi qu'il en soit, l'éther obtenu par cette première distillation n'est jamais parfaitement pur. Il contient de l'alcool, de
l'eau, un peu d'acide sulfureux, et quelquefois de l'huile douce
de vin. Pour le débarrasser de ces produits étrangers, on le
met en contact avec un quinzième de son poids environ de potasse caustique; on laisse digérer pendant quelques jours : on
décante ensuite, et on distille sur du chlorure de calcium fondu.

La théorie de l'éthérification a fait dans ces derniers temps le sujet de nombreuses recherches. Il paraît, d'après les faits les plus récents et les mieux interprétés, que l'acide sulfurique, en réagissant sur l'alcool, détermine une portion de son oxygène et de son hydrogène à se combiner pour former de l'eau, et que l'éther résultant de cette soustraction reste d'abord uni à l'acide sulfurique, mais qu'il s'en sépare ensuite en grande partie par l'action de la chaleur. A une époque plus avancée de l'opération l'acide devenant de plus en plus prédominant, réagit sur la portion d'éther qu'il retient encore, lui enlève ce qui lui reste d'oxygène et une quantité correspondante d'hydrogène pour former de l'eau. L'hydrogène deuto-carboné, dégagé ainsi de sa première combinaison, reste uni à l'acide sulfurique, jusqu'à ce que la température qui va toujours croissant donne lieu à une nouvelle série de phénomènes qu'il ne nous appartient pas d'examiner ici [1].

L'éther en vieillissant devient presque toujours acide, et l'acide formé paraît être de l'acide acétique. L'on a recommandé, pour prévenir cette altération, d'ajouter une petite quantité de magnésie qui sature l'acide à mesure qu'il se forme.

L'éther sulfurique est le premier des stimulants diffusibles, celui du moins dont l'action et la plus prompte et la plus vive. Ingéré dans l'estomac, il se volatilise promptement, remplit ainsi de sa vapeur toute la capacité du viscère, attaque en même temps tous les points de la surface muqueuse qui le tapisse, l'excite subitement, et réagit presque aussitôt sur l'appareil circulatoire et le système nerveux, dont il tend, dans quelques cas, à régulariser l'action. Sa grande volatilité et la facilité avec laquelle il est absorbé, rendent son influence prompte et générale ; mais elle est peu durable : porté dans le sang par voie d'absorption, il s'en échappe bientôt avec la vapeur pulmonaire. Quoique variables dans les animaux, les effets de l'éther le sont cependant moins que chez l'homme, dont la susceptibilité nerveuse est beaucoup plus grande.

(1) Voyez pour plus de détails l'*Abrégé élémentaire de chimie*, par M. Lassaigne, p. 978.

Il agit souvent chez les premiers comme *antispasmodique, carminatif et calmant :* de là son indication dans les névroses, les indigestions et certaines coliques, lorsque toutefois des phénomènes inflammatoires ne contre-indiquent pas son emploi ; car on ne doit pas oublier que c'est d'abord en excitant qu'il annonce son influence, et qu'il ne tend vraisemblablement à calmer les mouvements organiques pervertis, qu'en changeant le mode d'excitation anormal et en modifiant la sensibilité.

On administre l'éther aux grands animaux dans de l'eau froide ou dans un breuvage approprié à leur état, depuis la dose de 16 jusqu'à celle de 96 gram. (4 gros à 3 onces), suivant les conditions dans lesquelles ils se trouvent ; on peut même au besoin réitérer cette dose plusieurs fois dans la journée.

Dans beaucoup de circonstances on associe à l'éther de l'ammoniaque, du camphre, de l'opium, de la valériane, etc. Mêlé à partie égale d'alcool, il constitue la *liqueur anodine d'Hoffmann,* dont les vertus diffèrent fort peu de celles qu'il possède dans son état de pureté.

L'éther peut devenir utile à l'extérieur, lorsqu'il s'agit d'enlever une grande quantité de calorique accumulé sur une partie, comme, par exemple, dans certaines congestions cérébrales et dans les brûlures récentes.

Mais si cette manière d'opérer le refroidissement des parties extérieures du corps est parfois expéditive, elle n'est pas assurément la plus économique, ni par conséquent la plus généralement employée, dans la médecine vétérinaire surtout, où l'économie est l'un des premiers mérites de tout traitement rationnel.

Bien que l'éther sulfurique soit à peu près le seul dont on fasse usage dans la thérapeutique vétérinaire, il nous paraît cependant convenable de dire quelques mots d'une autre espèce d'éther qui est assez souvent usité dans la médecine de l'homme, et dont on peut faire quelques applications utiles dans celles des animaux : nous voulons parler de celui que l'on obtient en faisant réagir l'acide acétique sur l'alcool.

L'éther acétique est un liquide incolore, d'une odeur agréable, qui rappelle tout à la fois celle de l'éther sulfurique et de l'acide acétique; quoiqu'un peu plus pesant que l'alcool (0,86 à + 7.°), il est cependant plus volatil. Miscible à ce liquide en toutes proportions, il ne se dissout que dans sept fois son poids d'eau. Il est susceptible de dissoudre lui-même plusieurs substances organiques, notamment les corps gras, le camphre, les résines, les huiles volatiles, le principe actif des cantharides. Approché d'un corps en ignition, il brûle avec une flamme allongée d'un blanc jaunâtre.

On obtient cet éther en distillant dans une cornue un mélange d'acide acétique concentré (4 parties), d'alcool (6 parties) et d'acide sulfurique (1 partie); ou bien un mélange à parties égales des deux derniers liquides sur de l'acétate de plomb cristallisé.

Considéré dans la médecine de l'homme comme antispasmodique calmant, et employé à ce titre dans quelques cas d'indigestion, et contre certaines douleurs nerveuses, l'éther acétique nous paraît susceptible de recevoir dans la médecine vétérinaire quelques applications analogues. Nous regrettons de n'avoir pu vérifier que d'une manière incomplète nos présomptions à cet égard.

LE CAMPHRE.

On désigne sous ce nom un principe immédiat qui existe dans beaucoup de végétaux d'espèces et de pays différents, mais que l'on retire principalement d'une espèce de laurier qui croît abondamment dans la Chine et le Japon, et que les botanistes appellent *laurus camphora*.

Le camphre se trouve dans le commerce de la droguerie sous forme de pains circulaires, convexes d'un côté, concaves de l'autre. Dans son état de pureté, il est blanc, demi-transparent, léger, d'aspect cristallin, doux et comme gras au toucher, fragile, et cependant difficile à pulvériser, parce qu'il cède et s'affaisse sous l'action du pilon, à moins que l'on ne verse dessus

une petite quantité d'alcool qui, en le pénétrant, facilite sa
division. Sa densité est presque égale à celle de l'eau (0,98).
Son odeur est forte, pénétrante et particulière. Sa saveur
amère, âcre, piquante, est accompagnée d'une sensation de
fraîcheur qui paraît être due à l'évaporation d'une partie de la
substance.

Exposé à l'action d'une douce chaleur, le camphre se vaporise promptement ; il se volatilise même à la température ordinaire, lorsqu'il est à l'air libre. Mis en contact avec un corps en
ignition, il prend feu sur-le-champ, et brûle avec une flamme
d'une blancheur remarquable, sans laisser de résidu. L'eau ordinaire peut en dissoudre une petite quantité, surtout lorsqu'il
a été précipité de sa dissolution alcoolique, et qu'il est ainsi
réduit en quelque sorte à l'état moléculaire. Les huiles grasses
et volatiles, les jaunes d'œufs, les éthers, et surtout l'alcool, le
dissolvent très-facilement. Ce dernier liquide peut se charger
de plus des deux tiers de son poids de camphre ; mais il le laisse
précipiter en grande partie, sous forme de flocons blanchâtres,
lorsqu'on y ajoute de l'eau.

La plupart des acides affaiblis peuvent dissoudre une certaine quantité de camphre sans le décomposer et sans se décomposer eux-mêmes. Mais plusieurs acides minéraux concentrés
en opèrent la décomposition. L'acide sulfurique le charbonne,
et le transforme en une matière particulière, qui a la propriété
de précipiter la gélatine, et que l'on nomme, à cause de cela,
tannin artificiel. L'acide nitrique réagit sur lui à l'aide de la
chaleur, de manière à donner naissance à un acide nouveau
appelé *camphorique.*

Le camphre, analysé par M. de Saussure, lui a fourni environ les trois quarts de son poids de carbone (74,88 sur
100), un septième d'oxygène 14,61, un dixième d'hydrogène
10,67, et quelques traces d'azote 0,34. D'après sa composition et ses propriétés, il doit être considéré comme une huile
volatile concrète.

Ainsi que les huiles volatiles, le camphre existe tout formé dans
les végétaux qui le produisent. Pour l'extraire du laurus cam-

phora, c'est-à-dire de l'arbre qui fournit à peu près la totalité de celui qui est répandu dans le commerce européen, l'on fend et l'on réduit en éclat les branches et le tronc de cet arbre ; on les place dans de grandes cucurbites de fer, contenant une certaine quantité d'eau, et surmontées de chapiteaux de terre. On chauffe graduellement, et les vapeurs aqueuses qui se forment entraînent avec elles le camphre, qui va se condenser dans les chapiteaux que l'on a eu soin de garnir intérieurement de cordes de paille de riz pour le retenir. Lorsque l'opération est terminée, on recueille le produit, et on nous l'expédie dans cet état en Europe. Il est alors de couleur grise, en poussière ou en petits grains, et contient beaucoup d'impuretés. Pour le purifier, on le sublime de nouveau à une douce chaleur dans des matras de verre, après l'avoir mêlé avec la chaux vive en poudre.

Lorsqu'il a subi cette espèce de raffinage, le camphre devient propre à remplir tous les usages auxquels il est ordinairement consacré dans l'art de guérir, et c'est le seul qui y soit employé, en France du moins ; car le camphre de Sumatra et de Bornéo, que l'on extrait du *pterygium teres*, et qui est d'une très-belle qualité, ne se rencontre point en Europe. Celui que l'on retire des huiles volatiles de quelques plantes labiées, diffère sous plusieurs rapports du camphre ordinaire. Quant au produit que l'on obtient en faisant passer un courant de gaz acide hydrochlorique dans l'essence de térébenthine, et que les chimistes ont désigné sous le nom de *camphre artificiel*, il en diffère bien plus encore. Ni l'un ni l'autre d'ailleurs n'ont encore été essayés en médecine vétérinaire.

Il est peu de médicaments dont l'action sur l'économie animale soit aussi variable que l'est celle du camphre. En effet, il agit tour à tour comme excitant diffusible, comme tempérant, ou comme sédatif, suivant la dose à laquelle il est employé, la manière dont il est administré, et les conditions dans lesquelles se trouve placé le sujet. Aussi est-on fort embarrassé lorsqu'il s'agit de décider à quelle classe il appartient.

Quoi qu'il en soit, voici quels sont les phénomènes primitifs que l'on observe le plus constamment peu de temps après son administration.

Appliqué sur la peau ou dans le tissu cellulaire, sous forme de poudre ou de pâte molle, il ne produit d'effets locaux appréciables sur les animaux qu'autant que ces tissus sont ulcérés ou atteints d'une vive inflammation ; alors il paraît les irriter légèrement, car il en augmente la rougeur ; mais quand ils sont à l'état sain, son action locale est à peu près nulle. Il en est de même lorsqu'ils sont frappés de gangrène. Dans ce cas, le camphre ne suscite aucune réaction, et borne ses effets à masquer l'odeur fétide qu'exhalent les parties malades par celle qu'il répand lui-même. Ce serait par conséquent sans aucune chance de succès qu'on en ferait usage pour changer le caractère des plaies et des ulcères de mauvaise nature, s'il ne pouvait être mis en contact qu'avec des matières organiques déjà privées de vie ; mais quand il est appliqué de manière à pouvoir pénétrer à une certaine profondeur dans les tissus, il paraît réellement capable d'en réveiller l'action, d'en modifier la sensibilité, et d'amener par suite des changements salutaires. Dans les contrées méridionales, où les plaies prennent si facilement, chez les bêtes à laine surtout, le caractère grangréneux, beaucoup de bergers sont dans l'usage de saupoudrer de camphre les solutions de continuité dont la surface blafarde ou livide fait craindre une terminaison fâcheuse, et il paraît que ce moyen leur réussit très-bien.

Mis en contact avec les membranes muqueuses, le camphre exerce alors une action plus vive que celle qu'il développe sur les téguments et le tissu lamineux. Introduit dans l'estomac à la dose de 12 ou 16 grammes dissous dans une huile grasse ou dans des jaunes d'œufs, il détermine chez le chien de l'inquiétude, de l'agitation et des mouvements convulsifs simulant des attaques d'épilepsie. Sous son influence, la respiration devient laborieuse, la vapeur pulmonaire prend une odeur camphrée ; la bouche se remplit d'une bave écumeuse. Il survient une sorte d'insensibilité qui n'est interrompue que par quelques soubresauts, et qui pour l'ordinaire est le prélude de la mort.

On trouve à l'ouverture des traces d'inflammation dans l'estomac, et quelquefois de légères ulcérations, surtout lorsque le vomissement n'a pas eu lieu. Mais ces lésions ne sont pas généralement assez graves pour que l'on puisse attribuer à elles seules la terminaison funeste. Tout porte à croire que le camphre, dans ces sortes de cas, agit sur le système nerveux, dont il pervertit l'action.

Administré au cheval à la dose de 64 grammes, le camphre donne lieu, comme dans le chien, à des mouvements spasmodiques, à la fréquence et à la vitesse du pouls, mais sans déterminer aucun accident fâcheux. Ces phénomènes n'ont même duré que quelques instants, et ont été à peine sensibles dans une forte jument de selle que nous avons soumise à cette expérience.

Le camphre passe facilement des premières voies dans le torrent circulatoire ; mais, ainsi que les autres corps médicamenteux réfractaires à l'assimilation, il ne tarde pas à en être éliminé. D'après les recherches expérimentales faites à ce sujet sur les animaux, il paraît que le camphre est alors excrété par la peau et surtout par la muqueuse des bronches. Les expériences de MM. Tiédemann et Gmélin tendent à démontrer qu'il ne s'échappe pas de l'économie avec les urines, ainsi que cela a lieu pour un grand nombre d'agents pharmacologiques introduits dans le sang.

En ayant nous-même injecté environ 8 grammes dans la jugulaire d'un fort cheval de trait, nous nous aperçûmes, douze ou quinze heures après, que la peau et l'air expiré exhalaient une odeur de camphre très-prononcée ; mais comme les urines n'ont pu être recueillies, nous nous sommes trouvé dans l'impossibilité de vérifier l'assertion des observateurs qui viennent d'être nommés.

Les effets sédatifs généraux du camphre dans les animaux sont rarement bien marqués ; cependant lorsqu'il est administré à dose convenable et dans des conditions qui en réclament réellement l'emploi, il amène quelquefois une diminution dans la force et la fréquence du pouls, et semble calmer la douleur : de là son indication dans les maladies accompagnées d'anxiété et de douleurs très-aiguës. C'est d'après les mêmes principes et à cause aussi des vertus *antiseptiques* dont on le croit doué, qu'il a été recommandé et fréquemment employé contre les maladies graves et le plus souvent épizootiques du gros bétail, telles que les typhus contagieux et charbonneux, la péripneumonie dite gangréneuse, etc. Mais, puisque son action la plus manifeste se rapporte d'abord à une excitation de l'estomac et de l'intestin, il ne pourrait être que nuisible lorsque ces organes sont déjà le siége d'une inflammation intense. Or, comme beaucoup d'affections épizootiques présentent ce caractère, on ne saurait employer avec trop de ménagement, dans leur traitement, les préparations camphrées. En général, ce n'est guère qu'à leur déclin qu'il nous semble rationnel d'avoir recours à ces préparations. Alors on les associe ordinairement aux toniques, aux astringents, et quelquefois même aux stimulants végétaux ou minéraux. Dans ces cas si souvent désespérés, il est possible que le camphre concoure à changer le mode de sensibilité des organes de manière à opérer une sorte de révolution salutaire.

Un médecin, regardé à juste titre comme une autorité en thérapeutique (M. Guersent), affirme que le camphre ne convient pas plus dans les affections adynamiques franches que dans celles qui sont accompagnées de phlegmasies, parce qu'il augmente alors la prostration. Bien que les vétérinaires n'aient peut-être pas eu occasion de vérifier cette observation, nous pensons qu'elle mérite cependant de fixer leur attention. Au résumé, le camphre n'est franchement indiqué que pour combattre les phénomènes nerveux essentiels ou sympathiques qui sont exempts de signes de phlegmasies intenses.

On a cru pourtant reconnaître qu'il était utile aussi dans les irritations des voies urinaires, et surtout dans celles qui sont occasionnées par l'emploi des cantharides. Il est même alors regardé comme une sorte de spécifique. Mais pour s'en promettre quelque succès sous ce rapport, il est nécessaire de l'administrer à l'intérieur dans une grande quantité d'eau mucilagineuse. Appliqué sur la peau en même temps que la substance épispastique dont on redoute les effets, il doit inspirer peu de confiance.

En raison de l'influence calmante qu'on lui a attribuée sur l'appareil génito-urinaire, le camphre a été vanté comme anti-aphrodisiaque. Sans ajouter une confiance illimitée aux éloges que quelques auteurs lui ont prodigués sous ce rapport, il est bon cependant de ne pas perdre de vue qu'il a paru utile dans quelques cas de satyriasis et d'utéromanie.

Et pourtant comment accorder ces faits avec ceux annoncés récemment (1) par un médecin italien (M. Scudéry), desquels il résulte que le camphre agit sur l'homme sain comme excitant de l'appareil génito-urinaire. Peut-être de semblables résultats, en apparence contradictoires, dépendent-ils des conditions dans lesquelles sont placés les sujets, et de la manière dont le médicament est administré.

Le même médecin ajoute que l'énergie du camphre est augmentée par son association avec une substance stimulante, et qu'au contraire elle diminue quand il est uni au sel de nitre.

Le camphre s'administre à l'intérieur aux grands animaux depuis la dose de 8 gram. (2 gros) jusqu'à celle de 48 gram. (1 once et demie). Pour le leur faire avaler on le réduit en poudre et on l'incorpore dans le miel; ou bien, ce qui est généralement préférable, on le fait dissoudre dans des jaunes d'œufs, de l'alcool ou de l'éther; on le délaie ensuite dans un véhicule aqueux approprié à l'état des malades, et on le leur administre sous forme de boisson, de breuvage, ou de lavements, suivant l'indication.

On associe souvent d'autres médicaments au camphre, dans le but d'augmenter ses effets ou d'obtenir en quelque sorte une médication mixte. C'est ainsi que, dans l'espoir d'accroître ses vertus antispasmodiques, on le mêle à l'assa-fœtida, à l'opium, à l'éther, et aux autres substances dont l'action semble s'exercer plus particulièrement sur le système nerveux; c'est ainsi encore qu'on l'associe au quinquina et à l'acétate d'ammoniaque pour augmenter ses propriétés excitantes et *antiseptiques*.

(1) *Opuscoli della Società medica chirurgica de Bologna. t. IX.*

Le camphre est fréquemment employé à l'extérieur, en dissolution dans une huile grasse ou dans l'eau-de-vie, à titre de calmant et de résolutif contre les affections rhumatismales, les engorgements glanduleux, et les diverses irritations chroniques du tissu fibreux des extrémités; comme, par exemple, dans les cas de distension des tendons et des ligaments articulaires. Réduit sous la forme d'une pâte molle par le moyen d'une très-légère quantité d'alcool, on en a recommandé l'application lors de l'ouverture ou de la dilacération récente de la capsule articulaire du dernier phalangien, suite de l'opération du javart cartilagineux. Mais ce moyen ne nous semble offrir aucun avantage qui lui soit propre; un pansement fait avec soin peut fort bien dispenser d'y avoir recours. Déposé sur une pelle chauffée, et dirigé sous forme de vapeur dans les voies respiratoires, il excite la muqueuse des bronches, et peut ainsi favoriser la guérison de quelques catarrhes anciens.

Le camphre enfin forme la base de plusieurs préparations pharmaceutiques, et entre dans beaucoup d'autres comme ingrédient accessoire.

L'ASA-FOETIDA ou ASSA-FOETIDA.

L'on désigne ainsi une gomme résine qui découle par incisions du collet de la racine du *ferula assa-fœtida*. L., plante vivace qui croît spontanément en Perse et dans la Libye, appartient à la famille des ombellifères, et à la pentandrie digynie.

Cette gomme résine, qui nous vient de l'Orient, se rencontre dans les boutiques sous deux états différents, qui dépendent moins de sa composition que des circonstances relatives à sa récolte. Dans l'un de ces états elle constitue l'assa-fœtida en larmes, et dans l'autre l'assa-fœtida en sorte. Ce dernier, qui est à peu près le seul qui soit usité dans la médecine vétérinaire, se présente sous forme de masses irrégulières, agglutinées, d'un volume variable, de consistance ferme, de couleur brune ou fauve à l'extérieur, parsemées intérieurement de taches blanches, opalines et violacées, d'une odeur forte extrêmement fétide et assez semblable à celle de l'ail, d'une saveur piquante, âcre et amère.

Exposé à l'action d'une douce chaleur, l'assa-fœtida se ramollit, et si la température est très-élevée, il brûle avec flamme. Quoique assez fragile dans son état ordinaire, il se réduit pourtant difficilement en poudre ; pour favoriser sa pulvérisation, on y ajoute un peu de carbonate d'ammoniaque. Sa pesanteur égale environ une fois et demie celle de l'eau (1,32) ; broyé dans ce liquide ou dans l'alcool, il s'y dissout en partie et forme une sorte d'émulsion d'un blanc laiteux. Le vinaigre en opère complétement la dissolution, à moins que l'assa-fœtida ne soit impur ; ce qui à la vérité n'est pas rare, car il est souvent altéré par son mélange avec des résines de qualité inférieure, des gommes, de la farine de fève, de la terre, des pierres ou des débris de végétaux.

Il faut le choisir autant que possible exempt de ces corps étrangers, récent, sec, friable, et pourvu d'une grande quantité de larmes. Son odeur, quoique forte et pénétrante, ne doit pas être cependant d'une fétidité très-repoussante.

Traité par les différents agents chimiques capables d'en faire connaître la composition, l'assa-fœtida a fourni près des deux tiers de son poids (65 p. sur 100) de résine ; un cinquième environ (19,44) de gomme ; un peu plus d'un dixième (11,66) de bassorine ; près d'un vingt-cinquième (3,60) d'huile volatile, et quelques traces de malate de chaux.

C'est à la résine et à l'huile essentielle qu'il contient, que l'assa-fœtida doit l'odeur, la saveur et les propriétés médicinales qui lui sont propres.

Appliqué à l'économie animale, son premier effet, tant à l'intérieur qu'à l'extérieur, est de réveiller à la manière des stimulants ordinaires l'action des organes soumis à son influence. Introduit dans l'estomac à la dose de quelques grammes, il réchauffe ce viscère, excite l'appétit, et donne une nouvelle activité à la digestion ; mais si la dose s'élève jusqu'à 96 ou 128 gramm. tout le conduit alimentaire peut être irrité ; il survient alors des déjections stercorales molles et plus ou moins souvent répétées.

Dans tous les cas, il est rare que l'influence stimulante de ce médicament ne s'étende pas à l'appareil circulatoire, et de là à toutes les fonctions. Mais peut-il réagir sur le système nerveux, de manière à régulariser son action et à faire cesser par suite les mouvements désordonnés connus sous le nom de spasmes, ainsi qu'on le suppose assez généralement? Cette question est une de celles si nombreuses en thérapeutique, sur lesquelles l'expérience ne nous semble pas encore avoir prononcé d'une manière positive.

Il paraîtrait cependant, d'après les observations de quelques vétérinaires, qu'il a été employé avec succès contre certaines affections que l'on considère comme ayant leur siége dans le système nerveux, telles que la chorée, le tétanos, certaines paralysies. On lit dans les comptes rendus de l'École vétérinaire de Lyon que plusieurs chiens ont été guéris par l'assa-fœtida, les uns de la danse de Saint-Guy, et les autres d'hémiplégie et de paraplégie, et que rarement ce moyen est resté sans effet, lorsqu'il a été possible d'en soutenir l'usage assez longtemps.

Préconisé à titre d'excitant diffusible contre les affections adynamiques et gangréneuses, contre celles surtout qui régnent d'une manière épizootique sur le gros bétail, l'assa-fœtida doit, comme le camphre, être employé avec prudence dans ces sortes de maladies: administré dès leur début, et lorsque leur caractère inflammatoire est bien tranché, il ne pourrait qu'aggraver l'état des malades. Donné à doses fractionnées aux animaux atteints de catarrhes pulmonaires chroniques, il a eu des résultats satisfaisants. On a obtenu aussi quelques succès de son emploi contre le farcin; enfin, il a été vanté comme vermifuge.

Ce médicament, soit seul, soit associé au camphre, appliqué à l'extérieur, sous forme d'emplâtre, sur les engorgements indolents, paraît susceptible d'en hâter la résolution. Introduit et maintenu dans la bouche, il excite la salivation et peut servir à composer des mastigadours.

La dose de l'assa-fœtida pour le cheval varie depuis 8 gram. (2 gros) jusqu'à 96 gram. (3 onces): elle peut être portée pour le bœuf jusqu'à 128 gram. (4 onces).

On le donne en poudre, incorporé dans un extrait ou dans une matière sucrée, sous forme de bol ou d'électuaire : on peut aussi le faire prendre en suspension dans un véhicule aqueux ou alcoolique, ou en dissolution dans le vinaigre.

Le Sagapenum, connu aussi sous le nom de *Gomme séraphique*, provient d'un végétal de la même famille et du même pays que celui qui fournit l'assa-fœtida. Il se présente comme ce dernier en masses informes d'une odeur alliacée, d'une saveur âcre et désagréable ; mais sa consistance est généralement plus molle, son odeur et sa saveur moins pénétrantes ; il contient, d'ailleurs, comme l'assa-fœtida, de la gomme, de la résine, de l'huile essentielle, et possède à peu près les mêmes propriétés médicinales. Il est moins actif, moins fidèle dans ses effets, et par suite beaucoup moins employé. Nous porterons à peu près le même jugement sur le galbanum, la gomme ammoniaque et l'opopanax, dont nous allons cependant présenter les principaux caractères.

Le Galbanum, substance gommo-résineuse que l'on trouve dans le commerce en larmes ou en masses conglomérées, jaunâtres, tenaces, se ramollissant sous les doigts, à cassure granulée, d'une odeur forte et vireuse, d'une saveur amère, âcre et peu aromatique, découle d'un arbuste ombellifère, que les botanistes désignent sous le nom de *Bubon-galbanum*.

La Gomme ammoniaque est une autre espèce de gomme résine, qui nous vient de la Libye, et que le commerce nous présente en larmes détachées, dures, sèches, jaunâtres à l'extérieur, blanches à l'intérieur, ou en masses formées de larmes agglomérées, de couleur plus foncée et de consistance moins ferme. L'odeur de cette substance est désagréable, sa saveur âcre, amère et nauséabonde. La plante qui la fournit est sans doute très-voisine des précédentes ; mais on n'en connaît pas encore parfaitement le genre ni l'espèce. La gomme ammoniaque a été vantée par des auteurs de pharmacologie vétérinaire, comme *expectorante, incisive, désobstruante*. Sans doute elle peut, dans certains cas, provoquer quelques-uns des effets secondaires que ces expressions font supposer ; mais nous ne pensons pas qu'elle mérite sous ce rapport une préférence bien décidée sur plusieurs autres substances excitantes, et notamment sur l'assa-fœtida.

L'Opopanax. Substance de même nature que les précédentes, que nous tirons de l'Orient, où elle est fournie par une grande plante herbacée vivace (le *pastinaca opopanax*. L.), et que nous trouvons chez les droguistes sous forme de larmes irrégulières, grasses, légères, d'un brun rougeâtre, marbrées de jaune à l'intérieur, d'une saveur chaude, âcre et amère, d'une odeur aromatique rappelant un peu celle de la myrrhe.

Cette gomme résine, généralement exclue aujourd'hui de la plupart des formules magistrales, entre encore cependant, concurremment avec celles ci-dessus indiquées, dans plusieurs préparations officinales.

LA VALÉRIANE OFFICINALE. (*Valeriana officinalis.* L.)

Grande et belle plante indigène, vivace, habitant communément les bois humides, de la triandrie monogynie, appartenant jadis à la famille des dipsacées, mais dont le genre est devenu le type d'une famille distincte sous le nom de *valérianées*. La racine est la partie que l'on utilise en médecine.

Cette racine, composée d'un faisceau de fibres cylindriques, est d'un gris jaunâtre en dehors, blanche en dedans, recouverte d'un grand nombre de filaments grêles et allongés. Elle est presque inodore lorsqu'elle est fraîche; mais elle acquiert par la dessiccation une odeur pénétrante, fétide, légèrement camphrée; sa saveur est âcre, amère et nauséeuse. La racine de valériane qui a été recueillie au printemps et en automne dans une station un peu sèche, et qui n'est pas surannée, est plus active, et par conséquent préférable à celle qui est dans des conditions opposées.

Soumise à l'analyse, elle fournit de la fécule, de la gomme, un principe particulier soluble dans l'eau, insoluble dans l'alcool et dans l'éther, une résine noire et un peu d'huile volatile d'odeur camphrée (1). Ce sont vraisemblablement ces deux derniers principes qui communiquent à la racine de valériane les principales propriétés qu'elle possède.

Administrée à l'intérieur, cette racine produit une impression analogue à celle de la plupart des stimulants végétaux ordinaires. C'est là évidemment l'un de ses effets les plus incontestables. Cependant elle semble pouvoir aussi exercer une influence particulière sur le système nerveux, surtout lorsque son usage est soutenu pendant plusieurs jours. C'est en raison des vertus qu'on lui a attribuées sous ce rapport, qu'elle a été et qu'elle est encore chaque jour employée à titre d'antispasmodique dans la chorée, l'épilepsie, le tétanos et autres affections nerveuses ; mais il faut avouer qu'elle a rarement justifié la confiance qu'on lui avait accordée dans ces sortes de cas. Néanmoins, comme les maladies où elle a été surtout indiquée sont du nombre de celles contre lesquelles nous ne possédons que des moyens le plus souvent impuissants, nous ne conseillerons certainement pas ici de la bannir de la pratique.

On a aussi attribué à la valériane des propriétés vermifuges : si, comme tout porte à le croire, elle est susceptible de remplir cette indication dans le chien, il est probable qu'elle ne serait point assez active pour les grands animaux herbivores.

Quoi qu'il en soit, lorsqu'on se propose d'administrer la valériane à ces animaux, il faut la leur donner en poudre, incorporée dans un excipient convenable, ou en infusion dans l'eau, à la dose de 32 à 128 gram. (de 1 à 4 onces). On peut en faire prendre au chien de 4 à 16 gram. (de 1 à 4 gros) à la fois.

Il existe deux autres espèces de valériane, *la grande* (valeriana phu) et *la celtique* (valeriana celtica), dont les racines jouissent des mêmes propriétés que la précédente, mais elles ont moins d'activité.

____

(1) Cette analyse, donnée il y a longtemps (*Bull. de pharm.*, 1809) par Tromsdorff, aurait peut-être besoin d'être reprise.

DEUXIÈME CLASSE D'EXCITANTS GÉNÉRAUX.

MÉDICAMENTS QUI TENDENT A AUGMENTER LA CONTRACTILITÉ FIBRIL-
LAIRE , ET A FORTIFIER PAR SUITE LE TISSU DES ORGANES , SANS
TOUTEFOIS PRODUIRE SUR EUX DES PHÉNOMÈNES MARQUÉS D'AS-
TRICTION.

Toniques, Fortifiants.

Les médicaments qui composent cette deuxième classe d'excitants généraux semblent exercer principalement leur influence
sur les mouvements insensibles qui se passent dans le tissu intime des parties vivantes , et qui sont le résultat de cette force
désignée par les physiologistes sous le nom de *tonicité*, d'où
vient celui de *tonique*, consacré à ces médicaments. Le mot
fortifiant, dont on se sert aussi quelquefois pour les désigner,
exprimant un effet secondaire plus variable , plus incertain , et
que l'on peut obtenir par plusieurs moyens thérapeutiques essentiellement différents, ne doit pas être pris exactement dans le
même sens , ni regardé par conséquent comme synonyme.

Les agents médicamenteux dont il s'agit , mis en rapport avec
un organe doué de toutes les propriétés de la vie , augmentent
l'élasticité et la résistance de son tissu , et le rendent par là plus
robuste , plus fort et plus contractile , sans en exalter toutefois
la sensibilité , et sans en accroître la température, comme le
font les stimulants.

Leur action , d'abord circonscrite et bornée aux seules parties
sur lesquelles ils sont déposés , s'étend ensuite peu à peu à tout
l'organisme si l'on persévère dans leur emploi.

Ingérés dans l'estomac, leur premier effet est d'exciter l'appétit , d'augmenter la force et l'énergie des organes de la digestion , de rendre par là cette fonction plus prompte et plus complète , l'absorption intestinale plus active, et par suite les matières fécales plus consistantes et leur expulsion plus rare (1).

____

(1) C'est en raison de l'action corroborante que la plupart des médicaments dont il s'agit exercent sur l'appareil digestif, qu'on leur donne quelquefois le nom de *stomachiques*.

Cette première impression, concentrée d'abord sur le conduit alimentaire, se généralise ensuite par sympathie, et surtout par voie d'absorption. C'est alors que l'on voit les battements du cœur acquérir une nouvelle énergie, le pouls se développer, devenir plus plein et plus fort, sans cependant que le cours du sang et la chaleur animale soient sensiblement augmentés. La respiration, modifiée dans le même sens que la circulation, s'opère par des mouvements d'inspiration et d'expiration plus profonds et plus étendus qu'ils ne l'étaient d'abord.

L'action fortifiante communiquée par les toniques aux appareils digestif, circulatoire et respiratoire, rend les digestions plus parfaites, l'assimilation plus complète, le sang plus riche, et la nutrition plus abondante. Sous l'influence de la médication tonique, l'absorption prend également une nouvelle activité, d'abord, comme nous l'avons vu, sur la surface muqueuse du conduit alimentaire, et ensuite dans les mailles du tissu cellulaire et dans les grandes cavités splanchniques ; ce qui justifie l'emploi de cette médication pendant le cours de certaines hydropisies chroniques, et dans les infiltrations séreuses qui se manifestent si souvent dans le tissu lamineux sous-cutané.

Les sécrétions éprouvent aussi les effets de l'action corroborante des médicaments dont nous nous occupons. Ces fonctions, primitivement troublées par un état pathologique qui réclame l'emploi de ces médicaments, se régularisent peu à peu sous leur influence et s'opèrent alors dans des conditions plus favorables à la santé.

Les phénomènes qui caractérisent la médication tonique sont d'autant plus remarquables, que l'animal chez lequel ils ont lieu est dans un état de débilité radicale et essentielle plus prononcée.

L'action intime des substances dont il s'agit ne produit aucun changement physique appréciable dans les tissus sur lesquels elle s'exerce ; ce n'est guère que par les modifications qu'en éprouvent les forces vitales que l'on juge de son intensité. C'est en cela surtout que les toniques diffèrent des astringents, dont l'effet immédiat le plus remarquable est un resserrement physique de tissu.

Il existe néanmoins plusieurs substances rangées communément parmi les toniques (les quinquinas) qui, en raison du tannin qu'elles contiennent, participent de la manière d'agir des astringents.

Frappés de l'analogie qui existe entre ces deux classes de médicaments, certains auteurs ont cru devoir les réunir en une seule ; cependant, comme les substances qu'elles renferment offrent entre elles d'importantes différences sous le rapport de leurs effets immédiats et secondaires, je pense qu'il est convenable de les étudier séparément.

Les toniques sont éminemment indiqués dans toutes les maladies caractérisées par un état adynamique essentiel, et même dans quelques-unes de celles qui, sans être primitivement asthéniques, sont cependant accompagnées d'une grande prostration des forces vitales, comme dans certaines périodes des affections typhoïdes.

Quoique les fièvres intermittentes soient à peu près inconnues dans la médecine vétérinaire, on profite cependant de la propriété *antipériodique* dont jouissent plusieurs agents toniques, pour prévenir le retour des accès et des phénomènes d'exacerbation que présentent certaines maladies des animaux domestiques.

Les toniques peuvent également devenir utiles dans la dernière période des affections dites *catarrhales*, dans quelques irritations chroniques où il est avantageux de donner une nouvelle activité au mouvement organique, et dans les faiblesses générales qui accompagnent si souvent les convalescences.

Pour remplir ces diverses indications, on les administre d'une manière soutenue sous forme d'électuaires, de bols, d'extraits ou de breuvages. On les associe, dans quelques cas, aux stimulants ou aux adoucissants, suivant que l'on se propose d'augmenter ou de modérer leurs effets.

Les toniques, même mitigés, sont nuisibles, comme tous les excitants, dans les phlegmasies aiguës, dans quelques maladies nerveuses, et dans la plupart des irritations qui, bien que chroniques, sont encore accompagnées de beaucoup de douleur.

Lorsqu'il est réellement indiqué, l'usage de ces médicaments doit être continué pendant un certain temps, sans quoi l'on n'obtiendrait qu'un effet local et passager.

Les stimulants ont été souvent confondus avec les toniques. Ces médicaments, mis en parallèle, offrent cependant des différences bien tranchées, tant sous le rapport de leurs propriétés physiques et chimiques, que sous celui de leur action physiologique et de leur emploi thérapeutique.

En effet, les stimulants végétaux contiennent de l'huile volatile, des principes résineux, du camphre, etc. ; leur odeur est forte et aromatique, leur saveur chaude, âcre et piquante ; les stimulants qui sont puisés dans le règne minéral ont également une saveur pénétrante, et ordinairement une odeur des plus vives ; tandis que les toniques purs ne contiennent ni huile essentielle, ni camphre, ni aucun autre principe volatil ; leur odeur est peu prononcée, quelquefois nulle, et jamais véritablement aromatique.

Les premiers aiguillonnent pour ainsi dire le tissu des organes, développent leur vitalité, réveillent leurs mouvements, accélèrent le cours du sang et augmentent la chaleur animale ; leur effet est prompt et peu durable. Les toniques, au contraire, moins aptes à exalter la sensibilité, ne changent pas l'ordre naturel des fonctions ; ils tendent seulement à les régulariser et à leur donner une nouvelle énergie, sans accélérer sensiblement le mouvement organique dont elles sont le résultat. Leurs effets sont lents à se prononcer ; mais, une fois produits, ils sont persistants et de longue durée.

Dans l'emploi thérapeutique, bien que les uns et les autres aient pour but de relever les forces de l'économie, les stimulants sont préférables quand il existe une profonde inertie dans les divers appareils organiques, et qu'il convient d'exciter une sorte de commotion médicatrice, de réveiller l'action du cœur, du cerveau ou de l'estomac, de rétablir ou d'augmenter subitement une sécrétion ou une exhalation ; tandis que les toniques doivent, au contraire, obtenir la préférence lorsqu'on veut fortifier les tissus d'une manière durable, augmenter leur énergie et leur résistance sans réveiller leur sensibilité, sans précipiter le cours du sang ni provoquer un plus grand développement de chaleur animale.

Les agents toniques sont puisés dans le règne minéral et dans le règne végétal. Ceux qui proviennent de ce dernier doivent, en général, leurs propriétés les plus remarquables à un principe amer de nature variable, qui cependant les caractérise si bien qu'il suffit toujours pour les faire reconnaître. Ce principe, tantôt extractif ou résineux, et plus souvent encore alcalin, est ordinairement associé avec des fécules, du ligneux, du mucilage, des matières colorantes, et quelquefois aussi avec du tannin et de l'acide gallique. Dans ce dernier cas, le corps médicamenteux participe des propriétés des astringents.

Le principe amer des substances toniques est fixe et inaltérable par l'action de l'eau bouillante, ce qui permet de traiter ces substances par décoction.

SUBSTANCES TONIQUES TIRÉES DU RÈGNE MINÉRAL.

Parmi les substances minérales dont on fait habituellement usage pour déterminer la médication tonique simple, les préparations ferrugineuses tiennent sans contredit le premier rang; ce sont même à peu près les seules qui soient usitées, sous ce rapport, dans la pratique vétérinaire. Mais les composés dont le fer forme la base, quoique tous doués de quelques propriétés analogues, offrent cependant entre eux des différences assez tranchées pour qu'on ne puisse pas les comprendre tous dans la même classe. Ainsi, bien que le plus grand nombre manifeste ses propriétés par une augmentation de ton, sans astriction bien marquée ni développement subit de chaleur, il en est cependant quelques-uns qui agissent évidemment à la manière des astringents et à celle des stimulants.

LES PRÉPARATIONS FERRUGINEUSES TONIQUES.

Le fer, que ses nombreux et importants usages ont fait considérer à juste titre comme le plus utile de tous les métaux, fournit à la médecine plusieurs médicaments toniques précieux, parmi lesquels nous devons surtout distinguer la limaille de fer, l'eau ferrée et l'eau rouillée; les oxydes, le carbonate et le sulfure de fer.

1.º La limaille de fer. Cette espèce de poudre métallique ne pourrait guère être considérée que comme une substance inerte, si, administrée dans un état de pureté absolue, elle traversait le conduit alimentaire sans éprouver aucune altération ; car le fer, à l'état métallique, ne paraît avoir aucune action physiologique sur l'organisme vivant ; mais, doué d'une grande affinité pour l'oxygène, il se transforme facilement en oxyde, et déploie alors sous cette nouvelle forme une puissance médicatrice fort remarquable.

2.º L'eau ferrée et l'eau rouillée. Ces deux préparations fort simples s'obtiennent, la première, en plongeant à plusieurs reprises une grosse pièce de fer rougie au feu dans de l'eau aérée, et la deuxième en laissant séjourner ce liquide sur des morceaux de fer couverts de rouille. Dans l'un et l'autre cas, l'eau se charge, à la faveur de l'acide carbonique qu'elle contient, d'une très-petite quantité d'oxyde de fer.

3.º Le deutoxyde de fer ou éthiops martial. Cet oxyde est d'un gris noirâtre lorsqu'il est entièrement privé d'eau, tandis qu'il est verdâtre quand il est à l'état d'hydrate ; on le trouve communément dans les pharmacies en poudre fine, insipide et inodore ; il est attirable à l'aimant, fusible, mais indécomposable par l'action de la chaleur, insoluble dans l'eau, et pesant, sous le même volume, plus de cinq fois autant que ce liquide (5,107).

Les acides minéraux et beaucoup d'acides végétaux en opèrent la dissolution : les uns, sans en modifier la composition (l'acide sulfurique étendu) ; les autres, après l'avoir transformé en tritoxyde (l'acide nitrique concentré). Il paraît que l'ammoniaque caustique peut également en dissoudre une certaine quantité.

Regardé par quelques chimistes comme un composé de protoxyde et de peroxyde de fer (1), l'éthiops martial s'obtient par différents procédés ; mais le vétérinaire peut se le procurer d'une

(1) Basée principalement sur ce que l'oxygène, dans cet oxyde, n'est pas dans un rapport simple avec celui que renferme le protoxyde, cette opinion, pour le dire en passant, nous semble difficile à adopter, quand on fait attention à la grande affinité que le protoxyde manifeste pour l'oxygène.

manière très-économique , en recueillant les battitures qui tombent au pied des enclumes : ces battitures sont en grande partie formées de deutoxyde de fer; en sorte qu'il suffit de les pulvériser et de les tamiser pour pouvoir en faire usage.

4.° LE TRITOXYDE OU PEROXYDE DE FER. Celui-ci, anciennement connu sous le nom de *safran de mars astringent,* est d'une couleur rouge violacée , non attirable à l'aimant, plus fusible que le métal qui lui sert de base, susceptible de se transformer en deutoxyde par l'action d'une forte chaleur : insoluble dans l'eau, soluble dans quelques acides et dans l'ammoniaque.

Le peroxyde de fer est très-abondamment répandu dans la nature. On peut l'obtenir dans les laboratoires par divers procédés. L'un des plus expéditifs est de faire dissoudre le fer dans l'acide nitrique concentré, pour décomposer ensuite au moyen de la chaleur le pernitrate qui en résulte.

On se le procure aussi en calcinant fortement du sulfate de fer dans une cornue de grès, ou dans un creuset couvert. Le peroxyde résultant de cette calcination, d'une couleur plus vive que celui qui est préparé d'après les autres procédés , est généralement connu dans le commerce de la droguerie sous les noms de *rouge d'Angleterre*, de *colcothar* : employé fréquemment dans les arts , il l'est rarement en médecine.

5.° LE CARBONATE DE FER. Ce sel, résultat de la combinaison de l'acide carbonique avec le protoxyde de fer, est solide , pulvérulent, inodore, d'une saveur faible et légèrement astringente, décomposable par l'action du feu et par celle des acides.

Il ne doit pas être confondu avec la préparation, connue jadis dans les pharmacies sous le nom de *safran de mars apéritif,* que l'on obtient en exposant la limaille de fer à l'action de l'air et de l'humidité; car celle-ci paraît être formée en grande partie de peroxyde de fer hydraté. On a reconnu qu'elle contenait presque toujours une certaine quantité d'ammoniaque.

On trouve le carbonate de fer tout formé dans la nature : on le prépare directement en faisant agir de l'eau saturée d'acide carbonique sur de la limaille de fer , ou bien en décomposant un sel soluble de protoxyde de fer par un carbonate alcalin;

mais alors le nouveau sel est très-peu stable dans sa composition.

6.° LE SULFURE DE FER. Les chimistes distinguent deux combinaisons différentes de soufre et de fer, qui se trouvent dans la nature sous des formes variées; mais celle dont il doit être ici question, se prépare dans les pharmacies en faisant un mélange de deux parties de limaille de fer et d'une partie de fleur de soufre, projetant ce mélange dans un creuset porté au rouge, recouvrant ce creuset, chauffant jusqu'à fusion, et coulant alors le produit.

Le sulfure de fer ainsi obtenu est solide, noir, en masses irrégulières ou en poudre, inodore, insipide, insoluble dans l'eau, fusible à une haute température, et décomposable par l'action des acides hydrochlorique et sulfurique affaiblis, avec dégagement de gaz hydrogène sulfuré.

EFFETS PHYSIOLOGIQUES ET THÉRAPEUTIQUES DES FERRUGINEUX.

Les diverses préparations ferrugineuses qui viennent d'être examinées agissent toutes sur l'économie animale à peu près dans le même sens (1). Appliquées sur la peau, elles ne produisent aucun effet sensible; leur action est même fort obscure, lorsqu'elles sont déposées sur une plaie ou toute autre surface dépouillée de son enveloppe naturelle; mais quand elles sont introduites dans le conduit alimentaire, elles y produisent d'abord une légère astriction, et exercent ensuite une action fortifiante d'autant plus prononcée que cet appareil organique est plus affaibli : sous leur influence, l'appétit devient plus vif, les matières fécales plus rares, plus consistantes et plus colorées.

Mais ces phénomènes ne se manifestent qu'à la longue; car l'action tonique des ferrugineux est extrêmement lente à se produire. Cependant cette action finit toujours par se propager de l'appareil digestif à l'appareil circulatoire, et par suite à tout

(1) La dernière emprunte peut-être quelques-unes de ses propriétés au soufre qui concourt à la former. (*Voyez* le chapitre consacré à ce *corps élémentaire.*)

l'organisme. Cette espèce de diffusion dépend, à ce qu'il paraît, en grande partie, du transport des molécules ferrugineuses dans le sang, pour lequel elles semblent avoir une affinité toute particulière. Ces molécules, facilement absorbées par les bouches inhalantes, arrivent ainsi dans le torrent de la circulation, en parcourent tous les détours, et pénètrent jusque dans le parenchyme des organes ; on les retrouve aussi dans les urines.

On fait usage des préparations ferrugineuses pour combattre les faiblesses de l'appareil digestif, les diarrhées chroniques sans inflammation, les hydropisies passives, la cachexie aqueuse des bêtes à laine, certains engorgements chroniques qui semblent intéresser plus particulièrement le système lymphatique. Plusieurs médecins disent avoir obtenu de l'emploi de l'une d'elles (le carbonate de fer) des succès en quelque sorte inespérés contre les névralgies, et surtout contre les douleurs nerveuses à type intermittent ou avec exacerbations.

La plupart de ces préparations se donnent aux animaux à l'état pulvérulent, incorporées dans le miel, l'extrait de genièvre ou une substance farineuse, depuis 32 grammes jusqu'à 128 (1 once jusqu'à 4) pour les solipèdes et les grands ruminants, et depuis 4 grammes jusqu'à 24 (1 gros jusqu'à 6) pour les bêtes à laine.

L'eau ferrée et l'eau rouillée s'emploient en boisson.

On associe fréquemment aux ferrugineux des toniques végétaux, des stimulants, des diurétiques ou des fondants, suivant le mode d'excitation et les effets plus ou moins complexes que l'on veut obtenir. Dans tous les cas, pour espérer quelque succès des médicaments dont il s'agit, il faut persévérer pendant longtemps dans leur emploi.

On fait souvent usage dans la médecine de l'homme, comme toniques, fondantes et diaphorétiques, de certaines eaux tenant naturellement en dissolution une dose assez forte de sels et d'oxydes métalliques pour exercer sur l'économie animale une action thérapeutique bien déterminée, et qui sont appelées assez improprement du nom *d'eaux minérales.* Telles sont, par exemple, celles d'Aix-la-Chapelle, de Spa en Belgique, de Provins, d'Aumale, dans la Seine-Inférieure, et de Passy, près Paris. Nous ne pouvons pas, comme les médecins, y envoyer nos malades ; mais lorsqu'ils sont sur les lieux, rien n'empêche de les soumettre à l'usage de ces eaux. Déjà, dans plusieurs établissements de ce genre, l'on a fait construire exprès pour les chevaux des bassins fort commodes, qui servent tout à la fois de bains et d'abreuvoirs.

SUBSTANCES TONIQUES TIRÉES DU RÈGNE VÉGÉTAL.

Les familles naturelles susceptibles de fournir à la pharmacologie des médicaments toniques, ne sont guère moins nombreuses que celles qui lui fournissent des stimulants ; mais les premiers sont employés en moins grande quantité que les derniers. Il est une multitude de substances douées d'une amertume très-prononcée et d'une action tonique non équivoque, qui sont négligées par la plupart des praticiens, parce qu'elles ne possèdent aucune vertu particulière connue ; et qu'il devient par conséquent facile de les remplacer.

Celles dont nous avons ici principalement à nous occuper sont, le quinquina, la grande et la petite gentiane, l'aunée, la bardane, la patience, la chicorée sauvage, la fumeterre, etc.

LE QUINQUINA. (*Écorce du Pérou.*)

On nomme ainsi l'écorce de plusieurs arbres ou arbustes de la famille des rubiacées, de la pentandrie monogynie, qui croissent dans les forêts de l'Amérique du Sud.

Ce n'est que vers la fin du dix-septième siècle que cette précieuse écorce fut réellement connue et généralement employée en Europe. Depuis cette époque, on a successivement répandu dans le commerce un grand nombre d'espèces et de variétés de quinquinas, vrais ou faux, qui se distinguent entre eux, non-seulement par leur texture, leur couleur, leur odeur et leur saveur, mais encore par leur composition chimique et leurs propriétés médicinales.

Cependant ces différences ne sont pas tellement tranchées que les botanistes voyageurs et les chimistes n'aient eu les plus grandes difficultés pour introduire un peu d'ordre dans l'histoire naturelle et pharmacologique de cette foule d'écorces exotiques expédiées en Europe sous le nom d'*écorces du Pérou*; et encore leurs travaux sont-ils loin d'avoir dissipé tous les doutes à cet égard.

M. Guibourt, l'un des auteurs modernes qui se sont occupés avec le plus de zèle et de succès de ce genre de recherches, a constaté que parmi les nombreuses espèces d'écorces de vrais quinquinas, les deux tiers environ ont une origine botanique inconnue ou problématique.

Les travaux de ce savant démontrent qu'il existe actuellement dans le commerce quatre sortes bien distinctes d'écorces de vrais quinquinas, savoir : les quinquinas gris, les quinquinas jaunes, les quinquinas rouges et les quinquinas blancs.

Les quinquinas gris proviennent généralement du *cinchona condaminea* (de Humbolt et Bonpland). On les trouve dans les magasins, sous forme d'écorces minces (de 2 à 3 millim. d'épaisseur), compactes, roulées sur elles-mêmes, de manière à former des espèces de tubes incomplets et de longueur variable. Leur surface externe, de couleur cendrée, souvent tachetée par une espèce de lichen, est rugueuse, inégale, recouverte d'un épiderme fendillé transversalement. Leur surface interne a une teinte fauve plus ou moins foncée : dans les fragments les plus minces la cassure est nette; elle est en partie fibreuse dans les plus épais. L'odeur est peu prononcée, la saveur, d'abord faible, devient bientôt amère et astringente, et laisse dans la bouche une sorte d'arrière-goût sucré.

Les quinquinas gris se réduisent facilement en poudre. Ils ont ordinairement dans cet état une belle couleur fauve. Comme c'est surtout sous cette forme qu'on les falsifie, et qu'on cherche à débiter les qualités inférieures ou altérées, il est préférable pour le praticien de les acheter entiers. Il choisira en général les écorces les plus minces et les plus compactes.

Les quinquinas gris sont les moins estimés; ils nous viennent de diverses contrées de l'Amérique méridionale. Les variétés les plus remarquables sont les quinquinas gris-brun de Loxa, ceux de Lima, de la Havane, de la Nouvelle-Grenade, etc.

LES QUINQUINAS JAUNES. Ceux-ci sont fournis par les *cinchona cordifolia* et *lancifolia* de Mutis. Ils se présentent tantôt en morceaux roulés, de la grosseur du pouce, de 3 à 5 millimèt. d'épaisseur, recouverts d'un épiderme grisâtre, fendillé, chargé quelquefois de cryptogames parasites qui en modifient diversement la teinte ; tantôt en plaques irrégulières non roulées, sans épiderme, et de 5 à 10 millimètres d'épaisseur.

Ces écorces sont compactes, fibreuses, d'un jaune clair à leur face interne, d'une saveur extrêmement amère, quelquefois un peu aromatique, mais jamais astringente.

On en distingue deux variétés principales : l'une, très-répandue dans le commerce européen, y est connue sous le nom de *quinquina jaune royal;* l'autre, plus rare, reçoit celui de *quinquina jaune orangé.* La première, que l'on récolte principalement dans la province de Calisaya, se présente quelquefois, lorsqu'elle est mondée, sous forme de morceaux cylindroïdes ressemblant à de la grosse cannelle, pesants, compactes, et doués d'une amertume extrêmement prononcée. C'est cette sous-variété que l'on devrait préférer, car elle est la plus riche en principes actifs. En général, plus le quinquina jaune de Calisaya est ligneux, épais, moins il a d'amertume et d'activité.

LES QUINQUINAS ROUGES. La plupart de ceux-ci proviennent du *cinchona oblongifolia* de Mutis, et du *cinchona magnifolia* de Ruiz et Pavon, arbres fort abondants dans les Andes du Pérou et dans la Nouvelle-Grenade.

Le commerce nous offre ces sortes de quinquinas sous forme de fragments épais, compactes, lourds, ordinairement aplatis, quelquefois roulés, souvent recouverts d'un épiderme blanchâtre ou diversement coloré par des lichens, rugueux et moins fendillé que celui des précédents. Ils sont d'un rouge brun moins vif à l'intérieur qu'à l'extérieur ; leur cassure est nette dans la moitié externe, fibreuse dans la moitié interne ; leur saveur est moins amère que celle des quinquinas gris, et surtout que celle des jaunes ; mais elle est plus fortement styptique.

On reconnaît d'ailleurs parmi les quinquinas rouges, comme parmi les gris et les jaunes, différentes variétés qui se distinguent entre elles par leurs caractères physiques ou par leur origine : telles sont celles admises par M. Guibourt sous les noms de quinquina rouge verruqueux, de quinquina rouge non verruqueux, de quinquina orangé plat, etc.

Les poudres provenant de ces variétés sont d'un rouge diversement nuancé, et sont plus sujettes encore que celles des autres à être altérées par leur mélange avec des poudres indigènes.

LES QUINQUINAS BLANCS. Ce groupe rentre sous quelques rapports dans ceux dont nous venons de parler. Les espèces qu'il comprend se distinguent, il est vrai, de celles qui appartiennent aux premiers par un épiderme blanchâtre et comme micacé; mais l'écorce proprement dite n'offre presque aucune différence de texture ni de propriétés.

Les quinquinas blancs se trouvent souvent, dans le commerce, mélangés avec les autres sortes. Ils ne sont presque jamais employés séparément en médecine; aussi croirions-nous entrer dans des détails superflus en nous arrêtant plus longtemps sur ce qui les concerne.

La manière dont on fait la récolte des écorces de quinquina influe beaucoup sur leurs qualités, et concourt à augmenter le nombre des variétés et sous-variétés qu'elles présentent. C'est pendant les mois de septembre, octobre et novembre, que l'on s'occupe de cette récolte. Afin de s'assurer si les branches que l'on va dépouiller sont à leur point de maturité convenable, on enlève un fragment de leur écorce; si celle-ci se colore en rouge par l'action de l'air, on procède à la décortication de ses branches. Pour cela on fend l'écorce longitudinalement, et on la détache avec un instrument tranchant; on l'expose ensuite au soleil pour la faire sécher. Pendant sa dessiccation, elle se roule d'autant plus qu'elle est plus mince, que la chaleur est plus intense, et qu'elle provient de branches plus jeunes.

On trouve dans le commerce de la droguerie plusieurs écorces exotiques qui ont aussi reçu le nom de *quinquina*, quoiqu'elles n'appartiennent pas au genra cinchona, le seul qui produise les vraies espèces d'écorces du Pérou. Au nombre de ces faux quinquinas on doit surtout compter le *quinquina Piton*, le *quinquina nova*, le *caraïbe* et le *bicolore*. Ces diverses écorces réunissent plusieurs des caractères physiques de celles du Pérou ; mais elles sont privées des principes alcalins qui rendent ces dernières si précieuses, et qui les mettent dans le cas de ne pouvoir être rigoureusement remplacées par aucun corps médicamenteux connu. Mais si l'art du pharmacologiste ne va pas encore jusqu'à lui faire trouver de véritables succédanés au quinquina, les spéculations frauduleuses des sophisticateurs ne s'arrêtent pas devant de semblables obstacles : le haut prix de ce corps médicamenteux et son immense débit tentent souvent leur cupidité au point de leur faire vendre seules, et surtout mélangées avec celles des *cinchona*, des écorces bien inférieures à ces dernières.

On assure que des quantités considérables de quinquina ont été quelquefois versées dans le commerce après avoir été dépouillées de la majeure partie de leurs principes actifs, au moyen de l'eau pure ou de l'eau acidulée. Les vétérinaires ne sauraient assez se prémunir contre de pareilles supercheries : car ils ne doivent pas oublier que c'est principalement sur leur crédulité ou leur incurie que calculent ceux qui falsifient les médicaments.

PRINCIPES CONSTITUANTS DU QUINQUINA. L'analyse chimique des vrais quinquinas a été faite dans ces derniers temps avec le plus grand soin, et l'on peut ajouter avec le plus heureux succès. De tous les chimistes qui s'en sont successivement occupés, MM. Pelletier et Caventou sont ceux dont les travaux ont eu le résultat le plus important pour l'art de guérir ; car ils sont parvenus à isoler complétement et à obtenir dans toute sa pureté le principe actif de ces précieux médicaments.

Les recherches de ces savants ont démontré que les vrais quinquinas étaient composés, 1.º de ligneux ; 2.º d'amidon ; 3.º de tannin ; 4.º de diverses matières colorantes ; 5.º de plusieurs matières grasses ; 6.º d'acide quinique ; 7.º de chaux, et 8.º de deux bases salifiables végétales particulières, nommées l'une *cinchonine*, et l'autre *quinine*.

Ces espèces d'alcalis organiques, regardés comme la partie véritablement active des écorces du Pérou, ne se trouvent réunis en quantité un peu considérable que dans les quinquinas rouges ; les quinquinas gris ne contiennent presque que de la cinchonine, et les jaunes que de la quinine. Dans les uns comme dans les autres, ces principes sont naturellement combinés à l'acide quinique, et se trouvent par conséquent à l'état de quinate de cinchonine et de quinate de quinine. Pour les obtenir purs et dégagés de toute association étrangère, il faut des opérations longues et minutieuses, dont il serait superflu de nous occuper ici. Nous nous bornerons à exposer les principaux caractères de ces deux substances alcaloïdes, d'abord dans leur état de pureté, et ensuite en combinaison avec divers acides.

La CINCHONINE est solide, blanche, transparente, d'une saveur amère lente à se développer, presque insoluble dans l'eau, soluble dans l'alcool, surtout à chaud ; peu soluble dans les huiles et dans l'éther. La cinchonine est composée de carbone, d'azote, d'oxygène et d'hydrogène ; elle bleuit le papier rouge de tournesol, s'unit aux acides, et donne naissance à des sels.

Parmi les sels de cinchonine, le sulfate est celui qui est le plus employé en médecine. Ce sel est cristallisé en prismes à quatre pans, flexibles, un peu luisants, d'une saveur très-amère, fusibles, insolubles dans l'éther, très-solubles dans l'eau et dans l'alcool.

La QUININE est solide, blanchâtre, poreuse comme la cinchonine ; inaltérable à l'air, d'une saveur très-amère ; elle est plus insoluble encore dans l'eau que cette dernière ; l'éther l'attaque à peine, au lieu que l'alcool absolu en opère facilement à chaud la dissolution. Susceptible de saturer la plupart des acides, la quinine forme avec eux des sels solubles, d'un aspect nacré, et en général plus facilement cristallisables que ceux de cinchonine : le sulfate est parmi les premiers celui dont les usages sont les plus fréquents. Il peut exister sous deux états différents, à l'état neutre, et à l'état de sur-sel ; le sulfate que l'on trouve dans le commerce est toujours neutre. On peut le faire passer facilement à l'état de sur-sel, et augmenter par là sa solubilité,

en y ajoutant une quantité d'acide sulfurique à peu près égale
à celle qu'il contient déjà.

Le sulfate de quinine neutre est sous forme de petites aiguilles légères, nacrées, flexibles et soyeuses. Il est efflorescent,
d'un goût amer excessivement prononcé et persistant, peu soluble dans l'eau froide, à moins que l'on n'y ajoute quelques
gouttes d'acide sulfurique, très-soluble au contraire dans l'alcool, même à froid. Exposé à l'action d'une chaleur modérée,
il fond facilement, et prend alors l'aspect de la cire. Sa dissolution aqueuse est décomposée par les alcalis minéraux, qui en
précipitent la quinine.

On sophistique souvent ce sel avec la magnésie, le sulfate de
chaux, la mannite, l'acide borique, la stéarine, le sucre. Un
examen attentif peut bien faire soupçonner ces mélanges frau-
duleux ; mais pour les reconnaître avec certitude, il est nécessaire d'avoir recours à divers réactifs chimiques.

On a cru reconnaître dans le sulfate de quinine un peu plus
d'activité que dans celui de cinchonine, ce qui lui fait ordinairement accorder la préférence sur celui-ci. La cherté de ces sels
en a rendu jusqu'à présent l'usage extrêmement rare dans la
médecine vétérinaire ; leur prix cependant n'est pas tellement
élevé qu'on ne puisse les employer pour les animaux précieux,
et leur valeur médicinale est souvent au-dessus de leur valeur
commerciale. Il est d'ailleurs à peu près aussi économique d'employer ces sels que les écorces dont on les retire ; les meilleures variétés de quinquinas jaunes ne fournissent guère que la
quarante-cinquième partie de leur poids de sulfate de quinine,
c'est-à-dire environ 12 grammes par demi-kilogramme d'écorce ;
et le prix de celle-ci est proportionnellement plus élevé dans les
pharmacies que ne l'est celui du sulfate acheté par gramme.

Nous pensons que l'on pourrait aussi se servir avec avantage
de la quinine impure, et dans l'état où elle se présente lorsqu'elle vient d'être précipitée de sa dissolution acide. Si l'on
tenait à la rendre soluble, il suffirait d'y ajouter une petite
quantité d'acide sulfurique ou d'acide hydrochlorique.

EFFETS PHYSIOLOGIQUES ET THÉRAPEUTIQUES DU QUINQUINA.

Tous les vrais quinquinas, ainsi que les composés qui en dérivent, se rapprochent entre eux par leur manière d'agir sur l'économie animale, et se placent incontestablement à la tête des toniques végétaux par leur utilité.

Appliqués sur la peau à l'état pulvérulent, ou en dissolution dans un véhicule aqueux, leur action est à peu près nulle : mais elle s'accompagne d'une astriction marquée lorsqu'elle s'exerce sur une membrane muqueuse, ou sur une surface dépouillée d'épiderme.

Ces médicaments, administrés à l'intérieur, à doses un peu fortes, produisent de l'excitation et de la chaleur dans l'appareil gastro-intestinal, un peu d'agitation dans le pouls, et un surcroît d'activité dans la plupart des fonctions. Mais ces phénomènes d'excitation ne sont certainement pas les effets les plus remarquables, ni les plus importants de ceux qui suivent l'administration du quinquina. Ce précieux médicament, doué de la propriété d'imprimer à l'organisme certaines modifications inconnues dans leur nature, mais parfaitement connues par leur résultat, tend plus efficacement que tous ceux qu'on a voulu lui comparer, à faire cesser les accès et les exacerbations de certaines maladies, qui sont caractérisées par l'un ou l'autre de ces phénomènes. De là le nom d'*antipériodique* que lui ont donné les auteurs. Les autres toniques amers ne sont point étrangers à cette propriété ; mais aucun de ceux connus jusqu'à ce jour ne la possède à un degré aussi remarquable que le quinquina.

L'influence salutaire de cet agent thérapeutique se fait également remarquer, sans qu'on sache trop non plus comment cela a lieu, dans le cours des affections qui sont caractérisées par la tendance toute particulière qu'a le sang à s'altérer, à se décomposer, et les tissus à se désorganiser. C'est cette vertu que les anciens exprimaient par les mots d'*antiseptique*, *d'antiputride* ; expressions presque tombées en désuétude, et qui pourtant, convenablement interprétées, valent bien la plupart de celles inventées de nos jours.

Quelle que soit d'ailleurs la manière de concevoir, d'expliquer et de désigner le mode d'action du quinquina, l'expérience a prouvé que l'usage de ce médicament est avantageux dans le traitement de plusieurs maladies graves, et particulièrement dans le typhus contagieux et charbonneux du gros bétail, dans la péripneumonie dite gangréneuse, dans certaines variétés de morves aiguës et pendant le cours de cette affection générale, que l'on nomme vulgairement *mal de tête de contagion*, enfin, dans toutes les phlegmasies dont la terminaison par gangrène est imminente.

L'usage immodéré ou inopportun du quinquina, comme celui de tous les médicaments doués de grandes vertus, peut être suivi d'accidents plus ou moins fâcheux. Parmi les causes qui en contre-indiquent surtout l'emploi, l'irritation aiguë des organes digestifs tient sans contredit le premier rang.

Les quinquinas rouges sont généralement les plus estimés ; ils semblent avoir en effet plus de puissance thérapeutique que les autres, ce qui dépend sans doute de la proportion plus forte de principes alcaloïdes qu'ils renferment. Bien que la force active de tous les quinquinas en général soit en quelque sorte concentrée, ainsi que la remarque en a déjà été faite, dans les principes dont il s'agit, nous ne pensons pas cependant que ceux-ci, administrés seuls, aient nécessairement et dans tous les cas une influence plus salutaire que l'écorce qui les renferme : les autres principes immédiats avec lesquels ils sont naturellement associés n'exercent sans doute qu'une action fort secondaire ; mais cette action peut dans certains cas modifier la leur d'une manière avantageuse.

La plupart des médecins qui ne s'en laissent pas imposer par de vaines théories, pensent que si les sels de quinine et de cinchonine sont préférables dans le traitement des maladies à type intermittent, les quinquinas en nature valent mieux pour combattre les fièvres dues, suivant l'expression de M. Vulpès (1), à une réaction de l'organisme contre des substances délétères qui tendent à affaiblir la vitalité en altérant les humeurs.

(1) *Revue médicale*. Mai 1828.

Ainsi, les premiers sont surtout recommandables comme *antipériodiques*, et les derniers comme *antiseptiques*.

Nous avons eu occasion de mettre à profit les vertus antipériodiques du sulfate de quinine dans le traitement de la chorée chez le chien, lorsque cette maladie présentait des phénomènes d'exacerbation bien marqués, et plusieurs fois le succès a couronné nos essais. Nous l'avons employé aussi sur le déclin d'une gastro-entérite. Associé à l'opium dans la médecine humaine, il a eu d'heureux résultats contre les fièvres traumatiques. Le médecin, auteur de cette observation, pense que ce moyen conviendrait peut-être contre le tétanos, en administrant les médicaments par la méthode endermique (1).

Un auteur vétérinaire, dans la persuasion que la pourriture des moutons est une affection comparable aux fièvres intermittentes pernicieuses de l'homme, conseille le sulfate de quinine comme le moyen le plus certain et le plus rationnel à employer contre cette affection. Sans rien préjuger sur la question relative à la nature de celle-ci, nous pensons comme ce vétérinaire que les préparations de quinquina sont ici en effet parfaitement indiquées, si on ne les trouve pas trop chères ; nous donnerions même la préférence à l'écorce en nature.

Employés à l'extérieur sous forme pulvérulente, ou en décoction, les quinquinas sont reconnus propres à déterger les ulcères atoniques, et à corriger la tendance à la gangrène dans les plaies de mauvais caractère. Ils agissent alors tout à la fois en déterminant une sorte de combinaison chimique qui arrête les progrès de la putréfaction, et en ranimant les forces des parties vivantes qui cernent celles qui sont déjà gangrenées.

Pour administrer le quinquina aux animaux domestiques, on ne lui fait subir que des préparations très-simples : car c'est ordinairement en poudre, incorporé dans le miel, la mélasse ou l'extrait de genièvre, qu'on le leur administre, ou bien en décoction dans l'eau, le vin, ou toute autre liqueur fermentée,

---

(1) *Voyez* dans nos *Considérations générales* ce qui a été dit sur cette manière d'administrer les remèdes.

à la dose de 32 gramm. (1 once environ) par litre de liquide.
Ces décoctions fournissent des précipités abondants par l'addition des sels et des oxydes ferrugineux , par celle de l'émétique et du sublimé corrosif. De là , la nécessité d'exclure ces
substances de toute association avec le quinquina. Cependant,
lorsque celui-ci est à l'état pulvérulent, on peut le mélanger avec
plusieurs d'entre elles , notamment avec les oxydes de fer , sans
inconvénient.

L'expérience semble avoir démontré (et cela n'a rien , selon
nous , de contraire à toute idée saine en chimie, malgré l'assertion d'un auteur moderne de matière médicale, qui paraît
s'être bien plus attaché à nier et à critiquer qu'à examiner) ;
l'expérience semble avoir démontré , disons-nous, que l'on peut
augmenter l'activité des décoctions de quinquina, en y ajoutant
de la magnésie , du carbonate ou du tartrate de potasse, de
l'acide hydrochlorique ou sulfurique , à la dose de 2 à 4 grammes par pinte de liquide. Ces sortes d'auxiliaires, quoique
exerçant des actions chimiques peu uniformes et souvent opposées , n'en concourent pas moins au même but. Ainsi les alcalis comme les acides mettent, à ce qu'il paraît, plus à nu les
principes actifs du quinquina , les rendent plus solubles , et développent leurs propriétés immédiates. Quelques praticiens ont
remarqué que l'infusion de quinquina préparée avec soin et à
chaud dans des vases clos, a beaucoup plus d'efficacité que la
décoction trop prolongée , et que la poudre bien conservée est
préférable à celle qui a été exposée à l'air.

On associe souvent l'écorce du Pérou à d'autres substances
excitantes , parmi lesquelles nous citerons l'acétate d'ammoniaque, le camphre, la serpentaire, la gentiane, l'aunée , les
écorces de saule et de marronnier d'Inde , soit dans le but de
modifier ses effets , soit simplement dans celui de diminuer la
dépense qu'entraîne son emploi.

La dose de ce médicament, lorsqu'il est administré seul à
l'état pulvérulent, ou en décoction, peut être portée jusqu'à
128 gram. (4 onces) pour les grands quadrupèdes, et jusqu'à
16 gram. (4 gros) pour les petits. Mais le plus ordinairement.

cette dose n'est que de 32 à 64 gram. (de 1 à 2 onces) dans le premier cas , et de 4 à 8 gram. (de 1 à 2 gros) dans le second.

Si l'on emploie le sulfate de quinine ou de cinchonine, on en donnera de quinze à vingt fois moins.

On prépare dans les pharmacies avec les quinquinas un grand nombre de médicaments simples et composés , dont la plupart ne sont usités que dans la médecine de l'homme. Il en est plusieurs cependant que nous pourrions employer pour les animaux , presque aussi économiquement que l'écorce en nature.

LA GRANDE GENTIANE ou GENTIANE JAUNE. (*Gentiana lutea*. L.)

Cette plante , l'une des plus remarquables du genre dont elle fait partie , par sa taille et sa beauté , forme le type d'une famille naturelle et appartient à la pentandrie digynie: elle est indigène , vivace , très-abondante dans les montagnes du Jura, de la Bourgogne , des Vosges , de l'Auvergne , du Dauphiné et des Cévennes.

Sa racine (1) , la seule partie qui soit employée en médecine , s'enfonce perpendiculairement dans la terre. À l'état frais , cette racine est longue , rameuse, charnue, spongieuse , cylindroïde, d'un jaune foncé extérieurement. Ce sont les habitants des montagnes où elle croît qui en font la récolte, et qui nous l'expédient, après l'avoir fait dessécher.

Dans cet état, elle est en fragments de longueur variable , de la grosseur du pouce, ferme moyen, rarement branchue , ordinairement ridée à l'extérieur , de couleur brunâtre en dehors , et d'un jaune vif ou blanchâtre en dedans. Son odeur est faible , mais un peu aromatique et vireuse : sa saveur est d'une amertume franche, intense et persistante.

Soumise dans ces derniers temps à une nouvelle analyse chimique par MM. Henri et Caventou, la racine de gentiane a of-

---

1 M. Richard considère cette partie de la plante comme une espèce de tige souterraine, et non comme une véritable racine.

fert, entre autres principes immédiats, une grande quantité de mucilage, du sucre incristallisable, une matière glutineuse, plusieurs matières colorantes, et un principe amer particulier qui a reçu le nom de *gentianin*.

C'est dans le gentianin que réside, à ce qu'il paraît, la force active de la racine de gentiane. Ce principe a pour caractères distinctifs d'être jaune, inodore, d'une saveur amère très-prononcée, soluble dans l'éther et dans l'alcool, peu soluble dans l'eau, susceptible de cristalliser en aiguilles transparentes, et de se volatiliser en partie, lorsqu'on l'expose à l'action de la chaleur, en belles vapeurs jaunes. Quoique le gentianin soit presque sans action sur le papier de tournesol, les acides développent sa saveur amère et son influence tonique.

On a lieu de croire que le gentianin se trouve dans les racines de toutes les espèces de gentianes, et même qu'il est en plus grande quantité, et surtout plus pur dans les petites espèces que dans la racine de la jaune : aussi ont-elles une amertume plus franche et plus intense.

La racine de gentiane soumise à l'action de l'eau, et abandonnée ensuite à elle-même, est susceptible d'éprouver la fermentation alcoolique et de fournir alors, par la distillation, une espèce d'eau-de-vie dont les habitants de quelques parties de la Suisse, de l'Allemagne, des Vosges, font souvent usage.

Les principes actifs de la gentiane sont solubles dans l'eau, le vin et l'alcool ; cependant il est difficile d'épuiser cette racine par une première décoction.

La gentiane, par son amertume franche et intense, se place au premier rang parmi nos médicaments toniques indigènes. Son action est plus lente à se développer que celle du quinquina ; mais elle est plus persistante ; aussi est-elle éminemment indiquée dans les maladies qui sont accompagnées ou suivies d'un profond épuisement des forces vitales, et dans toutes celles qui sont caractérisées par une faiblesse radicale. Son utilité a été constatée dans plusieurs maladies épizootiques, dont le caractère inflammatoire était peu prononcé ou de courte durée.

Elle convient beaucoup pour donner du ton à l'estomac, réveiller l'appétit et favoriser les digestions : elle s'oppose à l'évolution des entozoaires dans le conduit alimentaire , et favorise leur expulsion quand ils y existent déjà. Elle agit donc tout à la fois comme stomachique et vermifuge.

Comme simple tonique amer, la gentiane mérite souvent la préférence sur tous les autres médicaments de cette classe, même sur l'écorce du Pérou : mais cette dernière lui est bien supérieure comme antiseptique et antipériodique. Pour augmenter l'énergie de la gentiane sous ce double rapport, l'on a conseillé de lui associer quelques autres substances riches en tannin , telles que l'écorce de chêne, l'écorce de saule ou de marronnier d'Inde. Sans contester l'utilité de ces sortes de mélanges, nous ne saurions cependant les assimiler au quinquina, dont l'efficacité dépend, non-seulement du tannin qu'il contient, mais encore et surtout des principes alcaloïdes amers qui lui sont propres.

Cette observation nous conduit à penser que le moyen le plus économique , et peut-être même le plus efficace d'employer les sels de quinine et de cinchonine, serait de les administrer à doses fractionnées après les avoir mélangés avec une ou plusieurs des substances astringentes et toniques ci-dessus désignées.

On fait prendre la gentiane aux animaux domestiques, seule ou mélangée avec d'autres excitants, ordinairement en poudre, incorporée dans le miel, l'extrait de genièvre ou une substance farineuse; souvent aussi on en fait des décoctions dans l'eau ou des infusions dans le vin, qu'on leur administre sous forme de breuvage ; quelquefois enfin on en prépare un extrait et une teinture que l'on peut employer de différentes manières.

La dose de ces médicaments varie suivant l'indication que l'on veut remplir et la quantité de principes actifs qu'ils contiennent. La poudre , par exemple, se donne aux grands animaux depuis 32 jusqu'à 128 gram. (1 once jusqu'à 4) , et même au delà.

Les fragments de racine de gentiane bien desséchés et taillés en cône peuvent servir en chirurgie pour opérer la dilatation des ouvertures fistuleuses et s'opposer au rapprochement de leurs parois.

On retrouve les propriétés amères et toniques de la grande

gentiane non-seulement dans les différentes espèces du genre, mais encore dans la plupart de celles appartenant à la famille naturelle dont cette plante forme le type; c'est ainsi que la *petite centaurée* et le *trèfle d'eau* ou *menianthe* sont doués d'une amertume franche et intense qui réside principalement dans les parties vertes et en fait des toniques stomachiques assez recommandables.

L'AUNÉE. (*Inula Helenium.* L.)

Cette plante, connue encore sous le nom d'*enula campana*, est indigène, vivace, de la famille des corymbifères, et de la syngénésie polygamie superflue. Elle habite les bois et les pâturages humides de différentes contrées de la France, de la Suisse, de l'Allemagne, et fournit à la thérapeutique sa racine.

La racine d'aunée est épaisse, allongée, charnue, rameuse, d'un gris fauve à l'extérieur, blanchâtre à l'intérieur, d'une odeur aromatique légèrement camphrée, surtout dans l'état de fraîcheur, d'une saveur amère un peu âcre et également aromatique. Pour la faire sécher, on la coupe ordinairement par morceaux de 6 à 8 centimètres de long.

Les principes immédiats les plus remarquables contenus dans cette racine sont une huile volatile concrète analogue au camphre, et une substance amilacée particulière nommée *inuline*, qui se distingue de l'amidon ordinaire en ce qu'au lieu de se prendre en gelée lorsqu'on l'a soumise à l'action de l'eau bouillante, elle se sépare de ce liquide par le refroidissement sous forme pulvérulente.

La racine d'aunée participe de la manière d'agir des stimulants et de celle des toniques : comme les premiers, elle excite et réchauffe l'estomac, accélère le cours du sang et développe la chaleur animale; et comme les seconds, elle augmente la contractilité fibrillaire des tissus organiques, et les rend ainsi plus forts et plus robustes. C'est cette double action qui explique les vertus diaphorétiques, fondantes et utérines que l'observation a fait reconnaître dans la racine d'aunée; et qui justifie l'emploi que l'on fait de cette racine dans les infiltrations séreuses, dans certains parts laborieux, et contre les affections catarrhales chroniques. Sous le rapport de ses doses et de son mode d'administration, l'aunée peut être assimilée à la gentiane.

A la suite de ces deux corps médicamenteux s'offrent à notre examen un assez grand nombre de végétaux, tant indigènes qu'exotiques, que leurs propriétés toniques bien caractérisées ne nous permettent pas de passer sous silence, mais dont les usages cependant ne sont pas tellement importants dans la pratique vétérinaire, que nous ne puissions nous borner à un exposé sommaire pour chacun d'eux. Nous commencerons par celui dont la réputation vient d'être en quelque sorte réhabilitée par les travaux des chimistes modernes et par les expériences de quelques médecins.

Le saule blanc. (*Salix alba*. L.) Cet arbre, fort commun sur le bord des rivières et des ruisseaux, dont le genre forme le type d'une petite famille naturelle dite des *salicinées* (démembrement de la famille des amentacées de Jussieu), fournit une écorce d'une saveur extrêmement amère et astringente, et d'une odeur légèrement aromatique. Celle qui provient des jeunes branches est surtout remarquable sous ces différents rapports. Elle contient du tannin, une matière extractive, et, d'après les recherches récentes de plusieurs chimistes, un principe alcaloïde particulier pouvant se combiner avec les acides, et auquel on a consacré le nom de *salicine*.

Cette nouvelle base salifiable paraît être l'un des meilleurs succédanés que l'on ait proposés pour la quinine. Si l'expérience confirme les heureux résultats que l'on a annoncés à cet égard, les vétérinaires auront beaucoup à s'applaudir d'avoir à leur disposition un médicament indigène capable de remplacer celui que les médecins regardent comme le plus héroïque de tous ceux que possède l'art de guérir. En attendant que la salicine ait été obtenue en quantité suffisante pour pouvoir être administrée aux animaux, on fera usage de l'écorce de saule en nature, en poudre ou en décoction, à la dose de 64 à 128 grammes (de 2 à 4 onces) à l'état sec pour les grands quadrupèdes.

Le buis (*Buxus sempervirens*. L.) Cet arbrisseau, de la famille des euphorbiacées, croît abondamment dans les pays montagneux de l'Europe, et est connu de tout le monde sous le rapport de son port et de la structure de son bois. Soumis récemment à l'analyse par M. Fauré de Bordeaux, le buis lui a fourni une substance cristalline que ce chimiste regarde comme alcaloïde, et à laquelle il a donné le nom de *buxine*. Ce principe, rencontré dans toutes les parties de la plante, est accompagné dans l'écorce par de la gomme, de la cire, de la chlorophylle, des matières résineuse, extractive, grasse, etc. (1).

Quoi qu'il en soit de cette analyse, dont les résultats n'ont pas encore pu être vérifiés, la saveur amère et nauséabonde que présente le buis annonce des propriétés assez énergiques pour qu'on soit étonné de l'espèce de dédain dont il est l'objet sous le rapport de la pharmacologie. Il faut dire cependant qu'on a préconisé l'usage de la râpure de buis à titre de sudorifique et de succédané en quelque sorte du gaïac, dans le traitement des affections rhumatismales, des maladies chroniques de la peau, et même dans celui de la morve et du farcin; mais il faut ajouter, pour être exact, que l'événement ne paraît pas avoir justifié les espérances que l'on avait pu concevoir.

La bardane (*Arctium lappa*. L.), plante indigène de la famille des synanthérées, qui croît dans les bois et les lieux incultes où elle se fait remarquer par de grandes feuilles radicales, pétiolées, cordiformes, blanchâtres et cotonneuses à leur face inférieure. Sa racine, seule partie de la plante qui soit employée, est cylindroïde, longue, rameuse, d'un brun noirâtre au dehors, blanche et spongieuse en dedans.

M. Guibourt, qui a fait l'analyse de cette racine, en a retiré de l'amidon, de l'inuline, de l'extractif, et quelques sels à base de potasse.

Indiquée par les auteurs comme sudorifique, et préconisée à ce titre contre les maladies chroniques de la peau et les affections rhumatismales, la bardane est en effet souvent employée

____

(1) *Journal de chimie médicale*. Janvier 1830.

pour remplir ces indications. Mais le peu d'activité des principes qu'elle renferme ne doit, ce semble, lui faire accorder qu'une confiance extrêmement limitée sous le rapport thérapeutique.

LA PATIENCE. (*Rumex patientia*. L.) Celle-ci, de la famille des polygonées, se trouve dans les lieux humides de l'Europe tempérée, et se cultive dans quelques jardins pour l'usage de la médecine. La racine qu'elle fournit est longue, épaisse, fibreuse, charnue, noirâtre au dehors et jaune en dedans, d'une odeur faible, et d'une saveur amère et légèrement astringente.

Elle donne à l'analyse une grande quantité d'amidon et de soufre à l'état de liberté. Elle ressemble tellement aux racines de plusieurs autres espèces de rumex très-communes dans les localités aquatiques, qu'on lui substitue très-souvent ces dernières dans les pharmacies; mais cette substitution n'a pas le moindre inconvénient, car toutes ces racines sont douées des mêmes vertus. Les racines de patience peuvent aussi être assimilées à celles de bardane, dont elles partagent du reste le peu d'activité.

LA CANNE DE PROVENCE (*Arundo donax*. L.), grande et belle graminée, cultivée en plein champ dans le midi de la France, dont la racine a été rapprochée des précédentes par la plupart des pharmacologistes.

Cette racine, longue, charnue, spongieuse, d'un blanc jaunâtre intérieurement, recouverte d'un épiderme jaune, luisant, ridé et coriace, nous est apportée du midi de la France à l'état sec, et coupée par tranches de dimensions variables. Dans cet état elle a une saveur légèrement douceâtre, et une odeur à peu près nulle; cependant l'analyse qu'en a faite M. Chevallier (1) y a démontré la présence de certains principes, qui ne seraient certainement pas sans activité s'ils s'y trouvaient en quantité un peu considérable; ces principes sont : un extrait muqueux légèrement amer; une matière résineuse aromatique, analogue à celle de la vanille; de l'huile volatile; une matière azotée; du sucre; de l'acide malique; des sels à base de potasse et de chaux, et de la silice.

_____

(1) *Journal de pharmacie*, t. III.

Le roseau a balais (*Arundo phragmites*. L.), plante voisine de la précédente, fort commune dans les endroits marécageux, dont les racines, longues, rampantes, douceâtres et mucilagineuses, se rapprochent peut être encore plus du chiendent par leurs propriétés que de celles de canne.

Il existe plusieurs végétaux que l'on confond communément, mais mal à propos, avec les roseaux ; parmi ces végétaux nous citerons celui auquel on donne vulgairement le nom de *roseau odorant* ou *aromatique*, et dont la racine, ou plutôt le rhizôme, se vend dans les pharmacies sous celui de *calamus aromaticus*.

Ce rhizôme, d'une odeur agréable et persistante, d'une saveur aromatique, d'une couleur fauve clair, et d'une structure spongieuse, contient de la gomme, de la résine, de la matière extractive, de l'inuline, de l'huile volatile et du ligneux. Doué d'une action stimulante assez prononcée, il entrait dans beaucoup de préparations officinales composées, dites *cordiales*, *stomachiques*, *sudorifiques*, *etc*. Il est aujourd'hui presque universellement abandonné, même dans la médecine de l'homme, où il a joui pendant longtemps d'une réputation assez étendue.

Le chardon bénit (*Centaurea benedicta*. L.). De la famille des synanthérées, annuelle, et fort commune dans les champs cultivés du midi de l'Europe ; cette plante a une tige rameuse, des feuilles semi-amplexicaules, offrant de grandes dentelures irrégulières, et couvertes de poils laineux. Elle a une amertume prononcée, qui indique chez elle des vertus toniques non équivoques.

Les mêmes propriétés se retrouvent dans d'autres espèces de chardon, notamment dans le *chardon étoilé* ou *chaussetrape* (centaurea calcitrapa. L.), et dans le *chardon marie* (carduus marianus. L.).

La saponaire (*Saponaria officinalis*. L.). Cette plante croît spontanément sur le bord des champs cultivés ; elle a une tige dressée, cylindrique, noueuse, garnie de feuilles sessiles, opposées, glabres, entières et marquées de cinq nervures. Son odeur est presque nulle ; sa saveur, d'abord douceâtre et mucilagineuse, devient bientôt amère et un peu âcre.

Traitée par l'eau, la saponaire cède à ce liquide une sorte d'extractif savonneux, regardé par quelques chimistes comme un principe particulier (*saponine*), et auquel on pense que la plante doit ses propriétés médicamenteuses.

Indiquée comme sudorifique, *fondante*, *dépurative*, dans le traitement des maladies cutanées, dans celui des douleurs rhumatismales, et de certains engorgements chroniques des viscères abdominaux (*obstructions*), la saponaire ne nous inspirerait que fort peu de confiance dans des cas analogues.

La chicorée sauvage (*Cichorium intybus.* L.), plante de la même famille que le chardon bénit, qui croît spontanément le long des chemins, et que l'on cultive en grand dans quelques localités, comme plante fourrageuse. Les tiges et les feuilles de chicorée sauvage forment une excellente nourriture pour les vaches laitières. Sa racine, pivotante, oblongue, de la grosseur du doigt, brunâtre au dehors, blanchâtre en dedans, est douée d'une amertume franche intense, et possède des propriétés toniques assez prononcées : on en fait en quelque sorte un usage vulgaire dans la médecine de l'homme. On la traite par décoction ; on en prépare des sirops, des extraits, etc. Sans méconnaître ses vertus, les vétérinaires la prescrivent cependant assez rarement, parce qu'ils ont la facilité de la remplacer par d'autres racines à peu près aussi communes, et plus puissantes encore.

Le simarouba (*quassia simarouba.* L.). Grand arbre de l'Amérique méridionale, qui forme le type d'une nouvelle famille naturelle distraite de celle des rutacées, et qui, par l'écorce de sa racine, concourt à enrichir la matière médicale.

Cette écorce est en lanières fibreuses, minces, longues, repliées sur elles-mêmes, grisâtres à l'extérieur, jaunâtres à l'intérieur, inodores et d'une saveur très-amère.

C'est un tonique stomachique puissant, mais que l'on peut presque toujours remplacer par la racine de gentiane.

Le quassia (*quassia amara.* L.). Cet arbre, du même genre que le précédent, et habitant les mêmes contrées, fournit une racine allongée, cylindroïde, grosse comme le bras, grisâtre à l'extérieur, blanche à l'intérieur, d'une amertume franche et très-prononcée, que l'on a utilisée en thérapeutique à peu près dans les mêmes circonstances que celle de simarouba.

L'angusture vraie (*galipea febrifuga*. Aug. S. H.). On désigne ainsi dans le commerce l'écorce d'un arbre du même nom, de la famille des rutacées, qui, ainsi que le précédent, croît dans quelques-unes des contrées méridionales du Nouveau-Monde.

Cette écorce est ordinairement en morceaux légèrement roulés, de quelques centimètres de long sur 2 millim. d'épaisseur environ, amincis sur leurs bords, d'un gris jaunâtre extérieurement, d'un jaune fauve à l'intérieur, d'une odeur faible, *sui generis*, d'une saveur extrêmement amère, persistante et légèrement aromatique.

Elle a approchant la même manière d'agir que le quassia. Il est important de ne pas la confondre avec la *fausse angusture*, dont les propriétés sont bien différentes, et qui provient vraisemblablement d'un végétal du genre strychnos.

La fumeterre (*fumaria officinalis*. L.). Petite plante annuelle fort commune dans les lieux cultivés, qui contient un extractif amer mélangé d'un peu de mucilage. Considérée autrefois comme un remède éminemment *dépuratif*, la fumeterre était mise en usage dans presque toutes les maladies où l'on supposait une altération particulière des humeurs. Si elle est déshéritée de nos jours de cette prétendue vertu, elle est encore généralement employée en qualité de tonique amer dans le traitement de plusieurs affections chroniques de la peau, et des organes parenchymateux abdominaux.

Le houblon (*humulus lupulus*. L.). C'est ainsi que l'on désigne une plante dioïque, volubile, de la famille des urticées, cultivée en grand dans le Nord, pour la fabrication de la bière, et dont les fruits ou cônes membraneux fournissent une poussière jaune très-amère, à base résineuse, nommée *lupuline*.

La lupuline est sans aucun doute un tonique puissant : mais l'élévation de son prix nous en interdit pour ainsi dire l'usage dans la médecine des grands animaux.

L'olivier d'Europe. (*Olea europæa.* L.) L'olivier ordinaire est un arbre toujours vert qui fait l'objet d'une importante culture, et dont les feuilles et l'écorce, douées d'une saveur extrêmement âpre et un peu amère, possèdent des vertus toniques et anti-périodiques qui en ont fait recommander l'usage comme l'un des meilleurs succédanés du quinquina.

Le lilas (*Sirynga vulgaris.* L.). Cet arbrisseau, que tout le monde connaît comme objet d'agrément, semble pouvoir devenir utile comme médicament. En effet, ses capsules vertes, d'une saveur amère très-franche sans aucun mélange d'âcreté, possèdent des propriétés toniques et anti-périodiques dont on a déjà su profiter dans la médecine de l'homme pour combattre les fièvres intermittentes. C'est à M. le professeur Cruveilhier que la thérapeutique est redevable de ce nouvel agent.

TROISIÈME CLASSE D'EXCITANTS GÉNÉRAUX.

MÉDICAMENTS QUI TENDENT A AUGMENTER LA CONTRACTILITÉ FIBRILLAIRE ET A RESSERRER LE TISSU DES ORGANES.

Astringents, Styptiques.

Les médicaments astringents se rapprochent par leur manière d'agir, de ceux que nous venons d'examiner ; comme eux ils augmentent le ton, la résistance et la densité des tissus organisés ; mais leurs effets immédiats, en quelque sorte plus matériels, se distinguent de ceux des toniques par un resserrement fibrillaire plus ou moins visible, et par plusieurs autres caractères qui ressortiront d'eux-mêmes au fur et à mesure que nous avancerons dans l'étude de la médication qui leur est propre.

La première impression des astringents doit être évidemment rapportée à une excitation ; mais cette excitation est ordinairement locale et passagère : elle est fréquemment suivie d'une sorte d'engourdissement de durée variable. L'usage des astringents, longtemps continué, finit même par émousser la sensibilité, et par user pour ainsi dire la contractilité des tissus sur lesquels ils sont déposés.

14

Les toniques purs n'amènent jamais ces fâcheux résultats, à moins qu'ils n'aient été employés d'une manière abusive. Leur action physiologique augmente l'énergie des forces vitales, sans produire des changements physiques appréciables ; au lieu que les astringents, par une sorte d'action chimique, modifient la structure des tissus sans en augmenter réellement les propriétés vitales.

Cette manière d'agir appartient surtout aux astringents végétaux qui, à raison du tannin et de l'acide gallique qu'ils contiennent, tendent à se combiner avec les principes gélatineux, généralement si abondants dans la plupart des parties organisées. Ces phénomènes, très-remarquables après la mort, ne sont toutefois appréciables pendant la vie qu'autant que l'on a persévéré dans l'emploi de l'agent pharmacologique capable de les faire naître.

Les astringents puisés dans le règne minéral, ont une action plus prompte, mais elle est moins durable. Leur première impression, toujours plus ou moins douloureuse lorsqu'elle a lieu sur une membrane muqueuse ou une partie dénudée, s'annonce par le resserrement des vaisseaux capillaires, le refoulement du sang que ces vaisseaux contiennent, et la décoloration du tissu qu'ils concourent à former ; mais dès que l'application du médicament a cessé, ils reprennent peu à peu leur calibre naturel, se remplissent de nouveau, et reçoivent même une plus grande quantité de sang qu'avant d'avoir subi l'influence de cette application.

Il suit de cette observation que les moyens dont il s'agit, employés comme topiques pour diminuer la chaleur d'une partie, et refouler les liquides qui y affluent, ne peuvent amener des résultats satisfaisants qu'autant qu'ils sont administrés avec une grande persévérance.

C'est en usant de cette précaution que l'on a reconnu leur efficacité pour faire rentrer dans la masse des humeurs les fluides accumulés dans l'épaisseur de certains tissus ; ainsi que pour s'opposer aux exhalations morbides, et au développement de l'inflammation et de l'engorgement que tendent à produire les

violences extérieures, les coups, les frottements réitérés, les
entorses, les distensions, etc. : de là les noms de *répercussifs* et
de *défensifs* accordés autrefois à quelques-uns de ces agents médicamenteux.

Administrés à l'intérieur, les astringents diminuent les sécrétions intestinales, et rendent les matières fécales plus consistantes, plus rares et plus colorées : sous ce rapport, ils viennent
se confondre avec les toniques ; mais leur action plus circonscrite que celle de ces derniers, borne à peu près son influence
au seul appareil digestif, à moins qu'ils ne soient donnés à hautes
doses et pendant longtemps ; ce qui alors peut amener de graves
désordres.

Les astringents purs sont d'ailleurs bien plus rarement employés à l'intérieur que les toniques. Ils peuvent convenir cependant dans quelques diarrhées chroniques et dans certaines
hémorragies qu'on a appelées passives ; mais ils seraient nuisibles dans toutes les phlegmasies récentes et même dans les
phlegmasies anciennes, accompagnées de fièvre, de douleur ou
d'altération profonde des tissus.

N'oublions pas cependant que les astringents, par leur mélange avec certains toniques, acquièrent des vertus *anti-septi-*
ques, capables de les rendre réellement utiles dans le traitement
des affections dites gangréneuses, et que parmi ces médicaments,
celui qui est regardé à juste titre comme le plus précieux (le
quinquina), réunit dans sa composition le principe actif des
astringents au principe amer des toniques.

Si les astringents purs ne sont employés que dans un petit
nombre de cas à l'intérieur, ils ont, pour l'usage externe de
nombreuses applications. On s'en sert tour à tour sous forme de
bains, de lotions, de fomentations, de gargarismes, d'injections, de collyres (*voyez* la définition de ces mots dans le Formulaire), et quelquefois aussi sous forme pulvérulente, pour
déterger certains ulcères ; pour supprimer les écoulements chroniques qui se sont établis à la surface d'une membrane muqueuse, de la peau ou d'une partie dénudée, et arrêter les hémorragies qui ont lieu par les petits vaisseaux, pour s'opposer

au développement des engorgements inflammatoires que tendent à faire naître certaines causes externes, ou provoquer la résolution de ceux qui existent déjà ; pour hâter la résorption de la sérosité épanchée dans le tissu cellulaire, etc.

Employés ainsi à l'extérieur, les médicaments dont il s'agit reçoivent plus particulièrement le nom de *restrinctifs*.

Ces médicaments sont fournis par le règne minéral et par le règne végétal. On peut ranger parmi ceux qui appartiennent au premier, l'eau froide, la neige et la glace, la plupart des acides affaiblis et des sels avec excès d'acide ; et parmi ceux qui proviennent du second, toutes les substances végétales qui contiennent du tannin et de l'acide gallique ; car c'est dans ces deux principes que réside surtout la propriété astringente que ces substances possèdent. Le goût peut d'ailleurs faire reconnaître celles qui jouissent de cette propriété, par la sensation d'âpreté caractéristique qu'elles impriment sur la langue.

Il existe un certain nombre de corps médicamenteux, que l'on ne doit pas associer aux astringents végétaux, parce qu'ils en modifient la composition ; nous citerons entre autres les sels ferrugineux, le tartre émétique, le sublimé corrosif, et les matières gélatineuses.

SUBSTANCES ASTRINGENTES TIRÉES DU RÈGNE MINÉRAL.

Indépendamment des substances réfrigérantes et acidules dont il est fait mention ci-dessus, on se sert aussi, et sous des formes beaucoup plus variées, pour produire la médication astringente, du sulfate de fer, du tartrate de fer et de potasse, de l'alun, du sulfate de zinc, de l'acétate de plomb, de la chaux, etc.

LE SULFATE DE FER. (*Couperose ou vitriol vert.*)

Ce sel, résultat de la combinaison de l'acide sulfurique avec le protoxide de fer, se présente pour l'ordinaire sous forme de cristaux rhomboïdaux, demi-transparents, d'un vert d'émeraude, et d'une saveur styptique analogue à celle de l'encre.

Le sulfate de fer est soluble dans deux parties d'eau froide environ, et dans les trois quarts de son poids d'eau bouillante. Cette dissolution précipite en bleu par le prussiate de potasse, en blanc et en vert par les alcalis, en noir par la teinture de noix de galle, et par toutes les substances végétales qui contiennent de l'acide gallique.

Calciné à vaisseau clos, le sulfate de fer se liquéfie d'abord dans son eau de cristallisation, se boursoufle, et blanchit peu à peu à mesure qu'il se dessèche; mais ensuite il se décompose, laisse dégager de l'oxygène, de l'acide sulfureux, de l'acide sulfurique, et il ne reste à la fin pour résidu que du tritoxyde de fer (colcothar) (1).

Exposé au contact de l'air à l'état sec, ce sel absorbe un peu d'oxygène, et se couvre de taches jaunâtres ocreuses, formées de sous-trito-sulfate de fer. Sa dissolution, placée dans les mêmes conditions, subit une transformation bien plus complète, car elle finit par se convertir entièrement en sous-trito-sulfate jaune qui se précipite, et en trito-sulfate neutre qui reste dans la liqueur.

Le proto-sulfate de fer s'obtient dans les laboratoires en faisant agir de l'acide sulfurique étendu d'eau sur de la tournure de fer décapée. Celui que l'on trouve dans le commerce sous le nom de couperose verte, se prépare en grand, en soumettant les pyrites ferrugineuses (sulfure de fer naturel) à l'action combinée de l'air et de l'eau, lessivant ces pyrites pour dissoudre le sel à mesure qu'il se forme, faisant évaporer et cristalliser.

Le sulfate de fer est un astringent énergique. Comme les autres composés ferrugineux, il passe facilement des premières voies dans l'appareil circulatoire, et de là dans certains organes sécréteurs. Administré à un cheval, à la dose de 192 grammes,

____

(1) C'est en suivant ce procédé qu'on obtenait autrefois l'acide sulfurique, d'où lui vint l'épithète *de vitriolique*. Mais l'acide ainsi obtenu n'est pas identique avec celui du commerce. Il paraît être formé, d'après les recherches de M. Bussy, d'acide sulfurique ordinaire, et d'acide sulfurique privé d'eau (anhydre).

par MM. Tiedmann et Gmelin, il fut retrouvé peu de temps après dans les veines ; au bout de six heures, il était déjà en plus grande quantité dans l'urine que dans le sang.

M. Wiborg avait avancé dans le temps que le sulfate de fer, à la dose de 3 ou 4 hectogrammes, faisait vomir le cheval. Des expériences entreprises par M. Gohier, pour vérifier cette assertion, ont démontré qu'elle était inexacte ; car les animaux sur lesquels ces expériences furent faites n'éprouvèrent que quelques légères nausées ; mais il survint une entérite aiguë, et l'ouverture fit voir l'estomac et les gros intestins gangrenés.

Sous le rapport thérapeutique, le sulfate de fer est rarement employé à l'intérieur. On s'en sert cependant quelquefois dans le traitement des maladies asthéniques du gros et du menu bétail : on l'administre en poudre, incorporé dans le miel, dans une substance farineuse, ou en dissolution dans un véhicule convenable. Il est presque toujours avantageux de l'associer à des excitants végétaux, et notamment à l'aunée, à la gentiane, aux baies de genièvre, etc. La dose varie, pour les grands animaux, depuis 8 grammes jusqu'à 32 (2 gros jusqu'à 1 once) ; et pour les petits, depuis 1 gramme jusqu'à 8 (1 scrupule jusqu'à 2 gros).

Pour l'usage externe, ce sel a des applications plus fréquentes que pour l'usage interne : on l'emploie en solution dans l'eau, pour faire prendre des bains de pieds aux chevaux atteints de fourbure, d'étonnement de sabots ; pour pratiquer des lotions détersives et dessiccatives sur les parties qui sont devenues le siége de certaines exhalations morbides. On le fait entrer aussi dans la composition des cataplasmes défensifs et répercussifs que l'on applique sur le sabot et sur les engorgements récents occasionnés par les harnais ou tout autre agent physique.

LE TARTRATE DE FER ET DE POTASSE. (*Boules de Mars* ou *de Nancy.*)

On désigne communément sous ces différents noms une espèce de sous-sel, que l'on prépare d'après la formule du nouveau

Codex, en combinant directement quatre parties de limaille de fer porphyrisée avec deux parties de tartre rouge réduit en poudre.

Pour cela on forme avec ces deux substances et de l'eau-de-vie une pâte liquide, que l'on expose pendant cinq ou six jours à l'influence de l'air, et que l'on soumet ensuite à l'action d'une douce chaleur (60°); on a soin de remuer la masse de temps en temps avec une spatule de fer, et d'y ajouter de l'eau-de-vie à mesure qu'elle se dessèche. Lorsqu'elle a perdu tout éclat métallique, et qu'elle a acquis la consistance convenable, on en forme des boules du poids de 100 à 125 grammes, que l'on fait sécher à une température modérée. En ajoutant à la pâte qui sert à les former certaines substances résineuses et balsamiques (térébenthine, benjoin), on obtient ce que l'on appelle les *boules de Molsheim*, du nom de l'endroit où l'on s'occupe principalement de cette préparation.

Quel que soit le procédé suivi pour les préparer, les boules de mars doivent être d'un beau noir, homogènes, sans fissures ni aspérités, solubles dans l'eau, dans le vin et dans l'alcool.

On les emploie, en dissolution dans l'un ou l'autre de ces liquides, comme médicament tonique et astringent, soit à l'intérieur, soit à l'extérieur; la dose, dans le premier cas, varie pour les grands quadrupèdes de 8 à 32 gram. (de 2 à 8 gros).

Les indications du tartrate de fer et de potasse sont généralement les mêmes que celles des autres préparations ferrugineuses.

LE SULFATE D'ALUMINE ET DE POTASSE. (*Alun*.)

C'est ainsi que les chimistes désignent l'alun ordinaire du commerce, qui, en effet, est composé d'acide sulfurique, d'alumine et de potasse; cependant, au lieu de ce dernier oxyde on y trouve quelquefois de l'ammoniaque, et dans certains cas l'une et l'autre de ces bases salifiables.

L'alun est un sel qui se présente communément sous forme de gros cristaux octaédriques, blancs, transparents, incolores, d'une saveur douceâtre et styptique. Il est légèrement efflorescent, soluble dans quinze parties d'eau froide environ , et dans un peu moins d'une partie d'eau bouillante. Ainsi dissous, l'alun rougit la teinture de tournesol, et peut être facilement décomposé par un assez grand nombre d'agents chimiques, notamment par l'ammoniaque, par la potasse, l'acétate de plomb, la baryte, et les sels solubles de cette base.

Exposé dans un creuset à l'action du feu, il fond d'abord dans son eau de cristallisation, se boursoufle ensuite à mesure que celle-ci s'évapore, devient blanc, opaque, extrêmement léger, et reçoit alors le nom d'*alun calciné.*

Pendant cette calcination, l'alun ne perd d'abord que son eau de cristallisation ; de sorte qu'en le faisant dissoudre on peut lui restituer ses caractères primitifs : mais si la chaleur est poussée jusqu'au rouge, l'alun laisse dégager une partie de l'acide sulfurique combiné à l'alumine. Il pourrait même le laisser dégager en totalité, si cette base, au lieu d'être associée à la potasse, l'était à l'ammoniaque, ou bien si la température était poussée très-haut.

On rencontre l'alun tout formé dans le voisinage de quelques volcans ; mais comme il y est toujours en assez petite quantité, on est obligé de préparer artificiellement la majeure partie de celui dont on a besoin dans les arts et dans la médecine.

Le procédé employé pour cela varie suivant les matières premières que l'on a à sa disposition. Lorsque la mine contient du sous-sulfate de potasse et d'alumine associé à de l'oxide de fer et à de la silice, comme à Tolfa et à Piombino, il suffit de la faire chauffer dans des fours, de l'exposer après à l'influence de l'air pendant une quarantaine de jours, et de la traiter ensuite par l'eau, qui se charge de l'alun et laisse déposer les oxydes métalliques insolubles.

Mais dans beaucoup de cas, la mine moins riche que la précédente n'est composée que de sulfure de fer et de terre argileuse ; alors on est obligé de la laisser au contact de l'air pendant des années entières, et de lui faire subir diverses préparations dont les détails nous entraîneraient au delà des bornes que nous nous sommes imposées.

L'*alun de Rome*, c'est-à-dire, celui que l'on fabrique dans les environs de cette ville, est généralement le plus estimé pour les arts industriels, mais il ne mérite aucune préférence sur celui de France pour l'usage médicinal.

Le sulfate d'alumine et de potasse est l'un des astringents minéraux le plus souvent usités dans la pratique vétérinaire. Il convient à l'intérieur contre quelques diarrhées chroniques et contre certains flux muqueux. On doit le donner en solution dans un véhicule capable d'en seconder ou d'en mitiger les effets, suivant ce que prescrira l'état des malades, et à doses fractionnées, c'est-à-dire à celle de 4 à 24 gram. (de 1 à 6 gros) pour les grands animaux.

Employé avec trop de persévérance ou à doses trop fortes, il fatigue les premières voies, diminue la transpiration cutanée, et peut amener ainsi des désordres graves. Bourgelat dit que l'on a vu des chevaux devenir phthisiques à la suite de son usage.

A l'extérieur, l'alun peut être utilisé pour arrêter quelques hémorrhagies capillaires, et surtout pour tarir les écoulements chroniques qui s'établissent si souvent chez le cheval par les naseaux et à la partie inférieure des membres. Il n'est pas moins recommandable pour combattre les anciens catarrhes auriculaires chez le chien.

Associé au blanc d'œuf, il constitue une sorte de liniment, qui a été préconisé comme défensif et résolutif contre les entorses, les foulures, les tumeurs récentes résultant du contact du bât ou de la selle.

L'alun calciné est un escharotique léger, très-propre à déterger les ulcères sanieux et à ronger les chairs fongueuses.

LE SULFATE DE ZINC. (*Vitriol blanc, couperose blanche.*)

Ce sel, cristallisé en prismes à quatre pans terminés par des pyramides ayant le même nombre de côtés, est blanc, transparent, lorsqu'on a eu soin de le soustraire à l'influence de l'air; mais il devient bientôt opaque dans le cas contraire, car il est très-efflorescent. Dans le premier cas, il contient un peu plus du tiers de son poids (0,36 environ) d'eau de cristallisation. Sa saveur est âcre et styptique. Il est très-soluble dans l'eau.

On le trouve tout formé dans la nature, mais en petite quantité. Pour l'obtenir en grand et d'une manière économique, on fait griller le sulfure de zinc naturel (blende); on le traite ensuite par l'eau, qui dissout le sulfate nouvellement produit; on fait évaporer, et lorsque la liqueur est suffisamment concentrée, elle laisse déposer de grosses masses blanches de matière saline.

Ainsi obtenu, le sulfate de zinc contient toujours un peu de sulfate de fer et de sulfate de cuivre. Afin de le débarrasser de ceux-ci, on le fait dissoudre de nouveau dans l'eau, et on le fait bouillir sur un peu d'oxyde de zinc récemment précipité par la potasse.

Le sulfate de zinc est un agent styptique puissant, dont on se sert à l'extérieur en solution dans l'eau ou dans un autre liquide propre à en seconder les effets, pour faire des lotions et des injections détersives et dessiccatives. Il est fréquemment employé sous forme de collyre. Administré à l'intérieur, il provoque le vomissement chez les carnivores; mais il est très-rarement usité pour satisfaire à cette indication. Susceptible d'être absorbé et d'agir, à ce qu'il paraît, sur le cerveau, il donne lieu dans quelques cas à des phénomènes d'empoisonnement. Il en faut cependant une dose assez considérable pour occasionner la mort; car une once environ portée dans l'estomac n'amène cette terminaison funeste qu'au bout de deux ou trois jours, et lorsqu'on a soin d'empêcher le vomissement.

Son action vénéneuse est plus prononcée quand il est introduit sous la peau; appliqué sur le tissu cellulaire de la partie interne de la cuisse des chiens, à la dose de 8 grammes, il les fait périr assez souvent au bout de cinq à six jours, et l'on trouve dans l'estomac, près du pylore, de petites ulcérations rondes, à fond noir. Il paraît agir en stupéfiant le cerveau. *Dictionnaire de médecine*, en 21 vol., article *Poison*.

La plupart des composés qui ont le zinc pour base participent des propriétés de celui dont nous venons de parler. Parmi ces composés, il n'y a guère que l'oxyde blanc qui soit, avec le précédent, employé comme agent médicamenteux.

L'oxyde de zinc est blanc, très-léger, doux au toucher, soluble dans les acides ainsi que dans les alcalis caustiques. Il est indiqué à l'extérieur comme astringent, dessiccatif contre certains ulcères chroniques, les ophthalmies anciennes, les taies de la cornée, etc. On en a vanté l'usage à l'intérieur dans le traitement de l'épilepsie et de plusieurs autres maladies nerveuses ; mais il ne compte à cet égard que des succès contestés.

On trouve dans les officines une espèce d'oxyde de zinc impur, auquel on donne le nom de *thutie*, et qui est souvent employé comme anti-ophthalmique.

La thutie, appelée encore *cadmie*, se forme pendant la calcination des mines de plomb contenant du zinc, et se dépose sous forme d'incrustation dans les cheminées des fourneaux d'où on l'extrait pour l'usage médical. Avant de s'en servir, l'on est obligé de la porphyriser avec soin. On lui substitue quelquefois, par esprit de cupidité, de la *terre argileuse* associée à certains oxydes métalliques, notamment à celui de cuivre. Un peu d'attention suffira pour mettre le praticien à couvert de cette fraude.

L'ACÉTATE DE PLOMB. (*Sel de Saturne, extrait de Saturne.*)

Ce sel se trouve dans le commerce tantôt à l'état solide, tantôt à l'état liquide. Dans le premier cas, il est blanc, cristallisé en aiguilles brillantes, satinées, groupées ensemble irrégulièrement, d'une saveur styptique et sucrée ; d'où lui vient le nom de *sucre de Saturne*, qu'on lui donne vulgairement. Il est légèrement efflorescent, très-soluble dans l'eau, susceptible de se combiner, par l'intermède de ce liquide et à l'aide de la chaleur, avec une nouvelle quantité d'oxyde de plomb, et de passer ainsi à l'état de sous-acétate.

Exposé à l'action du feu, il se décompose, laisse dégager de l'eau, de l'acide acétique, et de l'esprit pyro-acétique mêlé d'huile empyreumatique ; il ne laisse pour résidu que du plomb mêlé à du charbon.

Un grand nombre de corps médicamenteux peuvent également en opérer la décomposition. C'est ainsi que se comportent, par exemple, les acides nitrique et sulfurique, les sulfates, les carbonates et les hydro-sulfates solubles. Beaucoup de substances végétales qui contiennent du mucilage, ou certains principes extractifs, sont dans le même cas.

L'acétate de plomb que l'on conserve à l'état fluide, généralement connu dans les pharmacies sous le nom d'*extrait de Saturne*, se présente sous la forme d'un liquide transparent, jaunâtre ou incolore, doué de la même saveur, et à peu près des mêmes propriétés chimiques que le précédent. Il contient toutefois, proportionnellement, une plus grande quantité d'oxyde de plomb, et doit être considéré comme un *sous-acétate ;* ce qui fait qu'il se décompose encore plus facilement que le premier, et qu'il décompose lui-même un beaucoup plus grand nombre de substances organiques. De là la nécessité de ne l'associer à ces substances qu'après s'être assuré de l'influence qu'il peut exercer sur elles.

Mis en contact avec l'eau ordinaire, l'acétate de plomb trouble sa transparence, la rend blanche et laiteuse. Ce phénomène est dû au sulfate et au carbonate de chaux que contient toujours ce liquide, et qui, en se décomposant, donnent naissance à du sulfate et à du carbonate de plomb entièrement insolubles.

L'eau, ainsi chargée de sels de plomb, est connue depuis longtemps sous les noms *d'eau blanche*, *d'eau de Goulard*, *d'eau végéto-minérale ;* mais cette dernière qualification lui est surtout appliquée lorsqu'on l'a aiguisée d'un peu d'alcool.

On prépare l'acétate de plomb en chauffant dans des bassines de cuivre étamées de la litharge pulvérisée, avec quatre ou cinq fois son poids de vinaigre ; on remue continuellement le mélange avec une spatule de bois ; lorsque la combinaison est complète, et que la liqueur marque de 28 à 30 degrés à l'aréomètre de Baumé, on la filtre au travers d'un papier non collé, et on la conserve dans cet état.

Quand on veut avoir l'acétate de plomb cristallisé, on fait évaporer cette liqueur jusqu'à consistance convenable (35 degrés environ de l'aréomètre), et par le repos et le refroidissement on obtient des cristaux de sucre de Saturne.

L'acétate de plomb est de tous les astringents celui dont on fait le plus souvent usage dans la pratique vétérinaire ; non à l'intérieur, car il est encore plus rarement indiqué de cette manière que les autres, mais à l'extérieur. Sous ce rapport, on l'utilise tour à tour comme défensif, résolutif et dessiccatif, contre les brûlures et beaucoup d'autres inflammations cutanées ; contre certains engorgements du tissu cellulaire, les entorses, les contusions, la fourbure, les eaux aux jambes, etc. Injecté dans les cavités nasales, il tend à arrêter les écoulements chroniques, et à déterger les ulcères qui s'y établissent dans le cas de morve. Il n'est pas non plus sans avantage pour combattre les plaies baveuses et les ulcères fistuleux compliqués de carie ou de nécrose, comme le sont si souvent ceux du garrot et de la nuque.

Pour remplir ces diverses indications, l'acétate de plomb s'emploie ordinairement étendu dans une grande quantité d'eau ordinaire, et amené par conséquent à l'état d'eau de Goulard ; mais il est bien préférable de l'employer dans son état de pureté, en solution dans l'eau de pluie, ou mieux encore dans l'eau distillée, et plus ou moins concentré, lorsqu'on veut tarir un écoulement insolite, hâter la cicatrisation d'une plaie ou d'un ulcère de mauvais caractère ; alors, en effet, l'acétate mis en contact avec la surface lésée se décompose en partie, son oxyde s'unit à la matière purulente ou muqueuse exhalée par ses surfaces, et détermine ainsi la formation d'une pellicule blanche que l'on serait tenté de prendre pour une escharre, pellicule qui a l'avantage de mettre les parties malades à l'abri du contact de l'air, et de boucher les pores par lesquels l'exhalation morbide a lieu. Dans l'un et l'autre cas, mais surtout dans le premier, on y ajoute un peu d'eau-de-vie lorsqu'on veut le rendre plus excitant.

Incorporé dans l'axonge ou le cérat, il forme la base de plusieurs pommades dessiccatives.

L'oxide et le carbonate de plomb s'emploient quelquefois à l'extérieur pour remplir quelques-unes des indications de l'acétate de plomb, car toutes les préparations qui ont ce métal pour base, participent plus ou moins des propriétés de ce sel. Toutes, comme lui, sont vénéneuses lorsqu'elles sont administrées à l'intérieur sans ménagement ; elles agissent alors en même temps sur l'intestin et sur le système nerveux, et donnent lieu à une espèce particulière d'empoisonnement, désignée sous le nom de *colique saturnine* (colique des peintres).

LA CHAUX. (*Oxide de calcium.*)

Cette substance, regardée pendant longtemps comme un corps simple, est assimilée aujourd'hui aux oxydes métalliques. Elle est ordinairement en masses irrégulières plus ou moins considérables, d'un blanc grisâtre, lorsqu'elle est pure et entièrement privée d'eau ; blanche et pulvérulente, lorsqu'elle est délitée et à l'état d'hydrate. Son odeur est nulle, sa saveur âcre et urineuse. Sa pesanteur spécifique varie ; elle égale, terme moyen, 2 fois et un tiers celle de l'eau (2,3).

Exposée au contact de l'air, la chaux attire peu à peu l'humidité, et l'acide carbonique de ce fluide se fendille, blanchit, se réduit en fragments, puis en poudre. C'est alors que l'on dit qu'elle est délitée ou éteinte.

On peut accélérer ce phénomène en versant sur la chaux une certaine quantité d'eau ; dans ce cas, elle augmente promptement de volume, absorbe le liquide avec avidité, et donne lieu à un dégagement considérable de chaleur, qui fait passer à l'état de vapeur une partie de l'eau employée, et élève quelquefois la température de la masse jusqu'au delà de 300 degrés. Ainsi éteinte, la chaux constitue un *hydrate* formé de 3 parties d'oxyde et de 1 partie d'eau, environ (0,32). Dans cet état, elle est moins âcre et moins caustique que lorsqu'elle est entièrement privée de ce liquide ; il paraît aussi qu'elle est alors un peu moins insoluble ; cependant il faut encore près de 600 parties d'eau froide (584 à 15 degrés centigrades) pour dissoudre une seule partie de chaux (1). Ce qu'il y a d'extraordinaire, c'est que cet oxide est moins soluble à chaud qu'à froid ; à tel point, que l'eau à la température de la glace fondante, se charge de deux fois plus de chaux que lorsqu'elle est bouillante.

(1) M. Dalton.

Quoi qu'il en soit, c'est cette dissolution qui constitue l'*eau de chaux*; on distingue celle-ci dans les pharmacies en première, seconde, etc., suivant qu'elle a été obtenue par l'addition successive de une ou deux quantités d'eau sur la même masse de chaux. La première est souvent plus forte et plus âcre que la seconde, parce qu'elle contient de la potasse provenant du bois dont on s'est servi pour calciner la chaux. Mais si celle-ci est pure et dissoute en quantité suffisante pour saturer l'eau, il est évident que ces liqueurs doivent être identiques.

On ne doit pas confondre l'eau de chaux avec le *lait de chaux*. Dans celui-ci il y a toujours un excès d'oxyde tel que le liquide en est blanc, opaque, et plus ou moins épais.

La chaux verdit fortement le sirop de violette, et ramène promptement au bleu le papier rouge de tournesol. Tous les acides peuvent se combiner directement avec elle. Beaucoup de substances salines sont susceptibles d'être décomposées par la chaux à sec, ou par l'intermède de l'eau.

La chaux est très-abondamment répandue tant à la surface que dans le sein de la terre; mais elle y existe toujours en combinaison avec d'autres corps, notamment avec les acides sulfurique et carbonique, c'est-à-dire à l'état de sulfate et de carbonate. C'est de cette dernière combinaison qu'on obtient toute la chaux qui est employée, soit dans les arts, soit dans la médecine.

Pour cela, on calcine, au moyen du bois ou de la houille, dans des fourneaux construits exprès, la pierre à chaux ordinaire jusqu'à ce qu'elle ait perdu tout son acide carbonique. Si l'on veut avoir de la chaux parfaitement pure pour l'usage pharmaceutique, on prend du marbre blanc que l'on introduit dans un creuset, et que l'on chauffe jusqu'au rouge pendant une heure et demie environ.

La chaux vive est quelquefois employée à l'extérieur comme caustique pour réprimer les chairs fongueuses; mais elle peut être avantageusement remplacée sous ce rapport par d'autres agents chimiques.

On fait usage de l'eau de chaux comme astringent détersif dans le pansement des ulcères sordides. On s'en sert pour faire des injections dans les cavités nasales, dans le cas d'ulcération et de catarrhe chronique de la pituitaire. Ce liquide peut être administré à l'intérieur avec succès contre les météorisations. Quelques praticiens l'ont employé comme tonique fondant, dans la morve et le farcin ; nous ne sachions pas qu'ils en aient obtenu des résultats réellement satisfaisants. Lorsqu'on croit devoir soumettre les grands animaux à son usage, on peut leur en donner de 2 à 4 litres à la fois.

L'eau de chaux mélangée avec l'acétate de plomb ou avec l'huile d'olive, forme des espèces de liniments qui sont d'excellents défensifs contre les brûlures.

Dans les laboratoires la chaux est employée pour obtenir la potasse caustique, l'ammoniaque, l'eau phagédénique, etc.

SUBSTANCES ASTRINGENTES TIRÉES DU RÈGNE VÉGÉTAL.

Nous l'avons déjà dit, toutes les substances végétales propres à développer la médication astringente, sont caractérisées par une saveur âpre styptique, et par les principes tannants qu'elles contiennent. Ces principes, diversement associés à de l'amidon, à du ligneux, à de l'extractif, sont à peu près les seuls dans lesquels réside la puissance astringente. Les substances qui en sont pourvues ne sont guère moins nombreuses que celles qui, contenant des principes amers, possèdent des propriétés toniques. Cependant nous ne nous occuperons d'une manière spéciale que de l'écorce de chêne, de la noix de galle, des racines de bistorte, de tormentille et de benoîte, des fleurs et de l'écorce de grenadier, parce que ce sont à peu près les seules qui, en raison de leur activité et de la modicité de leur prix, soient employées dans la pratique vétérinaire.

L'ÉCORCE DE CHÊNE COMMUN. (*Quercus robur* L..)

Le chêne commun ou *rouvre*, le plus beau comme le plus utile de nos arbres forestiers, fait partie de la famille naturelle

des amentacées de Jussieu (cupulifères de Richard) et de la monoécie polyandrie de Linné. Son écorce, épaisse, raboteuse,
fendillée, d'un gris brunâtre diversement nuancé à l'extérieur,
rougeâtre à l'intérieur, d'une saveur styptique très-prononcée,
contient une grande quantité de tannin et de matière extractive.
Réduite en poudre ou simplement concassée, elle porte le nom
de *tan*, parce qu'elle sert dans cet état au tannage des cuirs.

L'écorce de chêne est un puissant astringent que l'on a quelquefois employé à l'intérieur, associé à des substances toniques,
comme succédané du quinquina. L'on avait même décoré du
nom de *quinquina français* un mélange composé de cette écorce,
de racine de gentiane et de camomille romaine. Le fait est qu'il
résulte de cette association un médicament éminemment tonique
et astringent, doué de vertus antiseptiques et même antipériodiques. La dose de ce médicament peut être portée, pour les
grands animaux, jusqu'à 123 grammes (4 onces) : on le leur
administre sous forme de décoctum ou d'électuaire.

L'écorce de chêne est usitée à l'extérieur, tant à l'état pulvérulent qu'en décoction dans l'eau, pour déterger les ulcères
sanieux dont les chairs sont blafardes et boursouflées, pour arrêter les hémorrhagies, supprimer certains écoulements morbides, faire résoudre les engorgements œdémateux, etc.

Il croît sur le tronc des vieux chênes une espèce de champignon connu sous le nom d'*agaric*, qui, après avoir été préparé,
c'est-à-dire coupé en tranches minces et battu sur un billot, sert
en chirurgie pour arrêter les hémorrhagies.

Le genre *quercus*, auquel appartient le chêne rouvre, renferme plusieurs espèces exotiques intéressantes à connaître sous
plusieurs rapports, et parmi lesquelles nous citerons le *quercus
coccifera*, sur lequel vit l'insecte très-employé autrefois sous le
nom de *kermès végétal*; le *quercus suber*, qui fournit le liége;
et le *quercus infectoria*, sur lequel on récolte les meilleures
noix de galle répandues dans le commerce.

La noix de galle est une excroissance ordinairement globuleuse, qui se développe, par suite de la piqûre d'un insecte du
genre *cynips*, sur les feuilles de diverses espèces de chênes, mais

principalement sur la dernière espèce que nous venons de nommer. C'est au célèbre naturaliste Olivier, ancien professeur à l'école d'Alfort, que nous sommes redevables de la connaissance exacte de cette espèce de chêne, qui croît dans toute l'Asie-Mineure, et qui, bien différent de notre chêne commun, ne forme généralement qu'un grand arbrisseau tortueux et rabougri.

Les galles du commerce sont globuleuses, dures, comme ligneuses, de la grosseur d'une cerise à peu près, inodores et d'une saveur styptique. Leur surface est raboteuse, d'un gris jaunâtre ou noirâtre, couverte de petits tubercules ; leur tissu, légèrement spongieux, offre à l'intérieur plusieurs cellules dans lesquelles sont renfermées les larves du cynips. Lorsque ces larves sont arrivées à l'état d'insectes parfaits, elles s'échappent de la noix qui leur servait de prison en pratiquant une ou plusieurs ouvertures.

Les galles, ainsi percées, sont plus légères que les autres ; elles portent le nom de *galles blanches*, tandis que l'on appelle *galles vertes* ou *noires*, celles qui ont été recueillies avant la sortie de l'insecte. Ces dernières sont plus chères, mais ce sont aussi les meilleures.

La noix de galle contient une grande quantité de tannin et d'acide gallique, du mucilage, de l'extractif, du ligneux et des matières salines.

Ses propriétés médicinales sont les mêmes que celles de l'écorce de chêne, mais elles sont plus prononcées ; elle peut s'administrer dans les mêmes circonstances à peu près, et de la même manière.

LA BISTORTE. (*Polygonum bistorta*. L.)

Cette plante, indigène, vivace, de la famille des polygonées et de l'octandrie trigynie, croît dans les pâturages humides des hautes montagnes de l'Europe.

Sa racine, qui est la partie dont on fait usage, est de la grosseur du doigt environ, légèrement comprimée, contournée sur

elle-même, de manière à former deux et quelquefois trois cou-
des très-rapprochés. Elle est rugueuse et de couleur brunâtre à
l'extérieur, compacte et rougeâtre à l'intérieur ; son odeur est
peu prononcée ; sa saveur est extrêmement styptique.

L'analyse chimique a fait découvrir dans la racine de bistorte
beaucoup de tannin, de l'acide gallique, de la fécule et de l'a-
cide oxalique.

Cette racine est un des meilleurs médicaments astringents
indigènes. La grande quantité d'amidon qu'elle contient mitige
ses propriétés d'une manière avantageuse; aussi obtient-elle
souvent la préférence sur les substances précédentes, pour l'u-
sage interne. Elle est surtout employée de cette manière dans
les diarrhées chroniques et dans la cachexie aqueuse. Il est cependant presque toujours utile de l'associer, pour remplir ces
indications, aux aromatiques et aux amers.

On l'administre en poudre sous forme d'opiat, ou en décoction dans l'eau ; la dose est de 32 à 64 gram. (de 1 à 2 onces)
pour les grands animaux. On se sert quelquefois du décoctum
à l'extérieur, pour faire des lotions et des injections détersives
et restrinctives.

Nous croyons pouvoir assimiler, sous le rapport pharmacologique, à la racine de bistorte, celles de tormentille et de benoîte.

La tormentille (*Tormentilla erecta*. L.) est une petite
plante vivace, de la famille des rosacées, de l'icosandrie polygynie, qui habite les bois et les pâturages ombragés de l'Europe.

La racine de tormentille est noueuse, articulée, de la grosseur du doigt, garnie de filaments, brune à la surface, rougeâtre intérieurement, d'une odeur faible, légèrement aromatique, d'une saveur astringente et amère.

Elle contient à peu près les mêmes principes, et possède les
mêmes propriétés que la bistorte, avec laquelle on la mélange
assez souvent.

La benoîte (*Geum urbanum*. L.), autre petite plante vivace,
indigène, rosacée, de l'icosandrie polygynie, qui croît sur la li-

sière des bois, le bord des chemins, dont la racine est employée en médecine de la même manière, et en général dans les mêmes circonstances que les précédentes.

Cette racine est de la grosseur d'une plume à écrire, garnie de filaments capillaires, brune en dehors, rougeâtre en dedans; d'une odeur de girofle, qui se perd par la dessiccation; d'une saveur astringente, aromatique et un peu amère.

Elle contient du tannin, une huile volatile plus pesante que l'eau, de la résine, une substance insoluble analogue à l'adraganthine.

La racine de benoîte est un des nombreux succédanés du quinquina. Sans mériter d'être placée sur la même ligne que cette écorce, elle peut offrir cependant d'utiles ressources au praticien comme médicament astringent et tonique. Peut-être en négligeons-nous un peu trop l'usage dans la médecine des animaux.

LE GRENADIER. (*Punica granatum*. L.)

Petit arbre de la famille des myrtacées, de l'icosandrie monogynie, originaire de l'Afrique, cultivé dans toute l'Europe méridionale, qui, par ses fleurs et l'écorce de sa racine, concourt à augmenter les ressources de la thérapeutique.

Les fleurs de grenadier, connues dans les pharmacies sous le nom de *balaustes*, sont d'un beau rouge ponceau ou écarlate; leur calice a la même couleur; il est épais, charnu, et à cinq divisions pointues; l'odeur de ces fleurs est nulle; leur saveur est astringente et amère.

Ces fleurs, que l'on nous expédie à l'état sec du midi de la France, contiennent beaucoup de matière astringente, et sont surtout recommandables pour l'usage interne.

L'écorce coriace du fruit de grenadier (*malicorium*) est utilisée dans quelques cantons du Midi pour le tannage des peaux. Douée d'une force astringente très-prononcée, cette écorce peut être employée dans les circonstances où celle du chêne est indiquée.

L'écorce de la racine de grenadier possède des propriétés ana-

logues ; mais elle jouit de plus de celle de faire périr les vers intestinaux, et surtout ceux du genre *tænia*. (Voyez, pour de
plus longs détails sur ce sujet, ceux qui sont consacrés à la classe
des médicaments vermifuges.)

Indépendamment des substances astringentes que nous venons
de faire connaître, il en existe encore un assez grand nombre
d'autres ; mais comme la plupart de celles-ci n'ont dans la thérapeutique vétérinaire que des usages extrêmement bornés, soit
à cause de leur peu d'énergie, soit en raison de l'élévation de
leur prix ou de la facilité que l'on a à les remplacer par d'autres
encore plus communes, nous n'en ferons qu'une simple énumération.

Les végétaux et les parties ou produits des végétaux que nous
avons ici principalement en vue, sont le *sumac des corroyeurs*
(rus coriaria. L.), les fleurs des diverses espèces et variétés de
rosiers (rosa gallica, rosa canina. L.); les feuilles de *ronce
commune* (rubus fruticosus. L.); la *potentille anserine* ou
argentine (potentilla anserina. L.); le *fraisier* (fragaria
vesca. L.); le *plantain* (plantago major. L.); l'*aigremoine*
(agrimonia eupatoria. L.); l'*asperule* (asperula cinanchica.
L.); la racine de *garance* (rubia tinctorum. L.); l'*extrait
de cachou* (mimosa catechu, archa catechu, etc.); la résine
dite *sang-dragon* (fournie par les calamus rotang, dracæna
draco, etc. L.); la *gomme kino* (provenant du nauclea gambir. Hun.); et enfin l'écorce de la racine de *ratanhia* (krameria triandra. Ruiz.).

DEUXIÈME ORDRE.

EXCITANTS SPÉCIAUX.

Nous ne reproduirons pas ici les détails dans lesquels nous
sommes déjà entrés pour justifier le titre que nous donnons
à ces médicaments ; nous rappellerons seulement que plusieurs d'entre eux semblent se soustraire entièrement à la qualification d'excitants, par une action mixte, *sui generis*, et
quelquefois même par une action diamétralement opposée à celle

que suppose cette qualification. Tels sont, par exemple, certains narcotiques et quelques laxatifs. Mais, ainsi que nous l'avons déjà observé, ce sont là de ces imperfections dont les classifications les plus méthodiques ne sont pas toujours exemptes.

Hâtons-nous d'ailleurs d'avouer qu'en réunissant sous le nom commun d'excitants spéciaux tous les médicaments dont il nous reste à nous occuper, nous avons eu pour but principal de régulariser en quelque sorte notre classification, sans nous dissimuler ce que ce rapprochement peut présenter de forcé.

PREMIÈRE CLASSE D'EXCITANTS SPÉCIAUX.

MÉDICAMENTS QUI AGISSENT PLUS PARTICULIÈREMENT SUR LE TUBE DIGESTIF, TENDENT A PROVOQUER SES MOUVEMENTS PERISTALTIQUES, ET PAR SUITE DES DÉJECTIONS ALVINES.

Purgatifs et Laxatifs.

Le titre que nous consacrons aux agents pharmacologiques dont il s'agit, tout en faisant connaître leurs effets primitifs les plus constants et les plus saillants, ne fait rien préjuger relativement à la nature de l'action intime qu'ils exercent sur la surface vivante soumise immédiatement à leur contact.

Les différences qui existent entre eux sous ce rapport ne nous permettaient pas de leur assigner des caractères plus précis et plus physiologiques. Dans la série des médicaments capables de provoquer des évacuations alvines, il en est peu, en effet, qui produisent une impression entièrement semblable sur la surface intestinale : chacun d'eux, considéré en particulier, a une manière d'agir qui lui est propre, et qui diffère plus ou moins de celle de tous les autres.

On a cru devoir cependant réunir sous des dénominations communes ceux de ces médicaments qui offrent entre eux le plus d'analogie. C'est d'après cette manière de voir qu'ils ont été divisés en *laxatifs* et en *cathartiques*, et que ces derniers, à leur tour, ont été subdivisés en *minoratifs* ou purgatifs doux, et en *drastiques* ou purgatifs forts.

On a admis entre ces divers genres de purgatifs, et surtout entre les deux premiers, une très-grande différence. En comparant l'action des laxatifs les plus doux avec celle des cathartiques les plus forts, on trouve effectivement que cette différence est assez tranchée; mais si, au lieu des extrêmes, on met en opposition les purgatifs intermédiaires, on voit que la démarcation est beaucoup moins sensible.

Toutefois, peut-on avec la même substance produire à volonté des effets plus ou moins marqués, et l'action douce et peu sensible d'un médicament purgatif dépend-elle moins de sa nature que de la dose à laquelle on le donne, et surtout des circonstances dans lesquelles on l'administre? Cette proposition, avancée récemment dans un traité de matière médicale, ne nous paraît point admissible, en pharmacologie vétérinaire du moins. En effet, que l'on fasse prendre à un animal une substance drastique à doses réfractées, et mitigée comme on le jugera convenable, il est à peu près certain qu'elle ne donnera lieu à aucun phénomène sensible; si, par extraordinaire elle détermine des évacuations stercorales, c'est qu'elle aura excité la surface intestinale à sa manière et non à celle des minoratifs. D'un autre côté, que l'on administre un médicament véritablement laxatif, à haute dose, il en résultera sans doute des évacuations abondantes, mais sans qu'il se développe dans le conduit alimentaire des phénomènes d'irritation, comme cela aurait inévitablement lieu si ces évacuations avaient été provoquées par un purgatif drastique.

L'ensemble des considérations qui précèdent, tout en nous engageant à réunir dans la même classe les différents agents pharmacologiques habituellement employés pour provoquer des déjections alvines, doit nous engager aussi à mettre en parallèle les laxatifs avec les purgatifs proprement dits; mais avant tout nous devons faire connaître les effets de ces derniers.

Introduits dans le tube digestif, ces médicaments exaltent la sensibilité de la membrane muqueuse soumise à leur contact, et y appellent ainsi une plus grande quantité de fluide; de là naît la rougeur et la turgescence de cette membrane, l'épanouissement de ses vaisseaux capillaires et la plus grande activité de la sécrétion et assez ordinairement de l'exhalation gazeuse dont elle est le siége. L'excitation se propage bientôt à la tunique musculeuse, qui dès-lors accélère ses mouvements péristaltiques, et amène en peu de temps jusqu'à l'anus les matières contenues dans le conduit dont elle fait partie. Cette excitation ne borne pas là son influence; elle l'étend encore au foie et même au pancréas, ce qui occasionne un afflux plus abondant de bile et de suc pancréatique dans le tube digestif.

Ces divers phénomènes, bien que liés à l'action de presque tous les purgatifs, ne sont cependant pas toujours entre eux dans les mêmes rapports. C'est ainsi que les sécrétions intestinales et hépatiques sont quelquefois très-abondantes sans qu'il y ait de fortes contractions péristaltiques ni de copieuses évacuations de matières solides; tandis que dans d'autres cas ces sécrétions sont presque nulles, quoique les déjections alvines soient fréquentes et abondantes.

Beaucoup de purgatifs agissent successivement dans toute l'étendue du canal intestinal, et provoquent une abondante exhalation muqueuse et de violentes contractions péristaltiques. Il en est d'autres qui, n'irritant, en quelque sorte, que superficiellement la membrane muqueuse de l'intestin grêle, n'excitent de contraction que vers le colon et le rectum.

Sans doute, les effets que nous venons de faire connaître se rattachent, sous quelques rapports, à une irritation passagère. Mais celle-ci n'est pas, selon nous, le fond ni l'essence du phénomène de la purgation. S'il en était ainsi, les évacuations devraient être proportionnées à l'intensité de cette irritation : or, rien n'est moins constant : beaucoup de substances extrêmement irritantes ne purgent que faiblement, au lieu que d'autres, sans avoir à beaucoup près la même âcreté, provoquent d'abondantes évacuations.

La force active des purgatifs proprement dits ne saurait donc être assimilée à celle des irritants ordinaires. Ces deux ordres d'agents pharmacologiques ne mettent point en jeu les mêmes propriétés vitales, ou du moins ne les modifient pas exactement de la même manière ni au même degré : les premiers semblent exercer principalement leur influence sur la contractilité du conduit intestinal ; tandis que les seconds mettent primitivement et principalement en jeu sa sensibilité. Administrés par la bouche, les irritants commencent à déployer dans l'estomac toute leur énergie, au lieu que la plupart des cathartiques ne développent complétement la leur que dans l'intestin.

L'estomac toutefois est loin d'être entièrement passif pendant l'action de ces derniers ; car non-seulement il ressent l'impression de ceux qui sont directement portés dans son intérieur ; mais encore quelquefois, et par sympathie, il est soumis à l'influence de ceux qui, administrés sous forme de lavement, ne pénètrent que dans l'intestin. Nous verrons même, en nous occupant des laxatifs, que plusieurs de ceux-ci agissent primitivement et principalement sur l'estomac.

Les phénomènes qui précèdent et accompagnent la purgation, annoncent toujours un travail organique des plus actifs. Peu après l'administration des médicaments propres à amener ce résultat, les animaux deviennent tristes et abattus, dédaignent assez souvent les aliments qu'on leur présente, bâillent dans quelques cas (solipèdes), éprouvent des frissons, des nausées, et quelquefois des vomissements (carnivores). La peau, ordinairement sèche, présente des alternatives de chaud et de froid ; le pouls, d'abord petit, concentré, inégal, parfois intermittent, acquiert bientôt de la force et de la fréquence ; il survient des borborygmes, quelquefois des coliques et du météorisme, et enfin, après un laps de temps variable, des déjections alvines plus ou moins abondantes.

En même temps qu'ils provoquent ces divers résultats, les purgatifs cèdent aux vaisseaux absorbants leurs particules les plus ténues, pénètrent ainsi dans le torrent de la circulation, et s'échappent avec les humeurs excrétées. Ces faits ont été mis hors de doute par les expériences dans lesquelles l'analyse chimique a fait retrouver plusieurs purgatifs dans le sang, ainsi que par les observations à l'aide desquelles on a pu constater que le lait des femelles qui avaient été purgées, devenait quelquefois purgatif pour leurs nourrissons.

Les grands animaux herbivores, en raison de leur structure organique, de leur idiosyncrasie et de leur mode de sensibilité, sont bien plus longs et plus difficiles à purger que les carnivores. Ce n'est souvent qu'au bout de 24, 36 et même 48 heures, que les purgatifs amènent des évacuations intestinales dans les premiers; tandis que, dans les derniers, ces médicaments n'exigent pour produire cet effet que de 6 à 8 heures, et quelquefois beaucoup moins. Les jeunes sujets, chez les uns comme chez les autres, ont l'intestin moins réfractaire à l'action des purgatifs, que les vieux.

Le nombre des évacuations qui surviennent pendant la durée de cette action, varie du reste beaucoup, de même que la nature et la quantité des matières évacuées. Mais ces matières sont toujours beaucoup moins consistantes qu'à l'ordinaire, ce qui dépend tout à la fois de ce qu'elles sont mélangées avec une plus grande quantité de mucus intestinal, et de ce qu'ayant séjourné moins longtemps dans ce conduit, elles n'ont cédé qu'une faible portion du liquide qu'elles contenaient aux vaisseaux absorbants.

A cette série de phénomènes primitifs, succèdent des effets secondaires plus ou moins remarquables. Le tube digestif, débarrassé des matières étrangères qui y étaient accumulées, et modifié dans ses propriétés vitales, reprend une nouvelle activité qui, bornée d'abord au système absorbant qui lui est propre, s'étend bientôt à l'économie entière. Assez souvent la respiration et la circulation se ralentissent et se régularisent, soit par suite de l'évacuation des matières stercorales qui, par leur accumulation dans le tube digestif, devenaient une cause d'irritation géné ale, soit par suite de l'augmentation de la sécrétion intestinale.

Un autre effet consécutif ni moins remarquable ni moins important de l'action des purgatifs, c'est la révulsion plus ou moins puissante qu'opèrent la plupart d'entre eux, et en vertu de laquelle ils tendent à diminuer l'impulsion du sang vers la tête et les extrémites, ainsi que les irritations fixées à la périphérie du corps.

C'est à raison de l'importance, en quelque sorte exclusive,

attachée à l'un ou à l'autre de ces effets secondaires, que l'on avait été porté à regarder tour à tour ces médicaments, tantôt comme *fondants*, tantôt comme *affaiblissants*, tantôt comme *révulsifs*.

Toutefois, il est aisé de voir d'après l'exposé que nous venons de faire, qu'ils peuvent être utiles dans une foule de maladies de nos animaux domestiques, notamment dans les hydropisies, l'anasarque, les affections chroniques des yeux et de la peau, le vertige, l'immobilité, les maladies vermineuses, les coliques stercorales, et certaines affections catarrhales.

Ils peuvent devenir également fort utiles pendant le cours des phlegmasies aiguës, pour entretenir, comme on le dit communément, la liberté du ventre; mais alors il faut accorder la préférence aux purgatifs les plus doux; les drastiques seraient généralement dangereux dans ces sortes de cas. Il est presque superflu d'ajouter que les inflammations gastro-intestinales aiguës contre-indiquent impérieusement l'usage de ces sortes de moyens. C'est au praticien éclairé à distinguer les circonstances dans lesquelles il doit y avoir recours de celles où il doit s'en abstenir.

Lorsque l'effet des purgatifs est très-violent et qu'il se prolonge pendant plusieurs jours, soit parce que ces médicaments étaient contre-indiqués, soit parce qu'ils ont été administrés à trop haute dose, on dit qu'il y a *superpurgation*. Le plus souvent, dans ce cas, les matières alvines sont rendues avec douleur et mêlées quelquefois de stries sanguinolentes. Pour faire cesser cet accident, il faut avoir recours aux adoucissants, aux opiacés, et quelquefois aussi aux antiphlogistiques les plus puissants.

Il est peu de médicaments dont l'administration exige autant de précautions que celle des purgatifs : il faut y préparer les malades par la diète, les boissons délayantes et les lavements émollients; les tenir à une température modérée, leur faire faire de légères promenades, les soustraire à l'influence de l'humidité, etc. La dose et le mode d'administration doivent être subordonnés au climat, à la saison, et surtout à l'espèce, à l'âge et au tempérament de l'animal.

C'est ainsi que dans les ruminants on doit les employer sous forme liquide ou très-molle, de manière qu'ils puissent arriver directement dans la caillette ; car s'ils pénétraient dans la panse, ils y resteraient sans doute sans effet, tant à cause de la masse énorme d'aliments au milieu de laquelle ils seraient pour ainsi dire enfouis, que par rapport au peu de sensibilité de ce réservoir.

Malgré ces précautions, rien n'est ordinairement plus incertain dans ces animaux, plus difficile à déterminer que la médication purgative. On voit souvent les drastiques les plus âcres et les plus irritants ne donner lieu à aucune évacuation extraordinaire, bien qu'ils fatiguent beaucoup les malades. Ce qu'il y a de remarquable, c'est que certains laxatifs, au contraire, provoquent chez eux aisément des déjections molles et répétées.

Les médicaments laxatifs, comme nous l'avons déjà vu, semblent se confondre sous quelques rapports avec les purgatifs proprement dits, et cependant ils présentent, comparativement à ceux-ci, des différences assez remarquables.

Le nom donné à ces médicaments dérive du verbe latin *laxare*, relâcher, qui indique l'un de leurs effets les plus constants.

Cependant ce n'est pas par un relâchement semblable à celui que produisent les émollients que les laxatifs déterminent des évacuations alvines ; car leur action immédiate se rapporterait plutôt à une espèce d'excitation qu'à une véritable débilitation : ingérés dans le conduit alimentaire, ils résistent aux forces digestives, et troublent par cela même les fonctions de l'estomac et de l'intestin ; celui-ci, dès-lors, accélérant ses mouvements péristaltiques, les porte au dehors avec les autres matières contenues dans son intérieur ; en sorte que les déjections alvines paraissent être ici le résultat d'une digestion imparfaite ou troublée, et annoncent, par conséquent, ainsi que nous l'avions déjà fait pressentir, que c'est l'estomac qui a été primitivement et principalement mis en jeu.

Dans cette espèce de purgation, les diverses sécrétions intestinales ne sont pas sensiblement augmentées ; il n'y a pas non plus, comme pendant et surtout après l'action des cathartiques, augmentation d'activité dans le système absorbant, ni de phénomènes marqués de révulsion. Aussi les laxatifs ne sont-ils ordinairement employés que comme de simples évacuants. Mais ils ont, sous ce rapport, des titres incontestables à la préférence qu'on leur accorde pendant le cours de beaucoup de maladies inflammatoires dont l'intensité pourrait être augmentée par toute cause d'irritation.

Presque tous les laxatifs proviennent du règne végétal, et contiennent des matières sucrées, huileuses et mucilagineuses, tandis que les cathartiques sont fournis et par le règne minéral et par le règne végétal. Ceux qui sont puisés dans ce dernier renferment des matières résineuses, des principes immédiats particuliers, des gommes-résines, et quelquefois, mais rarement, des substances huileuses. Quant aux purgatifs minéraux, ce sont pour la plupart des sels neutres à base de potasse, de soude ou de magnésie.

SUBSTANCES PURGATIVES TIRÉES DU RÈGNE MINÉRAL.

Les substances minérales, employées communément pour provoquer le phénomène de la purgation, exercent toutes une action analogue sur l'économie animale. Elles augmentent d'abord la sécrétion des mucosités intestinales, et ensuite celle de l'urine, lorsqu'une fois absorbées, elles peuvent porter directement leur influence sur les reins.

On peut les faire prendre aux animaux en poudre incorporée dans le miel, le son ou la farine. Mais il est généralement préférable de les leur administrer en dissolution dans l'eau ou dans un véhicule capable de seconder leurs effets.

Celles de ces substances qu'il nous importe surtout d'examiner ici, sont les sulfates de soude, de potasse et de magnésie, et le tartrate de potasse.

LE SULFATE DE SOUDE. (*Sel de Glaubert.*)

Ce sel est blanc, cristallisé en prismes cannelés à six pans, parfaitement transparent lorsqu'il a été conservé à l'abri du contact de l'air, mais opaque et couvert d'une poussière blanche, lorsqu'il a été exposé pendant quelque temps à l'influence de ce fluide ; car il est extrêmement efflorescent. Le sulfate de soude a une saveur fraîche, amère et salée ; ses cristaux contiennent plus de la moitié de leur poids d'eau de cristallisation (0,56) ; mais ils l'abandonnent en partie lorsqu'ils tombent en poudre par efflorescence. L'eau tiède (à 33 degrés environ) dissout très-bien ce sel ; à cette température, il faut à peine une partie de liquide pour en opérer la dissolution. L'eau bouillante a un peu moins d'action sur lui, et l'eau froide en a moins encore ; en sorte que son maximum de solubilité est à $+ 33°$ à peu près.

Exposé à l'action du feu, le sulfate de soude éprouve successivement la fusion aqueuse et la fusion ignée, sans subir aucune autre altération. Mais si préalablement il avait été mélangé avec du charbon, et que la température fût très-élevée, il se transformerait en sulfure de sodium.

Mélangé à l'état liquide avec les sels solubles de baryte, de chaux, de plomb, il se décompose sur-le-champ, et fournit un précipité blanc de sulfate de l'une de ces bases.

Le sulfate de soude est très-répandu dans la nature ; il existe tout formé dans les eaux de quelques fontaines (en Lorraine et dans le Languedoc), d'où on le retire par évaporation. Mais la majeure partie de celui qu'on répand dans le commerce, s'obtient en décomposant le chlorure de sodium ou sel marin par l'acide sulfurique. Pour le purifier, c'est-à-dire pour le débarrasser des sulfates de fer et de manganèse qu'il contient assez souvent, on le calcine dans un creuset afin de décomposer ces deux sels, puis on traite la masse par l'eau, qui ne dissout que le sulfate de soude.

Ce sel est un purgatif minoratif, d'un usage très-fréquent dans la médecine vétérinaire, parce qu'il est d'un emploi commode et d'un prix peu élevé. On l'administre pour produire la purgation en une seule fois, aux grands herbivores, seul ou mélangé à des purgatifs végétaux, depuis la dose de 125 gram. jusqu'à celle de 384 (de 4 onces à 12).

On en a recommandé l'usage, à doses fractionnées, comme fondant, dans quelques maladies chroniques de la peau. On conçoit en effet qu'en donnant une nouvelle activité à l'exhalation muqueuse intestinale et à la sécrétion urinaire, il puisse opérer une sorte de révulsion salutaire; mais rien n'annonce qu'il ait une influence spéciale sur le système capillaire général, ainsi que pourrait le faire supposer l'épithète de fondant dont on l'a gratifié.

LE SULFATE DE POTASSE. (*Sel de Glaser, sel de duobus.*)

Ce sel, sous forme de cristaux blancs, prismatiques, très-courts, à quatre ou six pans, inaltérables à l'air, d'une saveur amère, est beaucoup moins soluble que le précédent; l'eau froide en dissout à peine la dixième partie de son poids: l'eau bouillante en dissout environ trois fois plus. Exposé à l'action du feu, il décrépite et fond ensuite au-dessus du rouge-cerise.

Le sulfate de potasse existe tout formé dans les cendres de la plupart des végétaux ligneux, dans certaines eaux minérales, et dans quelques mines d'alun, mais celui dont on fait usage en médecine se prépare de toute pièce, en faisant agir directement l'acide sulfurique sur le carbonate de potasse; on le retire aussi des résidus de la fabrication de l'acide nitrique.

Ce sel jouit à peu près des mêmes propriétés que le sulfate de soude; il est néanmoins plus rarement employé que celui-ci, parce qu'il est plus cher et (en raison de son peu de solubilité) moins commode à administrer; il fait partie de la poudre tempérante de *Sthal.*

LE SULFATE DE MAGNÉSIE. (*Sel d'Epsum. d'Angleterre, de Sedlitz* ou *d'Égra.*)

On trouve ce sulfate dans le commerce sous forme de petits cristaux prismatiques parfaitement déterminés, ou en masses composées d'un grand nombre de petites aiguilles. Dans l'un comme dans l'autre cas, il est blanc, transparent, inodore, d'une saveur amère, désagréable et nauséabonde. Exposé à l'influence de l'air, il s'effleurit, et finit par tomber en poussière comme le sulfate de soude.

L'eau froide (à + 15°) se charge d'un poids égal au sien de ce sel; l'eau bouillante en dissout plus encore : la chaleur en opère la fusion aqueuse; si la température est portée jusqu'au rouge, il y en a une petite quantité de décomposée, et la base de cette portion est mise à nu. Lorsqu'il est régulièrement cristallisé, le sulfate de magnésie contient plus de moitié de son poids d'eau de cristallisation (0,51); à l'état sec ou anhydre, il est formé, d'après M. Berzelius, de 66,64 d'acide sulfurique, et de 33,36 d'oxide de magnésium.

Le sulfate de magnésie est au nombre des sels qui se trouvent en dissolution dans les eaux de la mer; on le rencontre également dans celles de plusieurs fontaines salées, d'où on le retire par évaporation. Pendant longtemps ce sel nous a été fourni par l'Angleterre. On en prépare aujourd'hui sur le continent par différents procédés, notamment en grillant les schistes magnésiens, les exposant à l'influence de l'air et de l'humidité, et les soumettant ensuite à des dissolutions et à des cristallisations successives, afin de séparer le sulfate de magnésie des autres substances salines avec lesquelles il est alors associé.

Le sel d'Epsum que l'on trouve dans le commerce n'est souvent que du sulfate de soude, dont la cristallisation a été dérangée.

On peut distinguer ces deux sulfates l'un de l'autre en les faisant dissoudre dans l'eau; et y ajoutant un peu de carbonate de potasse, qui n'exercera aucune action sur le dernier, au lieu qu'il décomposera le premier et précipitera la magnésie, fac le à reconnaître par les caractères physiques et chimiques qui lui sont propres.

Les propriétés médicinales de ces deux sels sont du reste à peu près les mêmes; en sorte que les substitutions, sous ce rapport, offrent peu d'inconvénients. Nous croyons cependant avoir remarqué que le sulfate de soude agit sur la sécrétion urinaire d'une manière plus prononcée que ne le fait le sulfate de magnésie. Celui-ci s'administre d'ailleurs à la même dose et de la même manière.

Dans les laboratoires de pharmacie, et surtout dans les grandes manufactures de produits chimiques, on emploie des quantités considérables de sel d'Epsum pour préparer la magnésie.

La Magnésie est un oxyde métallique, blanc, pulvérulent, très-léger, que l'on trouve dans le commerce de la droguerie ordinairement à l'état de sous-carbonate. Il est alors sous forme de pains carrés, doux au toucher, très-friables. L'eau est sans action sur ce sous-carbonate ; les acides le dissolvent avec effervescence ; exposé à l'action du feu, il se décompose, perd son acide carbonique, et passe à l'état d'oxyde de magnésium (magnésie calcinée).

Pour obtenir le sous-carbonate de magnésie, on dissout dans l'eau pure du sulfate de magnésie, que l'on décompose ensuite au moyen du sous-carbonate de soude ou de potasse liquide. On lave bien le dépôt qui se forme, on le jette sur une toile serrée, et lorsqu'il est égoutté on le fait sécher à l'étuve.

Lorsqu'on veut avoir la magnésie pure, on calcine ce carbonate dans un creuset, jusqu'à ce qu'il soit entièrement dépouillé d'eau et d'acide carbonique ; on le conserve dans des flacons bouchés hermétiquement.

Dans ce nouvel état, la magnésie doit être d'une grande légèreté, d'une blancheur parfaite, et se dissoudre dans les acides sans effervescence.

On la falsifie quelquefois en la mêlant avec de la chaux vive, de même que l'on falsifie le carbonate avec de la craie. On reconnaît aisément ces sophistications, en versant sur une petite portion du mélange suspect un léger excès d'acide sulfurique étendu d'eau. Si la magnésie est pure, la dissolution sera complète ; si elle est mêlée de craie ou de chaux, il se formera un sulfate de cette base, qui, étant peu soluble, se précipite au fond du vase.

Administrée à haute dose (à celle de 200 à 250 gramm.), la magnésie agit comme purgatif minoratif ; mais il est rare que elle soit employée à ce titre dans la médecine vétérinaire : le plus ordinairement c'est dans le but de condenser et de neutraliser les acides qui se forment parfois dans l'estomac et les intestins, que l'on en fait usage. De là le nom d'*absorbant* que l'on a donné à cette substance.

Elle peut être éminemment utile, sous ce rapport, dans les météorisations, dans les diarrhées, qui tourmentent si souvent les jeunes animaux. La dose, pour le cheval et le bœuf, varie depuis 12 jusqu'à 90 gramm. (de 3 gros à 3 onces); pour le poulain et le veau, elle est de 8 gramm. environ (2 gros : on la leur fait prendre incorporée dans le miel, ou simplement en suspension dans un breuvage approprié à leur état.

La magnésie pourrait être remplacée au besoin par les coquilles d'huîtres ou les coquilles d'œuf calcinées, les cendres de bois neuf, l'eau de chaux : mais ces différentes substances sont plus irritantes et généralement moins fidèles dans leurs effets.

LE TARTRATE DE POTASSE.

Il existe dans les pharmacies deux espèces de tartrate de potasse ; l'un est neutre, et l'autre avec excès d'acide.

Le Tartrate de potasse neutre (*sel végétal*) est légèrement déliquescent, d'une saveur amère, très-soluble dans l'eau, soluble aussi dans l'alcool : il cristallise en prismes rectangulaires à quatre faces terminés par des sommets dièdres. Il n'existe pas dans la nature ; pour l'obtenir, on projette peu à peu de la crème de tartre en poudre dans une dissolution chaude de souscarbonate de potasse ; on filtre la liqueur, puis on l'évapore pour la faire cristalliser.

Ce sel est un purgatif très-doux ; mais comme il est d'un prix un peu plus élevé que le bi-tartrate, et que celui-ci peut ordinairement le remplacer, son usage est peu répandu en médecine vétérinaire.

Le Bi-tartrate ou tartrate acide de potasse (*crème de tartre*). Celui-ci se présente communément sous forme de cris-

taux prismatiques à quatre pans, très-courts, coupés oblique-
ment aux deux extrémités.

Ce sel est blanc, inaltérable à l'air, inodore et d'une saveur
légèrement acide. Exposé à l'action du feu, il noircit et se décompose, comme le font presque tous les sels qui contiennent
un acide ou une base organique. Il est insoluble dans l'alcool,
peu soluble dans l'eau ; il faut quinze parties d'eau bouillante
et environ quatre fois autant d'eau froide pour en opérer la dissolution. Mais si on le fait bouillir avec du borax ou de l'acide
boracique, il devient alors soluble dans trois parties d'eau froide
et dans deux parties d'eau bouillante. Dans ce nouvel état il porte
le nom de *crème de tartre soluble*, et constitue un véritable
tartro-borate de potasse. Cette espèce de crème de tartre est plus
efficace, plus commode à employer que la crème de tartre ordinaire, et doit par conséquent obtenir la préférence sur cette
dernière.

Le tartrate acide de potasse existe dans plusieurs fruits sucrés, notamment dans le raisin. Il se dépose sur les parois des
tonneaux associé à la matière colorante du vin et à quelques
autres principes étrangers. Pour le purifier on le fait bouillir
dans l'eau ordinaire, on laisse refroidir, on rassemble les cristaux qui se sont déposés, on les dissout de nouveau à l'aide de
l'eau bouillante, on délaie dans la liqueur une petite quantité
de terre argileuse qui s'empare de la matière colorante, on filtre
et on évapore pour faire cristalliser.

La crème de tartre ordinaire du commerce contient toujours
une certaine quantité de tartrate de chaux (sept ou huit centièmes), d'oxyde de fer, de silice, d'alumine, etc. Celle qui
est parfaitement pure renferme exactement deux fois autant
d'acide tartrique que le sel végétal.

Le tartrate acidule de potasse, administré à doses fractionnées (à celle de 64 grammes pour les grands herbivores), agit
simplement à la manière des tempérants et des diurétiques ; mais
à doses triples ou quadruples il agit en outre comme purgatif
minoratif. Cependant son action est peu fidèle sous ce dernier
rapport, surtout dans les grands quadrupèdes, et il faut sou-

vent en continuer l'usage pendant plusieurs jours pour obtenir des évacuations intestinales molles et un peu abondantes. Malgré cela, les propriétés qui se trouvent réunies dans le sel dont il est question, le rendent extrêmement recommandable dans certaines affections chroniques du foie, dans les hydropisies, l'anasarque, et même pendant le cours de beaucoup de maladies inflammatoires, dans lesquelles il est avantageux de tenir le ventre libre.

Pour faire prendre ce sel aux animaux, on le fait dissoudre dans l'eau ou dans un breuvage propre à en seconder les effets, ou bien enfin dans la boisson dont les malades font usage.

La crême de tartre ordinaire peut se combiner par l'intermède de l'eau et de la chaleur avec certains oxydes métalliques, et donner naissance à des sels doubles. C'est ainsi qu'unie avec l'oxyde d'antimoine elle constitue l'émétique, et avec la soude le *sel de saignette*. Ce dernier n'est autre chose qu'un tartrate de potasse et de soude.

LE TARTRATE DE POTASSE ET DE SOUDE cristallise en gros prismes transparents à huit ou dix pans ; il est inaltérable à l'air, d'une saveur fraîche et un peu amère, soluble dans cinq parties d'eau froide environ. On le considère comme formé de cinquante-quatre parties de tartrate de potasse et de quarante-six parties de tartrate de soude.

Il participe des propriétés cathartiques des précédents, et peut être administré de la même manière et à peu près à la même dose ; mais il serait peut-être moins recommandable comme tempérant et diurétique.

SUBSTANCES PURGATIVES TIRÉES DU RÈGNE VÉGÉTAL.

Les substances végétales capables de déterminer les phénomènes ordinaires de la purgation, sont généralement plus âcres et plus excitantes que les composés salins que nous venons d'examiner. C'est parmi ces substances que sont compris les plus violents drastiques. Pour mettre un peu d'ordre dans leur description, nous nous occuperons successivement des cathartiques ordinaires, des drastiques, et enfin des laxatifs. Nous rangerons dans les deux premiers groupes le séné, le nerprun, la rhubarbe, l'aloès, la gomme gutte, le jalap, la scammonée, l'huile de croton tiglium, etc.; et dans le dernier, les diverses sortes de mannes, la casse, le tamarin et l'huile de ricin.

LE SÉNÉ.

On nomme ainsi les feuilles et les gousses de plusieurs espèces de petits arbustes du genre *cassia*, de la famille des légumineuses, de la décandrie monogynie, que Linné avait confondues sous le nom commun de *cassia senna*.

Ces petits arbustes habitent la Haute-Égypte, la Syrie, le Sénégal, et plusieurs autres contrées de l'Afrique. L'un d'eux (le cassia obovata) est cultivé dans quelques parties de l'Europe méridionale, et particulièrement en Italie.

La majeure partie du séné répandu dans le commerce français nous arrive de l'Égypte par le Caire et Alexandrie, d'où on nous l'expédie sous le nom de *séné de la palthe*, nom d'un impôt auquel il est assujetti. C'est celui que l'on regarde comme le meilleur. Ceux dits de *Moka*, de *Tripoli*, du *Sénégal*, d'*Italie*, paraissent avoir moins de vertus.

Le séné est sous forme de petites folioles, les unes ovales, lancéolées, aiguës, terminées par une pointe : les autres obtuses, plus larges à leur partie supérieure qu'à l'inférieure, et recouvertes sur leurs deux faces de poils courts et un peu écartés. Mais elles sont toutes minces, d'un vert jaunâtre, d'une saveur d'abord âcre et ensuite mucilagineuse, nauséabonde, à peine amère, et d'une odeur faible, un peu vireuse.

Les gousses ou *follicules* se vendent séparément. Elles sont planes, oblongues, obtuses à leurs deux extrémités, glabres, demi-coriaces, pouvant se séparer en deux valves, entre lesquelles se trouvent trois ou quatre graines dans autant de loges. Leur couleur est d'un vert tirant sur le roux, leur odeur et leur saveur sont analogues à celles des folioles. Ainsi que de ces dernières, il en existe plusieurs sortes, les plus estimées sont celles dites de la *palthe*. Comme elles sont généralement moins chères que les folioles, et qu'elles possèdent à peu près les mêmes propriétés, on peut les employer avec avantage dans la pratique vétérinaire.

On doit choisir les unes et les autres entières, autant que possible, mêlées de peu de bûchettes ou pétioles, exemptes de moisissures, et surtout de toute falsification dangereuse.

Il arrive quelquefois, en effet, que les marchands européens, non contents des falsifications que l'on a fait subir au séné dans le pays même où on le récolte, par le mélange des feuilles de l'*arguel* (cynanchum olæfolium), y ajoutent encore frauduleusement celles d'un arbrisseau commun dans le midi de la France, que l'on connaît sous le nom de *redoul* (coriaria myrtifolia), et dont les propriétés sont extrêmement vénéneuses.

Les feuilles de redoul, mêlées au séné, sont en partie brisées ; il est difficile de les distinguer par leur configuration de celles qui proviennent réellement de ce dernier. Les folioles de séné varient d'ailleurs dans leurs formes, suivant qu'elles appartiennent au séné de la palthe, de Tripoli, du Sénégal, d'Italie ou de Moka. Mais on peut les reconnaître à leur nervure du milieu très-saillante, et de laquelle partent six ou huit paires de nervures latérales moins marquées, égales et régulièrement espacées.

Les feuilles de redoul sont d'un gris légèrement bleuâtre, ridées, surtout vers la partie supérieure, et un peu roulées vers leurs bords. Leur pétiole court, ligneux, se divise en trois nervures ; leur longueur varie de 2 à 3 centimètres, et leur odeur ainsi que leur saveur sont presque nulles, lorsqu'elles ont été séchées séparément. C'est surtout au séné brisé, chargé de bûchettes et que l'on connaît sous le nom de *grabeaux*, que l'on mélange ces dangereuses feuilles. Il est bien important de pouvoir les distinguer de celles du séné, et de tous les autres corps médicamenteux auxquels elles se trouveraient accidentellement ou frauduleusement associées ; car elles agissent à la manière des poisons narcotico-âcres les plus dangereux. Plusieurs personnes ont été victimes de ces sortes d'adultérations.

Déjà depuis longtemps (1) on avait eu occasion de reconnaître que les baies et la feuille de redoul produisent sur les animaux herbivores une sorte d'ivresse, et des convulsions suivies plus ou moins promptement de la mort (2).

MM. Lassaigne et Feneulle, qui ont fait l'analyse du séné de la palthe en ont retiré, entre autres matières, de la chlorophylle, une huile grasse et une huile volatile, de l'albumine, et un principe particulier incristallisable, d'une odeur *sui generis*, d'un jaune brunâtre, d'une saveur amère et nauséabonde, qui paraît en être le principe actif, et que, pour cette raison, ils ont nommé *cathartine*. Ce principe est soluble dans l'eau et dans l'alcool en toute proportion : mais il est insoluble dans l'éther. Les follicules en contiennent proportionnellement un peu moins que les folioles (3).

Le séné est un purgatif cathartique, dont on fait assez fréquemment usage : mais on l'emploie rarement seul. Pour provoquer des évacuations un peu abondantes chez le cheval, il en faudrait bien au moins 160 ou 200 grammes ; et à cette dose, il est d'observation qu'il fatigue l'appareil gastro-intestinal, produit quelquefois des coliques, et même un peu de météorisation.

Il convient, par conséquent, de l'employer à une dose plus faible (à celle de 64 grammes environ pour les grands animaux, et de 16 grammes pour les petits), et de l'associer à des purgatifs salins, résineux ou sucrés, tels que le sulfate de magnésie, l'aloès, le jalap ou la manne. Il seconde alors l'action de ceux-ci, en exerçant principalement son influence sur la contractilité des intestins, et assurant de cette manière le succès de la médication.

Le séné, comme la plupart des autres purgatifs, en cédant aux bouches inhalantes quelques-uns de ses principes, exerce sur les reins une action excitante, qui donne une nouvelle activité à la sécrétion urinaire. Pour faire prendre ce médicament aux animaux, on le fait infuser dans l'eau. Une ébullition longtemps prolongée en altère les propriétés. On peut éga-

---

(1) M. Sauvage de Lacroix, en 1739.
(2) *Journal de chimie médicale*. Novembre 1825
(3) *Journal de pharmacie*. t. VII et X.

lement l'administrer en poudre, sous forme d'électuaire ou de bol, mais il est alors moins efficace, et fatigue peut-être davantage l'estomac.

L'on pourrait, sans doute, employer dans quelques cas, comme succédanés du séné, les feuilles de la *globulaire vulgaire* (globularia vulgaris. L.), et celles de la *globulaire turbith* (globularia alipum. L.), ainsi que les *fleurs de pêcher* (amygdalus persica. L.). Mais il ne faut pas perdre de vue que ces parties de végétaux indigènes sont moins constantes dans leurs effets que le séné, et qu'elles ne sauraient, par conséquent, le remplacer que d'une manière imparfaite.

LE NERPRUN CATHARTIQUE. (*Rhamnus catharticus.* L.)

Arbrisseau indigène de la famille des rhamnées, de la pentandrie digynie, commun dans les haies et les bois, et qui fournit à la thérapeutique ses fruits.

Les fruits du nerprun sont de petites baies globuleuses, pisiformes, noirâtres à leur entière maturité, marquées d'un point brillant, contenant une pulpe verte, d'une odeur nauséabonde, d'une saveur amère, et au milieu de laquelle se trouvent pour l'ordinaire trois petits noyaux.

Le suc exprimé de ces fruits, analysé tout récemment par M. Hubert, de Caen, a fourni à ce chimiste de l'acide acétique, de l'acide malique, une substance très-amère, nauséabonde, qui, en tout semblable à la cathartine, est regardée comme la seule partie active de ce suc ; une matière colorante verte, devenant rouge au moment de la maturité, par l'action des acides (formés alors), du sucre, et enfin une substance brune, soluble dans l'eau et non dans l'alcool, abondante dans le suc récent, qui lui doit sa consistance, disparaissant par la fermentation, et qui parait être de nature gommeuse (1).

Les baies de nerprun possèdent des propriétés purgatives assez énergiques. On ne les emploie cependant presque jamais pour

---

(1) *Journal de chimie médicale.* Avril 1830.

les herbivores ; mais on en fait un fréquent usage pour purger les carnivores, et surtout les chiens. On pourrait leur en administrer la pulpe ou le suc exprimé, à la dose de 8 à 16 gram. (de 2 à 3 gros) ; le plus ordinairement on laisse fermenter et dépurer ce suc, pour en préparer ensuite un rob ou un sirop, que l'on donne délayé dans l'eau à la dose de 32 à 96 grammes (de 2 à 3 onces). On pourrait sans doute associer avantageusement ce médicament à d'autres purgatifs pour les grands animaux.

LA RHUBARBE.

On désigne ainsi la racine de différentes plantes exotiques, du genre *rheum*, de la famille des polygonées, de l'ennéandrie trigynie, qui sont originaires de la Chine, de la Tartarie et du Thibet.

La plus estimée, dite *rhubarbe de Moscovie*, parce qu'elle nous arrive par cette contrée de la Chine, se trouve dans le commerce en petits morceaux arrondis, anguleux ou aplatis, lisses, bien grattés, percés souvent d'un grand trou, jaunes à l'extérieur, rougeâtres intérieurement, et parsemés de marbrures blanches et irrégulières. Elle croque sous la dent et se réduit facilement en poudre. Sa saveur est amère et légèrement astringente, son odeur forte et particulière.

La *rhubarbe de Chine*, c'est-à-dire celle qui nous arrive directement de ce pays par la voie de Canton, est en morceaux généralement plus gros, d'un jaune sale à l'extérieur, et recouverts d'une poussière jaunâtre. Sa texture est plus compacte, plus grossière, sa couleur plus foncée, et sa saveur plus désagréable que celles de la précédente. Il n'est pas rare d'y trouver des morceaux noircis et avariés par l'humidité, ou piqués par les vers.

La rhubarbe cultivée en Europe, ou rhubarbe indigène, est encore moins estimée que celle de Chine. Son odeur est moins forte, et sa saveur moins amère.

Les deux premières sortes proviennent, suivant M. Guibourt,

de la même plante, du *rheum palmatum*, et s'obtiennent par les mêmes procédés. Ce qui fait la supériorité de la rhubarbe de Moscovie, c'est qu'en Sibérie et en Russie elle est triée et mondée avec le plus grand soin, avant d'être versée dans le commerce.

Ce n'est qu'après cinq ou six ans de culture que l'on récolte la racine de rhubarbe ; il faut de grandes précautions pour la faire sécher, et l'obtenir de belle qualité.

Les analyses chimiques les plus récentes ont fait découvrir dans la rhubarbe de Chine, entre autres principes, de l'huile fixe, de l'amidon, de la gomme, de l'oxyde de fer, une grande quantité d'oxalate de chaux, et un principe particulier qui lui donne son odeur et sa saveur, et que l'on a nommé *rhabarbarin*.

La rhubarbe est tout à la fois un médicament purgatif ou tonique, suivant la dose qui est employée, et le mode de sensibilité des sujets auxquels elle est administrée. C'est ainsi que dans les solipèdes elle agit essentiellement comme tonique, et concentre en quelque sorte son action sur l'estomac, dont elle augmente la puissance digestive. Dans les carnivores, elle produit les mêmes effets si elle leur est donnée à doses fractionnées, à celle de 2 grammes (de demi-gros) par exemple. Mais si on leur en administre plusieurs gros, elle produira tous les phénomènes de la purgation, tandis que dans les grands herbivores on pourrait leur en faire prendre impunément plusieurs onces sans obtenir un semblable résultat. Administrée à un cheval à la dose de 2 hectogrammes (6 onces), par MM. Tiedemann et Gmelin, le phénomène le plus remarquable qu'elle leur ait offert, c'est que les urines, devenues très-jaunes sous son influence, rougissaient par la potasse.

La rhubarbe s'emploie ordinairement en poudre, seule ou associée à d'autres médicaments pulvéralents, incorporée dans le miel ou en suspension dans un véhicule aqueux.

L'ALOÈS.

On désigne sous ce nom un suc concret, extracto-résineux que l'on retire de plusieurs espèces de plantes du genre *aloe*, principalement de l'*aloe spica*, et de l'*aloe perfoliata*. Ces plantes, pour la plupart originaires de l'Afrique méridionale (Cap de Bonne-Espérance), appartiennent à la famille des liliacées et à l'hexandrie monogynie.

On distingue communément dans les pharmacies, plusieurs sortes d'aloès ; les trois principales sont, l'aloès soccotrin, l'aloès hépatique , et l'aloès caballin.

L'Aloès soccotrin ou *succotrin*, ainsi nommé parce qu'il nous venait à peu près exclusivement autrefois de l'île de Socotora, dans le golfe d'Arabie, est le plus pur , le plus estimé sous tous les rapports. Il nous est principalement apporté aujourd'hui de Bombay , ou du Cap, en gros morceaux de couleur brune foncée, durs, friables, à cassure brillante et résineuse , légèrement transparents et fauve sur les bords (1). Il s'amollit sous les doigts et devient collant : mais lorsqu'il est parfaitement sec et non échauffé , il se réduit facilement en une poudre d'un beau jaune doré ; son odeur est aromatique et analogue à celle de la myrrhe ; sa saveur est d'une amertume intense et durable. On assure qu'en France , le véritable aloès soccotrin est rare. Celui que l'on y trouve ordinairement sous ce nom , ne serait par conséquent que de l'*aloès hépatique*.

L'Aloès hépatique : celui-ci tire son nom de sa couleur brunâtre , que l'on a comparée assez mal à propos avec celle du foie.

On le trouve dans le commerce en gros morceaux comme le précédent ; mais ces morceaux sont plus compactes et plus lourds ; son odeur est forte , peu agréable ; sa cassure terne , opaque ; sa teinte verdâtre, et sa poudre d'un jaune bronzé. C'est celui dont on fait habituellement usage dans la médecine des animaux.

L'Aloès caballin est le plus impur. Il est compacte , pesant , comme graveleux ; sa couleur est terreuse , noirâtre , marquée de taches ferrugineuses. Il est mêlé de tous les sédiments qui s'y

(1) On a proposé de lui donner le nom de *citrin*.

déposent au moment de sa préparation, et souvent de corps
étrangers qu'on y ajoute ; en sorte que sa cassure présente souvent des fibres ligneuses, du sable, du charbon, de la résine
grumelée, etc. Il est difficile à réduire en poudre, et se conserve peu de temps dans cet état. Le nom qu'il porte vient de ce
qu'il était employé autrefois, à ce qu'il paraît, à peu près exclusivement dans la médecine des chevaux ; et quoique depuis longtemps les vétérinaires instruits en aient banni l'usage de leur
pratique, cela n'empêche pas la plupart des auteurs de pharmacologie de répéter tous, à l'imitation les uns des autres, qu'il
est employé d'une manière exclusive dans la médecine vétérinaire, sans se donner la peine de vérifier le fait, et sans même
avoir l'air de faire attention que si ses effets sont variables et
souvent infidèles chez l'homme, ils le sont peut-être plus encore
chez les grands animaux.

Du reste, il paraît qu'aujourd'hui dans le commerce on distingue plutôt les aloès par le nom des pays où on les récolte,
que par ceux sous lesquels je viens de les décrire. Ainsi, on dit
l'aloès du Cap, de l'Inde, de la Barbade, de Moka, de l'Espagne,
etc. Mais quel que soit le nom de leur sorte ou des pays qui les
a produits, on devra préférer les plus purs, les plus homogènes,
les plus légers, les plus amers et les plus aromatiques.

Plusieurs chimistes distingués se sont occupés de l'analyse
des diverses sortes d'aloès ; cependant leurs recherches n'ont pas
encore mis les faits hors de toute discussion. Il résulte toutefois
de celles de ces analyses qui ont généralement prévalu, 1.º que
l'aloès est une sorte de gomme résine particulière, composée (le
plus pur) de 68 parties sur 100 d'un principe amer savonneux,
soluble dans l'eau, l'alcool, et non dans l'éther ; de 32 parties
de résine, de quelques traces d'acide gallique et d'huile essentielle ; 2.º que l'aloès hépatique ordinaire contient plus de résine
(0,42), moins de principes savonneux (0,52), et point d'huile
essentielle ; mais on y trouve de plus une matière insoluble
(0,06), regardée comme une espèce d'albumine végétale coagulée ; 3.º enfin, que l'aloès caballin contient plus de résine et encore plus de parties insolubles dans l'eau.

C'est dans le principe savonneux ou extractif que résident surtout l'odeur, la saveur et les propriétés de l'aloès. La partie résineuse est regardée comme moins active; nous l'avons essayée à part, et nous avons remarqué que son action était effectivement moins prononcée; mais nous devons ajouter qu'en cherchant à la séparer par le lavage à l'eau froide, nous avons reconnu qu'elle était souvent dans une proportion beaucoup plus faible qu'on ne l'a annoncé, même dans les aloès de deuxième et de troisième qualité.

Délayé dans l'eau et soumis à une ébullition prolongée, l'aloès s'altère et perd une partie de ses propriétés purgatives; ce qui paraît être dû aux modifications qu'éprouve son principe savonneux, dont une partie devient insoluble, et ce qui explique pourquoi l'aloès caballin, dû à de longues ébullitions, se dissout si mal et a des effets si peu constants.

L'aloès ne s'obtient pas dans tous les pays par les mêmes procédés. Dans quelques parties de l'Afrique (chez les Hottentots) on coupe à leur base les feuilles de l'aloe, on les dresse et on les dispose de manière que celles de dessous servent de rigole pour conduire le suc que rendent les premières; dans une espèce de courge sèche appelée calebasse. On expose ensuite ce suc au soleil ou sur le feu pour le faire sécher. Mais la majeure partie de l'aloès qui est répandu dans le commerce se prépare, à ce qu'il paraît, en coupant les feuilles des principales espèces d'aloe, les soumettant à l'action de la presse et de l'eau bouillante pour en extraire tous les principes actifs. On réunit le suc exprimé au décoctum, et on fait évaporer le tout dans des chaudières jusqu'à consistance d'extrait que l'on coule dans des baquets. Là, à mesure qu'il se refroidit, il se sépare en trois couches : la première, qui est la plus pure, passe pour l'aloès soccotrin ; la seconde pour l'aloès hépatique ; et celle du fond, qui est chargée de tous les corps étrangers qui n'étaient que suspendus dans l'extrait encore chaud, pour l'aloès caballin.

Il paraît que l'on falsifie quelquefois l'aloès avec la colophane; il suffit d'en jeter quelques morceaux sur un corps chaud pour que l'odeur résineuse qu'il répand fasse reconnaître cette falsification.

De tous les purgatifs, l'aloès est celui qui est le plus fréquemment employé dans la médecine des animaux solipèdes, et il mérite à juste titre la préférence qu'on lui accorde, car il est généralement fidèle dans ses effets, mais il est un peu long à les produire : il reste, pour l'ordinaire, plusieurs heures sans manifester son action par aucun trouble, et ce n'est qu'au bout de dix-huit, vingt-quatre et même quelquefois trente-six et quarante-huit heures qu'il provoque des évacuations alvines abondantes.

Cette lenteur d'action, que l'on observe dans l'homme comme dans les animaux, a fait supposer à un médecin étranger (Wedekind) que l'aloès porte primitivement son action, non sur les intestins, mais sur le foie, après avoir été absorbé, et qu'il augmente alors la sécrétion de la bile, qu'il fait ainsi couler abondamment dans le conduit intestinal. Je ne sais la confiance que cette hypothèse peut inspirer, relativement à la manière d'agir de l'aloès chez l'homme ; mais tout porte à croire qu'elle ne saurait être admise à l'égard du cheval. J'ai injecté dans les veines de l'un de ces animaux d'abord 16 gramm. d'aloès dissous dans de l'eau aiguisée d'alcool, et ensuite le surlendemain 32 gramm. sans qu'il en soit résulté d'autre évacuation que celle d'une grande quantité d'urine. Les crottins étaient cependant enveloppés d'une pellicule mince, espèce de pseudo-membrane évidemment formée par le mucus intestinal altéré. Celui-ci recueilli et analysé après la mort de l'animal (survenue trois jours après l'injection), a offert à peine quelques traces des principes de la bile.

L'aloès, administré par la bouche, semble en quelque sorte glisser sur la surface de l'estomac et des intestins grêles pour aller porter principalement son action sur les gros intestins, dont il accélère singulièrement les mouvements péristaltiques.

La dose de ce médicament, quand il est employé seul, est de 32 à 64 gram. (1 à 2 onces) pour les solipèdes. Administré en quantité beaucoup plus faible, à celle de 4 à 8 gramm. (1 à

2 gros), par exemple, il agit comme amer et tonique, réveille
l'action de l'estomac, excite l'appétit, et favorise les digestions.
Il agit aussi, dans quelques cas, comme vermifuge.

L'aloès est surtout recommandable lorsqu'il s'agit de faire
cesser une constipation opiniâtre, qui n'est point accompagnée
d'irritation intestinale, ou lorsqu'on se propose d'opérer sur ce
conduit une puissante révulsion, comme dans les inflammations chroniques de la muqueuse des voies respiratoires.

Il est contre-indiqué, au contraire, dans presque toutes les
phlegmasies aiguës un peu intenses, et surtout dans celles qui
sont accompagnées d'une réaction fébrile considérable, ou qui
intéressent directement quelques-uns des organes renfermés dans
la cavité abdominale. En général, on doit l'employer avec beaucoup de ménagements dans les animaux d'un tempérament sec
et irritable, ainsi que dans les femelles pleines.

On peut l'administrer sous forme d'électuaire ou de bol : mais
il est préférable de le faire prendre sous forme de breuvage.
Pour cela, il suffit de le réduire en poudre et de le délayer dans
l'eau chaude.

Si l'on croit devoir lui associer quelque autre substance purgative, on choisira celle-ci parmi les minoratifs ou parmi les cathartiques les plus doux : car l'action de cet auxiliaire précédant
dans ce cas celle du médicament principal, ne peut guère seconder
les effets de celui-ci, qu'en préparant en quelque sorte les voies.

On donne aussi quelquefois l'aloès en lavement, mais ses
effets sont alors beaucoup plus incertains que lorsqu'il est administré par la bouche.

Chez les ruminants, quelle que soit la manière de le faire parvenir dans le tube digestif, il est tout aussi infidèle, à ce qu'il
paraît, que la plupart des autres cathartiques. Deux hectogr.
donnés par Gilbert, dans une infusion de 128 grammes de
séné, à une vache de sept ans, n'ont produit aucun changement
appréciable dans l'exercice des fonctions digestives. La même
quantité, administrée (à l'École vétérinaire de Lyon) à un
sujet de la même espèce, a déterminé de la fièvre, de l'anxiété,
mais pas de purgation.

Les expériences tentées sur la brebis ont offert des résultats analogues : de l'aloès en poudre, à la dose de 48 grammes, n'a donné lieu à aucun effet remarquable chez deux brebis de grande taille ; une autre brebis en ayant pris 64 grammes dans de la farine, est morte vingt-sept jours après, sans avoir été purgée (1).

Cette substance, employée extérieurement, présente des avantages incontestables. Appliquée sous forme de poudre sèche sur les fistules et les plaies pénétrantes des articulations, des gaînes tendineuses, des glandes salivaires, etc., elle peut s'opposer, en s'agglutinant, aux évacuations qui ont lieu dans ces sortes de cas, et favoriser en même temps, par sa propriété excitante, la cicatrisation de ces solutions de continuité.

Dissoute dans l'eau-de-vie, elle constitue une teinture, dont beaucoup de praticiens font usage dans le pansement des plaies et des ulcères atoniques. Elle agit alors comme détersif et comme dessiccatif. Elle doit être proscrite, par conséquent, toutes les fois qu'on tient à hâter la suppuration d'un abcès, d'une plaie, ou de toute autre solution de continuité; tandis que s'il s'agit de tarir cette suppuration, l'on peut y avoir recours avec beaucoup d'avantages.

(*Voyez* les formules magistrales et officinales.)

LA GOMME-GUTTE.

C'est ainsi que l'on appelle une gomme-résine, qui est fournie par plusieurs espèces d'arbres originaires des Indes-Orientales, de la famille naturelle des guttifères, et particulièrement par le *garcinia cambogia* (Rich.), et le *stalagmitis cambogioïdes* (Murray).

Cette substance découle sous forme de gouttelettes, soit par les fissures naturelles de l'écorce, soit par les ruptures que l'on fait aux feuilles et aux jeunes branches. A mesure qu'elle se concrète, on la réunit en masse et on nous l'expédie en gros

(1) *Annales de l'agriculture française*, t. III.

gâteaux ou en morceaux cylindracés, d'un brun jaunâtre à l'extérieur, d'un rouge safrané à l'intérieur, secs et compactes. Elle est friable, à cassure nette et brillante, opaque, inodore, d'une saveur faible d'abord, puis légèrement âcre. Sa poudre est d'un beau jaune doré.

Soumise à l'analyse par M. Braconnot, elle lui a fourni 20 parties de gomme et 80 parties de résine sur 100. C'est par l'intermède de la gomme que la résine, extrêmement divisée, se met en suspension dans l'eau, en formant une espèce d'émulsion d'un beau jaune clair.

Elle est presque entièrement soluble dans l'alcool et dans l'éther, qu'elle colore en jaune brillant. Les alcalis la dissolvent aussi en augmentant l'intensité de sa couleur.

La gomme-gutte est un purgatif drastique des plus énergiques pour l'homme. Elle irrite vivement le canal intestinal. Elle peut convenir, selon Daubenton, pour purger les moutons dans le cas de pourriture ; mais elle doit leur être donnée avec prudence ; car 8 grammes ont suffi, d'après le même auteur, pour occasionner une superpurgation mortelle.

Nous avons lieu de croire que la gomme-gutte est un fort mauvais purgatif pour les grands animaux herbivores, et sans doute aussi pour les petits. Administrée à une vache, à la dose de 80 grammes (deux onces et demie) environ, la gomme-gutte a produit peu d'effet ; une quantité double, donnée plus tard à la même vache, a fait naître des phénomènes d'empoisonnement, accompagnés d'un flux dysentérique, qui a duré dix-sept jours (1).

Ayant nous-même fait prendre de 24 à 48 grammes (6 à 12 gros) à la fois, de cette substance à plusieurs chevaux, elle n'a provoqué que quelques déjections un peu plus molles et plus fréquentes qu'à l'ordinaire, quoiqu'elle ait déterminé des frissons, de l'anorexie, de l'irrégularité dans le pouls, beaucoup d'anxiété, et plusieurs autres symptômes généraux alarmants.

(1) Compte rendu des travaux de l'École vétérinaire de Lyon, année 1817.

LE JALAP.

On désigne dans les pharmacies, sous ce nom, la racine d'une espèce de liseron de la famille naturelle des convolvulacées de la pentandrie monogynie, que Linné a nommée *convolvulus jalapa*, et qui croît principalement au Mexique.

La racine de jalap, blanche, charnue et lactescente quand elle est fraîche, devient brunâtre ou grisâtre par la dessiccation. Elle est fusiforme ou arrondie, et peut acquérir un volume et un poids considérables (plus de 20 kilogrammes); mais pour l'ordinaire, son poids est au-dessous de 5 hectogrammes.

Celle que l'on trouve dans le commerce est ordinairement en morceaux ronds, ovales, piriformes ou napiformes; on la coupe aussi quelquefois en rouelles de dimensions variables. La surface des morceaux qui n'ont point été divisés est rugueuse, d'un brun sale, souvent partagée par des incisions circulaires faites probablement pour faciliter sa dessiccation. Le jalap est beaucoup plus compacte et plus dense que la plupart des autres racines. Sa cassure est nette, comme résineuse, ondulée, lisse, d'une teinte grisâtre, marquée de veines concentriques, et parsemée de points brillants. Sa saveur, d'abord faible, devient bientôt âcre et irritante. Son odeur est désagréable et un peu nauséabonde, surtout lorsqu'il est réduit en poudre; alors il provoque l'éternuement et la toux.

L'analyse chimique a fait découvrir dans le jalap une forte proportion de résine, beaucoup de mucilage, de la fécule, de l'albumine, des oxydes et des sels métalliques (1). Mais la proportion de ces principes constituants est variable, particulièrement celle de la résine, qui est la partie essentiellement active du jalap.

Cette résine est d'une couleur brun-verdâtre, fragile, à cas-

---

(1) M. Félix Cadet-de-Gassicourt a obtenu de 500 parties de jalap 50 parties de résine, 24 d'eau, 220 d'extrait gommeux, 12,5 de fécule amylacée, 12,5 d'albumine végétale, 145 de ligneux, et des oxydes, et des sels métalliques.

sure brillante ; réduite en poudre, elle prend une teinte jaunâtre. On la trouve dans les pharmacies toute préparée. Comme sa quantité varie dans la racine de jalap, il en résulte que celle-ci, indépendamment des altérations et des falsifications qu'elle peut avoir éprouvées, n'a pas toujours, à beaucoup près, le même degré d'énergie.

En effet, le jalap est très-sujet à être piqué par des vers ; et comme les parties ligneuse, amylacée et mucilagineuse sont les seules qui soient attaquées, la résine se trouve alors en plus grande proportion et donne par suite plus d'énergie au médicament. D'autres fois, au contraire, ce principe est en très-faible quantité, parce que la racine a été traitée préalablement au moyen de l'alcool qui s'est emparé de la majeure partie de la résine. Dans ce cas, le jalap est poreux, léger, presque insipide et inodore.

Il arrive aussi quelquefois que l'on falsifie ce corps médicamenteux avec la racine de belle-de-nuit et de bryone ; la première est moins ridée, moins résineuse ; la deuxième est blanche, poreuse, et d'une saveur très-amère.

Le jalap est un purgatif drastique pour les animaux carnivores. Chez eux, il irrite vivement l'intestin grêle, augmente par suite sa chaleur, ses mouvements péristaltiques, et la sécrétion dont il est le siége. Cependant quand on l'administre avec prudence, il n'occasionne aucune colique. Il convient fort peu pour les herbivores ; déjà Bourgelat en avait fait la remarque, et Gilbert en ayant fait prendre 64 grammes (2 onces) à la fois à une brebis de quatre ans, n'en obtint aucun effet. Donné par nous sous forme de bol, à la dose de 64 et 96 grammes (2 et 3 onces) au cheval, nous n'avons observé, après son administration, aucun phénomène remarquable, si ce n'est une abondante évacuation d'urine.

Le jalap est donc un purgatif sinon nul, du moins très-infidèle pour les herbivores. On a conseillé de l'employer concurremment avec l'aloès ou le séné, afin d'en assurer le succès ; mais si, pris isolément, il n'a pas une puissance médicamenteuse suffisante pour donner une nouvelle activité au mouvement péristaltique de l'intestin, comment espérer qu'étant associé à d'autres agents pharmacologiques il déploie alors une activité qu'il ne possédait pas d'abord ?

On est porté à croire, d'après ces considérations, que le jalap ne peut guère être utilisé que dans la médecine des animaux carnivores. Chez ceux-ci on l'administre en poudre incorporé dans le miel, dans un véhicule aqueux ou dans une substance alimentaire. La dose pour le chat et le chien varie depuis 5 décigrammes (10 grains) jusqu'à 4 grammes (1 gros); on pourra doubler cette dernière quantité pour le porc adulte et de taille moyenne.

La résine de jalap, qui est beaucoup plus active et d'un effet plus assuré que la racine en nature, ne peut guère être employée par les vétérinaires, à cause de l'élévation de son prix, si ce n'est cependant pour les très-petits animaux.

La racine traitée par l'alcool lui cède son principe actif, et fournit ainsi une teinture dont l'action purgative paraît être plus uniforme et un peu moins irritante, sans doute parce qu'elle s'étend plus promptement sur une plus large surface.

Lorsqu'à cette substance on associe (en la traitant par l'alcool) de la résine de scammonée et de la racine de turbith, l'on obtient ce que l'on appelle l'*eau-de-vie allemande*, préparation analogue à la trop fameuse *médecine Leroy*.

LA SCAMMONÉE.

Gomme-résine connue aussi sous le nom de *diagrède*, dont on distingue trois sortes principales, qui sont fournies par trois plantes différentes.

La plus estimée provient du *convolvulus scammonia*. L., plante exotique de la famille des convolvulacées de la pentandrie monogynie, qui croît dans le Levant. Pour en obtenir la scammonée, on pratique des incisions aux racines, et bien plus souvent encore on les arrache et on exprime le suc laiteux qu'elles contiennent, puis on le fait sécher au soleil ou sur le feu.

C'est cette sorte que l'on trouve dans le commerce sous le

nom de *scammonée d'Alep*. Elle est en gâteaux peu volumineux, légers, spongieux, friables, à cassure terne et opaque,
d'un gris rougeâtre, d'une odeur forte particulière, d'une saveur âcre et amère ; réduite en poudre, elle prend une teinte
blanchâtre.

La scammonée dite *de Smyrne* est retirée d'un arbuste sarmenteux (le *periploca secamone*. L.), de la famille des apo-
nées, qui croît dans les mêmes contrées que le convolvulus
scammonia. Elle est en morceaux d'un brun foncé, lourds,
ternes, compactes, peu friables et non spongieux : elle est beaucoup moins estimée que la précédente.

Enfin la *scammonée de Montpellier* ou *fausse scammonée*
provient de la racine d'un petit arbuste (le *cynanchum Mons-
peliacum*), de la même famille que le précédent, qui croît dans
le midi de la France. Celle-ci est presque noire et souvent chargée d'impuretés ou mêlée à plusieurs autres substances résineuses.

La première sorte contient plus de la moitié de son poids de
résine (0,60) ; les autres en contiennent beaucoup moins, aussi
sont-elles moins actives. Elles se dissolvent toutes dans l'alcool,
et sont un peu solubles dans l'eau qu'elles rendent laiteuse.

La scammonée est un purgatif drastique que l'on pourrait
employer pour opérer une révulsion puissante sur l'intestin ;
mais comme celle d'Alep est fort chère et que les autres sont
variables dans leurs effets, son usage sera sans doute toujours
extrêmement borné, surtout dans la médecine des grands animaux, chez lesquels d'ailleurs elle paraît être aussi infidèle que
le jalap (1).

Pour l'administrer, on pourrait la faire dissoudre dans l'eau-
de-vie, ou bien l'incorporer dans le miel : la dose ne devrait
guère excéder celle de 12 ou 16 grammes (3 ou 4 gros) pour
les monodactyles, ni celle de 10 à 15 décigr. (20 à 30 grains)
pour les carnivores.

(1) Une brebis de trois ans, de taille moyenne, à laquelle Gilbert avait
fait prendre 24 grammes (6 gros) de scammonée en poudre, étendue dans
32 grammes (1 once) de pâte, mourut vingt jours après, sans avoir été
purgée.

L'HUILE DE CROTON-TIGLIUM.

Huile grasse provenant de la graine d'un arbrisseau qui croît dans les Indes occidentales, appartient à la famille des euphorbiacées, à la monoecie monadelphie de Linné, et que ce naturaliste a désigné sous le nom de *croton tiglium*.

Dans les pays où l'on récolte les fruits de cet arbrisseau, il paraît que c'est par expression que l'on prépare l'huile dont il est question ; en Europe, on l'obtient fréquemment en mondant les amandes de leur coque, les broyant ensuite dans un mortier, soumettant la pâte qui en résulte à l'action de l'alcool ou de l'éther, séparant par décantation ou par filtration la solution, et faisant évaporer, soit à l'air libre, soit dans un appareil distillatoire.

L'huile qui reste au fond du vase, lorsque la liqueur qui a servi de menstrue est entièrement volatilisée, est brunâtre ou d'un jaune orangé plus ou moins foncé. Elle est un peu plus consistante que l'huile d'olive ; son odeur est prononcée et particulière ; sa saveur est extrêmement âcre et persistante (1).

L'huile de croton-tiglium est sans contredit le purgatif le plus violent que l'on connaisse. Deux gouttes suffisent ordinairement pour purger un homme, et il en faut rarement au delà de vingt à trente gouttes pour déterminer le même phénomène chez le cheval. Douze gouttes injectées dans les veines de cet animal produisent, quelques instants après, des évacuations alvines. Trente gouttes administrées de la même manière ont déterminé une violente inflammation intestinale, qui s'est promptement terminée par la mort. Trente-six gouttes, unies à 32 gramm. (une once) d'aloès, et associées à une infusion de 64 gramm. (deux onces) de séné, données en breuvage, ont amené le même résultat chez une forte jument de trait.

Nous avons reconnu dans ces diverses expériences, que les

(1) Elle contiendrait, selon M. Nimmo, presque la moitié de son poids (0,45) d'un principe irritant, cathartique, de nature résineuse, auquel elle devrait ses propriétés. Mais MM. Vauquelin et Pelletier, qui ont fait des recherches à cet égard, n'ont pu isoler ce principe.

gros intestins étaient plus uniformément et plus fortement enflammés que l'intestin grêle.

Employée en frictions, sur les parois inférieures de l'abdomen, chez un petit cheval, à la dose de cinquante gouttes en
dissolution dans un demi-décilitre d'alcool, l'huile de croton a
fait naître quelques heures après un engorgement considérable
de la partie soumise à son application. Le surlendemain il est
survenu des évacuations stercorales, trois à quatre fois plus abondantes que dans l'état normal, et elles ont continué près de deux
jours ; mais, chose remarquable, les matières avaient presque
conservé leur consistance ordinaire.

Peu de temps après, l'épiderme de la partie frictionnée s'est
enlevé, et il en est résulté un vaste ulcère semblable à celui occasionné par un vésicatoire. Pendant les premiers jours l'animal
a témoigné du malaise, de l'anorexie, de la tristesse ; mais tous
ces symptômes se sont dissipés peu à peu.

Malgré les dangers que peut avoir l'emploi inconsidéré de
l'huile de croton, nous ne doutons pas qu'elle ne puisse devenir utile si elle est administrée avec beaucoup de prudence. Le
meilleur moyen pour la faire prendre aux animaux, est de
l'associer avec un peu de poudre de guimauve et une petite quantité de miel, pour en former un bol. L'on peut aussi la leur administrer en dissolution dans l'alcool.

Peut-être ne serait-il pas toujours sans avantage d'en mélanger quelques gouttes à l'huile de ricin, lorsque l'on croit devoir
faire usage de cette dernière.

L'on prépare avec l'huile de croton un savon purgatif, dont
l'emploi paraît être encore plus commode que ne l'est celui du
médicament en nature.

Il paraît que l'huile de croton est depuis long-temps employée
en Angleterre pour purger les chevaux. M. John Pope, qui a fait
quelques recherches sur la composition et les propriétés de cette
huile (1), dit qu'elle est préférable sous ce rapport aux aloétiques.

Les graines qui fournissent ce médicament, connues en

<hr>

(1) *Journal de chimie médicale.* 1825.

France sous les noms de *graine de tilly* et de *petits pignons d'Inde*, ressemblent beaucoup aux pignons d'Inde ordinaires. Ceux-ci proviennent du *jatropha curcas*. L., arbrisseau qui habite les forêts de l'Amérique du Sud. Ils contiennent d'ailleurs, comme les premiers, une huile grasse, et comme eux aussi ils sont extrêmement âcres et irritants. Administrés sous forme de pâte molle ou en suspension dans l'eau-de-vie, les pignons d'Inde donnent lieu à une série de phénomènes analogues à ceux qui suivent l'administration de l'huile de croton.

Nous pourrions ajouter à la liste des substances purgatives que nous venons de faire connaître, le nom de plusieurs autres corps médicamenteux puisés dans le règne végétal, parmi lesquels on verrait figurer la *coloquinte* (cucumis colocynthis. L.) (1), la *bryone* (bryonia alba. L.), la *gratiole officinale* (gratiola officinalis) (2), l'*ellébore noir* (elleborus niger. L.), et l'*euphorbe* (euphorbia); cependant, comme parmi ces corps médicamenteux les uns ne sont presque jamais employés dans la pratique vétérinaire, et que les autres n'y sont guère usités qu'à l'extérieur en qualité de rubéfiants, nous croyons devoir nous borner à ce simple énoncé, afin de nous occuper de suite des substances laxatives.

SUBSTANCES LAXATIVES.

Ces substances sont fournies par le règne organique, et contiennent toutes des principes sucrés, huileux, ou mucilagineux. Les plus remarquables sont la manne, la casse, le tamarin et l'huile de ricin.

(1) La coloquinte, regardée dans la médecine humaine comme un violent drastique, ne paraît pas agir, à beaucoup près, avec autant d'énergie dans le cheval. Bourgelat dit qu'on l'a administrée à *doses très-fortes*, sans qu'elle ait donné aucun indice de ses effets purgatifs. Je l'ai moi-même employée, dans un petit cheval, à la dose de 16 grammes, sans qu'elle ait provoqué le moindre dérangement: tandis que quelques grains suffisent chez l'homme pour irriter le canal alimentaire.

On pourrait, je crois, faire la même observation relativement à la bryone.

(2) Ses vertus drastiques paraissent dépendre, d'après Vauquelin, d'une matière résinoïde soluble dans l'eau et dans l'alcool.

LA MANNE.

On nomme ainsi une matière végétale sucrée, concrète, fournie par différentes espèces de frênes, notamment par le frêne à fleurs (fraxinus ornus), et par le frêne à feuilles rondes (fraxinus rotundifolia) : arbres qui appartiennent à la famille des jasminées, à la polygamie dioecie, et qui croissent spontanément en Sicile et en Calabre. On les a facilement acclimatés en France et dans les autres contrées tempérées de l'Europe, mais ils ne fournissent de la manne que dans les pays dont ils sont originaires.

La manne s'écoule naturellement, mais en petite quantité, par les pores et les fissures de l'épiderme. Pour l'obtenir plus abondamment, l'on pratique des incisions longitudinales et profondes, par lesquelles s'écoule le suc propre qui, en se desséchant à l'air, forme la manne. Quelquefois, pour favoriser l'écoulement et le desséchement de cette substance, on insère dans les incisions des petits tuyaux de paille.

On distingue communément dans le commerce trois sortes de mannes :

1.º La *manne en larmes*, la plus pure et la plus chère. Elle est en grains arrondis, allongés ou irréguliers, solides, légers, à peine enduits de matière sirupeuse, de couleur blanchâtre, et renfermant quelquefois dans leur intérieur des débris des pailles sur lesquelles ils se sont desséchés. Leur saveur est sucrée, à peine nauséabonde.

2.º La *manne en sorte*. Elle se récolte un peu plus tard que la précédente, et se présente comme elle en morceaux blanchâtres et sucrés, mais ces morceaux sont mous, visqueux, et réunis entre eux par une espèce de sirop brunâtre : leur saveur est douce et nauséeuse. C'est celle qui est la plus fréquemment employée dans la médecine humaine.

3.º La *manne grasse* se récolte encore un peu plus tard que celle en sorte ; comme elle ne se dessèche pas entièrement à mesure qu'elle s'échappe du tronc de l'arbre, elle coule à terre, et se rassemble dans de petites fosses pratiquées au pied de celui-ci. Elle est en masses poisseuses de couleur brunâtre, dans lesquelles on distingue à peine quelques larmes grumeleuses. Elle est toujours mêlée d'impuretés ; son odeur est désagréable, sa saveur douçâtre et très-nauséeuse. La manne grasse doit être généralement préférée aux deux autres dans la médecine des animaux, parce qu'elle revient à meilleur marché, et qu'elle est la plus active.

La manne paraît être composée, d'après l'analyse qui en a été faite par M. Thénard, 1.° d'une petite quantité de sucre cristallisable, analogue au sucre de raisin ; 2.° d'une autre principe sucré particulier, soluble dans l'eau et dans l'alcool, cristallisable, non fermentescible, qui a reçu le nom de *mannite* ; et 3.° d'une matière extractive, muqueuse, dans laquelle paraît résider la vertu purgative de la manne. Cette matière est en effet beaucoup plus abondante dans la manne en sorte, et surtout dans la manne grasse, que dans celle en larmes.

La manne la plus pure peut être digérée comme une substance alimentaire, et alors, bien entendu, elle ne provoque aucune déjection. Mais les mannes grasses et en sorte résistent aux forces de l'estomac, produisent une sorte d'indigestion, et parviennent ainsi dans l'intestin sans avoir été décomposées. Là elles déterminent approchant les mêmes effets : l'intestin, surchargé en quelque sorte par leur présence, accélère ses mouvements péristaltiques pour les transmettre plus promptement au dehors, et il expulse avec elles et après elles une partie des matières stercorales qu'il renferme.

L'on voit que dans cette espèce de purgation il n'y a véritablement aucun phénomène d'irritation. La manne convient par conséquent dans le cours des maladies inflammatoires, dont on cherche à favoriser la résolution par les évacuants. Cependant nous ne l'employons guère que pour les petits quadrupèdes, parce qu'il en faudrait de trop fortes doses pour les grands ; on pourrait, dans le traitement de ceux-ci, l'associer à d'autres purgatifs plus puissants. Peut-être pourrait-on la leur administrer aussi avec avantage à dose fractionnée, à titre de *béchique*, dans les catarrhes pulmonaires chroniques. Déjà Bourgelat l'avait préconisée sous ce rapport. Nous l'avons essayée pour remplir cette indication dans le cheval, à la dose de 64 gram. (deux onces), incorporée dans le miel; continuée ainsi pendant quinze ou vingt jours, elle a présenté quelque apparence de succès.

Quand on veut employer la manne comme évacuant dans les carnivores, on leur en donne environ 64 gramm. (deux onces), que l'on fait dissoudre dans l'eau, le bouillon ou le lait. Je pense qu'elle peut convenir aussi chez ces animaux, à dose plus faible, répétée pendant plusieurs jours, dans les catarrhes bronchiques chroniques, dans celui surtout qui accompagne la maladie à laquelle les chiens sont sujets pendant leur jeune âge.

LA CASSE.

Pulpe du fruit du *cassia fistula*. L., grand et bel arbre de la famille des légumineuses, qui croît abondamment en Égypte, dans l'Inde et dans presque toutes les contrées méridionales de l'Amérique.

Le fruit du canéficier, connu dans les boutiques sous le nom de *casse en bâton*, est une gousse cylindroïde, de la grosseur du pouce, de un à deux pieds de long, de couleur noire, partagée intérieurement en un grand nombre de loges transversales, qui contiennent chacune une graine aplatie, ovale, polie et rougeâtre, au milieu d'une pulpe noirâtre, dont l'odeur est faible, la saveur sucrée, mucilagineuse et aigrelette.

Cette pulpe contient du sucre, une matière extractive, du gluten, de la gélatine, de la gomme.

On la prépare dans les pharmacies en fendant la casse en bâton suivant sa longueur, et en raclant la pulpe avec une spatule. Dans cet état elle constitue la *casse en noyaux*. Pour l'obtenir pure, on la passe à travers un tamis de crin, et l'on a alors ce qu'on nomme la *casse mondée*; quelquefois aussi on la prépare à la manière des extraits pharmaceutiques; alors on obtient la *casse cuite*.

Dans l'un et l'autre de ces états, la casse est un laxatif fort doux, très-utile dans la plupart des phlegmasies viscérales, principalement dans celles du foie : mais dont l'usage est extrêmement borné dans la médecine des animaux, à cause de l'élévation de son prix, eu égard à la quantité considérable qu'il faudrait pour déterminer des effets un peu marqués dans les herbivores. Aussi n'est-elle employée par les vétérinaires que dans le traitement des maladies du chien et du chat.

LE TAMARIN.

Matière pulpeuse provenant du fruit du *tamarinus indica*. L. grand arbre de la même famille et du même pays que le précédent.

Cette matière est gluante, d'un brun rougeâtre, inodore, d'une saveur aigrelette et sucrée. Elle contient des graines et des fibres végétales. Pour la préparer, on l'extrait des gousses qui la contiennent avec les semences, et on la fait réduire à un feu doux dans de grandes bassines de cuivre. Souvent elle attaque ces vaisseaux, et se charge d'une certaine quantité de métal; ce qui en rend alors l'emploi dangereux.

Analysée par Vauquelin, la pulpe de tamarin lui a offert des acides tartrique, malique, citrique, du tartrate de potasse, du sucre, de l'amidon, etc.

Cette pulpe agit sur l'économie animale à peu près comme celle de casse; elle est plus rafraîchissante, plus tempérante. Elle conviendrait mieux encore par conséquent dans la plupart des phlegmasies aiguës; mais elle a, comme cette dernière, le grand défaut d'être d'un prix élevé.

L'HUILE DE RICIN ou DE PALMA-CHRISTI.

Huile grasse que l'on retire des semences du *ricinus communis*. L., plante de la famille des euphorbiacées, de la monoecie polyandrie, originaire de l'Afrique et de l'Inde, où elle constitue un arbre qui s'élève souvent à plus de douze mètres de hauteur ; tandis qu'en France où elle est cultivée, elle ne forme qu'une grande plante herbacée et annuelle.

L'extraction de l'huile de ricin se fait de deux manières, par expression et par ébullition dans l'eau. Ce dernier procédé est le plus employé, parce qu'il donne une huile moins âcre que le premier, surtout lorsque l'expression est faite à chaud, c'est-à-dire après que l'on a fait torréfier la graine. L'huile obtenue par ce procédé vicieux, est roussâtre, d'une saveur âcre et d'une odeur prononcée ; au lieu que celle que l'on obtient par l'action de l'eau bouillante, est blanche ou à peine teinte en jaune verdâtre, épaisse et visqueuse ; son odeur est presque nulle, et sa saveur fade, suivie d'un arrière-goût légèrement âcre.

L'huile de ricin s'épaissit à l'air et rancit à la longue, sans perdre sa transparence. Elle peut supporter plusieurs degrés de froid sans se figer.

Elle se distingue des autres huiles grasses, non-seulement par sa grande viscosité, mais encore par la propriété qu'elle a de se dissoudre entièrement dans l'alcool. Aussi se sert-on de ce moyen avec avantage pour s'assurer si elle n'a pas été sophistiquée avec une huile grasse ordinaire.

L'huile de ricin ne paraît pas avoir non plus la même composition chimique que ces dernières. Soumise à la distillation par MM. Lecanu et Bussy, elle leur a fourni une huile volatile, incolore, très-odorante, cristallisable par le refroidissement ; deux acides nouveaux presque concrets, et d'une très-grande âcreté (acide ricinique et oléo-ricinique) ; et enfin un résidu solide d'une matière jaunâtre, spongieuse, représentant environ les deux tiers de l'huile employée.

Celle qui a une saveur âcre et des propriétés irritantes, comme l'huile qui nous vient ordinairement d'Amérique, doit sans doute ces propriétés particulières à un principe volatil ; car en la soumettant pendant un certain temps à l'action de l'eau bouillante, elle perd son âcreté, et reçoit alors le nom d'*huile douce de ricin*.

Les chimistes que nous venons de nommer pensent que la

formation d'une certaine quantité d'acide ricinique et oléo-ricinique, susceptible de se produire par la chaleur, les alcalis et le contact de l'air, peut être la cause de l'excessive âcreté que l'on observe dans les huiles de ricin altérées.

L'huile de ricin qui est fraîchement et convenablement pré-parée, doit être considérée comme un purgatif des plus doux. Elle est indiquée par conséquent toutes les fois qu'il s'agit de provoquer des évacuations intestinales sans irriter les premières voies. Nous l'avons vu employer avec succès, pour remplir cette indication, dans le cas de vertige abdominal chez le che-val; et nous nous en sommes servi nous-même avec succès contre les coliques stercorales. On la donne au chien dans les constipations opiniâtres, auxquelles il est beaucoup plus sujet que les herbivores.

On peut en porter la dose, pour les grands animaux, jusqu'à un demi-kilo. environ (15 ou 16 onces); et pour les petits, jusqu'à 64 ou 96 grammes (2 ou 3 onces). Pour la leur ad-ministrer, il convient de la délayer dans un mucilage épais, dans du miel ou dans quelques jaunes d'œufs.

Douée de propriétés anthelmintiques, l'huile de ricin de-vient utile sous ce rapport, non-seulement en exerçant une ac-tion vénéneuse sur les vers intestinaux, mais encore en solli-citant leur expulsion à la manière des autres purgatifs.

Les graines de ricin administrées en nature, sont beaucoup plus actives que l'huile qu'elles fournissent, parce qu'elles con-tiennent un principe probablement de nature résineuse, qu'elles n'abandonnent qu'en petite quantité à l'huile, surtout lorsque celle-ci est préparée sans torréfaction préalable.

Ces graines se donnent quelquefois aux cochons et aux chiens, au nombre de quatre, six, huit ou dix, écrasées dans une petite quantité d'aliment, pour déterminer la purgation.

DEUXIÈME CLASSE D'EXCITANTS SPÉCIAUX.

MÉDICAMENTS QUI AGISSENT PLUS PARTICULIÈREMENT SUR L'ESTOMAC, TENDENT A PROVOQUER SES MOUVEMENTS ANTIPÉRISTALTIQUES ET LE REJET DES MATIÈRES QU'IL CONTIENT.

Vomitifs, Émétiques.

Un grand nombre de substances différentes peuvent, en irritant l'estomac, déterminer le vomissement et agir par conséquent à la manière des émétiques; mais nous ne devons comprendre dans cette classe de médicaments que ceux qui, exerçant une influence spéciale sur l'estomac et sur les muscles abdominaux, tendent à provoquer le vomissement, quelles que soient les voies par lesquelles ils sont portés dans l'économie. Ainsi, soit qu'on les administre par la bouche ou qu'on les injecte dans les veines, soit qu'on les fasse absorber par la peau, le tissu cellulaire, une surface muqueuse ou séreuse, les véritables substances émétiques produisent toujours une excitation spéciale sur l'estomac, en vertu de laquelle ce viscère tend à se débarrasser des matières qu'il renferme en les faisant refluer par l'œsophage.

Mais comment l'estomac, ainsi excité, parvient-il à opérer un semblable effet? Cette question, agitée pendant longtemps par les physiologistes, a donné lieu à différentes explications. Les anciens, exagérant beaucoup la puissance de l'estomac dans l'accomplissement du phénomène dont nous parlons, l'attribuaient aux contractions violentes, antipéristaltiques et en quelque sorte convulsives des parois de ce viscère; d'autres, en adoptant une opinion contraire, supposent que l'estomac est entièrement passif dans l'acte du vomissement, et que le diaphragme et les muscles abdominaux en sont les principaux agents.

Il nous paraît superflu de rappeler ici les diverses expériences qui ont été entreprises pour justifier cette manière de voir, et d'en discuter la valeur : cependant nous devons dire que celles

faites dans le temps par M. Magendie ont été dernièrement répétées et variées à l'école d'Alfort par M. Renault, qui en a
déduit des conclusions analogues à celles émises par le savant
physiologiste dont les travaux lui ont servi de guide. Cependant
notre confrère, guidé par l'étude du phénomène dont il s'agit
dans différentes espèces d'animaux carnivores, croit pouvoir
considérer la tunique musculeuse de l'estomac, non-seulement
comme passive dans l'acte du vomissement, mais encore comme
étant l'un des obstacles à surmonter, et cela par la résistance
qu'elle oppose à l'introduction de l'air dans le réservoir qu'elle
concourt à former, et dont la présence paraît être indispensable
pour que le retour des matières contenues dans ce réservoir
puisse s'effectuer (1).

L'expérience directe nous apprend que l'estomac excité par
une substance émétique, au lieu de se contracter, se dilate au
contraire subitement, après un certain laps de temps, de manière à doubler et tripler de volume par l'introduction de l'air
qui est avalé. Si l'organe est resté dans sa situation naturelle
accessible à l'action du diaphragme et des muscles abdominaux,
il sera comprimé dans tous les sens, et l'air qu'il renferme,
soumis à l'empire de la même force, s'échappera brusquement
par l'œsophage, entraînant avec lui les matières qui se trouvent dans l'estomac. Mais si ce viscère est mis à découvert par
l'incision des parois inférieures de l'abdomen, bien que les nausées et l'introduction de l'air aient lieu comme dans les circonstances ordinaires, le vomissement ne peut plus s'effectuer ;
à moins que les mains, remplissant en quelque sorte l'office
des muscles abdominaux, n'opèrent sur l'estomac une compression suffisante.

Quelque concluants que semblent être des faits de cette nature, tous les physiologistes n'ont pas encore adopté les conclusions qui s'en déduisent ; mais presque tous admettent, et c'est

(1) Ce qui vient à l'appui de cette manière de voir, c'est que le vomissement est d'autant plus facile à provoquer dans les diverses espèces d'a-
nimaux qui en sont susceptibles, que les parois de leur estomac sont plus
minces, plus extensibles et moins contractiles.

là le point principal de la question en ce qui concerne la pharmacologie, que l'estomac, s'il est passif dans l'acte du vomissement, est au moins l'organe où se produit d'abord l'impression spéciale de l'agent émétique et duquel émane l'irradiation sympathique qui fait contracter les muscles abdominaux et le diaphragme.

Il n'entre pas dans notre plan de décrire la série des phénomènes qui précèdent, accompagnent et suivent le vomissement, ni de rechercher les causes qui s'opposent à cette opération dans les solipèdes et les ruminants. Il nous suffira de noter que chez ces animaux les émétiques ne produisent même pas ordinairement de nausées, et que le reflux par la bouche ou les naseaux des matières contenues dans l'estomac (1) est toujours un phénomène pathologique extrêmement grave. La thérapeutique est donc privée à leur égard d'une ressource capable de satisfaire à plusieurs indications importantes dans la médecine des animaux carnivores.

Chez ces derniers, il est peu d'actes naturels qui s'accompagnent de plus de troubles et déterminent une perturbation aussi vive et aussi générale que le vomissement. Il imprime à toute la machine une secousse violente, active la circulation dans le système capillaire, change la distribution des forces, pousse du centre à la circonférence, augmente momentanément l'afflux du sang vers la tête, et réveille l'action des organes sécréteurs, notamment celle du foie et du pancréas.

Lorsque le vomissement des matières contenues dans l'estomac a eu lieu, presque toujours les matières bilieuses et muqueuses contenues dans les premières portions de l'intestin et exprimées dans les secousses qui se sont déjà produites, sont également rejetées au dehors.

D'après ce qui précède, il est aisé de voir que la médication émétique comprend trois ordres d'effets bien distincts ; d'abord

(1) On se doute bien que, par estomac, nous sous-entendons, à l'égard des didactyles, la caillette, et que nous faisons entièrement abstraction du phénomène naturel de la rumination.

18

ceux qui se rapportent directement à l'évacuation des substances que renferment l'estomac et le duodénum, et ensuite ceux qui se rattachent à la révulsion particulière produite sur l'estomac et le canal intestinal ; à la perturbation générale imprimée à tout l'organisme et à l'affaiblissement momentané, suite nécessaire de cette perturbation.

Bien que ces effets soient à peu près inséparables, et qu'on ne puisse pas obtenir les uns à l'exclusion des autres, il est cependant beaucoup de circonstances dans lesquelles on ne cherche à mettre à profit que quelques-uns d'entre eux.

Ainsi les vomitifs sont souvent employés comme simples évacuants dans les empoisonnements récents, dans les indigestions et dans les affections bilieuses. On y a recours pour produire une sorte de révulsion sur l'intestin, sur les organes sécréteurs ou sur la peau, dans les catarrhes bronchiques, dans la maladie dite des chiens, dans quelques affections exanthématiques. Enfin on cherche à utiliser leur action perturbatrice, dans le cas d'asphyxie, de syncope, et dans certains états morbides, dont les caractères souvent fort obscurs, engagent le praticien à faire usage d'une médication active, afin d'imprimer au phénomène pathologique qu'il a à combattre, une marche régulière et une physionomie déterminée.

Les médicaments doués de la propriété de provoquer le vomissement sont nombreux et variés dans leur composition : les uns appartiennent au règne minéral, et les autres au règne végétal. Parmi les premiers se trouvent les préparations antimoniales, les sulfates de zinc, de mercure et de cuivre, et parmi les seconds, l'ipécacuanha, l'émétine, diverses espèces de violettes indigènes, les semences de staphisaigre, le tabac et plusieurs autres végétaux âcres et irritants.

Cependant, comme on ne se sert guère dans la pratique vétérinaire, à titre de vomitifs, que du tartrate de potasse et d'antimoine, de l'ipécacuanha et de la staphisaigre, il ne sera question ici que de ces trois derniers corps médicamenteux.

LE TARTRATE DE POTASSE ET D'ANTIMOINE (*Tartre stibié, tartre émétique.*)

Sel double, formé par la combinaison de l'acide tartrique avec la potasse et le protoxide d'antimoine, qui, dans son état de pureté, se présente sous forme de petits cristaux blancs octaédriques, transparents, s'effleurissant à l'air, et devenant alors opaques. Leur odeur est nulle; leur saveur métallique, légèrement styptique et nauséabonde.

Le tartre émétique rougit l'infusion de tournesol; exposé à l'action de la chaleur, il se décompose, noircit et laisse pour résidu un mélange de charbon, de sous-carbonate de potasse et d'antimoine métallique. L'eau à la température ordinaire (à + 16.°) n'en dissout guère que le quinzième de son poids, tandis que celle qui est bouillante peut en dissoudre le tiers environ.

La solution aqueuse de ce sel se décompose et fournit des précipités blancs, par la potasse, la soude, l'ammoniaque, la chaux, l'acide nitrique, l'acide sulfurique et les sulfates acides. L'acide hydrosulfurique et les hydrosulfates solubles y font naître un précipité orangé (kermès minéral). Les décoctions d'écorce de chêne, de quinquina, et en général celles de toutes les substances végétales qui contiennent du tannin et certains principes extractifs amers, peuvent également en opérer la décomposition par la combinaison de la matière astringente ou extractive avec le protoxyde d'antimoine, et modifier plus ou moins ses propriétés. Cependant quelques praticiens dignes de confiance ont remarqué que la plupart des combinaisons nouvelles qui résultent de cette décomposition, paraissent avoir les mêmes propriétés que le tartre stibié. Peut-être que dissoutes dans l'estomac par les acides qui s'y trouvent, elles récupèrent ainsi la plupart de leurs vertus.

Le tartrate de potasse et d'antimoine peut être obtenu par différents moyens; celui dont on a fait pendant long-temps et à peu près exclusivement usage, consiste à faire bouillir ensemble de la crème de tartre et du verre d'antimoine porphyrisés, dans de l'eau distillée, à filtrer ensuite la liqueur et à faire cristalliser ; mais les procédés les plus généralement employés aujourd'hui, parce qu'ils fournissent de l'émétique pur dès la première cristallisation, consistent à faire bouillir un mélange de crème de tartre et de sous-sulfate ou d'oxychlorure d'antimoine, et à traiter la dissolution à peu près comme précédemment.

Le sel obtenu par l'un ou l'autre de ces procédés, agit localement à la manière des irritants les plus énergiques. Appliqué sur la peau, il détermine sa rubéfaction, et assez souvent une éruption pustuleuse. Administré à l'intérieur, il excite la muqueuse gastro-intestinale, provoque le vomissement dans les animaux carnivores, et quelquefois aussi des déjections alvines.

Il résulte des expériences de M. Magendie, et de quelques-unes qui nous sont propres, que ce sel peut être administré impunément à la dose de 4 grammes (1 gros) à des chiens adultes de taille moyenne, lorsque toutefois on ne s'oppose pas au vomissement ; car dans le cas contraire, il suffit souvent de 4 à 5 décigrammes (huit ou dix grains) pour occasionner l'inflammation de la membrane muqueuse du canal digestif, et la mort de l'animal.

Injecté dans les veines, déposé dans le tissu cellulaire, ou mis en contact avec toute autre surface absorbante, il détermine à peu près les mêmes effets ; quand les animaux y succombent, on ne trouve pas toujours des traces évidentes d'inflammation dans l'estomac et l'intestin, et encore moins dans le poumon.

Chez les solipèdes il donne quelquefois lieu à des nausées et même à de violents efforts pour effectuer le vomissement : mais jamais ces efforts ne sont suivis du retour des matières contenues dans l'estomac. Il agit simplement à la manière des purgatifs irritants.

La quantité qui peut leur être impunément administrée varie suivant leur idiosyncrasie, suivant la nature et l'intensité de la maladie dont ils sont atteints, et suivant qu'ils sont ou non habitués à son usage. J'ai pu, en commençant par 8 grammes, porter graduellement la dose de ce sel, chez un cheval morveux, de petite taille, jusqu'à 190 grammes, sans qu'il en soit résulté de dérangements notables et permanents dans l'exercice des princicipales fonctions. Après chaque administration, la bouche se remplissait d'une bave écumeuse, le pouls se montrait par intervalle un peu intermittent, quelquefois rare, mais ces phénomènes se dissipaient bientôt, l'animal reprenait son appétit ordinaire, et les digestions semblaient s'opérer comme dans l'état de santé le plus parfait; les excréments ont presque toujours conservé leur consistance habituelle; cependant l'autopsie cadavérique (l'animal ayant été abattu) a fait apercevoir sur la muqueuse de l'estomac beaucoup de rougeur et de nombreuses ulcérations analogues à celles qui succèdent aux pustules que fait naître l'émétique sur la peau.

Cette substance, essayée par Gilbert, à la dose de 40 grammes chez la vache, et à celle de 8, 12 et 16 grammes chez le mouton, n'a produit aucun effet remarquable. Il paraîtrait cependant, d'après le même observateur, que 24 grammes administrés à un individu de cette dernière espèce ont occasionné la mort (1)

Le tartrate de potasse et d'antimoine a été préconisé dans la médecine de l'homme contre un grand nombre de maladies. Rasori, le considérant comme un *contre-stimulant* par excellence, une espèce d'*antiphlogistique direct*, a puisé dans les effets de ce sel presque tous les éléments de sa doctrine. Employé à hautes doses par ce médecin et par ses partisans, dans le traitement des affections rhumatismales, et surtout dans celui de la pneumonite, il a eu, il faut en convenir, des succès incontestables.

Déjà quelques essais analogues ont été tentés dans la médecine des animaux, et il ne serait certainement pas sans intérêt de les multiplier.

Employé comme évacuant dans le cas de vertige abdominal, on a eu souvent à se louer de ses effets contre cette dangereuse maladie.

Le tartre de potasse et d'antimoine s'administre communé-

---

(1) *Annales de l'agriculture française*, t. III.

ment par la bouche, à la dose de 8 à 32 grammes (2 à 8 gros) pour les solipèdes, et de 5 centigrammes à 6 décigrammes (1 à 12 grains) pour les carnivores, suivant leur taille et l'indication que l'on veut remplir.

L'on pourrait sans doute, dans quelques cas, augmenter impunément ces doses (l'observation clinique et les expériences rapportées plus haut justifient cette proposition), surtout si l'on s'élevait par degré jusqu'au maximum de celle qui doit être employée en dernier lieu ; car il paraît que l'habitude influe tellement sur les effets de ce remède, que dès le second ou le troisième jour de son usage, il ne produit plus, chez l'homme et dans beaucoup de cas chez les animaux carnivores, de vomissements, ni même d'envies de vomir. C'est alors que les organes, suivant l'expression des partisans du *contre-stimulisme*, deviennent *tolérants*.

Pour faire parvenir l'émétique dans l'estomac, on est dans l'usage de le dissoudre préalablement dans l'eau. Cependant Wiborg, et après lui Gohier, pensent que pour l'administrer aux solipèdes à haute dose, il vaut mieux le donner sous forme de bol, parce qu'alors l'estomac, et les intestins en sont moins enflammés.

Malgré l'autorité de ces deux professeurs recommandables, nous préférons généralement la forme liquide, parce que le médicament s'applique en même temps sur une plus large surface, cède plus facilement aux bouches inhalantes, et modifie d'une manière plus complète l'économie entière. Je conçois cependant qu'il vaut peut-être mieux suivre le conseil de Wiborg lorsqu'il s'agit de solliciter les mouvements péristaltiques de l'estomac (je parle des solipèdes) ; car l'émétique, ingéré dans ce viscère à l'état solide, y séjourne plus longtemps, et produit une excitation plus vive sur ses parois.

Le tartrate de potasse et d'antimoine a reçu quelques heureuses applications pour l'usage externe. L'irritation énergique et durable qu'il produit sur la peau (même sur celle du cheval, ainsi que j'ai eu occasion de m'en convaincre), en fait un moyen révulsif puissant, dont on peut tirer parti dans toutes les irritations profondes, anciennes et très-tenaces.

On s'en est servi récemment et, dit-on, avec succès, dans la médecine de l'homme, en solution dans l'eau, contre les érysipèles, les engorgements phlegmoneux et les irritations prurigineuses. On en a aussi recommandé l'usage dans les plaies de mauvais caractère ; mais on a cru reconnaître qu'il était nuisible dans le pansement des tumeurs et des plaies qui accompagnent les maladies charbonneuses. Essayé par nous à la dose d'un demi-gros environ par litre de liquide pour faire des injections dans les ulcères fistuleux du garrot, nous nous sommes aperçu qu'il irritait vivement les surfaces, et qu'il tendait à en activer la suppuration ; nous ignorons s'il est capable d'en hâter la cicatrisation.

Quand on veut s'en servir à l'extérieur en qualité de révulsif, on l'incorpore dans un corps gras pour en former une pommade. (Voyez le *Formulaire*.)

Le kermès minéral, le soufre doré d'antimoine, en un mot, toutes les préparations antimoniales sont propres à déterminer le vomissement, et peuvent être utilisées dans beaucoup de cas, sous ce rapport ; cependant, comme on les emploie bien souvent pour remplir d'autres indications, je n'en présenterai point ici l'histoire pharmacologique.

L'IPÉCACUANHA.

Sous le nom d'ipécacuanha on a désigné plusieurs racines exotiques provenant de plantes fort différentes par leurs caractères botaniques, mais qui jouissent toutes de la propriété d'exciter le vomissement.

Depuis longtemps l'on distinguait les ipécacuanhas dans le commerce de la droguerie, par leur coloration extérieure, lorsque M. Richard, convaincu de l'infidélité d'un semblable caractère, en substitua un autre, fondé sur l'organisation même de la racine, et en concordance avec la distinction botanique des deux espèces principales décrites par les auteurs. C'est à ces deux espèces qu'il a donné les noms d'*ipécacuanha annelé* et *d'ipécacuanha strié*.

L'*ipécacuanha annelé*, le seul dont on fasse habituellement usage, en France du moins, provient d'un très-petit arbuste qui croît naturellement au Brésil dans les bois ombragés, et que l'on a transplanté dans beaucoup d'autres parties de l'Amérique du sud. Cet arbuste appartient au genre *cephaelis* de Swarts, à la famille des rubiacées, et à la pentandrie monogynie.

L'ipécacuanha annelé se présente dans le commerce sous la forme d'une petite racine cylindroïde, allongée, irrégulièrement contournée, de la grosseur d'une plume à écrire, simple ou rameuse, offrant des étranglements circulaires très-profonds, séparés par de petits anneaux saillants, inégaux, et rapprochés les uns des autres. On y distingue deux parties, savoir : un axe ligneux, grêle, blanchâtre, et une couche corticale, épaisse, grisâtre ou brunâtre, fragile, dont la cassure est comme résineuse. Cette espèce d'écorce se réduit facilement en une poudre grisâtre, d'une odeur faible, mais nauséuse, et d'une saveur herbacée, âcre, et un peu amère. C'est dans cette partie que réside le principe essentiellement actif de l'ipécacuanha.

La couleur variable de son épiderme a fait admettre de nombreuses variétés, dont les principales sont l'*ipécacuanha brun* ou *noir*, l'*ipécacuanha gris*, et l'*ipécacuanha rouge*.

Quant à l'*ipécacuanha strié*, comme il est extrêmement rare en France, et qu'il est beaucoup moins actif que les précédents, je crois pouvoir me dispenser d'en parler. Je passerais également sous silence plusieurs autres racines exotiques qui ont usurpé le nom d'ipécacuanha, et qui ne méritent guère de figurer parmi les agents pharmacologiques vétérinaires.

Soumise à l'analyse par différents chimistes (1), la poudre d'ipécacuanha annelé leur a fourni de la gomme, de l'amidon, de la cire, une substance grasse odorante, et une forte proportion (0,16) d'une matière blanche, pulvérulente, inodore, d'une saveur amère et désagréable, qui a reçu le nom d'*émétine*.

____

(1) MM. Pelletier, Barruel, etc.

L'émétine est alcaline, fusible à 50 degrés, peu soluble dans l'eau, surtout lorsque ce liquide est froid, insoluble dans l'éther, très-soluble au contraire dans l'alcool. C'est à l'émétine que l'on attribue les propriétés actives de l'ipécacuanha. Elle agit à dose dix fois plus faible que ce dernier.

L'ipécacuanha, administré au chien, à la dose de 5 à 6 décigrammes (10 ou 12 grains), agit spécialement sur l'estomac, produit le vomissement, et quelquefois aussi des déjections alvines. Cependant il est généralement moins sûr dans son action, comme émétique, que le tartre stibié. Il est néanmoins des cas où l'on doit le préférer, parce qu'il n'irrite pas autant l'estomac.

Administré à dose fractionnée, il semble donner du ton à différents organes, et notamment au poumon ; guidé par l'observation de ce fait, Bourgelat l'a employé plusieurs fois dans la pousse, mais toujours sans succès.

La poudre d'ipécacuanha peut se donner aux animaux carnivores depuis la dose de 1 décigramme jusqu'à celle de 20 (de 2 grains à 30 ou 40), suivant l'espèce, la taille, la constitution du sujet, et l'indication que l'on a à remplir. On la leur fait prendre en électuaire et en suspension dans l'eau, le lait ou le bouillon.

LA STAPHISAIGRE. (*Delphinium staphisagria*. L.)

Plante annuelle de la famille des renonculacées, indigène dans le midi de la France et dans presque toute l'Europe méridionale, dont les graines sont quelquefois usitées en médecine vétérinaire.

Ces graines sont triangulaires, ridées, d'un noir grisâtre à l'extérieur, d'une odeur vireuse dans l'état frais, d'une saveur amère, âcre et brûlante.

MM. Lassaigne et Feneulle en ont retiré une substance alcaline nouvelle, qu'ils ont nommée *delphine*, et qui paraît être le principe actif de la staphisaigre.

Cette graine, réduite en poudre ou traitée par l'eau bouillante, agit sur l'économie animale comme émétique, et comme purgatif drastique des plus violents. On la donne quelquefois en poudre dans la maladie des chiens; mais son usage n'est pas sans danger, et comme elle peut être facilement et avantageusement remplacée, je pense que l'on ne doit guère l'administrer à l'intérieur qu'à défaut d'ipécacuanha ou de tartre stibié.

Les expériences de M. Orfila ont démontré qu'elle agit à la manière des poisons âcres, et que ses effets vénéneux sont la suite de l'irritation locale qu'elle détermine, et surtout de l'action qu'elle exerce sur le système nerveux, immédiatement après son absorption.

On emploie quelquefois la staphisaigre à l'extérieur, après l'avoir réduite en poudre et incorporée dans une matière grasse, ou bien après l'avoir fait infuser dans l'eau ou dans le vinaigre, pour combattre les maladies pédiculaires.

Le tabac, l'euphorbe, l'ellébore noir et l'ellébore blanc, dont on se sert aussi quelquefois pour provoquer le vomissement, doivent être bannis sous ce rapport avec plus de soin encore que la staphisaigre; car ces substances sont encore plus âcres et plus vénéneuses que cette dernière.

TROISIÈME CLASSE D'EXCITANTS SPÉCIAUX.

MÉDICAMENTS QUI AGISSENT PLUS PARTICULIÈREMENT SUR LES REINS ET TENDENT A AUGMENTER LA SÉCRÉTION DES URINES.

Diurétiques.

Pour bien apprécier l'effet des médicaments dont nous avons maintenant à nous occuper, il ne faut point oublier que la quantité et la qualité des urines peuvent être modifiées par un grand nombre de causes différentes, tant dans l'état de santé que dans l'état maladif.

Parmi ces causes, les unes sont étrangères aux agents thérapeutiques, et ne dépendent absolument que des modifications qui surviennent dans l'exercice de certaines fonctions; les autres sont liées à plusieurs médications générales ou spéciales, qui n'augmentent le cours des urines que d'une manière indirecte, ou par suite de l'excitation générale qui les caractérise.

On sait en effet, relativement aux premières causes, que les exhalations et les diverses sécrétions sont liées entre elles d'une manière tellement intime, que les modifications survenues dans les unes entraînent presque toujours des modifications opposées dans les autres; en sorte que ces fonctions peuvent se suppléer mutuellement jusqu'à un certain point. C'est ainsi que les causes qui augmentent ou diminuent d'une manière particulière les exhalations cutanées et pulmonaires, amènent des changements inverses dans la sécrétion de l'urine.

Relativement aux diverses classes de médicaments propres à augmenter la sécrétion urinaire, on n'aura point oublié sans doute que les stimulants, en précipitant le cours du sang, et donnant une nouvelle activité à tous les organes, amènent pour l'ordinaire ce résultat, sans avoir cependant aucune influence spéciale sur les organes chargés de cette sécrétion.

On ne perdra pas de vue non plus que, dans certains états pathologiques (dans la plupart des phlegmasies aiguës internes, par exemple), les relâchants et les anti-phlogistiques peuvent favoriser la sécrétion de l'urine, en diminuant l'irritation qui s'oppose au libre exercice de cette fonction. C'est en ce sens que la saignée, les boissons tempérantes et les applications émollientes peuvent être considérées comme diurétiques.

Si des faits semblables doivent nous engager à restreindre le nombre des médicaments de cette classe, ils ne doivent pas nous en imposer au point de nous faire révoquer en doute, à l'exemple de quelques modernes, l'action spéciale de toute substance pharmacologique sur les organes urinaires.

L'on ne saurait nier, en effet, ce nous semble, l'espèce d'affinité toute particulière que certaines substances semblent avoir pour ces organes, et en vertu de laquelle elles leur donnent une nouvelle activité. Ces substances seront pour nous les véritables diurétiques, ou si l'on veut les *diurétiques directs*, et nous appellerons, par opposition, *diurétiques indirects* celles qui, par les modifications qu'elles impriment à l'ensemble de l'organisme, ou simplement à certaines fonctions, augmentent la sécrétion de l'urine, sans exercer une influence spéciale sur les reins.

L'action des substances véritablement diurétiques me semble pouvoir être conçue et expliquée jusqu'à un certain point par le transport de leurs molécules les plus ténues dans le sang, et par la tendance qu'ont ces mêmes molécules à s'unir au fluide qui peut le plus facilement les transmettre au dehors.

Il est de fait que ces substances ne commencent à exercer quelque influence sur les reins que lorsqu'elles ont déjà pénétré dans le torrent circulatoire, et qu'elles se trouvent mêlées en certaine quantité avec le sang. Or, si, comme on ne saurait en douter, ce fluide se dépouille sans cesse de toutes les molécules hétérogènes qui lui sont accidentellement associées, n'est-il pas vraisemblable que cette élimination aura lieu avec le fluide excrété, pour lequel ces molécules ont le plus d'affinité, et dans lequel elles peuvent le plus aisément se dissoudre.

Si maintenant nous admettons, comme la chose me paraît presque démontrée, que les médicaments diurétiques ont plus de tendance à s'unir avec l'urine qu'avec les autres fluides excrétés, n'est-il pas probable que cette tendance se manifestera au moment même de la sécrétion de cette liqueur, et que par une conséquence nécessaire, les molécules de ces médicaments contenues dans le sang s'accumuleront dans l'organe sécréteur en plus grande abondance que partout ailleurs, et lui donneront par suite, et en vertu de leurs propriétés excitantes, une nouvelle activité ?

Les diurétiques, convenablement administrés, n'exercent, pour l'ordinaire, aucune influence primitive générale; c'est-à-dire qu'ils ne modifient primitivement ni la digestion, ni la circulation, ni la plupart des autres fonctions : leur effet immédiat ne s'étend guère au delà d'une simple diurèse. Sous leur influence, les urines augmentent non-seulement de quantité, mais changent encore très-souvent de qualité. C'est ainsi, par exemple, qu'après l'usage de la térébenthine, elles prennent une odeur de violette bien prononcée.

La médication diurétique, en diminuant la partie aqueuse du sang, semble pouvoir donner une nouvelle activité à l'absorption intersticielle, et surtout à celle qui a lieu dans les aréoles du tissu cellulaire et dans les grandes cavités splanchniques. C'est ainsi, je crois, que l'on peut expliquer l'espèce de révulsion que cette médication paraît opérer dans certains cas; on ne peut guère supposer, en effet, que l'excitation rénale qui l'accompagne, soit capable de devenir par elle-même la cause unique et essentielle de ce phénomène.

Quelle que soit, du reste, la valeur de cette explication, l'observation du fait sur lequel elle repose nous démontre que les diurétiques sont essentiellement indiqués dans la plupart des hydropisies, dans l'anasarque, la pourriture des moutons, les œdèmes, les eaux aux jambes, et plusieurs autres affections cutanées.

Propres à favoriser l'élimination des principes fixes malfaisants qui peuvent se trouver accidentellement mélangés avec le sang, les diurétiques sont pareillement indiqués dans toutes les affections où l'on a à craindre les effets de la résorption du pus ou de toute autre matière animale, capable de donner lieu à des désordres généraux plus ou moins graves.

Par la même raison, il est souvent fort utile, lorsqu'on fait usage à l'extérieur des médicaments astringents pour dessécher certains vieux ulcères, ou pour tarir une suppuration abondante, d'employer concurremment à l'intérieur les médicaments diurétiques.

Ceux-ci peuvent être remplacés, il est vrai, dans la plupart de ces circonstances, par des purgatifs; cependant comme l'usage de ces derniers ne saurait être soutenu aussi longtemps que l'usage des premiers, sans fatiguer les organes digestifs et quelquefois même l'économie entière, on ne doit y avoir recours que lorsqu'ils sont impérieusement indiqués. Dans ce cas, comme la propriété diurétique se trouve réunie à la propriété purgative dans un assez grand nombre d'agents pharmacologiques, on serait en droit d'attendre de leur emploi les avantages des deux médications.

Parmi les diurétiques, il en est quelques-uns qui, employés

avec les soins convenables, passent des premières voies dans le torrent circulatoire, sans donner lieu à aucune irritation locale, et que l'on peut employer avec avantage dans le cours des maladies inflammatoires (nitrate de potasse et autres diurétiques salins); mais il en existe d'autres qui, plus essentiellement irritants, seraient généralement nuisibles dans ces sortes de maladies (diurétiques résineux).

Quoique les premiers soient rarement contre-indiqués d'une manière impérieuse, il est cependant quelques circonstances dans lesquelles ils peuvent faire beaucoup de mal; c'est ainsi que, dans les rétentions d'urine, on les voit fréquemment aggraver l'état du sujet, en augmentant intempestivement la quantité d'une liqueur qui ne peut pas être excrétée, et dont la présence dans la vessie fait craindre à chaque instant les accidents les plus funestes. C'est à tort, par conséquent, que quelques praticiens ont recours, dans ces sortes de cas, à la médication diurétique.

Ce n'est pas toujours non plus avec les ménagements convenables que l'on emploie cette médication contre les irritations des voies urinaires. Si l'on juge à propos d'employer quelques diurétiques dans ces affections, il faut généralement choisir parmi les plus doux, et les administrer dans une grande masse de véhicule. Cette précaution est surtout importante lorsque l'irritation a son siége dans les reins, dont alors toute cause d'excitation directe ne peut qu'aggraver l'état.

Les médicaments diurétiques sont puisés à peu près exclusivement dans le règne minéral et dans le règne végétal.

SUBSTANCES DIURÉTIQUES TIRÉES DU RÈGNE MINÉRAL.

Il est vraisemblable que tous les sels solubles à base de potasse, de soude, de magnésie ou de chaux, ont la faculté d'exciter la sécrétion de l'urine; cependant parmi ces sels il n'en est qu'un petit nombre qui soient usités dans la médecine vétérinaire : ce sont le nitrate, le carbonate et l'acétate de potasse, le carbonate et l'acétate de soude.

LE NITRATE DE POTASSE. (*Sel de nitre.*)

Ce sel, très-anciennement connu sous le nom de *salpêtre*, est blanc, cristallisé en longs prismes à six faces, souvent cannelés, et terminés par des pyramides hexaèdres. Il est demi-transparent, inaltérable à l'air, d'une saveur fraîche et piquante, suivie d'un arrière-goût légèrement amer.

Exposé à l'action d'une chaleur voisine du rouge, il éprouve la fusion ignée, et se prend ensuite par le refroidissement en une masse blanche opaque, qui constitue ce que l'on a nommé *cristal minéral* ou *sel de prunelle*. Si l'on pousse fortement la calcination, on peut le priver de tout l'acide qui y est uni, et obtenir, pour résidu, de la potasse carbonatée. Projeté dans son état de pureté sur des charbons ardents, et en général sur tous les corps combustibles en ignition, il fuse et en active la combustion d'une manière remarquable. L'eau froide (+ 15°) en dissout à peine le quart de son poids, tandis que l'eau bouillante peut se charger de plus de la moitié du sien.

D'après les analyses qui en ont été faites, il est formé de près de 53 parties sur 100 52,95 d'acide nitrique, et d'environ 47 parties (47,05) de protoxyde de potassium. Il ne contient point d'eau de cristallisation.

Le nitrate de potasse existe tout formé et très-voisin de son état de pureté, à la surface de la terre, dans quelques contrées de l'Inde, de l'Afrique et de l'Amérique méridionale. En France et dans la plupart des autres pays de l'Europe, il se forme spontanément dans les lieux humides, comme dans le sol des caves et des écuries, dans les murs des vieux bâtiments ; mais il y est en petite quantité, et mélangé à des nitrates de chaux et de magnésie, à des hydrochlorates de chaux, de potasse et de soude.

Pour obtenir le nitrate de potasse, on lessive les terres et les plâtras qui le contiennent ; l'eau entraîne les différents sels que je viens de nommer, et les retient en dissolution. On concentre cette solution sur le feu, puis on la traite par la potasse ordinaire, ou par le sulfate de potasse, qui transforme en sel de nitre les nitrates de chaux et de magnésie ; on fait évaporer de nouveau la liqueur pour la faire cristalliser, et l'on obtient ainsi du nitrate de potasse impur. Pour qu'il soit parfaitement blanc et propre aux différents usages auxquels il est ordinairement consacré, l'on est obligé de le soumettre à de nouvelles dissolutions et à de nouvelles cristallisations.

Le nitrate de potasse est, de tous les médicaments diurétiques, celui qui est le plus fréquemment employé dans la médecine vétérinaire, parce qu'il est un des plus puissants, des moins chers et des plus commodes à administrer. Il agit sur les reins par une propriété véritablement spéciale, car il produit bien réellement un surcroît d'activité dans ces organes, sans occasionner d'excitation générale, ni même d'excitation locale apparente sur la membrane muqueuse gastro-intestinale, à moins qu'il ne soit employé en dissolution concentrée et à très-forte dose (à celle de 250 ou 300 grammes, par exemple, pour les solipèdes) ; alors il irrite vivement la muqueuse intestinale, détermine une espèce de superpurgation et plusieurs autres désordres qui peuvent même se terminer par la mort.

Essayé à l'école vétérinaire de Lyon, sur deux chevaux, à la dose de 250 grammes en dissolution dans un litre d'eau, il les a fait périr dans les vingt-quatre heures avec tous les symptômes d'une violente irritation intestinale. A l'ouverture, la muqueuse des premières voies a été trouvée phlogosée dans toute son étendue (1).

Suivant M. Orfila, le nitrate de potasse peut déterminer la mort, chez les chiens, à la dose de 8 à 12 grammes ; le même auteur pense qu'il n'est pas absorbé lorsqu'on l'applique sur le tissu cellulaire, et qu'il se borne, par conséquent, dans ce cas, à produire des effets locaux.

Administré dans des vues curatives et avec les précautions convenables, il est propre à diminuer la température du corps, la force et la fréquence du pouls. Ces effets ne sauraient être

(1) Compte rendu des travaux de l'École vétérinaire de Lyon, année 1819.

attribués, selon moi, à une action rafraîchissante primitive et directe du médicament ; ils dépendent bien plutôt de la diminution de la masse du sang et du renouvellement plus rapide des fluides aqueux qui en forment la base, suites nécessaires du surcroît d'activité dans la sécrétion urinaire.

Quelle que soit, du reste, la manière de concevoir et d'expliquer ce phénomène, le sel dont il s'agit n'en a pas moins été reconnu utile dans le cours des maladies inflammatoires, et surtout dans celles dont la terminaison a souvent lieu par épanchement, comme la pleurésie, la péritonite, etc.

On a également reconnu son utilité comme moyen auxiliaire dans le traitement des affections où le sang semble avoir une tendance toute particulière à s'altérer, comme cela a lieu dans la pourriture, l'anasarque, et surtout dans le typhus et le charbon. Il est alors employé concurremment avec le camphre, le quinquina, la gentiane et autres substances végétales aromatiques et amères.

Recommandé par la plupart des auteurs vétérinaires contre les inflammations aiguës du tube digestif, le sel de nitre me semble peu propre à satisfaire dans ce cas aux indications que l'on doit se proposer ; car sa première impression, se rapportant toujours à une excitation plus ou moins vive, ne saurait qu'accroître la phlogose de la membrane muqueuse, soumise immédiatement à son contact.

Dans les circonstances où ce sel est réellement indiqué, il est nécessaire, pour qu'il produise des effets avantageux, d'en donner aux grands animaux de 32 à 128 grammes (1 à 4 onces) dans les vingt-quatre heures, et d'en continuer l'usage pendant quelques jours, et souvent pendant plusieurs semaines ; car on a remarqué qu'il fallait que le sang fût en quelque sorte saturé de nitre pour que l'action diurétique de ce sel fût bien prononcée : alors il coule avec l'urine, et on le retrouve aisément dans cette liqueur.

On le fait prendre en solution dans l'eau qui doit servir de boisson au malade, ou dans des breuvages capables d'en seconder ou d'en mitiger les effets. Quelquefois aussi on le donne en électuaire ou mélangé au son fraisé.

LE CARBONATE DE POTASSE.

Substance saline, regardée par quelques-uns comme un sous-sel, à cause de son action sur la plupart des matières colorantes végétales ; et par d'autres, comme un sel neutre, à cause de sa composition.

Cette substance, dans son état de pureté, est blanche, solide, très-difficile à faire cristalliser, si toutefois, comme on l'a annoncé, elle en est susceptible, déliquescente, et par conséquent très-soluble dans l'eau, d'une saveur âcre, urineuse, et légèrement caustique. Soumise à l'action du feu, elle se liquéfie un peu au-dessus de la chaleur rouge.

Le carbonate de potasse des droguistes, connu sous le nom de *potasse du commerce*, est extrêmement impur ; il contient plusieurs substances étrangères (du sulfate et de l'hydrochlorate de potasse, de l'alumine, de la chaux, de l'oxide de fer, etc.) qui forment quelquefois plus de la moitié de son poids.

Ce sel existe dans la plupart des plantes, et particulièrement dans celles qui sont ligneuses ; pour l'en extraire, on brûle ces plantes : on lessive les cendres qui en résultent ; on évapore cette lessive jusqu'à siccité, puis on calcine le résidu dans un four chauffé au rouge.

Dans les laboratoires, on se procure le carbonate de potasse en projetant un mélange de deux parties de crème de tartre et d'une partie de sel de nitre, dans une bassine de fonte placée sur un fourneau, et dont la température est élevée jusqu'au rouge obscur, lessivant le résidu et faisant évaporer cette lessive jusqu'à siccité. Le carbonate ainsi obtenu est beaucoup plus pur que celui du commerce.

Ce sel est rarement employé à l'intérieur ; administré à doses convenables, il agit néanmoins d'une manière marquée sur la sécrétion urinaire ; il influe non-seulement sur la quantité de l'urine, mais aussi sur ses qualités. Sous son influence, cette liqueur devient plus aqueuse et moins riche en acide urique chez l'homme et les animaux carnivores ; mais c'est surtout dans le bicarbonate de potasse que l'on a constaté ces propriétés.

On a aussi attribué au carbonate ordinaire la propriété d'activer l'absorption intérieure, et d'agir par suite à la manière des *fondants*. Mais il est très-probable que les effets qu'on a observés sous ce rapport, se rattachaient à la médication diurétique, et non à une action spéciale sur le système absorbant.

Le carbonate de potasse des pharmacies peut être administré aux grands animaux depuis la dose de 16 grammes (4 gros) jusqu'à celle de 48 grammes (1 once et demie), simplement en solution dans l'eau ou dans une décoction appropriée à l'état des malades.

Dissous dans l'eau pure, il réveille l'action organique dans les ulcères sanieux, et agit sur eux comme *détersif*. Employé de la même manière dans les eaux aux jambes passées à l'état chronique, et dans quelques affections cutanées analogues, il peut tarir ou diminuer l'exhalation morbide qui les accompagne, et mériter à ce titre le nom de *dessiccatif*.

Les cendres de bois, généralement assez riches en sels alcalins et à la portée de tous les vétérinaires, peuvent parfaitement remplacer, surtout pour l'usage externe, le carbonate de potasse. Il suffit pour cela de les lessiver convenablement.

LE CARBONATE DE SOUDE.

Ce sel, très-voisin du précédent par ses propriétés chimiques et médicinales, cristallise en prismes rhomboïdaux, ou en pyramides quadrangulaires appliquées base à base; il est efflorescent, d'une saveur âcre, légèrement caustique, très-soluble dans l'eau, éprouvant la fusion aqueuse à une température peu élevée, et la fusion ignée un peu au-dessus de la chaleur rouge; il contient plus de la moitié de son poids d'eau de cristallisation.

On trouve ce sel dans la plupart des plantes qui croissent sur les bords de la mer, principalement dans les *salicornia annua* et *europæa*, dans le *salsola tragus*, le *salsola kali* et les *varechs*.

Il existe aussi en solution dans les eaux de certains lacs ; mais il n'est pur dans aucun cas. Le dernier, plus particulièrement connu sous le nom de *natron*, nous vient principalement de l'Égypte et de la Hongrie. A la fin de l'été, après l'évaporation des eaux qui le tiennent en dissolution, on le trouve en couches plus ou moins épaisses au fond des lacs, d'où on le détache avec des barres de fer. L'extraction de la soude des plantes marines est extrêmement simple : on coupe et l'on fait sécher ces plantes, puis on les brûle dans des fosses creusées dans un sol sec. Cette combustion dure plusieurs jours, et fournit, au lieu de cendres pulvérulentes, une masse saline, dure, à demi fondue, que l'on verse ainsi dans le commerce, sous le nom de soude du pays où elle a été fabriquée.

Le carbonate de soude peut être regardé comme le succédané naturel du carbonate de potasse ; mais comme il est un peu moins répandu, il est aussi généralement moins usité. A l'état de bi-carbonate, on s'en sert fréquemment aujourd'hui dans la médecine de l'homme, contre les affections calculeuses et même comme simple digestif.

Proposé par M. Lassaigne pour purifier les eaux séléniteuses, et les rendre propres à la plupart des usages économiques et à la boisson des animaux, le carbonate de soude peut remplir d'une manière économique cette destination ; car il en faut à peine 3 grammes 176 (1 gros), par litre de liquide pour décomposer le sulfate de chaux et en précipiter la base dans les eaux qui en sont le plus fortement chargées.

L'ACÉTATE DE POTASSE. (*Terre foliée de tartre.*)

Sel blanc, cristallisé en petites lames brillantes, extrêmement déliquescent, d'une saveur fraîche et piquante, et d'une odeur faible ; il est très-soluble dans l'eau, décomposable par le feu et par tous les acides forts.

On le trouve dans la sève de presque tous les végétaux, et on l'obtient dans les laboratoires en saturant le carbonate de potasse par le vinaigre distillé.

L'acétate de potasse, administré à la dose de 64 grammes
(2 onces) environ , agit comme un simple diurétique; mais
si l'on triple cette dose, il peut donner lieu à quelques évacuations alvines : cependant cet effet est généralement peu marqué
chez les herbivores ; en sorte que ce sel est bien véritablement
un diurétique direct ; il est en même temps tempérant, rafraichissant ; la plupart des auteurs le considèrent même comme
fondant. Son usage peut devenir avantageux toutes les fois
que le sel de nitre est indiqué ; peut-être même serait-il souvent
préférable à celui-ci, en ce qu'il est plus rafraichissant ; je
crois que son emploi est beaucoup trop négligé par les vétérinaires.

L'acétate de soude, qui a approchant les mêmes propriétés
physiques et chimiques que celui de potasse , et qui s'obtient
par le même procédé, c'est-à-dire en saturant directement le
carbonate de soude par le vinaigre distillé , peut fort bien remplacer ce dernier en médecine.

Ces deux sels forment , en quelque sorte, le passage des diurétiques minéraux aux diurétiques végétaux ; nous pouvons encore leur assimiler sous ce rapport le savon.

Le SAVON. Cette substance, connue de tout le monde , n'est
autre chose que la combinaison de la soude ou de la potasse avec
les acides qui résultent de la décomposition des corps gras, lors
de la saponification.

Administrée à l'intérieur , elle agit comme *fondant* et diurétique ; pour l'usage de la médecine vétérinaire, on doit préférer
le savon blanc de Marseille , surtout lorsqu'il doit être employé
à l'intérieur. Le savon entre dans la composition de quelques
pommades. Dissous dans certains liquides excitants , il sert
à l'extérieur pour faire des frictions sur les engorgements froids
et indolents.

SUBSTANCES DIURÉTIQUES TIRÉES DU RÈGNE VÉGÉTAL.

Tous les médicaments diurétiques puisés dans le règne végétal agissent sur le conduit alimentaire à la manière des excitants

les plus énergiques; quelques-uns même l'irritent vivement, pour peu que la dose dépasse celle qui est réellement indiquée.

Ils doivent généralement leur puissance thérapeutique à des principes extractifs, résineux ou alcalins. Les plus remarquables sont la scille, le colchique d'automne, et les différentes sortes de térébenthines.

LA SCILLE. (*Scilla maritima.* L.)

Grande plante bulbeuse, indigène, de la famille des *liliacées* et de l'hexandrie monogynie, qui croît sur les plages sablonneuses; le bulbe est la seule partie qui soit employée en médecine.

Ce bulbe, vulgairement connu sous le nom d'*oignon de scille*, est piriforme, du volume d'une très-grosse orange, terme moyen, recouvert de lames minces, brunes, sèches, scarieuses; il est formé d'écailles charnues, épaisses, succulentes et imbriquées; les plus extérieures sont rougeâtres, et les autres blanchâtres. Leur odeur, assez pénétrante quand elles sont fraîches, se perd par la dessiccation; mais leur saveur est toujours âcre, irritante et amère.

Les écailles ou squames de scille se trouvent dans le commerce séparées les unes des autres à l'état sec. Elle nous viennent principalement du midi de l'Europe.

Analysées par M. Vogel, ces squames lui ont fourni un principe particulier très-âcre et très-amer, déliquescent, soluble dans l'eau, le vinaigre et le vin, auquel ce chimiste a donné le nom de *scillitine*, et qui paraît être le principe actif de ce médicament. Suivant un autre chimiste (M. Tilloy), la *scillitine* de M. Vogel ne serait pas un principe immédiat, mais un mélange de sucre incristallisable et de deux matières différentes excessivement âcres et amères. La scille contient en outre de la gomme, du tannin, de la fibre végétale, du citrate de chaux, etc.

La scille agit localement à la manière des substances irritantes les plus énergiques, surtout lorsqu'elle est administrée à l'état pulvérulent. Elle peut alors donner lieu, dans le chien, au vomissement et à des évacuations stercorales ; et si la quantité employée s'élève à celle de plusieurs grammes, elle détermine, en outre, la gêne de la respiration, une congestion vers la tête, et par suite des vertiges et des convulsions, suivies quelquefois de la mort. Appliquée sur le tissu cellulaire sous-cutané, à la dose de 2 grammes, elle a déterminé la mort au bout de vingt heures.

Cependant, quand elle est administrée à dose et sous forme convenables, ses principes actifs sont absorbés, et dirigent alors leur influence sur les voies urinaires, dont ils activent d'une manière remarquable les fonctions. L'observation a appris qu'elle exerce aussi une action excitante particulière sur les membranes muqueuses, et notamment sur celle qui tapisse les voies aériennes.

C'est en raison de cette double influence que la scille est souvent employée dans les hydropisies qui sont exemptes de signes d'irritation, ainsi que dans les catarrhes pulmonaires chroniques.

On peut administrer ce médicament sous forme pulvérulente, à la dose de 32 grammes (une once) environ, pour les grands animaux, et à celle de 2 grammes (un demi-gros) pour les petits ; mais il est plus avantageux, sous tous les rapports, de se servir des différentes préparations dans lesquelles les principes de la scille sont dissous et fixés, comme le vinaigre, l'oxymel et le vin scillitiques. (Voyez le *Formulaire.*)

Si l'on craint que ces préparations, administrées par la bouche, fassent naître une irritation gastro-intestinale, alors il est convenable de les employer en frictions sur les parois inférieures de l'abdomen. J'ai eu occasion de constater l'efficacité de ce moyen sur des chiens atteints d'ascite.

LE COLCHIQUE D'AUTOMNE. (*Colchicum autumnale.* L.)

Plante indigène de l'hexandrie monogynie, placée par de Jussieu parmi les joncées, mais formant aujourd'hui le type d'une nouvelle famille naturelle établie par M. De Candolle, et que l'on trouve en septembre et en octobre dans les prairies, où elle fixe nos regards par ses grandes fleurs roses qui s'épanouissent longtemps avant que les feuilles ne paraissent.

Le bulbe du colchique est la seule partie de cette plante qui soit employée. Il est de la grosseur d'une noix, irrégulièrement ovoïde, convexe d'un côté, comprimé longitudinalement de l'autre, enveloppé d'une tunique brune, et formé intérieurement par une substance charnue, compacte et blanche. Son odeur est vireuse, sa saveur âcre, brûlante et nauséabonde.

Ce bulbe, indépendamment de la grande quantité d'amidon, d'inuline, et de quelques autres principes moins abondants qu'il renferme, contient une matière alcaloïde particulière, combinée avec l'acide gallique, et découverte par MM. Pelletier et Caventou, qui l'ont nommée *vératrine*, du nom de la racine d'ellébore blanc, dans laquelle ces chimistes l'avaient d'abord observée.

La vératrine est sans aucun doute le principe auquel il faut attribuer les propriétés si énergiques du colchique ; car ce principe administré à la faible dose de quelques grains, suffit, dans le chien, pour provoquer des vomissements et une violente superpurgation, dont la mort peut être le résultat.

Toutes les parties du colchique sont âcres et vénéneuses. On a recueilli des exemples d'empoisonnements occasionnés par cette plante. On lit dans le *Journal pratique de médecine vétérinaire* (année 1826), que douze vaches, auxquelles on avait donné comme aliment des feuilles et des bulbes de colchique, et qui en mangèrent chacune environ 2 kilogrammes, éprouvèrent bientôt de la tristesse et de l'impatience. Il y eut cessation de la rumination, diminution du lait, sécheresse du mufle et de la peau, bave abondante et mousseuse, yeux ternes, enfoncés et larmoyants ; conjonctive pâle, respiration courte, pénible et plaintive; douleurs colicatives, portant les animaux à regarder souvent leur ventre à gauche ; diarrhée abondante, fétide, mêlée de stries sanguines ; épreintes ; urines claires et abondantes ; oreilles et base des cornes froides. Cet état se prolongea pendant plusieurs jours ; trois bêtes y succombèrent.

A l'ouverture de leur corps, on trouva les traces d'une violente inflammation dans la caillette et l'intestin, à laquelle participait la tunique péritonéale de ce viscère, ainsi que le mésentère. Le col de la vessie était rouge et gonflé.

Les autres animaux domestiques ne sont, sans doute, pas moins sensibles que les vaches à l'action vénéneuse du colchique ; le *Recueil de médecine vétérinaire* (cahier d'août 1828) fait mention de l'empoisonnement d'un certain nombre de porcs, qui moururent pour avoir mangé de cette plante.

Le bulbe de colchique, employé à titre de remède, irrite le tube digestif, et agit ensuite sur les voies urinaires à la manière des diurétiques chauds. Il donne lieu par suite à la purgation et à la diurèse ; c'est en raison de cette double action qu'il me semble surtout indiqué dans l'anasarque et les hydropisies essentiellement asthéniques. Un médecin (M. Chelius), qui paraît l'avoir employé avec succès dans l'homme, contre les affections goutteuses et rhumatismales, a remarqué qu'il avait la singulière propriété d'augmenter la quantité d'acide urique de l'urine.

Pour en administrer les principes actifs aux animaux, il est convenable de le faire infuser dans le vin, le vinaigre, l'oxymel, comme cela se pratique à l'égard de la scille. Quand il est sec, on peut aussi le réduire en poudre, et le faire prendre sous cette forme ; mais il n'est alors ni aussi commode à administrer, ni aussi efficace.

Dans tous les cas, l'on doit être extrêmement réservé sur la dose à employer. Je ne suppose pas que l'on doive se hasarder à en donner, dès le début, chez les grands animaux, au delà de 4 à 8 grammes (1 à 2 gros), et de 30 à 40 centigrammes (6 à 8 grains) chez les petits.

Parmi les plantes indigènes regardées par la plupart des auteurs comme pouvant donner lieu à la médication diurétique, je citerai encore, 1.º la PARIÉTAIRE (*parietaria officinalis.* L.), plante herbacée, de la famille des urticées, riche en mucilage et en sels à base de chaux et de potasse, et qui, à cause de cela agit tout à la fois comme émolliente et légèrement diurétique ;

2.° l'ASPERGE (*asparagus officinalis*. L.), plante cultivée en grand pour le besoin de nos cuisines, formant le type d'une famille naturelle, et dont les racines ont une action manifeste sur la sécrétion de l'urine; 3.° le PETIT HOUX (*ruscus aculeatus*. L.), qui appartient à la même famille, et dont les racines, jadis vantées comme diurétiques, sont abandonnées aujourd'hui, même dans la médecine de l'homme; 4.° enfin le CHARDON ROLAND, l'ARRÊTE-BŒUF, les RACINES D'ACHE, de FENOUIL, etc., qui préconisés par quelques anciens pharmacologistes, ne doivent vraisemblablement les propriétés que l'on a cru leur reconnaître qu'au véhicule dans lequel on fait dissoudre leurs principes prétendus actifs.

Je pourrais multiplier beaucoup de semblables citations; mais comme elles seraient sans intérêt réel pour la science des médicaments, je crois pouvoir passer de suite à l'histoire de certaines substances résineuses et balsamiques, dont l'action, quoique moins franchement diurétique que celle de la scille et du nitrate de potasse, m'a paru cependant s'exercer d'une manière assez manifeste sur les voies urinaires, pour m'engager à ne pas les distraire de la classe des diurétiques.

LA TÉRÉBENTHINE.

Les auteurs modernes ont appliqué cette dénomination à toutes les substances résineuses qui sont associées naturellement à une huile volatile, assez abondante pour leur donner une consistance demi-fluide. Celles dont nous avons principalement à nous occuper ici, sont fournies par des arbres appartenant les uns à la famille des conifères, et les autres à celle des térébinthacées. Elles ont servi pour ainsi dire de type à toutes les autres.

Leurs caractères physiques varient un peu suivant leur origine et leur mode d'extraction; cependant elles se présentent toutes sous l'aspect d'une matière épaisse, visqueuse, gluante, de la consistance du miel ou d'un sirop épais, d'une odeur aromatique et résineuse, d'une saveur chaude, âcre et amère, et d'une couleur blanchâtre ou verdâtre.

On reconnaît différentes sortes de térébenthines ; les plus universellement répandues dans le commerce de la droguerie sont celles de Chio, de Venise, de Strasbourg et de Bordeaux.

La Térébenthine de Chio provient du *pistacia terebinthus*. L., arbrisseau térébinthacé, qui habite les îles de l'Archipel grec, et particulièrement Chio, où elle est l'objet d'une exploitation importante. Elle est épaisse, transparente, d'un jaune verdâtre, d'une saveur aromatique, et d'une odeur agréable, qui rapelle tout à la fois celle de l'anis et du citron. Pour l'obtenir, on pratique des incisions aux branches et au tronc de l'arbrisseau qui la produit.

La Térébenthine de Venise, ainsi nommée parce qu'on en faisait autrefois un grand commerce dans cette ville, découle spontanément du *mélèze* (laric europæa. R.), arbre qui croit dans les montagnes de la France et de l'Italie. Celle-ci est moins consistante que la précédente, d'une odeur plus pénétrante et d'une saveur plus âcre.

La Térébenthine de Strasbourg est fournie par le *sapin* (abies pectinata. D. C.), sous l'épiderme duquel elle s'amasse assez souvent en formant des espèces de vésicules. Elle est transparente comme celle de Venise, mais elle a moins de consistance, une teinte plus jaune, une odeur et une saveur plus pénétrantes. Elle est aussi plus riche en huile volatile.

La Térébenthine de Bordeaux se retire principalement du *pin maritime* (pinus maritima), et du *pin sauvage* (pinus sylvestris), grands arbres très-communs dans les landes qui se trouvent entre cette ville et Bayonne. Cette térébenthine est épaisse, blanchâtre, opaque, et souvent altérée par son mélange avec des corps étrangers. On l'obtient en pratiquant des incisions au tronc des arbres, d'où elle s'écoule dans des creux situés à leur pied. Avant de la livrer au commerce, on la purifie en la faisant passer à travers un filtre de paille, après l'avoir préalablement fait chauffer, ou bien en l'exposant au soleil dans des caisses de bois placées sur des baquets, et dont le fond est criblé de petits trous.

Celle qui a été traitée par ce dernier procédé conserve son

arôme naturel, et reçoit communément le nom de *térébenthine fine*, ou de *térébenthine du soleil*. Malgré cela, elle est souvent impure, et toujours moins estimée que celles dites de Venise et de Strasbourg. Elle est peu propre à être employée en médecine ; elle convient tout au plus pour l'usage externe.

Indépendamment des diverses sortes de térébenthines dont nous venons d'exposer les principaux caractères, il en existe encore un certain nombre d'autres qui, bien qu'elles aient une composition analogue, ne possèdent pas cependant exactement les mêmes vertus.

Toutes les térébenthines sont susceptibles de se liquéfier à une douce chaleur, et de s'enflammer à une température élevée, en répandant une fumée épaisse. Insolubles dans l'eau, elles se dissolvent au contraire dans l'alcool et les huiles ; elles sont miscibles avec les jaunes d'œufs, le miel, la cire et les graisses. Exposées pendant longtemps à l'air, elles s'épaississent et perdent une partie de leur odeur. Quand elles ont été bien préparées et bien conservées, elles contiennent, terme moyen, de 12 à 15 sur 100 d'huile essentielle.

Les térébenthines agissent sur l'économie animale à la manière des excitants ; appliquées à l'extérieur, elles entretiennent une légère irritation sur la partie soumise à leur contact, et peuvent ainsi favoriser la résolution des engorgements chroniques qui y seraient fixés. Introduites dans le canal digestif, elles y font naître de la chaleur et une surexcitation capable de déterminer des évacuations stercorales. Mais une fois portées par voie d'absorption dans le torrent circulatoire, elles tendent à s'échapper avec l'urine, et modifient ainsi la sécrétion de cette liqueur : elles lui donnent une odeur de violette très-prononcée, et coulent en partie avec elle. J'ai pu constater ce double phénomène dans plusieurs chevaux auxquels on avait administré pendant quelques jours de la térébenthine à la dose énorme de 300 à 350 grammes.

Il paraîtrait, d'après l'opinion de beaucoup de praticiens, que cette substance exerce aussi une influence tonique spéciale sur les membranes muqueuses des voies urinaires et des voies respi-

ratoires : de là l'emploi qu'ils en font dans les catarrhes chroniques de ces parties. Essayée contre la morve, elle a complètement échoué.

Pour l'administrer à l'intérieur, le meilleur moyen est de
l'incorporer dans le miel ou la mélasse, ou mieux encore de la
mélanger avec des jaunes d'œufs, afin de pouvoir la délayer
dans un véhicule aqueux, et la faire prendre sous forme de
breuvage. Je pense que de cette manière elle est moins irritante,
plus facilement absorbée, et par suite plus efficace. La dose pour
les grands animaux doit être de 64 à 128 gram. (2 à 4 onces).

M. Fauré de Bordeaux vient d'annoncer (1) que la térébenthine est susceptible d'être solidifiée par la magnésie, et que l'on
peut augmenter sa valeur médicinale en y ajoutant de l'essence,
et en solidifiant ensuite le mélange par l'addition d'une petite
quantité de magnésie. L'administration du remède devient alors
plus facile. Reste à vérifier s'il a la même activité, et exactement la même manière d'agir. (Voyez le *Formulaire*, où se
trouvent les deux formules indiquées par M. Fauré.)

La térébenthine est bien plus souvent indiquée pour l'usage
externe que pour l'usage interne. On l'emploie journellement
comme agent résolutif et fortifiant, soit seule, soit associée à
d'autres corps médicamenteux. Unie au miel ou au jaune d'œuf,
elle forme une espèce d'onguent appelé *digestif*, parce qu'en
effet il entretient dans les plaies un léger degré d'excitation qui
favorise la formation du pus. Associée au sublimé corrosif, elle
constitue une sorte d'emplâtre mou, que l'on applique sur les
engorgements chroniques et indolents de toute nature, généralement avec le plus grand succès. (Voyez le *Formulaire*.)

En faisant bouillir dans l'eau la térébenthine, elle perd peu
à peu son huile volatile, devient dure et friable. Elle constitue alors cette matière résineuse, demi-transparente, de couleur
jaune-brunâtre, que l'on désigne sous le nom de *colophane*,
et quelquefois aussi sous ceux d'*arcanson* et de *brai sec*.

Si l'on ménage l'ébullition de manière à ne pas la dépouiller

(1) *Journal de chimie médicale*. Février 1830.

entièrement de son huile volatile, il en résulte alors ce que l'on appelle la *térébenthine cuite*, dont l'emploi est bien plus fréquent dans la médecine de l'homme, pour l'usage interne, que celui de la même substance dans son état ordinaire.

Quant à la colophane, bien qu'on puisse l'administrer à l'intérieur pour satisfaire aux mêmes indications à peu près que la térébenthine, comme elle est beaucoup moins active que celle-ci, elle est généralement négligée sous ce rapport. Réduite en poudre, on s'en sert très-avantageusement à l'extérieur pour arrêter les hémorragies traumatiques.

En soumettant la térébenthine à la distillation, on en retire une huile volatile dont on fait en quelque sorte un usage journalier dans la médecine vétérinaire.

L'Huile volatile ou essence de térébenthine est un liquide transparent, incolore, d'une odeur forte, pénétrante et particulière ; d'une saveur chaude, piquante et âcre. Elle est sensiblement plus légère que l'eau (0,86), insoluble dans ce liquide, peu soluble dans l'alcool froid.

Elle s'épaissit et se colore en vieillissant. Comme elle se vend communément au poids, on cherche quelquefois à augmenter frauduleusement sa densité, en y mêlant de la térébenthine commune ou des huiles grasses. On reconnaît aisément ces falsifications, en y trempant un morceau de papier, et l'exposant ensuite à l'influence de la chaleur, qui ne peut lui faire reprendre sa blancheur primitive, comme cela a lieu lorsque l'essence est pure.

Quand on fait passer dans cette huile un courant de gaz hydrochlorique, il en résulte une combinaison particulière, solide, blanche, que l'on a désignée sous le nom de *camphre artificiel*, parce qu'elle a, non la composition du camphre ordinaire, mais bien quelques-unes de ses propriétés physiques.

L'huile volatile de térébenthine doit être considérée comme un des excitants les plus énergiques, surtout à l'égard des solipèdes. Administrée à l'intérieur, elle agit dans le même sens que la substance d'où on la retire ; elle est toutefois plus âcre, et donne souvent lieu à une vive irritation des voies urinaires.

Appliquée sur la peau ou dans le tissu cellulaire, elle fait naître une irritation bien plus vive encore, et une douleur qui, à en juger par les mouvements désordonnés auxquels se livrent les animaux, paraît être des plus aiguës. Chose remarquable, cette douleur n'est point accompagnée pour l'ordinaire d'une hipérémie considérable. Elle s'établit promptement, mais elle est de courte durée ; et pour calmer l'agitation dont elle s'accompagne, il suffit de promener les animaux pendant quelques instants.

C'est par suite de ces effets que l'huile volatile de térébenthine est si souvent employée à l'extérieur, pour faire des frictions sur les engorgements froids et indolents, les tumeurs osseuses et synoviales, sur les régions affectées de rhumatismes chroniques, d'atrophie, et en général sur toutes les parties où il paraît nécessaire de réveiller la sensibilité et l'absorption interstitielle. Mais elle a le grave inconvénient de faire gercer la peau, et de déterminer la chute des poils lorsque son application se renouvelle un certain nombre de fois. Pour en mitiger les propriétés et prévenir les effets que je viens d'indiquer, on peut l'associer à une huile grasse, à l'eau-de-vie ou au vinaigre, et en suspendre de temps en temps l'administration.

Il faut en général être réservé sur son emploi dans les chevaux fins et très-irritables. Bourgelat recommande aussi de n'en faire que de légères frictions sur les rayons inférieurs des extrémités, à compter du jarret et du genou. Il en excepte toutefois le cas de la fourbure, dans lequel, dit-il, les frictions autour des couronnes *opèrent une inflammation*, qui est bientôt suivie de la résolution.

Sans doute Bourgelat a voulu parler ici de la fourbure passée à l'état chronique, et dans laquelle il peut être utile d'imprimer une nouvelle activité au mouvement organique de la partie qui est le siège de la lésion pathologique ; car dans la fourbure aiguë, ce moyen serait peu rationnel.

C'est ainsi que semblent avoir interprété le conseil du créateur de notre art, quelques praticiens modernes qui disent avoir employé avec succès l'huile de térébenthine dans le cas dont il s'agit.

Employée inconsidérément par les maréchaux dans le pansement d'un grand nombre de solutions de continuité de nature et de caractère différents, l'essence de térébenthine n'est plus guère usitée sous ce rapport par les bons praticiens que dans le pansement des plaies dont la gangrène s'est emparée, ou dont les chairs sont molles, blafardes, baveuses et décolorées.

Mêlée en petite quantité avec les onguents digestif ou basilicum, elle en augmente l'activité, et les rend très-propres à animer les sétons et les autres exutoires dont la suppuration languit. On s'en sert même assez souvent, dans son état de pureté, pour humecter les mèches et les trochisques destinés à établir ces mêmes exutoires. Elle a l'avantage de faire naître des engorgements plus franchement inflammatoires, et qui fournissent dès le principe un pus plus louable et plus abondant que ceux qui suivent l'application des cantharides ; cependant l'agitation générale qu'elle détermine doit faire renoncer à ce moyen toutes les fois qu'il existe une phlegmasie aiguë dont toute cause d'excitation un peu vive pourrait augmenter le danger.

Enfin l'essence de térébenthine a été vantée comme vermifuge, principalement contre le tænia. On conçoit en effet que ce médicament n'étant pas décomposé par l'estomac, peut fort bien faire périr les vers qui s'y trouvent, et passer ensuite dans l'intestin avec toutes ses qualités pour y produire les mêmes effets.

Pour terminer l'histoire de la térébenthine, je dirai deux mots de quelques-uns des produits qui sont le résultat de son altération par le feu, et qui figurent au nombre des agents thérapeutiques vétérinaires : je veux parler de la poix-résine, de la poix noire et du goudron.

La Poix-résine n'est autre chose que le résidu de la distillation des térébenthines, que l'on a brassé dans l'eau lorsqu'il était encore liquide, de manière à lui donner une couleur jaunâtre et à le rendre opaque.

Il existe une autre espèce de poix jaune dite *galipot*, que l'on recueille directement sur le pin ; elle diffère de la précédente en ce qu'elle est plus molle, plus odorante, et qu'elle contient encore un peu d'huile essentielle.

La Poix noire est un produit que l'on obtient dans les lieux où l'on retire la térébenthine, en soumettant à une combustion étouffée les filtres de paille qui ont servi à purifier cette matière, ainsi que les morceaux de pins et de sapins, résultant des entailles pratiquées sur ces arbres.

Ces diverses substances ont pour usage principal et presque exclusif d'entrer dans la composition de quelques onguents, charges et emplâtres.

Le Goudron ou brai liquide, plus profondément altéré dans sa composition primitive que la poix noire, s'obtient en brûlant dans des fours creusés en terre les débris des vieux pins et sapins, en ayant soin de recouvrir les masses qu'ils forment avec du gazon, afin d'en ralentir la combustion. À mesure que cette combustion incomplète a lieu, la résine restée dans le bois se liquéfie, se mêle aux produits de la décomposition de ce bois, et coule avec eux dans la cavité creusée pour la recevoir. C'est là ce qui constitue le goudron ordinaire, matière de consistance sirupeuse, d'un brun rougeâtre, d'une odeur forte, d'une saveur âcre et amère, que l'on peut considérer comme un mélange de résine, d'huile empyreumatique, d'acide acétique et de charbon.

Le goudron agit à l'intérieur comme vermifuge ; appliqué à l'extérieur sur les parties affectées de gale, il en amène presque toujours la guérison, lorsque toutefois la maladie n'est pas par trop invétérée. Il forme, en se desséchant, une espèce de croûte qui, au bout de quelques jours, se détache et laisse apercevoir au-dessous la peau souple, blanchâtre et parfaitement unie. C'est principalement sur le cheval que j'ai observé de semblables effets. Pour se servir du goudron sous ce rapport, il convient de l'associer à quelques autres substances capables d'en mitiger les propriétés irritantes, tout en lui conservant ses vertus antipsoriques, surtout quand il doit être étendu sur une large surface. C'est là le but que l'on peut espérer d'atteindre en le mélangeant, par exemple, au savon vert ou à l'onguent mercuriel. Voyez le *Formulaire.*

LE COPAHU.

Résine fluide, ou plutôt espèce de térébenthine, appelée vulgairement, mais improprement, *baume de copahu*, qui découle par incisions du tronc du *copaïfera officinalis*. L. Grand et bel arbre de la famille naturelle des légumineuses, qui habite l'Amérique méridionale.

Le copahu a la consistance et l'aspect du sirop ordinaire : il est transparent et à peu près incolore lorsqu'il est récent : il prend une teinte jaune et perd un peu de sa fluidité en vieillissant. Son odeur est forte, désagréable ; sa saveur âcre, amère et très-tenace à la gorge : sa densité est un peu moindre que celle de l'eau (0,95) ; il est presque entièrement insoluble dans ce liquide. Soumis à la distillation, il fournit une grande quantité d'huile volatile, et laisse pour résidu une substance résineuse susceptible d'une sorte de cristallisation.

Ainsi que la plupart des autres substances résineuses, le copahu excite d'abord l'appareil gastro-intestinal et ensuite la membrane muqueuse des voies urinaires. Mais il semble, plus que tout autre médicament de cette nature, avoir la propriété de modifier la sensibilité de cette membrane, de manière à changer le mode des irritations dont elle devient parfois le siége, principalement de celles que l'on connaît sous les noms de blennorrhées et de catarrhes vésicaux. Cependant, comme ces maladies sont extrêmement rares dans les grands animaux, le copahu ne figure presque jamais dans le droguier des vétérinaires. Ils pourraient pourtant avoir occasion de l'administrer assez souvent au chien, car cet animal est très-sujet aux écoulements blennorrhagiques, contre lesquels ce médicament est spécialement indiqué. Je l'ai vu essayer avec persévérance et à haute dose, mais malheureusement sans succès, sur des chevaux atteints de la morve.

Il peut être administré sous forme de breuvage, en suspension dans un véhicule aqueux, ou en électuaire, associé à des poudres pharmaceutiques capables d'en favoriser les effets, à la dose de 64 à 125 grammes (de 2 à 4 onces) pour les grands animaux, et à celle de 4 à 8 grammes (de 1 à 2 gros) pour les petits.

A côté de la térébenthine et du copahu devraient se ranger naturellement, en raison de leur composition chimique et de leurs propriétés médicinales, plusieurs autres substances résineuses et balsamiques. Mais comme leur prix est très-élevé et leur influence sur l'économie animale généralement peu marquée, il en résulte que l'on ne s'en sert presque jamais dans le traitement des maladies des animaux domestiques. Aussi ne ferai-je que les indiquer en passant. Celles dont je crois devoir faire figurer ici les noms, sont, 1.° le BAUME DE PÉROU, fourni par un grand arbre de l'Amérique du sud, appartenant à la famille des légumineuses, que Linné a désigné sous le nom de *myroxylum peruiferum*; 2.° le BAUME DE TOLU, presque identique avec celui du Pérou, et qui est produit par un arbre (le *myroxylum toluiferum*) très-voisin du premier ; 3.° le BENJOIN, dont l'un des principaux caractères distinctifs, parmi les baumes, est d'être solide et friable, et qui provient du *styrax benzoin*, arbre de la famille des ébénacées, qui habite quelquesunes des îles de la Sonde ; 4.° le STORAX et le STYRAX, deux autres espèces de baumes qui se présentent, le premier à l'état solide, et le second avec la consistance du miel, et qui proviennent vraisemblablement l'un et l'autre d'un arbre (le *storax officinale*. L.) très-voisin du précédent ; 5.° le MASTIC, que l'on recueille en Orient sur une espèce de pistachier (*pistachia lentiscus*. L.), de la famille des térébinthacées ; 6.° l'OLIBAN ou ENCENS ; le plus estimé nous vient de l'Inde, où il est produit par un arbre térébinthacé, que M. De Candolle a nommé *boswelia serrata*; 7.° enfin la MYRRHE, dont on ne connaît pas encore parfaitement l'origine.

Quant aux médicaments diurétiques tirés du règne animal, je pourrais signaler ici comme tels l'urée et les cantharides ; mais le premier, quoique doué de propriétés diurétiques non douteuses, n'a jamais été employé, que je sache, dans la médecine vétérinaire, et paraît peu susceptible de l'être : le second, bien qu'administré quelquefois pour obtenir la médication dont il s'agit, ne semble y donner lieu qu'en provoquant la contraction répétée de la vessie, et par suite l'expulsion fréquente des urines. Je ne crois pas devoir par conséquent m'arrêter plus longtemps sur l'une et l'autre de ces substances. J'aurai occasion d'ailleurs de revenir sur la dernière en parlant des médicaments dont l'action est plus particulièrement dirigée sur les téguments.

QUATRIÈME CLASSE D'EXCITANTS SPÉCIAUX.

MÉDICAMENTS QUI AGISSENT PLUS PARTICULIÈREMENT SUR L'UTÉRUS, TENDENT A PROVOQUER SES CONTRACTIONS, ET PAR SUITE LA SORTIE DES PRODUITS DE LA CONCEPTION.

Très-improprement *Emménagogues.*

Le petit nombre de substances que je réunis dans ce chapitre auraient pu facilement trouver leur place parmi les excitants généraux ; car leurs propriétés les plus marquées ressemblent certainement beaucoup à celles qui caractérisent ces derniers ; cependant comme il n'est pas douteux qu'ils n'aient en outre une influence spéciale sur l'utérus, et comme on les emploie pour remplir des indications particulières, j'ai pensé qu'il y aurait quelque avantage d'en former un groupe à part.

La plupart des anciens auteurs de matière médicale ayant eu principalement égard aux effets secondaires ou thérapeutiques d'un grand nombre d'agents médicamenteux, avaient rassemblé sous le nom d'*emménagogues* (1) une foule de stimulants généraux, dans lesquels on avait reconnu, à tort ou à raison, la propriété de provoquer l'écoulement menstruel chez la femme. Mais cet effet secondaire, comme tous les autres effets de cette nature, pouvant être le résultat de plusieurs médications différentes ; d'un autre côté, les femelles de nos animaux domestiques n'étant point assujetties à la fonction périodique dont il

______

(1) De ἔμμηνα, menstrue. et de ἄγω. je pousse.

s'agit, il en résulte que nous ne saurions admettre en pharmacologie vétérinaire, ni l'expression d'emménagogue, ni la base de classification qu'elle comporte, d'après les idées que je viens de faire connaître.

Pour indiquer sans périphrase les médicaments dont je dois m'occuper dans ce chapitre, je les désignerai, à l'exemple de Bourgelat, sous le nom d'*utérins* (1) ; mais je ne comprendrai sous ce titre que les seuls agents pharmaceutiques qui, exerçant ou non une influence stimulante sur l'ensemble de l'organisme, excitent plus particulièrement l'utérus.

Non-seulement l'observation clinique a démontré que ces agents avaient la faculté de provoquer les contractions de la matrice, mais des expériences directes ont encore fait voir que ce viscère était susceptible, sous leur influence, de s'irriter et de s'enflammer vivement; non à l'exclusion, il est vrai, de l'estomac et de l'intestin, mais d'une manière au moins aussi évidente que ceux-ci.

Ainsi qu'on a pu le prévoir, les indications que remplissent habituellement les médicaments utérins se rattachent à peu près toutes à des parts laborieux ou difficiles et à des retards dans la sortie du délivre. Il est évident que ces médicaments ne peuvent être utiles sous ce rapport qu'autant que les difficultés dans le travail de la parturition et de ses suites dépendent de l'inertie de l'utérus ou d'un état de faiblesse général, et qu'il serait quelquefois dangereux et toujours peu rationnel d'y avoir recours lorsque ces difficultés naissent de toute autre cause. En général, on doit s'en abstenir dans tous les cas où un obstacle physique annulerait les contractions de la matrice, et s'opposerait ainsi à l'expulsion des produits de la conception.

Il est presque superflu d'ajouter que les substances stimulantes, par la propriété qu'elles ont de réveiller l'action organique dans toute l'économie, peuvent fort bien donner lieu au même résultat que les substances véritablement *obstétricales*, et satisfaire par conséquent aux mêmes indications. Cependant

(1) On donne aussi quelquefois dans la médecine humaine, aux substances que l'on croit douées des mêmes vertus, l'épithète d'*obstétricales*.

comme leur influence n'est pas plus marquée sur la matrice que sur tout autre organe, on doit généralement leur préférer ces dernières. On peut, du reste, les associer les unes avec les autres avec avantage, et c'est même de cette manière qu'on les emploie pour l'ordinaire.

Je ne parlerai point ici de ces agents qui, sous le nom d'*aphrodisiaques*, ont été gratifiés de la propriété spéciale d'exciter au coït, parce qu'ils rentrent presque tous dans la classe si nombreuse des stimulants. Si quelques-uns, comme les cantharides, semblent pouvoir donner lieu à l'effet dont il s'agit, ils ont sur les voies urinaires une action dangereuse qui doit les faire bannir de la pratique, à quelques exceptions près.

Les médicaments qui exercent plus particulièrement leur influence sur l'utérus sont tous puisés dans le règne végétal : les principaux sont la rue, la sabine, le safran et l'ergot du seigle.

LA RUE ODORANTE. (*Ruta graveolens*. L.)

Sous-arbrisseau, formant le type d'une famille naturelle, de la décandrie monogynie, qui croît spontanément dans les lieux secs et pierreux du midi de la France, et dont on emploie en médecine toutes les parties, mais principalement les feuilles.

La tige de la rue est ligneuse à sa base, tandis que ses jeunes rameaux sont herbacés ; ses feuilles sont alternes, éparses, très-profondément découpées en folioles cunéiformes, épaisses, d'un vert foncé bleuâtre, d'une odeur forte et désagréable, d'une saveur chaude, âcre et amère.

Elles offrent, ainsi que la plupart des autres parties de la plante, de petites glandes vésiculeuses remplies d'une huile volatile très-odorante qui s'en sépare par la distillation, et qui présente alors une couleur verte.

La rue, donnée à doses modérées, détermine tous les phénomènes de la médication stimulante, et excite en outre d'une manière remarquable l'organe utérin. Administrée en plus grande quantité, il paraît, d'après les expériences de M. Orfila, qu'elle peut donner lieu à l'inflammation du conduit alimentaire

On la fait prendre quelquefois à l'état pulvérulent incorporée dans le miel ou l'extrait de genièvre ; cependant il vaut mieux l'employer à l'état frais, quand on en a le choix, et la faire infuser dans l'eau ou dans une liqueur fermentée.

La dose, pour les grands animaux, dans cet état, est de 64 à 192 gramm. (2 à 6 onces), et pour les petits de 16 à 32 gramm. (4 à 8 gros).

Indépendamment de son emploi comme *obstétricale*, la rue a été encore recommandée en qualité d'antispasmodique, et surtout comme vermifuge. On en a aussi vanté les effets contre la morsure de la vipère et contre l'influence délétère de quelques autres poisons ; mais ses vertus sous ce rapport sont en tout semblables à celles des autres excitants un peu puissants.

LA SABINE. (*Juniperus sabina* L.)

Arbrisseau indigène, habitant les mêmes lieux que le précédent, appartenant à la famille des conifères et à la dioecie monadelphie ; il fournit à la thérapeutique ses feuilles et ses jeunes rameaux.

Les feuilles sont petites, aiguës, ovales, couchées les unes sur les autres et comme imbriquées sur les rameaux. Leur odeur est forte et résineuse, leur saveur âcre et amère ; elles contiennent une huile volatile.

Elles agissent sur l'économie animale dans le même sens que la rue ; elles peuvent remplir par conséquent les mêmes indications ; leur action est plus intense et, dit-on, plus durable. Il faut donc les administrer avec plus de ménagement et à doses un peu faibles. On peut d'ailleurs les traiter de la même manière pour les faire prendre aux animaux.

Réduite en poudre, la sabine est quelquefois employée à l'extérieur pour animer les vieux ulcères et les plaies blafardes, qu'elle irrite assez vivement, et sur lesquels elle agit alors comme *détersif* et *antiseptique*. Elle entre dans la composition de plusieurs poudres pharmaceutiques dites *cordiales*, *stomachiques*, *vermifuges*.

LE SAFRAN (*Crocus sativus.*)

On désigne ainsi la partie supérieure des styles et des stygmates d'une petite plante bulbeuse de la famille des iridées, de la triandrie monogynie, originaire du Levant, que l'on cultive dans plusieurs départements de la France, et que Linné a nommée *crocus sativus.*

On trouve le safran dans le commerce sous forme de filaments longs, un peu roulés, de couleur rouge orangé, d'une saveur amère, et d'une odeur forte, particulière, capable de donner des étourdissements. Le safran est quelquefois sophistiqué avec les fleurs du carthame, qui ont la même couleur, mais qui s'en distinguent par l'évasement qu'elles présentent à leur partie supérieure et les cinq lanières étroites qui les terminent. On doit du reste le choisir en filaments longs, souples, élastiques, d'une odeur très-prononcée et d'une belle couleur rouge orangé.

Le safran contient une matière colorante soluble dans l'eau et dans l'alcool, de la gomme, de l'albumine, une huile volatile d'un jaune doré, âcre et très-odorante, et une huile fixe concrète.

L'action excitante de ce médicament s'exerce d'abord sur l'estomac, et il borne même là ses effets si la quantité employée n'est que de 4 à 8 gramm. chez les grands animaux; il réveille alors l'appétit et favorise les digestions. Si la dose est sept à huit fois plus considérable, il étend promptement son influence à la matrice, et aussi, à ce qu'il paraît, au système nerveux, car le safran est considéré non-seulement comme stimulant et utérin, mais encore comme *antispasmodique.* C'est à ce titre qu'on l'emploie dans le traitement de certaines névroses. On en fait aussi quelquefois usage à l'extérieur comme calmant dans les inflammations des yeux, et de quelques autres parties délicates. Son prix élevé ne nous permet pas d'en tirer tout le parti dont il serait susceptible.

Pour en administrer les principes actifs, on le traite par l'eau, le vin ou l'alcool; on l'associe fréquemment à l'opium.

au camphre, à la valériane ou à des excitants ordinaires, suivant le but que l'on se propose. (Voyez *le Formulaire.*)

L'ERGOT DU SEIGLE.

On désigne sous le nom d'ergot une excroissance anormale, fungiforme, qui se développe sur l'épi de plusieurs espèces de graminées, et plus particulièrement sur celui du seigle, d'où vient, dans cette circonstance, à celui-ci la dénomination de *seigle ergoté.*

L'ergot du seigle est en général allongé, un peu recourbé, dur, fragile, d'aspect pour ainsi dire corné, marqué d'un sillon longitudinal sur l'un des côtés. Sa couleur est sombre, violacée à l'extérieur ; d'un blanc sale et jaunâtre, quelquefois bleuâtre, à l'intérieur. Son odeur est faible, mais désagréable et nauséabonde : elle est plus prononcée dans l'état frais, et lorsque l'ergot est pulvérisé, que dans les conditions opposées ; sa saveur est âcre et mordicante. La farine fournie par le seigle ergoté est plus légère que les autres, et absorbe aussi moins d'eau dans le pétrissage.

L'ergot se dessèche, devient très-léger et perd, dit-on, en grande partie ses propriétés vénéneuses et médicinales par l'action de l'air. Sa surface présente souvent de petites cavités qui semblent formées par des piqûres d'insectes. Tantôt il n'existe qu'une ou deux de ces productions sur le même épi, tantôt on en trouve un plus grand nombre. Quelques-unes dépassent à peine les valves de la glume, mais la plupart sont beaucoup plus développées ; elles acquièrent communément une longueur de 2 à 3 centimètres et un diamètre de 4 à 6 millimètres vers leur milieu.

C'est particulièrement dans les années pluvieuses et sur les terres humides que l'ergot se montre le plus fréquemment et le plus abondamment. Suivant un célèbre agronome suédois (le docteur Gadd), il est presque impossible de prévenir sa formation sur le seigle semé sur les terres basses et mal aérées. La Sologne est la province de France où ce fléau exerce le plus de ravages.

M. De Candolle regarde l'ergot comme une espèce de champignon du genre *sclerotium*, qui se développerait dans l'ovaire même et végéterait à la place du grain, qu'il remplace; d'autres observateurs le considèrent comme une altération, une espèce de dégénérescence de ce grain lui-même; enfin M. Léveillé, adoptant en quelque sorte une opinion intermédiaire, pense que l'ergot apparaît dans les premiers temps du développement des fleurs, et qu'il se compose de l'ovaire altéré et d'un champignon tuberculeux, pour lequel ce médecin propose le nom de *sphacelia segetum*.

Analysé par Vauquelin, l'ergot du seigle a donné, 1.° une matière huileuse blanche, d'une saveur douce; 2.° une substance végéto-animale abondante, très-disposée à la putréfaction, et fournissant beaucoup d'huile épaisse et d'ammoniaque à la distillation; 3.° une matière colorante jaune fauve, soluble dans l'alcool, d'une saveur semblable à celle de l'huile de poisson; 4.° une matière colorante violette, insoluble dans l'alcool, de même nuance que l'orseille; 5.° un acide libre qui est présumé être le phosphorique; 6.° enfin un peu d'ammoniaque que l'on peut séparer à la température de l'eau bouillante.

Il résulte de cette analyse que l'amidon ainsi que le gluten disparaissent dans les grains ergotés, ou du moins qu'ils s'altèrent au point de devenir méconnaissables. Cependant ils contiennent une matière qui, en se décomposant, donne un acide comme l'amidon, et une substance végéto-animale qui, comme le gluten, fournit de l'ammoniaque : ce qui, pour le dire en passant, contribue beaucoup à fortifier l'opinion de ceux qui pensent que l'ergot est une simple altération du grain des céréales, et non une production parasite.

Mêlé en une certaine proportion aux grains avec lesquels il s'est développé, l'ergot produit sur l'homme et sur les animaux qui en font usage des accidents variés et souvent funestes.

L'espèce d'empoisonnement qu'il occasionne, connu sous le nom d'ergotisme, a souvent régné et règne encore fréquemment d'une manière épidémique et endémique dans certaines contrées de l'Europe. Les effets les plus remarquables ou les

ergoté sont des vertiges, des convulsions et la gangrène des
parties les plus éloignées de l'organe central de la circulation.
Mais je dois dire ici avec le savant Bosc, « que tous les animaux quadrupèdes ou volatiles sont mieux guidés par leur ins-
tinct que les malheureux habitants des campagnes où se montre l'ergotisme ; c'est-à-dire qu'ils repoussent tous l'ergot lorsqu'on le leur présente à nu, et qu'il faut le mêler avec d'autres
substances pour le déguiser et les engager à en manger. »

L'ergot du seigle, quoique éminemment vénéneux comme
substance alimentaire, peut néanmoins devenir un agent thérapeutique précieux entre les mains du vétérinaire ; administré
aux femelles qui ne peuvent mettre bas ou expulser l'arrière-
faix pour cause d'inertie de l'utérus, il a plusieurs fois provoqué la délivrance ; cependant les faits de cette nature sont (à
notre connaissance du moins) encore peu nombreux en médecine vétérinaire, et il est à désirer que les expériences se
multiplient à cet égard.

Le procédé le plus convenable pour administrer ce médicament, est de le mettre en suspension, après l'avoir pulvérisé,
dans une liqueur fermentée ou une infusion aromatique ; on
pourrait aussi le traiter par l'eau bouillante, mais on s'expose
alors à en affaiblir les principes actifs.

Je pense que sa dose doit être portée jusqu'à 32 grammes
(une once), et même au delà, pour la jument et la vache ;
jusqu'à 8 grammes (2 gros) pour la brebis et pour la chienne
de grande taille, et que l'on peut au besoin réitérer ces doses
une ou deux fois dans la journée.

S'il est vrai, comme on l'assure, qu'on le donne dans quelques endroits par *poignée* en infusion dans l'eau aux femmes
qui ont un accouchement laborieux, nous ne risquerions pas
beaucoup d'augmenter pour les femelles de nos animaux domestiques les doses qui viennent d'être indiquées.

Plusieurs auteurs admettent deux sortes d'ergot ; un ergot
proprement dit, et un faux ergot. Ce dernier n'aurait, selon
eux, aucune propriété vénéneuse, ce qui expliquerait la différence des résultats observés pendant l'usage de cette substance.

soit sur les hommes , soit sur les animaux. Il est fort possible cependant que le grain ergoté ait constamment dans le principe les mêmes propriétés , et qu'il les perde , dans certaines circonstances , sous l'influence de causes encore peu connues. Le fait est qu'il est très-sujet à s'altérer (1) , et que pour en obtenir les effets qui ont été signalés , il est nécessaire de le conserver à l'abri du contact de l'air atmosphérique dans des flacons bien bouchés , de l'employer dans l'année où il a été recueilli , et de ne le concasser ou pulvériser qu'au moment de l'administrer.

L'on pourrait craindre qu'une substance qui est capable de donner lieu à des accidents fâcheux et si souvent mortels, n'eût , sur la santé des femelles auxquelles elle est administrée , une influence délétère ; cependant si l'on fait attention que les symptômes qui signalent l'ergotisme ne se manifestent qu'après plusieurs jours de l'usage du grain vénéneux , on ne craindra pas de recourir à ce médicament au besoin.

CINQUIÈME CLASSE D'EXCITANTS SPÉCIAUX.

MÉDICAMENTS QUI SEMBLENT AGIR PLUS PARTICULIÈREMENT SUR LE SYSTÈME NERVEUX ET TENDENT A MODIFIER SON ACTION.

Narcotiques, Sédatifs, Calmants.

Rien n'est plus variable , plus incertain et souvent plus obscur que la manière d'agir des médicaments qui doivent faire le sujet de ce chapitre. Cependant l'ensemble des phénomènes qui suivent leur administration , annonce qu'ils dirigent primitivement et principalement leur influence sur le système nerveux. Les effets sensibles qui en résultent semblent se rattacher tantôt à une excitation plus ou moins vive , tantôt à une sorte de débilitation , et la même substance peut tour à tour, suivant les

(1) Il paraît, d'après quelques expériences publiées à Berlin. que le seigle ergoté chauffé à + 60° R., n'a manifesté aucune propriété vénéneuse , et que la poudre d'ergot lavée avec soin, ou même simplement agitée plusieurs fois au grand air , perd également ses propriétés. *Journal des progrès des sciences et institutions médicales*, IIIe vol. 1827.

circonstances, présenter l'un ou l'autre de ces caractères. L'opium, par exemple, suivant la disposition du sujet, et la dose à laquelle il est administré, peut donner lieu tantôt à des phénomènes prononcés de stimulation, tantôt à un état d'engourdissement, de stupeur et de somnolence que l'on ne saurait méconnaître. C'est ce dernier état, accompagné souvent de vertiges, de la faiblesse des extrémités et de quelques mouvements convulsifs, que l'on exprime par le mot de *narcotisme*.

Le nom de *narcotique*, consacré aux médicaments qui partagent avec l'opium la propriété de produire ces sortes d'effets, dérive d'un mot grec que l'on traduit par celui d'*assoupissement*. Ce nom n'indiquant qu'un phénomène incertain, souvent fort peu marqué dans les animaux, pouvant en outre être provoqué par un assez grand nombre de substances différentes, ne saurait guère convenir pour exprimer une classe d'agents pharmacologiques.

L'absence d'une excitation remarquable et plus ou moins durable est le principal caractère à l'aide duquel l'on parvient à distinguer dans la médecine de l'homme les narcotiques d'avec plusieurs excitants diffusibles : mais dans la médecine vétérinaire cette différence est si peu constante qu'elle ne saurait servir à établir une ligne de démarcation entre ces divers groupes de médicaments. On remarque en effet que les diffusibles de nature alcoolique déterminent souvent chez les grands animaux des phénomènes de narcotisme plus prononcés que les préparations opiacées, qui sont cependant regardées par tous les médecins comme les narcotiques par excellence.

Quoique les premiers (les stimulants diffusibles) modifient l'action du système nerveux d'une manière souvent plus remarquable que les derniers, nous ne leur supposons pourtant pas une action aussi directe sur ce système, à en juger du moins par les effets locaux qui suivent l'application des uns et des autres. On voit effectivement que les diffusibles excitent les parties sur lesquelles ils sont déposés, qu'ils réveillent et exaspèrent les douleurs dont ces parties pourraient être le siége, au lieu que les agents narcotiques diminuent leur sensibilité, et tendent ainsi à calmer ces mêmes douleurs.

C'est sur l'observation de faits semblables qu'on a donné aussi à ces sortes d'agents le nom de *sédatifs* (de *sedare*, calmer), expression déduite, comme on le voit, d'un effet secondaire, bien moins propre encore, par conséquent, pour désigner une classe particulière de médicaments, que celle de narcotiques.

En effet, la douleur, de même que la plupart des autres phénomènes qui appartiennent à l'état maladif, peut être diminuée ou apaisée par un grand nombre de moyens thérapeutiques différents. Ainsi la saignée, les émollients, les tempérants sont souvent les premiers et les plus puissants de tous les calmants.

Nous venons de voir que l'opium que l'on prend communément pour type de la classe des narcotiques n'exerce aucune action locale irritante ; il n'en est pas de même d'un certain nombre de végétaux de la famille des solanées et des ombellifères, qui, bien que doués d'un mode d'influence analogue sur le système nerveux, produisent cependant des phénomènes d'irritation locale plus marqués ; telle est ordinairement la manière d'agir de la mandragore, de la jusquiame, de la pomme épineuse, de la ciguë, du tabac, et généralement de tous les végétaux que l'on réunit en toxicologie sous le titre commun de *narcotico-âcres*.

Mais ce ne sont pas là les seules distinctions à établir parmi les médicaments qui semblent agir plus particulièrement sur le système nerveux : il en est en effet qui excitent si vivement ce système, qu'ils produisent de véritables contractions tétaniques (la noix vomique), tandis que d'autres paraissent anéantir l'action nerveuse par une sorte de propriété stupéfiante directe, et sans donner lieu à aucun symptôme de narcotisme (l'acide hydrocyanique).

Il résulte de toutes ces considérations, que les effets des agents pharmacologiques dont nous nous occupons ne sauraient être étudiés dans leur ensemble ; car ils ne constituent point une médication simple, et ne sauraient avoir des indications curatives uniformes : de là la nécessité d'en traiter séparément sous ce double rapport.

Tous ces médicaments sont puisés dans le règne végétal, si l'on en excepte toutefois l'acide hydrocyanique qui, par son origine, remonte au règne animal.

Presque tous ont une odeur vireuse, et peuvent, à dose élevée, donner lieu à l'empoisonnement. Ce sont généralement des agents délétères et vénéneux. Mais ils sont du nombre de ceux auxquels les organes s'habituent le plus facilement ; il faut donc en augmenter graduellement la dose, en varier la forme, en suspendre de temps en temps l'administration et en changer la prescription.

Les principaux sont : l'opium, la belladone, la jusquiame, la mandragore, la pomme épineuse, la laitue vireuse, la digitale pourprée, la ciguë, le tabac, la noix vomique et l'acide hydrocyanique.

L'OPIUM.

L'on désigne sous ce nom un suc épaissi, provenant du pavot somnifère (*papaver somniferum. L.*), plante de la famille des papavéracées, de la polyandrie monogynie, originaire du Levant, naturalisée depuis un temps immémorial dans diverses contrées de l'Europe, et cultivée surtout avec soin dans l'Asie-Mineure, l'Inde et l'Afrique, pour en retirer l'opium.

On extrait cette substance par différents procédés, qui ont toujours une très-grande influence sur ses qualités. Ainsi il paraît que dans certains cas on pratique aux capsules du pavot, un peu avant la maturité, des incisions d'où s'écoule un liquide blanc, laiteux, qui, en se desséchant, prend une couleur brunâtre et forme des larmes à demi concrètes. Recueilli en cet état et réuni en masse, il constitue l'*opium en larmes*. C'est le plus pur et le plus estimé sous tous les rapports ; mais il y a apparence qu'on ne laisse pas ordinairement se concréter ainsi sur la capsule le suc qui en découle, et que l'on recueille, au contraire, tous les matins, celui qui exsude pendant la nuit. Ce suc, déposé dans des pots, et exposé ensuite au soleil, acquiert bientôt la consistance qu'il doit avoir pour être roulé en pains orbiculaires.

C'est par ce procédé, suivant M. Guillemin (1), que l'on obtient la majeure partie de l'opium du commerce ; cependant la plupart des autres pharmacologistes assurent que celui que l'on nous expédie le plus abondamment se prépare avec le suc exprimé de la plante : pour cela on pile, dit-on, les capsules et la partie supérieure des tiges, et on les soumet à l'action de la presse pour en obtenir le suc propre, que l'on fait ensuite évaporer lentement jusqu'à consistance d'extrait solide. C'est cet extrait qui, divisé en masses plus ou moins volumineuses, constituerait l'opium brut du commerce, appelé encore par les anciens *méconium*.

Les résidus de cette préparation, c'est-à-dire toutes les parties du pavot qui ont déjà subi l'action de la presse, de même que celles qui, dans cette partie de l'opération, avaient d'abord été rejetées, sont reprises de nouveau, et fournissent, après avoir été traitées par l'eau bouillante, une troisième espèce d'opium inférieure aux deux précédentes, que l'on désigne quelquefois sous le nom de *poust*.

L'opium brut du commerce nous arrive sous forme de petits pains orbiculaires, du poids de 125 à 500 grammes, enveloppés dans des pétales et dans des feuilles de pavot, de tabac ou de rumex. Comme tous les médicaments d'un prix élevé, il est très-fréquemment sophistiqué. On y incorpore, soit dans le Levant, soit à son arrivée en France, divers corps étrangers qui en augmentent le poids et en altèrent les qualités : tels que des extraits de laitue vireuse et de réglisse, des fibres végétales, de la terre glaise, du sable, de petits graviers, et, dit-on, jusqu'à de la bouse de vache.

Lorsque l'opium est de bonne qualité et qu'il n'a subi aucune adultération, les masses qu'il forme sont sèches, susceptibles de se briser par le choc du marteau ou du pilon : leur cassure est brillante et comme résineuse, leur couleur d'un beau brun, leur odeur vireuse et désagréable, leur saveur amère, nauséabonde et persistante. Malaxé entre les doigts, il se ramol-

1. *Dictionnaire des drogues simples et composées.*

lit, et prend ainsi la consistance d'une pâte ferme. Sa pesanteur spécifique est un peu supérieure à celle de l'eau (1,33) ; il se dissout en grande partie dans ce liquide ainsi que dans l'alcool, et s'enflamme lorsqu'on l'approche d'un corps en ignition.

L'opium qui se consomme en France nous vient principalement du Levant par la voie de Marseille. Le plus pur reçoit communément dans le commerce l'épithète de *thébaïque*, parce qu'on estimait beaucoup autrefois celui que l'on récoltait aux environs de l'ancienne ville de Thèbes.

Les analyses chimiques qui ont été faites de l'opium à diverses époques, et notamment celles que l'on doit à MM. Seguin, Sertuerner, Robiquet et Robinet, ne permettent plus de regarder cette substance comme formée simplement d'un extrait gommeux soluble dans l'eau, et d'un extrait résineux insoluble ; ainsi qu'on le supposait autrefois.

Ces analyses, en effet, y ont démontré (indépendamment d'un peu de mucilage, de fécule et de résine) l'existence, 1.° d'une huile fixe ; 2.° d'un principe odorant nauséeux ; 3.° d'une substance analogue au caoutchouc ; 4.° d'une matière végéto-animale ; 5.° d'un acide particulier, appelé *méconique* ; 6.° d'un principe cristallisable neutre, désigné sous le nom de *narcotine* ; et 7.° enfin d'un autre principe également cristallisable, mais possédant des propriétés alcalines, et que l'on a nommé *morphine*.

La Morphine existe dans l'opium en combinaison avec l'acide méconique, et par conséquent à l'état de méconate. Lorsqu'elle a été dégagée de toutes les substances avec lesquelles elle était primitivement associée, et qu'elle est parfaitement pure, elle se présente sous forme de petites aiguilles blanches, prismatiques, très-légères, inaltérables à l'air, inodores et légèrement amères.

Exposée à l'action d'une chaleur modérée, elle fond sans se décomposer. L'eau bouillante n'en dissout guère que la centième partie de son poids, et l'eau froide à peine quelques traces. L'alcool, au contraire, en opère aisément la dissolution, surtout à chaud.

La morphine s'unit facilement aux acides , et forme avec eux des sels neutres , solubles , cristallisables , et généralement très-actifs. C'est cette base salifiable qui communique à l'opium ses propriétés médicinales les plus remarquables.

Quant à la *narcotine* , connue encore sous le nom de sel de Derosne , elle est insipide , inodore , ni acide , ni alcaline , presque insoluble dans l'eau , se dissolvant beaucoup mieux dans l'alcool et surtout dans l'éther. L'influence qu'elle exerce sur l'économie animale est encore un sujet de doute. En effet, il en est qui , avec M. Orfila , la considèrent comme essentiellement stupéfiante et délétère ; d'autres qui , adoptant l'opinion de M. Magendie, la regardent comme un excitant très-énergique ; et d'autres enfin , s'en référant aux conclusions déduites de quelques essais tentés sur l'homme par M. Bally , ne lui supposent que des propriétés peu actives , et affirment que l'on peut la donner sans résultat à très-haute dose.

Tout porte à croire cependant que la narcotine, associée dans l'opium aux autres principes de ce corps médicamenteux, concourt aux effets si remarquables et quelquefois si variés qui suivent son administration.

Quoi qu'il en soit, l'opium est incontestablement l'un des agents les plus précieux de la matière médicale , comme il est aussi l'un des plus célèbres et des plus anciennement connus.

Appliqué sur une surface sensible, il en émousse l'impressionnabilité par suite d'une action sédative, qu'il semble exercer primitivement et essentiellement sur les nerfs de la partie. Ce phénomène est surtout remarquable lorsque cette partie est en proie à une vive douleur.

Lorsqu'il est administré à l'intérieur , il nous est difficile de juger des effets primitifs qu'il exerce sur l'appareil gastro-intestinal. Cependant il nous a semblé que son usage, continué pendant plusieurs jours, rend l'appétit moins vif, les digestions plus lentes, et les évacuations stercorales plus rares et plus consistantes.

Dans plusieurs animaux empoisonnés avec de l'opium, on a retrouvé les aliments qu'il avaient pris peu de temps aupara-

vant accumulés dans l'estomac , sans que ces aliments eussent
éprouvé aucune altération. Mais la suspension de la digestion
est-elle , dans ces sortes de cas , le résultat des désordres généraux qui précèdent la mort , ou bien celui d'une influence directe de la substance vénéneuse sur les parois de l'estomac ? Il
est vraisemblable que ces deux causes s'ajoutent l'une à l'autre,
et concourent toutes les deux à l'effet dont il s'agit.

Si l'influence primitive de l'opium sur le tube digestif est
difficile à apprécier , elle l'est peut-être encore davantage sur
les autres appareils organiques, lorsque la dose n'excède pas
4 ou 8 gramm. chez les grands herbivores. Mais si cette dose
est portée jusqu'à 48 grammes environ , alors il se produit
généralement une série de phénomènes fort remarquables, dans
le cheval du moins , où ils ont été plus particulièrement étudiés.
En effet , quelques instants après l'administration de l'agent
pharmacologique , l'animal paraît inquiet et étonné ; il s'agite,
frappe des pieds et éprouve quelquefois une sorte de vertige qui
rend sa démarche chancelante ; l'œil devient brillant, les
pupilles se dilatent, le pouls acquiert de la force et de la
fréquence ; la température de la peau augmente, et avec elle
l'exhalation dont cet organe est le siége. A ces signes d'excitation succèdent presque toujours , après un laps de temps variable , mais qui dépasse rarement trois ou quatre heures , un
état de faiblesse avec diminution dans les battements artériels,
et dans certains cas un état de somnolence plus ou moins marqué , qui se dissipe peu à peu, lorsque toutefois la mort n'en
est pas le terme.

Rien d'ailleurs de plus variable que l'effet de l'opium sous ce
dernier rapport : des chevaux ont été empoisonnés avec 48 gram.
de cette substance , tandis que d'autres ont pu en supporter impunément une quantité double.

Les symptômes qui se développent sous son influence, ne sont
pas non plus toujours les mêmes. C'est ainsi que dans certains
cas le pouls reste calme au milieu des désordres généraux que
l'on observe ; et que dans d'autres il survient un peu de météorisme , des tremblements , des convulsions, un état de faiblesse

des extrémités , une agitation spasmodique continuelle dans les lèvres et la queue, etc.

Injecté dans les veines , en dissolution dans une petite quantité d'eau , l'opium donne lieu à des phénomènes analogues à ceux qui viennent d'être exposés, et cela, comme on pouvait bien le prévoir , à une dose beaucoup plus faible. Il résulte des expériences faites à ce sujet par M. Prévost, médecin vétérinaire à Genève, que 4 ou 8 grammes d'extrait aqueux d'opium, introduits dans le sang par voie d'injection , peuvent donner lieu à tous les signes de la médication excitante la plus active. Les chevaux sur lesquels ces expériences furent entreprises hennissaient fréquemment, grattaient, et frappaient le sol avec les pieds de devant; ils avaient l'œil vif et le pouls fréquent, leur corps se couvrait d'une sueur abondante, qui était tantôt suivie, tantôt précédée et accompagnée d'abattement. Quatre grammes d'extrait d'opium ont suffi dans l'un de ces animaux, pour provoquer ces phénomènes ; il en a fallu 8 grammes dans l'autre pour obtenir le même résultat, et sucessivement 12 et 20 pour déterminer sa mort (1).

Les essais entrepris dans le temps par Gilbert, dans le but de vérifier l'action de certains corps médicamenteux sur les ruminants , ont fait voir que 32 grammes d'opium pouvaient donner lieu chez la vache à un peu d'inquiétude et de météorisme, et que 16 grammes pouvaient faire naître chez la brebis un empoisonnement mortel (2).

Sur le chien , l'opium à haute dose agit en produisant d'abord de l'agitation , de la fréquence dans le pouls, une augmentation de température, et ensuite des vertiges, l'assoupissement, la faiblesse et même la paralysie des extrémités , principalement des postérieures ; quelquefois un ralentissement marqué dans les battements artériels , et bientôt après la mort des animaux. Douze grammes d'opium brut dissous dans l'eau, suffisent à peu près constamment pour faire naître cette succession de phénomènes , soit qu'on les administre par la bouche

(1) *Recueil de médecine vétérinaire.* Janvier 1825.
(2) *Annales de l'agriculture française,* t. III.

(il faut supposer dans ce cas que les animaux ne rendent pas immédiatement la substance par le vomissement) , soit qu'on les injecte dans le tissu lamineux. Il paraît qu'il n'en faut que quelques centigrammes dans les veines pour déterminer les mêmes effets.

On voit, d'après les expériences dont nous venons de présenter les principaux résultats, que l'opium, introduit à haute dose dans l'économie, exalte ou pervertit d'abord la sensibilité, et jette ensuite les animaux dans un état de faiblesse ou de somnolence plus ou moins apparent ; qu'il augmente la température ainsi que de l'action perspiratoire de la peau , et qu'il diminue au contraire les sécrétions dont les membranes muqueuses sont le siége.

C'est de ces différents effets que découlent toutes les indications thérapeutiques, de même que les contre-indications de l'opium.

L'influence sédative qu'il exerce sur les tissus soumis à son contact, en recommande l'usage dans les irritations aiguës des systèmes cutané et cellulaire, et dans quelques-unes de celles qui ont leur siége sur les membranes muqueuses apparentes ; il est surtout recommandable dans les irritations intenses du tissu fibreux , dont la douleur forme un des éléments les plus remarquables.

Mais les préparations opiacées, administrées à l'intérieur , ont-elles sur l'ensemble de l'organisme une influence calmante semblable à celle qu'elles développent localement à l'extérieur ? Si l'on n'avait égard qu'aux effets généraux primitifs qui suivent leur introduction à haute dose dans l'estomac , on serait tenté, non-seulement de leur dénier toute vertu sous ce rapport ; mais encore de leur en attribuer de diamétralement opposées. Cependant, si l'on fait attention que ces effets sont ordinairement suivis de somnolence et qu'on ne les obtient d'ailleurs qu'à des doses supérieures à celles que l'on emploie communément dans des vues curatives, on sera disposé à croire que ces préparations peuvent avoir dans les animaux une influence sédative, analogue à celle qu'elles exercent dans l'homme.

Chez ce dernier, d'ailleurs, leur action n'est pas toujours sans mélange d'excitation ou de perturbation générale, surtout lorsque leur dose excède celle qui est réellement indiquée.

Ainsi, nous fondant sur l'expérience, le raisonnement et l'analogie, nous ne craindrons pas de recommander l'usage de l'opium à l'intérieur contre les maladies accompagnées de beaucoup de douleurs ou de sécrétions trop abondantes, comme dans certains cas de dysenterie, de diarrhée et de bronchite. Cette substance est également indiquée pour diminuer les souffrances qui suivent certaines opérations chirurgicales, ainsi que pour calmer les toux quinteuses dont la coïncidence avec plusieurs affections de poitrine chroniques est toujours un symptôme fâcheux, en ce qu'elle aggrave l'état des organes malades par les secousses qu'elle leur imprime. Quoique souvent inefficace, l'opium n'en est pas moins d'un emploi à peu près général dans le traitement des rhumatismes aigus, du tétanos, de la chorée et de plusieurs autres affections nerveuses.

On a longuement discouru pour expliquer l'action narcotique de l'opium. On s'est demandé surtout s'il était débilitant ou excitant, et si, dans cette dernière supposition la congestion qu'il produit vers le cerveau, ne serait pas la véritable cause des phénomènes de somnolence et de sédation dont elle s'accompagne.

Bien que peu disposé à adopter cette hypothèse, il nous paraît cependant important de noter ici que le fait sur lequel elle est fondée, c'est-à-dire la congestion cérébrale, suit assez constamment l'administration des préparations opiacées, pour que l'on doive en proscrire l'usage dans tous les cas d'hypérémie essentielle ou symptomatique du cerveau et de ses enveloppes, comme dans le vertige essentiel et dans le vertige abdominal. Ces préparations sont pareillement contre-indiquées dans les indigestions, dans les épanchements et les infiltrations séreuses, dans les météorisations et dans les affections aiguës, accompagnées d'une réaction fébrile très-intense, c'est-à-dire d'un pouls grand, fort et fréquent; et cela à cause de la perturbation qu'elles tendent à imprimer à la circulation.

Lorsque des irritations moins aiguës permettent ou réclament l'usage de l'opium , il faut toujours l'employer à doses modérées (de 8 à 16 grammes environ pour les grands herbivores). Ce n'est que dans quelques névroses , et pendant le cours de certaines maladies tout-à-fait chroniques , dont l'influence sur la circulation est peu marquée , qu'il peut être convenable de forcer ces doses. Dans le cas contraire , puisque le moyen thérapeutique dont il est question a principalement pour but de diminuer la réaction vitale et de calmer la douleur, il ne pourrait avoir en général que de fâcheux résultats , s'il était employé de manière à imprimer à l'économie une violente secousse. Beaucoup de praticiens qui s'efforcent d'obtenir avec l'opium des effets primitifs bien marqués, renonceraient peut-être à cette manière d'agir , s'ils faisaient attention que ces effets , chez les grands animaux surtout , ne marchent presque jamais à leur début sans surexcitation plus ou moins vive.

On a fait subir à l'opium , dans les pharmacies , un grand nombre de préparations différentes , dans le but d'en rendre l'administration plus facile et plus efficace. On en prépare des extraits, des teintures , des solutions dans l'eau , le vin , l'acide acétique affaibli. On le fait entrer , soit comme agent principal , soit comme auxiliaire , dans une foule de prescriptions magistrales, tels qu'opiats , électuaires , bols, breuvages , lavements, lotions, injections, etc. On l'associe très-souvent aux mucilagineux , et quelquefois aussi aux toniques et aux astringents. Enfin on en extrait aujourd'hui pour l'administrer seul , le principe dans lequel paraît surtout résider sa puissance physiologique et thérapeutique , je veux parler de la morphine.

La morphine à l'état de pureté , étant insoluble dans l'eau , agit avec un peu moins d'énergie que lorsqu'elle est à l'état d'acétate , d'hydrochlorate ou de sulfate ; cependant , comme elle trouve presque toujours dans l'estomac assez d'acide libre pour se convertir en sel soluble , elle ne laisse pas que de développer aussi une grande activité.

On a reconnu dans la médecine de l'homme, que la force active des sels solubles de morphine est à celle de l'extrait aqueux d'opium , à peu près dans les rapports de quatre à un.

Ces sels n'ont pas encore été employés , que je sache , par les vétérinaires , dans des vues curatives ; mais ils ont été fréquemment administrés aux animaux dans des vues expérimentales.

L'acétate de morphine porté dans le sang par voie d'injection , détermine chez le cheval , à la dose de 1 gramme et demi à 2 grammes des phénomènes analogues à ceux produits par l'extrait aqueux d'opium administré de la même manière : mais les désordres que ce sel imprime à l'appareil circulatoire et au systèm· nerveux , sont encore plus prononcés. Dans les expériences faites à ce sujet par M. Dupuy , répétées et variées avec soin par notre confrère M. Renault , qui a bien voulu nous en communiquer les résultats , on a observé les principaux signes d'une violente congestion cérébrale avec dilatation des pupilles , affaiblissement ou suspension du sens de la vue (1). Ces désordres toutefois n'ont pas déterminé la mort , et on a même pu , dans une circonstance , injecter jusqu'à 4 grammes de morphine dans la jugulaire d'une jument , sans que l'on ait obtenu ce résultat. Les animaux ont été sacrifiés peu de temps après , et parmi les lésions que l'autopsie a démontrées , la plus constante et la plus remarquable est l'injection sanguine qu'a offerte l'encéphale.

La dose de l'opium doit être subordonnée à une foule de circonstances , dont nous avons déjà fait connaître les principales. Généralement elle varie , pour les grands animaux , entre 4 et 16 grammes (1 et 4 gros). L'on peut réitérer au besoin une ou deux fois cette dose dans les vingt-quatre heures. Il est des cas aussi où l'on pourrait en donner 32 grammes (une once) à la fois sans inconvénient. Dans les carnivores , la dose doit être proportionnellement beaucoup plus faible : pour le chien de taille moyenne , par exemple , elle ne devra guère excéder

(1) Un des chevaux soumis à ces expériences a uriné jusqu'à cinquante-huit fois dans l'espace de quelques heures.

au début celle que l'on prescrit pour l'homme, c'est-à-dire 5 ou 10 centigrammes (1 ou 2 grains).

Il existe peu de médicaments auxquels les organes s'habituent aussi facilement qu'à celui dont il s'agit; ce qui fait que l'on est obligé d'en augmenter graduellement les quantités, d'en varier les prescriptions, et d'en suspendre par intervalle l'administration, quand on se propose de soumettre pendant longtemps les malades à son usage.

Lorsque l'on veut employer l'opium brut, on le fait dissoudre dans l'eau chaude; mais il est souvent préférable d'avoir recours à l'une des préparations dont ce corps médicamenteux forme la base, et que nous faisons connaître dans notre formulaire.

D'après l'ensemble des faits qui viennent d'être exposés, on ne saurait douter que l'opium ne soit réellement l'un des agents les plus précieux de la thérapeutique; mais il a le grand défaut d'être d'un prix très-élevé : aussi s'occupe-t-on depuis longtemps à lui trouver un succédané indigène. Dans ce but, on a dû naturellement chercher à s'assurer s'il ne serait pas possible de retirer du pavot cultivé en Europe un extrait analogue à celui qu'il fournit en Orient. D'après les essais tentés à cet égard, il paraît que le suc exprimé des capsules et de la partie supérieure des tiges, évaporé jusqu'à consistance convenable, jouit de toutes les propriétés de l'opium exotique; cependant il a moins d'énergie, et doit être donné au moins à dose double pour provoquer les mêmes effets.

Les extraits préparés par décoction sont encore beaucoup plus faibles, et ne méritent pas, si l'on s'en rapporte à l'opinion de quelques observateurs, de figurer à côté de l'opium. Cependant M. Lebas croit que l'action de ces derniers est à celle de ces extraits, à peu près comme 5 sont à 2. En sorte qu'il ne faudrait, d'après cet auteur, pour produire des effets égaux dans des cas semblables, que deux fois et demie autant d'extrait de pavot que l'indication exige d'opium exotique. Je n'ai employé qu'une seule fois comparativement ces deux médicaments, et je dois dire que cet essai n'a pas confirmé le résultat ci-dessus énoncé : je n'en suis pas moins disposé à engager, avec M. Lebas, les vétérinaires à multiplier les expériences à cet égard : car, si la substitution dont il s'agit pouvait avoir lieu sans inconvénient, il en résulterait évidemment une grande économie.

Quant à l'opium obtenu par simple incision du pavot indigène, comme il revient au moins aussi cher que celui du Levant, il ne saurait offrir aucun avantage sous les rapports de l'économie, bien qu'il soit réputé égal en action au dernier.

La pharmacologie tire parti du pavot somnifère cultivé en Europe, principalement sous le rapport de ses fruits capsulaires, connus sous le nom de têtes de pavot.

Les TÊTES DE PAVOT sont ovoïdes ou globuleuses, de la grosseur d'une très-petite orange, terme moyen : jaunâtres, inodores, et d'une saveur un peu amère. Elles renferment un grand nombre de petites graines avec lesquelles on obtient une huile qui, sous le nom d'*œillette*, est employée à de nombreux usages.

Ces capsules proviennent de deux variétés de pavot : l'une dont les fleurs sont purpurines, les têtes moins grosses et les graines noirâtres, est appelée *pavot noir*; l'autre, qui a ses fleurs blanches, ses capsules plus volumineuses, et ses graines d'un jaune très-pâle, reçoit le nom de *pavot blanc*. C'est cette dernière qui est généralement cultivée pour les besoins de la médecine.

Pour que les têtes de pavot soient de bonne qualité, il faut qu'elles aient été récoltées un peu avant la maturité complète, et qu'elles n'aient pas vieilli dans les magasins.

Elles sont douées, quoiqu'à un plus faible degré, des mêmes propriétés que l'opium : aussi sont-elles très-fréquemment employées en décoction dans l'eau, comme calmantes et anodynes, pour composer des bains, des lavements, des fomentations, des collyres, et quelquefois aussi des boissons et des breuvages. On emploie communément de trois à six têtes par litre de liquide.

Les diverses espèces de pavot possèdent toutes des propriétés analogues à celles du *papaver somniferum*, mais elles ont moins d'énergie. Le *coquelicot* (*papaver rhœas*), par exemple, dont les fleurs s'emploient assez souvent comme adoucissantes, calmantes et béchiques, dans la médecine de l'homme, semble avoir si peu de puissance thérapeutique sur les animaux, qu'il n'est presque jamais usité dans la médecine vétérinaire.

Il paraît cependant qu'à une époque un peu avancée de sa végétation (lorsque les fruits commencent à succéder aux fleurs), cette plante peut donner lieu à des empoisonnements mortels chez les animaux herbivores, lorsqu'ils en mangent une quantité un peu considérable. C'est ce qui résulte du moins de quelques faits observés par M. Gaullet, et consignés dans le *Recueil de médecine vétérinaire*, cahier de février 1829.

LA BELLADONE. (*Atropa belladona*. L.)

Plante vivace, indigène, qui appartient à la famille des solanées, à la pentandrie monogynie, et dont les feuilles et la racine peuvent être utilisées en pharmacologie.

La belladone croît principalement dans les lieux incultes, sur le bord des chemins et la lisière des bois. Elle est herbacée, haute d'un mètre environ. Sa racine, d'un jaune brunâtre à l'extérieur, blanchâtre en dedans, répand une odeur vireuse fort désagréable. Sa tige est grosse, rougeâtre et rameuse ; ses feuilles sont alternes, grandes, ovales, pointues, entières, d'un vert sombre, d'une odeur herbacée, nauséeuse, et d'une saveur un peu âcre. Ses fleurs, en cloches, solitaires, axillaires, d'une couleur pourpre obscur, sont remplacées par une baie à deux loges, entourée par un calice persistant, et ressemblant, dans son état de maturité, à une petite cerise.

D'après l'analyse faite de la belladone par M. Brandes, cette plante contiendrait une base salifiable végétale, particulière, que ce chimiste a nommée *atropine*, et qui paraît être en combinaison avec l'acide malique.

L'atropine, séparée des autres substances auxquelles elle est naturellement associée, se présente sous forme de petits cristaux transparents, d'un blanc éblouissant. Elle est insoluble dans l'eau et dans l'éther, soluble dans l'alcool bouillant, dont elle se sépare par le refroidissement. Unie aux acides, elle forme des sels solubles. C'est dans cette substance alcaline que semblent être concentrées les propriétés les plus actives de la belladone.

Cette plante agit sur l'économie animale à la manière des substances narcotico-âcres ; mais elle n'est point aussi vénéneuse pour les animaux herbivores que pour l'homme. On est parvenu à faire manger plus de 3 kilogrammes de ses feuilles à un cheval, sans qu'il en soit résulté aucun accident. Les baies paraissent avoir une plus grande activité. L'extrait aqueux, à la dose de 12 à 16 grammes, détermine chez le chien un empoisonnement mortel, accompagné de cris plaintifs et d'une faiblesse remarquable des extrémités postérieures; 2 grammes de cet extrait, injecté dans la jugulaire, ne suffisent pas toujours pour amener le même résultat. Employée sous cette forme, la belladone a des effets qui varient suivant la manière dont ces extraits ont été préparés.

On a lieu de croire que la belladone, après avoir irrité légèrement l'estomac, agit ensuite sur le cerveau, dont elle pervertit l'action. M. Flourens pense qu'elle exerce exclusivement son influence sur les tubercules quadrijumeaux.

Quoique douée de propriétés vénéneuses lorsqu'elle est administrée à haute dose, cette plante peut néanmoins devenir utile comme agent thérapeutique, si son emploi est convenablement dirigé.

L'action qu'elle exerce sur le système nerveux en a fait recommander l'usage dans les affections où ce système paraît être essentiellement intéressé, et que l'on désigne sous le nom de névroses. Mais ainsi que beaucoup d'autres moyens, elle est le plus souvent impuissante contre ces affections. Vantée contre la rage, elle n'a pu soutenir l'épreuve de l'expérience.

La belladone semble exercer une influence salutaire sur les organes respiratoires, lorsqu'ils sont dans certaines conditions pathologiques ; c'est ainsi que dans l'espèce humaine on a généralement reconnu son utilité contre la coqueluche, et contre certaines irritations chroniques du poumon et de la muqueuse des bronches ; peut-être ne serait-elle pas sans avantage chez les solipèdes, contre les toux quinteuses qui semblent déceler des lésions analogues.

A l'extérieur, la belladone exerce une action sédative qui se fait particulièrement remarquer sur certaines parties douées d'une vive sensibilité. Appliquée sur les yeux, elle diminue considérablement l'impressionnabilité de ces organes, et provoque ainsi une dilatation extraordinaire de la pupille, propriété que l'on a plusieurs fois mise à profit pour pratiquer l'opération de la cataracte. Il est vraisemblable que ce moyen ne serait pas toujours sans utilité contre d'autres maladies de l'organe de la vue.

Quelques observateurs disent avoir reconnu que les préparations de la belladone, introduites dans l'intestin, les bronches, ou la cavité péritonéale, occasionnent, dans certains cas, plus promptement la dilatation de la pupille, qu'une application directe. Administrées de cette manière, ces préparations ont même, dit-on, occasionné quelquefois la cécité momentanément.

Mises en contact avec les sphincters spasmodiquement resserrés, elles en facilitent la dilatation, et favorisent ainsi la sortie des corps étrangers auxquels ils doivent livrer passage. M. Chaussier s'est servi plusieurs fois, sous ce rapport, d'une pommade faite avec l'extrait de belladone, pour faciliter la dilatation du col de la matrice dans quelques accouchements laborieux. C'est un moyen que nous pourrions essayer pour les femelles de nos grands animaux domestiques, dans des cas analogues.

L'influence sédative de la belladone ne s'exerce pas seulement sur les parties qui viennent d'être nommées; toutes celles qui sont placées de manière à en recevoir l'application directe, peuvent également en éprouver des effets salutaires lorsqu'elles sont le siége de douleurs très-aiguës. Dans ce cas, on prépare avec cette plante des cataplasmes, des fomentations, des injections ou des pommades. Les fumigations de belladone, dirigées dans les voies respiratoires contre certaines affections de poitrine chroniques, accompagnées de toux quinteuse et convulsive, pourraient peut-être concourir à calmer ce symptôme et hâter la guérison.

Lorsqu'on veut administrer la belladone à l'intérieur, il faut la faire bouillir dans l'eau, ou bien la faire sécher et la réduire en poudre. Dans le premier état, la dose pourrait, sans doute, pour les grands herbivores, en être portée jusqu'à 128 grammes (4 onces) sans inconvénient, et jusqu'à 24 ou 32 grammes (6 ou 8 gros) dans le second. On en prépare aussi, pour l'usage interne, des extraits : mais ces sortes de préparations, telles qu'on les trouve dans le commerce, doivent inspirer peu de confiance. Cependant, si elles avaient été obtenues avec le suc exprimé de la plante, évaporé à une douce chaleur, elles auraient réellement beaucoup d'activité, et elles en auraient encore davantage si elles étaient le résultat du traitement de la plante par l'alcool.

LA MANDRAGORE. *Atropa mandragora. L.*

Cette plante, qui appartient au même genre, et par conséquent à la même famille que la précédente, croît spontanément dans la partie méridionale de l'Europe qui avoisine le bassin de la Méditerranée.

Sa racine est pivotante, longue, épaisse, charnue, ordinairement divisée en deux branches. Ses feuilles radicales s'étalent à la surface du sol, et ses fleurs, blanches ou légèrement purpurines, naissent au milieu des feuilles sur de courts pédoncules ; les fruits qui leur succèdent sont des baies charnues, globuleuses ou ovoïdes, connues vulgairement sous le nom de *pommes de mandragore.*

Toutes les parties de cette plante ont une odeur vireuse, une saveur nauséabonde et légèrement styptique. Elle était fort célèbre chez les anciens, et l'ignorance, la crédulité ou le charlatanisme, lui attribuent encore de nos jours une foule de propriétés merveilleuses. Le nom qu'elle porte dérive de deux mots grecs, que l'on peut traduire par cette expression : *nuisible aux animaux.* En effet, la mandragore agit sur ceux qui en mangent à la manière des poisons narcotico-âcres.

Son mode d'action étant d'ailleurs à peu près le même que

celui de la belladone, elle peut être employée comme succédanée de celle-ci. Cependant, comme elle est peut-être un peu plus âcre, on lui préfère généralement la belladone, qui a en outre l'avantage de se trouver presque partout. C'est même cette cause qui fait qu'on la substitue à la mandragore dans plusieurs préparations pharmaceutiques, dont cette dernière est censée faire partie.

LA JUSQUIAME NOIRE. (*Hyosciamus niger*. L.)

La jusquiame, voisine, dans l'ordre naturel, de la mandragore, est une plante herbacée, bisannuelle, indigène, qui vient spontanément dans les lieux incultes, autour des habitations, parmi les décombres, sur les berges des fossés et le bord des chemins; elle a une racine fibreuse, pivotante et napiforme; une tige grosse, rameuse, haute de 30 à 60 centimètres, couverte de poils longs et visqueux; des feuilles alternes, grandes, ovales, sessiles, profondément sinueuses sur les bords; et enfin des fleurs presque noires dans leur centre, et d'un jaune sale, veiné de pourpre, dans la plus grande partie de leur surface.

Nous ne possédons pas encore d'analyse chimique complète et bien exacte de la jusquiame. M. Brandes en a retiré, il est vrai, de la résine et une substance alcaline particulière, qu'il a nommée *hyosciamine;* mais cette substance n'a pas encore été complètement étudiée sous le rapport de ses propriétés chimiques, ni surtout sous celui de son action sur les animaux; en sorte que l'on ignore si c'est elle qui constitue la partie essentiellement active de la plante.

L'odeur vireuse, forte et désagréable de cette plante, sa saveur nauséeuse, et jusqu'à son aspect désagréable, décèlent les propriétés délétères dont elle est douée. Rangée par M. Orfila parmi les poisons narcotiques, elle semble agir en effet d'une manière spéciale sur le système nerveux, en produisant une sorte d'aliénation momentanée, à laquelle succède la stupéfaction.

Les propriétés actives de la jusquiame sont subordonnées à

un assez grand nombre de circonstances éventuelles; ce qui explique sans doute la différence des résultats obtenus par divers expérimentateurs. En effet, d'après les uns, le suc de cette plante en pleine végétation, ses feuilles, ainsi que son extrait aqueux convenablement préparé, posséderaient des propriétés vénéneuses très-énergiques; tandis que, d'après d'autres (1), cet extrait, même obtenu par expression et évaporation au bain-marie, serait fort peu actif; il n'y aurait guère, suivant eux, que l'extrait alcoolique qui soit doué d'une grande activité. En général, toutes les préparations de jusquiame, autres que cette dernière, ont pu être administrées à l'homme à la dose de 14 grammes, sans occasionner d'effets alarmants, tandis que celle-ci n'a pu être portée impunément au delà de 2 grammes.

Il existe également, dans les auteurs qui ont parlé des effets de la jusquiame sur les animaux, beaucoup d'observations contradictoires. Ce qui nous paraît le plus vraisemblable, au milieu des faits dissidents qu'ils ont annoncés, c'est que la jusquiame agit sur le chien comme sur l'homme, et qu'elle est proportionnellement moins vénéneuse pour les herbivores. Donnée à des chevaux à la dose de 100 ou 125 grammes, après avoir été traitée par décoction, elle a produit une grande dilatation des pupilles, une agitation spasmodique des lèvres, et un peu de fréquence dans le pouls, mais sans donner lieu à aucun signe réel d'empoisonnement. Il paraît, d'après des renseignements qui nous ont été fournis sur les lieux, que certains marchands de chevaux en Allemagne parviennent à engraisser les animaux malingres qu'ils cherchent à refaire, en mélangeant à l'avoine qu'ils leur destinent, la graine de cette plante. L'on conçoit en effet qu'en émoussant la sensibilité, elle peut fort bien favoriser l'engraissement; mais l'on conçoit aussi que ce moyen doit diminuer l'énergie vitale, et avec elle la force et la vigueur des animaux.

Sous le rapport thérapeutique, la jusquiame, comme la plupart des autres plantes vénéneuses, a été préconisée contre un grand nombre de maladies.

(1) **MM.** Fouquier et Ratier.

Agissant sur l'économie animale dans le même sens que la belladone, elle peut satisfaire à peu près aux mêmes indications; toutefois aucun fait ne démontre qu'elle doive être préférée à cette dernière, et encore moins à l'opium, ainsi qu'on l'avait avancé.

LA STRAMOINE COMMUNE. (*Datura stramonium.* L.)

Connue vulgairement sous le nom de *pomme épineuse*, la stramoine est une plante solanée, annuelle, indigène, que l'on trouve dans les lieux cultivés, près des habitations, et dont l'action sur l'organisme vivant est des plus énergiques.

Cette plante peut s'élever à la hauteur de 1^{m}00 à 1^{m}25 : sa tige très-rameuse est garnie de feuilles alternes ou géminées, pétiolées, ovales et aiguës. Ses fleurs sont blanches, infundibuliformes, terminées par un limbe évasé, plissé longitudinalement. Toute la plante a une saveur âcre et amère, une odeur vireuse et nauséabonde, qui se développe surtout lorsqu'on la froisse entre les doigts, et qui peut donner lieu à des étourdissements.

Nous ne sommes guère plus avancés sous le rapport de sa composition chimique que pour la jusquiame. Le chimiste qui a analysé cette dernière, a aussi étendu ses recherches sur la stramoine, et il y a découvert (notamment dans les graines) un principe particulier, blanc, cristallin, doué de propriétés alcalines, qu'il a nommé *daturine*, mais dont on ne connaît pas encore convenablement les effets sur l'économie animale.

L'action de la pomme épineuse est analogue à celle des autres plantes solanées dont il a déjà été question, si ce n'est cependant qu'elle excite un peu plus vivement le cerveau et détermine des désordres généraux plus graves. Ainsi que ces plantes, elle paraît avoir beaucoup moins d'influence sur les animaux herbivores que sur l'homme : on a pu faire prendre 156 grammes de suc exprimé de stramoine au cheval sans qu'il en soit résulté d'autres phénomènes qu'un peu d'assoupissement et des bâillements.

À titre de remède, la pomme épineuse peut être rangée à

côté de la belladone. Elle a été vantée contre les mêmes maladies, et employée trop souvent avec le même insuccès.

LA MORELLE NOIRE. (*Solanum nigrum*. L.)

Le genre morelle, dont les caractères botaniques ont été pris pour type d'une famille naturelle, renferme plusieurs espèces dignes du plus haut intérêt, parmi lesquelles la pomme de terre tient sans contredit le premier rang.

Celle dont nous devons nous occuper ici est une plante annuelle, indigène, très-commune dans les champs cultivés et dans les jardins. Sa tige herbacée, rameuse, haute de 30 centimètres environ, porte des feuilles alternes, presque triangulaires, et de petites fleurs blanches disposées en ombelles simples, auxquelles succèdent des baies pisiformes, noires à l'époque de leur maturité.

Ces baies, analysées par M. Desfosses, lui ont fourni une substance alcaline nouvelle, blanche, pulvérulente, amère, que ce chimiste a nommée *solanine*. Cette substance qui, dans les fruits de la morelle, existe en combinaison avec un excès d'acide malique, ne se rencontre pas dans les feuilles.

On a pendant longtemps attribué à cette plante des propriétés vénéneuses énergiques; mais il paraît qu'elles ont été beaucoup exagérées. Les baies ont été administrées par M. le docteur Dunal à des chiens et des cabiais, au nombre de 130, et il en a mangé lui-même une grande quantité sans qu'il en soit résulté le moindre accident. Quant aux feuilles, elles sont pareillement fort innocentes; car on assure qu'on les mange, dans quelques provinces de France, en guise d'épinards, dont elles ont la saveur quand elles sont cuites.

Des faits de cette nature semblent démontrer d'une manière absolue l'innocuité de la morelle noire; cependant d'autres faits publiés il y a quelques années (1) par un médecin de Condé (M. Bourgogne) tendent à prouver qu'elle est fort dangereuse

(1) *Journal de chimie médicale*, Novembre 1827.

pour les bêtes à laine. Ces résultats contradictoires font sentir la nécessité de répéter et de varier les expériences à cet égard.

Les vertus narcotiques dont cette plante a été gratifiée, la font employer quelquefois à l'extérieur comme calmante ; c'est à ce titre qu'elle fait partie de l'onguent populéum et de quelques autres préparations pharmaceutiques réputées sédatives. Nous ne connaissons aucune application particulière de son usage à l'intérieur.

LA MORELLE DOUCE-AMÈRE (*Solanum dulcamara*. L.), qui est un petit sous-arbrisseau sarmenteux que l'on trouve dans les bois, le long des haies, parmi les décombres, et que l'on reconnaît à ses tiges ligneuses inférieurement, herbacées supérieurement, à ses feuilles alternes, entières ou trilobées, à ses fleurs violettes disposées en grappes, auxquelles succèdent des baies rougeâtres, du volume d'une petite groseille, possède peut-être moins d'activité encore que la précédente. Ses jeunes rameaux, traités par décoction, fournissent une boisson légèrement excitante, que les médecins administrent assez fréquemment à leurs malades, comme sudorifique dans les affections rhumatismales, les dartres et autres maladies de la peau ; mais dont l'action nous paraît trop faible pour que nous puissions nous en promettre des résultats bien avantageux dans les animaux.

LA LAITUE VIREUSE. (*Lactuca virosa*. L.)

Cette espèce de laitue, de la famille des synanthérées, de la syngénésie polygamie égale, se rencontre communément sur le bord des chemins, dans les haies et au pied des murailles. Elle a une tige dressée, cylindrique, glabre, rameuse dans sa partie supérieure, et haute d'un mètre environ ; ses feuilles semi-amplexicaules sont obtuses, entières, denticulées, beaucoup plus grandes vers le pied de la plante qu'à son sommet ; ses fleurs sont petites, jaunes et disposées en panicules. Son odeur est vireuse, sa saveur amère et nauséabonde ; elle renferme un suc laiteux, abondant, très-âcre, et dans lequel paraissent résider ses propriétés. L'analyse chimique y a fait découvrir un principe amer, de la résine, une matière analogue au caoutchouc.

Cette plante agit sur l'homme, à haute dose, à la manière des poisons narcotico-âcres. Elle a sur le chien à peu près la même influence, mais on a lieu de croire qu'elle est beaucoup moins vénéneuse pour les herbivores. Ces animaux d'ailleurs n'y touchent pas dans les circonstances ordinaires.

Administrée comme agent thérapeutique, elle semble agir plus particulièrement sur le système nerveux, et pourrait peut-être, à ce titre, mériter d'être employée contre certaines névroses. Ajoutons cependant que les essais tentés à cet égard ne sont rien moins qu'encourageants.

La laitue cultivée, lorsqu'elle est arrivée à l'époque de la fructification, paraît jouir de quelques propriétés narcotiques assez prononcées. Le suc laiteux que l'on obtient en pratiquant des incisions à la tige, ou même celui que l'on se procure en pilant et exprimant ensuite cette partie de la plante, fournit par l'évaporation à une douce chaleur un extrait qui, sous le nom de *thridace*, a été préconisé comme un excellent calmant, succédané de l'opium, préférable même à ce dernier, en ce qu'il ne produit jamais d'excitation. De nouveaux faits sont nécessaires pour justifier un semblable éloge.

LA DIGITALE POURPRÉE. (*Digitalis purpurea.* L.)

On nomme ainsi une belle plante indigène de la famille des scrophulariées, de la didynamie angiospermie, qui croît dans les bois montueux de différentes contrées de la France, et dont les feuilles sont utilisées en thérapeutique.

Celle de ces feuilles dont on fait principalement usage, naissent en touffe au collet de la racine : elles sont courtement pétiolées, ovales, aiguës, d'un vert clair à leur face supérieure, blanchâtres et veloutées à leur face inférieure. Les feuilles qui naissent sur la tige sont plus petites et presque sessiles. Elles ont toutes une odeur légèrement nauséeuse, et une saveur âcre un peu amère.

Les recherches qui ont été faites dans ces dernières années sur la composition de la digitale, par différents chimistes, n'ayant pas toutes fourni les mêmes résultats, on ignore encore quel est le véritable principe actif de cette plante. Les uns en effet, considérant ce principe comme particulier, et de nature alcaline, lui ont donné le nom de *digitaline*; d'autres lui dénient la propriété de cristalliser et de saturer les acides; quelques-uns enfin supposent que c'est tout simplement une substance résinoïde, analogue par ses caractères chimiques à celle qui existe dans un grand nombre d'extraits végétaux. Il est de fait que le principe actif, ou pour parler plus exactement, le principe le plus actif de la digitale, quelle qu'en soit la nature, est très-soluble dans l'alcool ainsi que dans l'éther.

L'action physiologique de la digitale pourprée présente dans l'homme de nombreuses anomalies : administrée aux animaux à haute dose, elle irrite la surface gastro-intestinale, donne lieu d'abord à des nausées, au vomissement (chez les carnivores) et à de fréquentes déjections alvines ; ensuite à des convulsions, à des vertiges et à une stupéfaction qui précède la mort de peu d'instants. Donnée en poudre à la dose de 64 grammes, par MM. Ignard et Lebel, à un cheval de dix ans environ, elle l'a fait périr en moins de douze heures. L'extrait aqueux de cette plante, injecté dans les veines, à la dose de 50 centigr. (10 grains) chez des chiens, n'a déterminé aucun accident fâcheux ; au lieu que 30 centigr. (6 grains) d'extrait alcoolique ont amené la mort ; 60 centigr. (12 grains) ont eu le même résultat sur un dogue d'une taille énorme (1).

L'influence de la digitale sur les organes de la circulation varie suivant la disposition des individus ; fréquemment elle accélère les battements du cœur, et les rend intermittents ; dans le cheval qui vient d'être cité, le nombre des battements artériels, qui ont toujours été en augmentant, était de 130 par minute peu d'instants avant la mort.

Il paraît néanmoins, d'après le témoignage de plusieurs au-

(1) Thèse de M. Girard. *Recherches sur les effets de la digitale pourprée.* Pa is 1819.

teurs recommandables , qu'elle produit souvent un effet contraire. Quelques-uns prétendent même qu'elle diminue parfois de plus de moitié le nombre des pulsations artérielles. Les chiens dont il est question ci-dessus ont offert un exemple frappant de ce phénomène ; chez l'un d'eux, le pouls, qui donnait de 90 à 95 pulsations par minute avant l'expérience , diminua graduellement de fréquence, au point de ne plus donner que 14 battements cinq minutes avant la mort. Peut-être, comme l'observe M. Richard , le ralentissement qui survient dans la circulation sous l'influence du médicament dont il est question , est-il le résultat, non de l'action stupéfiante et sédative que l'on a supposé qu'il exerçait directement sur le cœur , mais bien de la congestion cérébrale qu'il fait naître.

Cependant un expérimentateur dont on invoque toujours avec confiance le témoignage (M. Orfila), admet que l'extrait résineux de digitale agit spécialement sur le cœur, ou sur le sang , attendu que ce fluide se trouve constamment coagulé immédiatement après la mort , lorsque l'extrait dont il s'agit a été appliqué sur le tissu cellulaire ou ingéré dans l'estomac.

Quoi qu'il en soit , on a tour à tour vanté la digitale dans la médecine de l'homme , contre la phthysie pulmonaire , les scrophules , l'hypertrophie et les anévrismes du cœur et des gros vaisseaux , l'asthme , l'épilepsie , les hydropisies , l'anasarque, etc. Mais en interprétant les faits à leur juste valeur, et en consultant l'opinion des praticiens les plus judicieux , elle ne mérite qu'une confiance très-limitée dans ces différents états pathologiques.

Les partisans de la doctrine de Rasori , considérant la digitale comme un contre-stimulant par excellence , en font presque toujours la base du traitement qu'ils opposent à un grand nombre de maladies inflammatoires ; nous connaissons des vétérinaires , exerçant en Italie , qui, dirigés par cette doctrine, emploient ce médicament à peu près dans les mêmes circonstances. Nous ignorons s'ils comptent de nombreux succès.

La dose de la digitale , à l'état sec et pulvérulent , ne devrait guère excéder, ce nous semble, 15 à 20 centigr. (3 ou 4 grains, au début, pour les chiens de taille moyenne, ni 4 ou 8 gram. (1 ou 2 gros) pour les grands herbivores.

On trouve dans les pharmacies plusieurs préparations officinales, telles que teinture, vinaigre, oxymel, etc., dont la digitale forme la base, et dont les doses doivent être calculées par le praticien, d'après les quantités de principes actifs que ces préparations contiennent.

L'ACONIT NAPEL. (*Aconitum napellus. L.*)

Grande et belle plante indigène, vivace, de la famille des renonculacées, de la polyandrie trigynie, qui croît dans les pâturages des montagnes, et dont la racine, ainsi que les feuilles possèdent des propriétés très-actives.

Cette plante a une tige dressée, cylindrique, simple, haute d'un mètre environ, portant des feuilles alternes, pétiolées, partagées en 5 ou 7 lobes digités, et des fleurs d'un beau bleu violet, disposées en épis à son sommet. Sa racine est pivotante, napiforme et noirâtre. Toutes ses parties ont une odeur nauséeuse, une saveur âcre, chaude et amère, à laquelle succède un sentiment de froid et d'engourdissement.

L'analyse chimique de l'aconit napel est presque aussi incomplète que celle de la digitale. Il paraît cependant que M. Brandes y a découvert un principe alcalin particulier, qu'il a nommé *aconitin*, et qu'il contient en outre, à en juger par l'analyse qui a été faite de la racine d'une espèce voisine (de l'aconit-tue-loup), une matière huileuse noire, une matière verte, de l'albumine, de l'amidon, et quelques sels à base de chaux.

L'action de l'aconit sur l'organisme vivant a beaucoup d'analogie avec celle de la digitale ; comme cette dernière, il excite plus ou moins vivement le conduit alimentaire, et réagit ensuite sur le système nerveux, et plus particulièrement sur le cerveau ; mais il ne paraît pas qu'il ralentisse les battements du cœur : au contraire, il rend ordinairement le pouls plus fréquent et plus vite. Il donne lieu aussi, dans quelques cas, à la diaphorèse, et dans d'autres, à la diurèse.

Les feuilles d'aconit peuvent déterminer, dans certains animaux, des phénomènes d'empoisonnement. Cependant Gilibert assure que les chevaux les mangent impunément ; et Thouïn prétend que l'on doit beaucoup rabattre des qualités délétères qu'on leur a attribuées. Ces feuilles sont si peu dangereuses, ajoute ce savant, qu'on les mange en Suède pour réveiller l'appétit.

Malgré des autorités aussi respectables, on ne saurait être dans une sécurité absolue relativement à l'usage de l'aconit, lorsqu'on lit dans le *Journal pratique de médecine vétérinaire* (1), que deux animaux solipèdes (un cheval et un mulet) qui avaient mangé les tiges et les feuilles de cette plante, éprouvèrent des symptômes d'empoisonnement fort alarmants, tels que : état comateux et d'insensibilité, sueurs, pupilles dilatées, pouls petit et embarrassé, muqueuses apparentes pâles, salivation, dyspnée, anorexie, marche lourde et vacillante, contractions des muscles de l'abdomen et de l'encolure, simulant celles qui accompagnent le vomissement. Ces symptômes furent combattus, dans l'un des animaux, par les excitants (la thériaque) ; et dans l'autre, par les émollients (la décoction de graine de lin); chez ce dernier, ils persistèrent plus longtemps que dans le premier.

Ces faits nous démontrent que l'aconit napel n'est pas aussi innocent qu'on a pu le croire. M. Wiborg le regarde même comme un poison violent pour le cheval et pour le porc. S'il y a dissidence d'opinion sous le rapport de la qualité des feuilles et de la tige, presque tous les auteurs sont d'accord pour attribuer à la racine des propriétés vénéneuses très-actives.

L'aconit a été essayé, sur l'homme principalement, comme moyen thérapeutique dans un grand nombre de maladies : mais le peu de succès que l'on en a obtenu, ne doit guère nous engager à en faire usage. Nous devons toutefois ajouter qu'il paraît avoir réellement triomphé de quelques hydropisies anciennes et rebelles.

(1) Année 1827.

LA GRANDE CIGUË. (*Conium maculatum. L.*)

Cette plante, la plus remarquable du genre dont elle fait partie, appartient à la famille des ombellifères, et à la pentandrie tryginie. Elle est bisannuelle, indigène, commune dans les lieux incultes, les endroits ombragés et le voisinage des habitations. Sa tige est herbacée, cylindrique, très-rameuse, striée, creuse, haute de 1^m00 à 1^m30, et parsemée de taches brunes, surtout vers sa partie inférieure; ses feuilles sont fort grandes, alternes, sessiles, de couleur vert foncé, et un peu luisantes en dessus, tripinnées à folioles étroites, incisées et aiguës; ses fleurs, petites, blanches, sont disposées en larges ombelles à la partie supérieure des rameaux. Toutes ses parties ont une saveur âcre et nauséeuse, une odeur fétide, vireuse, que l'on a comparée à celle de l'urine des chats, qui se développe surtout à l'époque de la floraison.

La composition chimique de la grande ciguë n'est pas encore parfaitement connue; on sait qu'elle contient de la clorophylle, de l'albumine, un principe résineux, une substance volatile très-odorante, plusieurs sels à base métallique; mais on ne sait pas encore positivement quel est son principe actif. M. Brandes a signalé, il est vrai, comme tel une matière alcaline, insoluble dans l'eau, d'une odeur vireuse, qu'il nomme *cicutin*; mais un autre observateur (M. le docteur Pàris) assure que l'activité de la ciguë réside dans le principe résineux que l'on obtient en traitant cette plante par l'éther, et faisant évaporer ensuite cette espèce de teinture à une douce chaleur.

La ciguë exerce sur l'économie animale une action âcre et narcotique prononcée; appliquée à l'extérieur sur les parties qui sont le siége de certaines douleurs aiguës, elle tend souvent à modifier ces douleurs et à les calmer. Administrée à l'intérieur à dose un peu forte, elle donne lieu à l'abattement, à l'assoupissement, à la dilatation de la pupille, à des tremblements, à des spasmes, et quelquefois à la mort.

Le suc exprimé de cette plante, administré à un vieux chien

(　346　)

mâtin, à la dose de 380 grammes, a déterminé des vertiges, la
dilatation des pupilles, l'expansion du corps clignotant, la ré-
traction du globe, les mouvements convulsifs de la mâchoire
inférieure, l'accélération du mouvement respiratoire, la roideur
des membres et la paraplégie; mais tous ces symptômes se sont
dissipés peu à peu (1).

Chez les herbivores, les effets toxiques de la ciguë sont généralement moins sensibles, toutes choses égales d'ailleurs, que
chez les carnivores. On a pu faire manger impunément à ces
animaux plusieurs livres de ce végétal à l'état frais. M. Julia-
Fontenelle rapporte (2), d'après le docteur Nerth Wood, qu'un
cheval atteint du farcin en fut guéri dans environ 15 jours,
après avoir mangé avec avidité de la ciguë dans un lieu où elle
croissait en abondance.

J'en ai fait manger moi-même à un cheval de trait, assez
fort et jeune encore, environ 1,750 grammes, sans qu'il en
ait paru sensiblement incommodé.

Malgré ces faits, je n'oserais pas conclure avec l'auteur que
je viens de citer, que la ciguë n'exerce aucune influence délétère sur les animaux solipèdes. Il est à ma connaissance qu'un
cheval auquel on avait fait prendre par mégarde un décoctum
préparé avec 128 grammes de ciguë sèche, est mort avec des
symptômes d'empoisonnement non équivoques. Cette fâcheuse
terminaison a été précédée d'abattement, de stupeur, de la dilatation des pupilles, de tremblements, de salivations, de nausées, de contractions spasmodiques dans les muscles des extrémités, de pirouettement du globe, de grincements de dents et
de sueurs froides et abondantes.

Il est positif que les ruminants supportent plus facilement
la ciguë que les autres animaux. A l'école vétérinaire de Lyon,
un bélier fut nourri pendant cinq jours avec cette plante sans
incommodité; mais il ne la mangeait que pressé par la faim; les
feuilles lui répugnaient moins que les tiges. On s'accorde généralement à la considérer comme tout-à-fait innocente pour les

(1) Compte rendu des travaux de l'École vétérinaire de Lyon, année 1847.
(2) *Revue médicale*. Septembre 1829.

chèvres, et il semblerait, au rapport de Linné, que les vaches en sont même friandes.

Cependant, au milieu de la sécurité que peuvent inspirer de semblables témoignages, il ne faut pas oublier que les propriétés vénéneuses de la ciguë varient beaucoup, suivant le climat où elle végète et la saison où elle est cueillie.

Il paraît qu'elle ne jouit de la plénitude de ses propriétés que dans les contrées méridionales de l'Europe, et lorsqu'elle est cueillie à l'époque où les fruits commencent à succéder aux fleurs.

Ces circonstances coïncident avec les observations faites en Suède par *Linné*, et surtout avec celles d'un botaniste russe, cité par M. Richard, qui assure qu'en certains lieux, comme aux environs d'Odessa, les paysans mangent impunément la ciguë, après l'avoir fait bouillir dans plusieurs eaux.

Considérée sous le point de vue thérapeutique, ce végétal pourrait peut-être convenir, en raison de l'action qu'il exerce sur le système nerveux, contre quelques-unes des maladies qui semblent avoir principalement leur siége dans ce système ou qui le mettent fortement en jeu. On lui a attribué aussi la propriété d'activer l'absorption interstitielle et d'agir comme fondant : de là l'emploi qu'on en a fait, tant à l'intérieur qu'à l'extérieur, dans les engorgements chroniques ordinaires, dans le farcin, dans le squirrhe et le cancer. C'est surtout contre ces deux dernières affections qu'il a été prôné par quelques médecins ; mais malheureusement l'expérience n'a pas plus justifié les éloges qui lui avaient été pompeusement prodigués sous ce rapport, qu'elle n'a justifié son efficacité contre le farcin.

Lorsqu'on veut faire prendre la ciguë aux animaux domestiques dans des vues curatives, on doit l'employer de préférence à l'état frais, la traiter par décoction, ou mieux la piler dans un mortier et en extraire le suc.

La dose pour le cheval ne doit guère s'élever au delà de 96 à 128 gramm. (3 à 4 onces), lorsqu'on en commence l'usage ; car il ne serait pas toujours sans danger d'en donner une grande quantité aux animaux, comme on a semblé le conseiller dans un ouvrage de pharmacie vétérinaire.

L'ÉTHUSE OU PETITE CIGUË (*æthusa cynapium.* L.), la *cicu-taire aquatique* ou *ciguë vireuse* (cicuta virosa. L.), et *le phel-landre aquatique* ou *fenouil d'eau* (phellandrium aquaticum. L.), qui sont des plantes voisines de la précédente, agissent toutes à peu près dans le même sens sur l'économie animale ; il paraît même qu'elles ont souvent plus d'activité.

LE TABAC. (*Nicotiana tabacum.* L.)

On nomme ainsi une plante exotique, annuelle, de la famille des solanées, de la pentandrie monogynie, originaire du Nouveau-Monde, acclimatée depuis long-temps en Europe, et qui, après avoir subi diverses préparations, constitue le tabac à fumer ou à priser, dont les usages sont, comme on le sait, si universellement répandus aujourd'hui parmi les hommes de toutes les nations, et dont on peut, dans quelques cas, tirer parti en thérapeutique.

Cette plante a une tige cylindrique, haute d'un mètre environ, légèrement ramifiée vers sa partie supérieure, pourvue de feuilles alternes, ovales, très-grandes, pubescentes et légèrement visqueuses. Ses fleurs sont roses, grandes, disposées en panicules au sommet de la tige.

Les feuilles sont les seules parties qui soient employées ; elles ont dans l'état frais une couleur verte assez vive, qu'elles perdent en séchant, pour en acquérir une jaune roussâtre. Leur saveur est amère, âcre et repoussante, leur odeur vireuse et nauséabonde. Cette odeur désagréable s'affaiblit beaucoup et devient piquante lorsqu'elles ont subi les préparations auxquelles on les soumet avant de les livrer au commerce ; mais elles conservent leur saveur âcre et toutes leurs propriétés délétères.

L'analyse chimique, faite par Vauquelin, y a démontré, 1.° une matière rouge, soluble dans l'eau et dans l'alcool, dont la nature n'a pas encore été déterminée ; 2.° un principe âcre, incolore, volatil, soluble dans les mêmes liquides que le précédent, et qui paraît être propre au tabac ; 3.° de la matière colorante verte ; 4.° de l'albumine ; 5.° de l'acide acétique, et 6.° différents sels à base d'ammoniaque et de chaux. Il est très-

probable que la force active du tabac se trouve concentrée dans
la matière rouge, et surtout dans la substance âcre dont la
nature approche de celles des huiles volatiles.

Le tabac, appliqué à l'économie animale, déploie une grande
activité; déposé à l'état pulvérulent sur la surface d'une plaie,
il l'irrite assez vivement; ses principes actifs étant facilement
absorbés, peuvent, en passant ainsi dans le sang, donner lieu
à des désordres généraux plus ou moins graves, et en tout
semblables à ceux qui suivent son introduction dans l'estomac;
traité par décoction et employé sur la peau (1) saine ou ulcérée,
en lotions, il amène plus sûrement encore ces désordres.

Ainsi donc, soit qu'on l'administre à l'intérieur, ou qu'on
l'applique à l'extérieur sur une surface absorbante, le tabac
détermine, dans les carnivores, des nausées, des vomissements,
des déjections stercorales; et dans tous les animaux, des tremblements généraux, des mouvements convulsifs, des vertiges et de
la somnolence interrompue par des mouvements spasmodiques.

Ces symptômes, ainsi que les lésions que présentent les animaux
qui y succombent, tendent à prouver que le tabac agit en irritant
les tissus qui en subissent directement l'application, et surtout
en pervertissant l'action du cerveau et de ses dépendances.

Les accidents qui suivent l'administration de cette substance
en ont fait restreindre l'usage à un petit nombre de cas. Préconisée et employée fréquemment à l'intérieur à titre d'émétique,
elle provoque en effet le vomissement avec facilité dans le chien,
le chat et même le cochon; mais comme elle irrite vivement l'estomac, il vaut mieux avoir recours aux émétiques ordinaires. Nous
avons eu dans nos infirmeries un petit chien que son maître avait
habitué à avaler de temps en temps une pincée de tabac. Cet
animal ne parut pas d'abord incommodé de cette singulière
habitude; il ne vomissait plus; mais au bout d'un certain temps

(1) On lit dans la *Matière médicale* de Bourgelat, que l'on a «vu le
» tabac, appliqué sur des plaies extérieures, purger avec violence et co-
» liques; et que sa décoction, employée contre la gale, à forte dose, oc-
» casionne la *répercussion de l'humeur,* et donne lieu à des dépôts mortels
» sur les viscères. »

ses digestions se troublèrent , il perdit l'appétit , et mourut dans un grand état de prostration. A l'ouverture de son corps, nous trouvâmes la membrane muqueuse de l'estomac parsemée de petites ulcérations superficielles, isolées les unes des autres.

On conseille la décoction de tabac pour composer des lavements irritants destinés à combattre certaines constipations opiniâtres, à favoriser le part, et à opérer une révulsion salutaire dans les affections comateuses. Lorsqu'on croit devoir faire usage du tabac pour remplir cette destination, il faut en surveiller soigneusement les effets ; car , employé de cette manière, il n'est pas non plus sans danger.

La même décoction peut être utilisée pour détruire les poux; mais alors il faut qu'elle soit plus chargée de principes actifs. On peut, pour une partie de tabac, prescrire huit ou dix parties d'eau.

Cette décoction , employée en lotions seule , ou associée au sel marin , sur les parties attaquées de gale ou de quelque autre irritation prurigineuse, favorise la guérison de ces maladies. Les bergers se servent de leur salive imprégnée des principes du tabac par la mastication, pour guérir la gale commençante de leurs moutons.

Nous ne parlerons point ici des succès que l'on dit avoir obtenus de l'emploi de cette substance dans plusieurs maladies graves de l'homme, telles que les hydropisies et le tétanos ; car des faits de cette nature sont si peu en harmonie avec les effets physiologiques du tabac, qu'ils ne doivent inspirer qu'une confiance extrêmement limitée.

Dans plusieurs contrées de la France, les maquignons qui veulent exposer en vente un cheval très-méchant, lui administrent du tabac en suspension dans l'alcool, afin de le plonger dans un état d'ivresse et de somnolence qui masque momentanément ses vices.

Administré sous nos yeux à un fort cheval de trait, à la dose de 128 grammes , en suspension dans un demi-litre d'eau-de-vie, le tabac n'a donné lieu à aucun phénomène remarquable; sans doute qu'il en faut une dose plus considérable pour produire l'espèce de narcotisme dont il est question.

LA NOIX VOMIQUE.

On désigne sous ce nom les graines du vomiquier (*Strichnos nux vomica*. L.), arbre exotique, de moyenne grandeur, de la pentandrie monogynie, faisant jadis partie de la famille des apocinées, mais rangé par les botanistes modernes dans celle des strychnées, qui croît dans l'île de Ceylan, la Cochinchine, la côte de Coromandel et autres contrées des Indes-orientales.

Ces graines sont renfermées, au nombre de quinze environ, au milieu d'une pulpe charnue, dans un fruit ovoïde de la grosseur d'une orange ; elles sont orbiculaires, déprimées, aplaties en forme de bouton, légèrement convexes d'un côté, concaves de l'autre, et marquées vers leur centre d'une espèce d'ombilic. Elles ont 15 à 18 millimèt. de largeur et 4 à 6 millimèt. d'épaisseur. Leur surface, grisâtre, douce au toucher, est recouverte d'une sorte de duvet très-court et très-serré, qui lui donne un aspect soyeux et velouté. Leur substance, dure, compacte, comme cornée, très-difficile à réduire en poudre, d'un jaune grisâtre, quelquefois brunâtre, est séparée par une cavité dont les parois sont très-rapprochées ; leur odeur est nulle, leur saveur âcre, amère et désagréable.

Soumise à l'analyse par MM. Pelletier et Caventou, la noix vomique a offert à ces chimistes, indépendamment d'une matière colorante, d'une huile concrète, et d'une certaine quantité de gomme, d'amidon, de bassorine et de cire, une nouvelle base salifiable végétale qui a reçu le nom de *strychnine*.

La Strychnine, dans son état de pureté, est blanche, cristallisée en petits prismes à quatre faces, inodore, d'une saveur excessivement amère et persistante, insoluble dans l'eau (1), peu soluble dans l'éther, très-soluble au contraire dans l'alcool.

C'est ce principe alcalin, trouvé ensuite un peu plus tard dans la fève de Saint-Ignace, dans l'upastieuté et dans la racine

(1) L'eau ordinaire, à la température de $+ 10°$, n'en dissout pas la **6** millième partie de son poids $(\frac{1}{6667})$; ni l'eau bouillante, la **2** millième partie du sien $(\frac{1}{2500})$.

du bois de couleuvrée, qui communique à la noix vomique les principales propriétés qui la distinguent. Il est naturellement uni dans cette substance avec un acide découvert par les mêmes chimistes, qui l'ont nommé *Igasurique*, mais qui paraît avoir beaucoup d'analogie avec l'acide malique impur.

La noix vomique est un des modificateurs les plus puissants de l'organisme animal. A dose un peu forte, elle détermine chez tous les animaux des désordres extrêmement remarquables: ces désordres offrent quelques différences suivant les espèces ; cependant leur ensemble présente toujours des traits caractéristiques, qui ne permettent pas d'en méconnaître la source. Ils s'annoncent en général par les symptômes suivants : contractions d'abord légères, puis très-fortes, de tous les muscles du corps, et par suite redressement de la colonne vertébrale : mouvements spasmodiques des doigts, piétinement, roideur du tronc et des membres, tremblement, opisthotonos, trismus, pirouettement du globe de l'œil, dilatation de la pupille, exaltation de l'irritabilité, telle que l'animal bondit lorsqu'on le touche ou seulement lorsque l'on fait du bruit, comme un ressort qui se débande; chute d'abord sur la mâchoire, puis sur le côté ; respiration laborieuse et accélérée ; par intervalle quelques instants de rémission, auxquels succèdent de nouvelles attaques; enfin la roideur tétanique allant toujours en augmentant, le thorax devient immobile, la respiration cesse, et l'animal meurt asphyxié.

La noix vomique détermine cette succession de phénomènes à doses beaucoup plus faibles, proportion gardée, chez les carnivores que chez les herbivores : quelques décigrammes suffisent souvent pour donner la mort au chien, tandis qu'il en faut quelquefois plusieurs grammes pour déterminer le même résultat dans le cheval. Cet agent toxique a sur les animaux de la première espèce une action plus dangereuse que les sels et les oxydes métalliques les plus actifs, parce qu'il s'oppose au vomissement, au moyen duquel ces animaux se débarrassent souvent des poisons minéraux les plus violents.

Il est peu de substances vénéneuses sur lesquelles on ait autant expérimenté que sur celle dont il s'agit. On l'a introduite dans l'économie animale par toutes les voies et sous toutes les formes. Pendant notre séjour comme élève à l'Ecole vétérinaire de Lyon, nous l'avons vu administrer en poudre fine, en fragments d'un certain volume, en décoction, torréfiée et concassée ensuite, incorporée dans le miel, et enfin mêlée aux aliments. Nous en avons fait ensuite nous-même plus tard, dans le même établissement, le sujet de quelques nouvelles expériences qui toutes sont venues confirmer les résultats déjà connus.

On considère la noix vomique comme un excitant du système nerveux, et principalement de la moelle épinière, produisant le tétanos, l'immobilité du thorax, et, par une conséquence nécessaire, l'asphyxie. En effet, les symptômes et les lésions cadavériques qui suivent son administration, se rattachent presque toutes à ces phénomènes. Rarement elle laisse des traces d'inflammation dans les premières voies.

L'on avait supposé que ses principes actifs étaient absorbés ; cependant rien ne prouve qu'ils passent dans le sang : les transfusions opérées par MM. Dupuy et Leuret, pour vérifier ce fait (1), tendraient même à faire résoudre négativement la question.

Les diverses préparations que l'on fait subir à la noix vomique ne donnent pas toutes des produits également actifs ; c'est ainsi que l'extrait aqueux a plus d'énergie que la poudre ; mais il en a beaucoup moins que l'extrait alcoolique, parce qu'il ne contient pas une aussi forte proportion que ce dernier de strychnine.

Comme moyen thérapeutique, la noix vomique a été pendant longtemps employée d'une manière tout-à-fait empirique, principalement contre le farcin et la morve ; beaucoup de maréchaux faisaient un secret de son emploi dans le traitement de ces dangereuses maladies ; ils donnaient d'abord une de ces graines râpée, ensuite 3, et ainsi successivement par nombre impair jusqu'à 7 ou 9. Il est superflu d'ajouter que jamais un pareil moyen n'a eu de résultats réellement satisfaisants. La

(1) *Journal pratique de médecine vétérinaire.*

noix vomique était même généralement abandonnée par les vétérinaires, lorsque de nouvelles expériences, ayant constaté son influence toute particulière sur le système nerveux, firent songer à l'employer d'une manière plus rationnelle dans les cas de paralysie. L'observation clinique semble avoir en effet justifié son utilité dans ces sortes de cas; cependant la théorie doit nous faire penser que ce moyen n'est point applicable à toutes les paralysies; qu'il serait inutile et peut-être dangereux dans celles qui tiennent à un état inflammatoire, ou à un ramollissement de la substance cérébrale ou du prolongement rachidien; car il ne pourrait qu'augmenter ces lésions par les secousses qu'il détermine.

Lorsqu'on se propose de soumettre les animaux à l'usage de la noix vomique, on la leur donne ordinairement en poudre, incorporée dans du miel ou dans du son; mais il serait plus convenable d'employer l'extrait alcoolique, ou du moins de la traiter par l'alcool, et d'étendre ensuite cette espèce de teinture dans un véhicule convenable. La dose de cette substance, à l'état pulvérulent, ne doit guère excéder celle de 8 grammes (2 gros) pour les grands animaux, ni celle de 1 décigram. (2 grains) pour les chiens de moyenne taille, sauf ensuite à augmenter graduellement ces doses, à mesure que l'on en prolonge l'usage.

Plusieurs arbres voisins de celui qui porte la noix vomique, fournissent différents produits dont les propriétés sont analogues à celles qui appartiennent à cette graine. Telles sont : La *fève de Saint-Ignace* qui provient d'un petit arbre des îles Philippines, et qui contient beaucoup de strychnine; l'*upasticuté*, qui n'est que le suc épaissi d'un végétal sarmenteux du genre strychnos, croissant spontanément à Java, où il est employé par les naturels du pays pour empoisonner leurs flèches; et l'écorce de *fausse angusture*, dont l'origine n'est pas encore parfaitement connue, quoique l'on sache qu'elle provient d'un arbre de l'Amérique du Sud, voisin des précédents, et dont l'action vénéneuse est due à une substance alcaline particulière, découverte par MM. Pelletier et Caventou, qui lui ont donné le nom de *brucine*.

Si notre travail avait pour but spécial la toxicologie vétérinaire, nous aurions à ajouter à la liste des végétaux narcotiques et narcotico-âcres dont nous venons de présenter l'histoire, le nom de plusieurs autres plantes ou produits organiques qui, doués de propriétés analogues, mériteraient de figurer dans les mêmes classes. Telles sont, entre autres :

1.º La Coque du levant, qui est le fruit de plusieurs arbres décrits par Linné sous le nom commun de *Menispermum cocculus*, dont tout le monde connaît les propriétés enivrantes pour les poissons, et qui ne paraît pas moins dangereuse pour le chien et la plupart des autres animaux domestiques.

2.º Les Graines de l'ivraie enivrante (*Lolium temulentum.* L.), qu'il ne faut pas confondre avec celles de l'ivraie vivace ou *ray-grass* (lolium perenne. L.), et qui exercent sur tous les animaux une action narcotique et délétère des plus marquées; quelques maquignons savent pourtant en tirer profit, pour engourdir les chevaux, et surtout les mulets méchants, qu'ils veulent exposer en vente.

3.º L'If (*Taxus baccata.* L.), dont l'influence délétère a été constatée par un grand nombre de faits, parmi lesquels il en est plusieurs dont nous avons été témoin.

4.º Enfin l'Acide hydrocyanique, que l'on regarde avec raison comme le plus subtil de tous les poisons.

Ces divers agents toxiques, n'ayant encore reçu aucune application thérapeutique importante, nous croyons inutile d'entrer dans de plus longs détails sur ce qui les concerne. Il en est un cependant dont l'action sur l'économie animale est si remarquable, que nous ne saurions nous dispenser d'entrer dans des détails circonstanciés à son égard : c'est l'acide hydrocyanique.

L'ACIDE HYDROCYANIQUE. (*Acide prussique.*)

Cet acide, dans son plus grand état de pureté et de concentration, est un liquide parfaitement transparent, incolore, d'une odeur forte, pénétrante, rappelant celle des amandes amères, d'une saveur fraîche d'abord, puis âcre et irritante. Il est beaucoup plus léger que l'eau (0,70 environ), et tellement volatil, qu'une goutte exposée à l'air libre produit, en s'évaporant en partie, assez de froid pour se congeler elle-même; cependant cette congélation ne peut s'opérer qu'à — 15°. Soumis à une température de + 26°,5, l'acide hydrocyanique entre en ébullition; par le contact d'un corps en ignition, il s'enflamme facilement et brûle sans laisser de résidu.

Cet acide est formé d'hydrogène et de cyanogène, qui lui-même est composé de carbone et d'azote. Ces divers éléments sont si faiblement unis entre eux, le produit qu'ils forment est si peu stable, qu'on ne peut conserver celui-ci, dans son état de pureté, au delà de quelques semaines, même à l'abri du contact de l'air et de la lumière. On assure qu'il se décompose, dans certains cas, en moins d'un jour; dans d'autres circonstances, il persiste plus longtemps; nous en avons conservé plusieurs fois au delà d'un mois. Etendu dans l'eau ou dans l'alcool, sa décomposition n'a plus lieu aussi promptement.

L'acide hydrocyanique pur (*anhidre*) s'obtient en décomposant à une douce chaleur le cyanure de mercure, au moyen de l'acide hydrochlorique ou de l'acide hydrosulfurique.

Dans le premier cas, on prend pour cette opération une petite cornue de verre tubulée, que l'on place sur un bain de sable, ou simplement sur le trépied d'un fourneau ordinaire; on adapte à son col un large tube de verre d'un mètre de longueur, que l'on place dans une position horizontale, et dont on remplit la première partie de fragments de marbre blanc, et la seconde de morceaux de chlorure de calcium fondu. Ensuite de l'extrémité libre de ce tube, on fait partir un autre tube recourbé qui va plonger dans un flacon entouré d'un mélange frigorifique, ou bien qui, fermé à la lampe, et enveloppé du même mélange, peut servir lui-même de récipient (1).

L'appareil étant ainsi disposé, et toutes les jointures soigneusement lutées, on introduit par la tubulure de la cornue le

(1) Il y a pourtant quelque avantage à employer pour cet usage un flacon, parce que l'on n'a pas besoin, après l'opération, de transvaser le produit; manipulation qui n'est pas toujours sans danger.

cyanure de mercure, puis de l'acide hydrochlorique un peu concentré; on bouche hermétiquement la tubulure, et l'on chauffe graduellement. Bientôt les deux composés réagissent l'un sur l'autre; le chlore de l'acide s'unit au métal du cyanure, tandis que le cyanogène de celui-ci se combine à l'hydrogène mis à nu, et constitue le nouvel acide, qui alors se volatilise, se purifie, en passant sur le marbre et sur le chlorure de calcium, et va se condenser dans la partie de l'appareil entouré du mélange réfrigérant. Comme il s'en liquéfie toujours une certaine quantité dans le tube horizontal, on chauffe de temps en temps celui-ci en promenant autour un charbon ardent.

Pour obtenir l'acide hydrocyanique au moyen de l'hydrogène sulfuré, il faut faire passer un courant de ce gaz sur du cyanure de mercure placé dans un gros tube de verre, dans lequel se trouvent aussi, mais placés à la suite, du carbonate de plomb (céruse) et des fragments de chlorure de calcium. Ce tube doit être disposé de manière à ce que l'on puisse placer quelques charbons ardents sous la partie qui contient le cyanure, afin de maintenir la température de celui-ci à 100 degrés environ. On le fait communiquer, d'une part, avec le vaisseau où doit se produire l'hydrogène sulfuré, et de l'autre, avec le flacon destiné à servir de récipient; on entoure ce flacon, comme précédemment, d'un mélange de sel et de glace, et on adapte à son goulot, non-seulement le tube conducteur, mais encore un tube capillaire droit, ouvert aux deux bouts.

L'opération doit être conduite avec ménagement, c'est-à-dire, que la production d'acide hydrosulfuré doit être lente et continue.

Si l'on voulait avoir de l'acide hydrocyanique étendu d'eau pour l'usage médicinal, on devrait se borner, comme l'a conseillé Vauquelin, à faire dissoudre dans l'eau le cyanure de mercure, et à le décomposer, comme précédemment, par un courant de gaz hydrogène sulfuré. Afin d'obtenir un acide toujours au même degré de concentration et de pureté, on emploie huit parties d'eau distillée pour une partie de cyanure; et lorsque la décomposition est complète, on filtre la liqueur, après quoi on la débarrasse de l'excès d'hydrogène sulfuré qu'elle contient, par l'addition d'une certaine quantité de carbonate de plomb, que l'on sépare ensuite par une nouvelle filtration.

L'acide hydrocyanique pur est, sans aucun doute, le plus actif de tous les poisons connus ; il n'est aucun animal qui résiste à son action. Une seule goutte déposée sur la langue d'un chien, sur la pituitaire, la conjonctive ou le tissu cellulaire, suffit souvent pour le faire périr en moins de quelques secondes ; presque jamais il ne résiste à la dose de 2 à 3 gouttes, et les chevaux succombent à celle de 10 à 20 gouttes ; sa vapeur n'est pas moins redoutable lorsqu'elle n'est mélangée qu'avec une petite masse d'air.

Son influence toxique s'annonce par une grande et profonde inspiration qui s'accompagne aussitôt de vertiges, de tremblements, de convulsions, de salivation, de déjections, et qui est bientôt suivie de la mort. Dans les animaux qui ne succombent pas immédiatement, on observe quelquefois une paralysie du train postérieur.

Ce poison agit sur le système nerveux en détruisant son action, et anéantissant la contractilité du tissu musculaire. Il est vraisemblable que son influence se propage au cerveau par voie de sympathie ; car s'il était nécessaire pour cela que ses molécules fussent transportées par le sang jusqu'à cet organe, ses effets ne seraient point aussi prompts.

Aucune lésion cadavérique ne vient déceler la présence de l'acide hydrocyanique dans les tissus organisés : on observe seulement que le système sanguin veineux est gorgé d'un sang noir et épais, que la conctractilité des principaux muscles de la vie animale et de la vie organique est anéantie immédiatement après la mort, et que certaines parties, telles que le sang, le cerveau et l'estomac, exhalent parfois une légère odeur d'amandes amères ; mais les recherches chimiques ne sont pas aussi infructueuses ; M. Lassaigne a démontré que l'on pouvait constater, au moyen de certains réactifs, la présence de ce poison dans les animaux, sur la langue desquels on en avait appliqué une seule goutte (1).

(1) Il résulte des intéressantes recherches de notre collègue, que le persulfate de fer permet de reconnaître 1 dix-millième d'acide hydrocyanique dissous dans une liqueur incolore, et que le deuto-sulfate de cuivre ac-

Cet agent si redoutable a pourtant été essayé comme moyen thérapeutique. Étendu d'eau ou d'alcool, et à très-petite dose, il excite légèrement l'estomac, augmente d'abord la fréquence du pouls ; bientôt à cette excitation passagère succède un ralentissement notable dans tous les mouvements organiques, et par suite une prostration générale plus ou moins remarquable.

Préconisé d'abord par M. Magendie contre la phthysie pulmonaire de l'homme, il a ensuite été essayé par d'autres médecins, contre l'épilepsie, la chorée, les névralgies, le cancer, les dartres ; mais l'expérience n'a pas parlé encore d'une manière assez positive en faveur d'un semblable moyen, pour engager les vétérinaires à l'employer dans leur pratique.

Celui qui se proposerait de faire quelques expériences à cet égard, devrait avoir recours à l'acide hydrocyanique médicinal, et l'étendre dans un véhicule convenable ; il ne devra pas oublier que les acides que l'on trouve dans les pharmacies ont un degré de concentration variable, et sont souvent dans un état de décomposition plus ou moins avancée.

On a conseillé, pour combattre les accidents occasionnés par l'acide hydrocyanique, l'emploi de l'ammoniaque ; si ce moyen peut contribuer à faire cesser plus promptement les symptômes d'empoisonnement, lorsque la mort n'est pas imminente, nous sommes porté à croire, d'après nos expériences, qu'il est impuissant dans le cas où la quantité d'acide employée a été suffisante pour déterminer promptement des effets mortels. Le chlore a été signalé aussi dans ces derniers temps comme antidote du poison dont il s'agit.

Plusieurs végétaux, et parties de végétaux indigènes qui sont doués de propriétés narcotiques et vénéneuses, doivent ces propriétés à l'acide hydrocyanique qu'ils contiennent : tels sont le *laurier-cerise*, le *merisier à grappes*, les *amandes amères*, les *fleurs de pêcher*.

---

cuse la présence d'une quantité d'acide moitié moins grande que la première, c'est-à-dire 1 vingt-millième.

SIXIÈME CLASSE D'EXCITANTS SPÉCIAUX.

MÉDICAMENTS QUI SEMBLENT AGIR PLUS PARTICULIÈREMENT SUR LE SYSTÈME CAPILLAIRE GÉNÉRAL, ET TENDENT A AUGMENTER L'ABSORPTION INTERSTITIELLE.

Improprement *Fondants.*

En cherchant à classer les médicaments, d'après les considérations qui offrent le plus d'intérêt pour le vétérinaire, c'est-à-dire, d'après leur manière d'agir sur l'économie animale, nous ne nous sommes pas dissimulé les difficultés d'une tâche semblable. Ces difficultés, plusieurs fois déjà signalées par nous, se reproduisent ici avec plus de force que jamais. Toutefois, ceux qui seront convaincus de l'obscurité qui règne encore sur la manière d'agir d'un certain nombre d'agents pharmacologiques, doués cependant de grandes vertus, ne seront point étonnés de les trouver réfractaires à tout rapprochement véritablement méthodique.

Si, adoptant le système synthétique suivi aujourd'hui en médecine, par des auteurs qui préfèrent nier les faits qu'ils ne peuvent expliquer d'après les théories reçues, plutôt que de les constater purement et simplement; si adoptant, disons-nous, ce système, nous avions rangé à côté des excitants ordinaires les médicaments auxquels nous consacrons ce chapitre, aurions-nous suivi une marche plus rationnelle? Nous ne le pensons pas.

En effet, bien qu'ils soient capables d'exciter et même d'irriter très-fortement les organes mis en relation avec eux, ces médicaments ne sont pourtant jamais administrés dans le but de produire la médication excitante ordinaire. Les plus grands partisans de l'*unité médicale* les laisseraient certainement de côté, s'ils se proposaient simplement de donner une plus grande énergie ou une nouvelle activité à l'ensemble des fonctions organiques.

Sous ce rapport, ils forment véritablement une classe à part, dans laquelle les praticiens sans prévention puisent encore cha-

que jour, lorsqu'ils ont pour but de modifier le système absorbant. Sans doute, de pareilles vues sont souvent hypothétiques;
mais que de prétendues théories en médecine, qui ont été prô-
nées comme infaillibles, et qui, dans la réalité, sont peut-être
plus hypothétiques encore que les idées sur lesquelles sont fondées les indications des médicaments dont il s'agit!

Il nous serait facile de trouver des arguments en faveur de
ces idées dans les doctrines actuellement en vogue dans quelques parties de l'Europe : ainsi, si nous consultions certains
auteurs anglais, ils nous diraient qu'il existe des agents thérapeutiques, parmi lesquels les mercuriaux tiennent le premier
rang, qui étant portés par voie d'absorption dans le sang, ont
la propriété d'exciter les vaisseaux capillaires débilités, sans
augmenter sensiblement l'action du cœur et des gros vaisseaux (1); mais comme ces citations ne nous permettraient
guère que d'ajouter des hypothèses à des faits déjà douteux,
nous nous abstiendrons de les multiplier, pour revenir de suite
aux observations que l'expérience nous semble justifier.

Or, l'expérience nous apprend que, sous l'influence de certains agents chimiques, le mouvement de décomposition acquiert une nouvelle activité dans les principaux tissus de l'économie, et notamment dans le corps des thyroïdes, dans les glandes mammaires, les testicules et les ganglions lymphatiques ;
c'est du moins ce que semblent attester certains engorgements
chroniques, et les hypertrophies dont ces parties sont souvent le
siége, qui, ayant d'abord résisté aux médications les plus énergiques, cèdent ensuite à l'action des composés dont il s'agit.

Sans doute, de semblables effets thérapeutiques ne démontrent pas d'une manière irrécusable que ces composés aient la
propriété d'exercer spécialement leur puissance sur les vaisseaux
absorbants; car enfin la nouvelle activité que semblent alors
acquérir ces vaisseaux, pourrait fort bien dépendre d'un phénomène beaucoup plus complexe que celui que nous supposons :
d'un autre côté, la diminution de volume qui signale ce phéno-

(1) *The Edimburg Journal of medical science.* April 1827.

mène, pourrait bien aussi être le résultat, non d'un surcroît d'activité dans le mouvement de décomposition, mais celui d'un ralentissement dans le mouvement de composition. Tout cela se conçoit en théorie. Cependant, puisqu'il y a diminution dans la masse des molécules constituantes des parties, il nous paraît rationnel de supposer que les petits vaisseaux chargés de soutirer en quelque sorte ces molécules et de les éliminer, ont augmenté d'activité, jusqu'à ce que le contraire soit démontré.

Nous ne connaissons aucun nom, parmi ceux employés en pharmacologie, qui soit propre à indiquer collectivement les substances qui semblent exercer plus particulièrement leur influence sur le système absorbant. Celui de *fondant*, très-usité jadis dans le langage des humoristes, et qui était donné à tous les médicaments que l'on supposait doués de la propriété de dissoudre, de fondre les engorgements lymphatiques, ne saurait leur être consacré; car cette dénomination entraînant l'idée de dissolution, de fusion d'une humeur coagulée, qu'aucun fait ne démontre, et exprimant en outre un effet secondaire très-variable, susceptible d'être obtenu par des moyens différents, ne saurait convenir pour indiquer une classe particulière de médicaments.

C'est d'après les mêmes idées que l'on avait admis des *atténuants*, des *désobstruants*, des *apéritifs*. Ces derniers étaient censés ouvrir les conduits propres à l'organisme et faire couler ainsi par les voies naturelles les molécules morbifiques. Ils étaient opposés, sous certains rapports, aux *altérants*; ceux-ci, en effet, étaient généralement regardés comme doués de la propriété de modifier l'économie animale, de manière à la ramener de l'état maladif à l'état de santé sans donner lieu à aucune évacuation, ni à aucun autre phénomène immédiat appréciable.

Quelques auteurs de pharmacologie partageaient tous les agents médicamenteux en deux grandes séries : les *altérants* et les *évacuants;* mais cette distinction n'a en elle-même rien de tranché, et consiste moins dans la nature de ces agents que dans la manière dont on les emploie. Ainsi les substances les plus éminemment évacuantes ne provoquent aucun phénomène sensible lorsqu'on les administre à doses fractionnées. D'une autre part, plusieurs altérants excitent souvent des évacuations plus ou moins abondantes.

Il faut avouer cependant que ces phénomènes sont en quelque sorte accidentels, et que parmi les médicaments réputés altérants, il en est fort peu qui soient réellement prescrits dans le but de susciter des effets immédiats très-apparents. Cette observation s'applique surtout à ceux que nous avons ici principalement en vue, c'est-à-dire aux préparations mercurielles, et à quelques composés d'iode et de chlore.

Ces substances doivent effectivement être administrées à doses *altérantes*, afin d'opérer la modification que l'on a lieu d'en espérer, sans que l'on ait à craindre les accidents qui pourraient résulter de leur emploi à des doses trop élevées; car la plupart d'entre elles agissent à la manière des poisons les plus vénéneux, lorsqu'elles ne sont pas maniées avec discernement. La méthode la plus convenable est de les donner d'abord à faibles doses, que l'on augmente ensuite graduellement, et dont on surveille soigneusement les effets.

Comme il est presque toujours nécessaire d'en prolonger longtemps l'usage, et que leur puissance s'affaiblit sous l'influence de l'habitude, il est urgent d'en suspendre de temps en temps l'administration et d'en varier la prescription.

Les médicaments dont il s'agit sont principalement indiqués contre les inflammations et les engorgements chroniques et indolents de certains organes glanduleux, tels que les testicules, les mamelles, les glandes salivaires et les thyroïdes. L'on a eu aussi quelquefois à se louer de leur emploi dans les affections qui intéressent les ganglions et les vaisseaux lymphatiques. Cependant les succès ont presque toujours été incertains ou éphémères, lorsque ces affections se présentaient avec les caractères de la morve ou du farcin.

Ces médicaments n'exercent pas tous d'ailleurs une influence uniforme sur les différents organes qui viennent d'être nommés : les uns agissent plus particulièrement sur les corps thyroïdes, les glandes mammaires et les testicules; d'autres sur les glandes salivaires, etc.

Pour obtenir les effets thérapeutiques qu'il est permis d'en espérer, on peut en faire usage tant à l'extérieur qu'à l'intérieur. Lorsque la maladie qu'ils sont destinés à combattre est locale, et que la partie qui en est le siége est située peu profondément, il vaut mieux les appliquer en frictions que de les administrer par la bouche. Si d'ailleurs on voulait obtenir un résultat plus prompt et plus assuré, on pourrait les employer de l'une et de l'autre manière, en s'abstenant toutefois de les faire prendre à l'intérieur, s'il existait des signes évidents d'irritation gastro-intestinale ; car, dans ce cas, ils ne pourraient qu'aggraver l'état du sujet, et souvent même compromettre son existence.

Toutes les substances dont nous avons à traiter dans cette classe sont tirées du règne minéral. Nous avons déjà cité les plus remarquables : ce sont le mercure et ses principales préparations, l'iode et les différents composés qui en dérivent, le chlore et les principaux chlorures.

LE MERCURE.

Ce métal, connu depuis les siècles les plus reculés, est l'un de ceux sur lesquels les alchimistes et les chercheurs de la panacée universelle avaient fondé le plus d'espérances. Son éclat brillant et la mobilité de ses molécules lui avaient valu de leur part le nom de *vif-argent*.

Rangé par les chimistes modernes parmi les métaux qui ne décomposent l'eau à aucune température, qui absorbent l'oxygène de l'air au-dessous de la chaleur rouge, et dont les oxydes sont cependant réductibles par l'effet seul du calorique, le mercure se distingue de tous les autres corps de même nature par son extrème fluidité. Il est blanc, brillant, légèrement bleuâtre, insipide, inodore, environ treize fois et demie aussi pesant que l'eau distillée (13,568).

Exposé à un froid de quarante degrés, il se congèle et devient légèrement malléable ; à la température ordinaire, il répand dans l'air de petites quantités de vapeur ; mais il n'entre en ébullition et ne se vaporise entièrement qu'à celle de + 350°.

Le mercure est susceptible de s'unir avec un grand nombre de corps simples, tels que l'oxygène, le chlore, l'iode, le soufre, et de donner ainsi naissance à des oxydes, à des chlorures, à des iodures et à des sulfures dont la thérapeutique tire parti.

Trituré avec la graisse, le miel, la térébenthine ou toute autre substance épaisse et visqueuse, il se divise au point de perdre tout éclat métallique.

Plusieurs acides minéraux, et notamment l'acide sulfurique et l'acide nitrique, attaquent vivement le mercure, surtout à chaud, lui cèdent de l'oxygène, se combinent ensuite avec lui, et donnent ainsi naissance à des composés salins.

On trouve le mercure dans le sein de la terre, à l'état natif ou de chlorure, mais le plus souvent et le plus abondamment à l'état de sulfure.

Pour le revivifier de ce sulfure, on le mélange avec de la chaux ou des copeaux de fer ; on introduit le tout dans des cornues de grès ou de fonte, et l'on distille à feu nu, en ayant la précaution de recevoir le produit dans des récipients remplis d'eau.

Dans quelques grandes exploitations, on opère dans des fourneaux particuliers où la calcination seule, aidée des courants d'air, suffit pour opérer la revivification dont il s'agit.

Le mercure que l'on trouve dans le commerce est fréquemment altéré par du bismuth, de l'étain ou du plomb. Ces sortes d'alliages se reconnaissent aisément en ce qu'ils salissent les doigts, et en ce que leurs globules, au lieu d'être arrondis et de couler vivement quand on les promène sur une assiette, s'allongent et forment une sorte de queue. Si l'on voulait constater d'une manière certaine cette falsification, et s'assurer des proportions dans lesquelles elle a été faite, il suffirait d'évaporer un poids déterminé d'alliage et de peser le résidu.

Il existe peu de substances métalliques qui fournissent à la thérapeutique autant de préparations médicamenteuses que le mercure. Quoique ces préparations soient loin d'avoir des propriétés identiques, elles exercent cependant sur l'économie certains effets qui leur sont communs. Leur action locale se rapporte à celle des excitants ordinaires ou à celle des irritants et des caustiques.

Plusieurs d'entre elles (les pommades mercurielles) , pénétrant facilement à une certaine profondeur dans les tissus, donnent une nouvelle activité à l'absorption interstitielle, sans cependant susciter des phénomènes d'excitation aussi marqués que ceux qui accompagnent l'emploi de certaines substances irritantes, qui n'ont pas cependant, à beaucoup près, autant d'influence sur l'absorption. C'est à cause de cette manière d'agir que les pommades mercurielles sont fréquemment employées contre certains engorgements chroniques qui ne sont point encore tout-à-fait indolents, principalement contre ceux qui s'établissent dans les ganglions lymphatiques et les organes glanduleux. Ce n'est que par un scepticisme outré que l'on a pu être conduit à écrire que ces pommades, étendues sur diverses tumeurs, n'agissent pas autrement que ne le ferait telle autre préparation excitante.

Administrés à l'intérieur, les mercuriaux irritent plus ou moins vivement la surface gastro-intestinale ; quelques-uns peuvent même en opérer la désorganisation partielle (sublimé), et agir par conséquent à la manière des poisons âcres et caustiques.

Cependant, lorsqu'ils sont employés avec prudence, leurs molécules , facilement absorbées , vont exercer leur influence sur l'ensemble de l'organisme, sans qu'il en résulte d'irritation marquée dans les premières voies. Toutefois, cette influence secondaire des mercuriaux ne paraît pas intéresser au même degré tous les systèmes organiques ; l'observation nous apprend qu'ils agissent plus particulièrement sur le système lymphatique, et qu'ils tendent à donner une nouvelle activité au mouvement de décomposition qui s'opère sans cesse dans la trame des tissus.

On remarque effectivement que sous leur influence certains engorgements chroniques ganglionnaires diminuent ou même disparaissent entièrement, que la graisse est résorbée, et que l'amaigrissement survient.

Guidés par l'observation de ces faits, beaucoup de vétérinaires ont eu recours aux médicaments dont il est question, pour combattre la morve et le farcin ; mais les résultats qu'ils en ont obtenus n'ont malheureusement justifié que bien rarement les espérances que l'on avait pu en concevoir. Nous avons nous-même essayé la plupart d'entre eux sans aucun succès réel.

On sait depuis longtemps que ces médicaments exercent chez l'homme une action spéciale sur les glandes salivaires et sur la membrane muqueuse de la bouche, par suite de laquelle ces parties se gonflent, deviennent douloureuses, et donnent lieu à une abondante excrétion de salive.

Bien que je n'aie jamais observé par moi-même de semblables effets sur les sujets que j'ai soumis à l'usage des préparations mercurielles, je ne saurais douter cependant que les grands quadrupèdes n'y soient réellement exposés ; car plusieurs praticiens dignes de confiance ont recueilli des faits qui prouvent que chez les solipèdes, ainsi que chez les ruminants, la membrane de la bouche, les glandes salivaires et toutes les parties environnantes, sont susceptibles, sous l'influence d'un traitement mercuriel, d'éprouver un gonflement inflammatoire très-douloureux, accompagné de salivation (1). On sait aussi, par expérience, que les bêtes à laine supportent difficilement un semblable traitement, et qu'elles sont extrêmement sensibles à son influence.

Sans doute, des accidents de cette nature sont rarement à craindre dans les grands herbivores ; mais il suffit qu'ils aient été observés quelquefois, pour engager les praticiens à surveiller l'action des mercuriaux sous ce rapport, lorsqu'ils se proposent d'en soutenir pendant longtemps l'usage.

Ajoutons, pour terminer ce qui nous reste à dire sur ces médicaments en général, que la plupart d'entre eux, en excitant à leur manière l'organe cutané, lorsqu'ils sont étendus à sa surface, sont propres à changer le mode des irritations chroniques

---

(1) Compte rendu des travaux de l'École vétérinaire de Lyon, années 1818, 1819 et 1827.

qui y ont leur siége, et qu'ils peuvent ainsi devenir fort utiles dans le traitement de la gale, des dartres et de plusieurs autres maladies de la peau.

LE PROTOCHLORURE DE MERCURE.
(*Mercure doux, Calomélas.*)

Ce composé binaire, résultat de la combinaison de 100 parties de mercure et de 18 parties de chlore, se présente dans les pharmacies tantôt sous forme de masses cristallines, brillantes, demi-transparentes, et ayant plus de 7 fois la pesanteur de l'eau sous le même volume (7,17); tantôt sous celle d'une poudre fine, blanche, insipide, inodore et insoluble dans l'eau.

Dans l'un comme dans l'autre de ces états, le protochlorure de mercure est inaltérable à l'air; cependant il brunit peu à peu sous l'influence de la lumière; exposé à l'action de la chaleur, il se volatilise sans s'altérer, et fournit, en se condensant, des cristaux prismatiques à quatre faces, terminés par des pyramides ayant le même nombre de côtés.

Le chlore le dissout en le transformant en deutochlorure. L'acide nitrique bouillant produit le même effet, et détermine de plus la formation d'un peu de nitrate de mercure. Le soufre et le phosphore, aidés de la chaleur, le décomposent, en s'unissant tout à la fois à ses deux éléments. Les solutions de potasse, de soude, d'ammoniaque et de chaux, en opèrent également la décomposition, en donnant lieu à un précipité noir, formé de protoxyde de mercure.

Le protochlorure de mercure est toujours un produit de l'art. On l'obtient dans les laboratoires en triturant dans un mortier de verre parties égales de sublimé corrosif légèrement humecté et de mercure coulant, et en sublimant le mélange (après l'avoir fait préalablement sécher à une douce chaleur) dans un matras à fond plat, ou dans des fioles à médecine. Dans cette opération, le mercure ajouté se combine au deutochlorure, s'empare de la moitié du chlore qu'il contient, et le ramène ainsi à l'état de protochlorure. Mais, pour que cette nouvelle combinaison soit très-intime, il faut pulvériser le produit, et le soumettre une seconde fois à la sublimation.

On obtient aussi le mercure doux, en faisant chauffer comme précédemment, dans des vaisseaux sublimatoires, un mélange de sel marin décrépité (2 parties) et de protosulfate de mercure desséché (3 parties). L'oxygène et l'acide sulfurique du sulfate se portent sur le sodium du sel marin, tandis que le chlore de celui-ci s'unit au mercure, et donne naissance au protochlorure, qui, étant volatil, vient s'attacher à la voûte des vaisseaux. Ce procédé est plus économique que le premier; ni l'un ni l'autre toutefois ne donnent un produit parfaitement pur; il contient toujours un peu de deutochlorure dont il faut soigneusement le débarrasser, en le pulvérisant, et le lavant à plusieurs reprises avec de l'eau distillée.

Les pharmaciens soigneux de leur réputation suivent aujourd'hui un procédé qui donne des résultats bien plus satisfaisants : après avoir fait un mélange semblable à celui qui vient d'être indiqué, ils l'introduisent dans une cornue de grès, et disposent leur appareil de manière à recevoir la vapeur de protochlorure, qui doit s'échapper de cette cornue dans un ballon de verre où arrive continuellement de la vapeur aqueuse. A mesure que la condensation s'opère, le mercure doux se précipite avec l'eau en une poudre blanche et absolument impalpable.

On connaît généralement dans les pharmacies le chlorure ainsi obtenu, sous le nom d'*hydro-sublimé* de Howard et de Jewel (1).

Enfin on prépare encore le protochlorure de mercure en versant une solution de sel marin dans une solution de protonitrate acide de mercure. A l'instant où s'opère le mélange des deux liqueurs, il se forme un nuage blanc, épais et abondant, qui ne tarde pas à se déposer, et qui, étant lavé et desséché, prend communément le nom de *précipité blanc.*

(1) Voyez le *Dictionnaire des Drogues simples et composées;* par A. Chevalier et A. Richard.

Le protochlorure de mercure est sans contredit de toutes les préparations qui ont ce métal pour base, celle dont l'action sur l'économie animale est la moins vive, et c'est sans doute ce qui lui a valu le nom de mercure doux, sous lequel il est généralement connu; mais pour mériter ce titre, il faut qu'il soit complétement débarrassé du deutochlorure, du nitrate ou du sulfate de mercure qu'il pourrait contenir, sans quoi il pourrait donner lieu à des accidents funestes : j'ai été à même d'en observer plusieurs exemples. Lorsqu'il est administré à doses réfractées, il est absorbé, et agit à la manière des autres mercuriaux; mais indépendamment de l'influence générale qu'il peut avoir sous ce rapport, il exerce sur le canal digestif une action locale, à la suite de laquelle se manifeste une véritable purgation, surtout dans les animaux carnivores. C'est sans doute en raison de ce dernier effet qu'il tend à débarrasser le conduit alimentaire des entozoaires qui s'y établissent; peut-être a-t-il aussi sur ces hôtes parasites une influence délétère. Au demeurant, ses vertus, sous ce rapport, ont été reconnues assez puissantes, pour justifier l'emploi fréquent que l'on en fait à titre d'anthelmintique dans la médecine de l'homme, et pour nous engager à ne pas le négliger dans celle des animaux.

Pour l'usage externe, le mercure doux a reçu plusieurs applications utiles. Incorporé dans un corps gras, et étendu ensuite sur certaines surfaces ulcérées (dartres) il peut en amener la guérison (1). Insufflé, dans son état de pureté, à la surface de l'œil, il tend à faire disparaitre les taies et les nuages de la cornée transparente. Peut-être n'agit-il ici que comme une poudre inerte, dont la présence, entre les paupières et la surface du globe, détermine une irritation salutaire; mais quelle que soit l'idée que l'on attache à son mode d'action, le fait est que nous avons eu plusieurs fois à nous en louer sous ce rapport.

Lorsqu'on veut administrer ce médicament à l'intérieur, il faut l'incorporer dans le miel, ou bien le mettre en suspension

____

(1) C'est celui obtenu par précipitation (précipité blanc) qui est recommandé sous ce rapport. (Voyez le *Formulaire*.)

dans un liquide visqueux. Sa dose varie, pour le cheval, depuis 8 grammes (2 gros) jusqu'à 32 grammes (une once); pour le bœuf, depuis 16 grammes (4 gros) jusqu'à 48 gram. (1 once et demie); et pour le chien, depuis 10 ou 15 centigrammes (2 ou 3 grains), jusqu'à 2 grammes (demi-gros), suivant la taille des animaux et le but qu'on se propose.

LE DEUTOCHLORURE DE MERCURE.
(Sublimé corrosif.)

Ce chlorure, désigné aussi sous les noms de *muriate oxygéné de mercure*, d'*oxymuriate de mercure*, et plus généralement encore sous celui de *sublimé corrosif*, se rencontre ordinairement dans le commerce sous forme de masses blanches, compactes, pesantes, demi-transparentes sur leurs bords, convexes, unies et luisantes d'un côté, concaves et hérissées de petits cristaux brillants de l'autre. Il est inaltérable à la lumière; mais l'air atmosphérique en ternit la surface, en y produisant une sorte d'efflorescence. Son odeur est nulle; sa saveur âcre et caustique laisse dans la bouche une impression styptique, métallique, extrêmement persistante et désagréable. Il est un peu moins lourd que le mercure doux : sa densité, comparée à celle de l'eau distillée, est de 5,139.

Soumis à l'action de la chaleur, il se volatilise sans éprouver aucune altération, et répand dans l'air d'abondantes vapeurs blanches, âcres, piquantes, très-dangereuses à respirer. Lorsque l'expérience est faite à vaisseau clos, il cristallise en aiguilles ou en prismes quadrangulaires sur les parois du vase.

Traité par l'eau bouillante, il s'y dissout dans les rapports d'un tiers; et par l'eau froide, dans ceux seulement d'un dix-huitième à un vingtième. L'alcool et l'éther le dissolvent presque aussi facilement que l'eau bouillante.

Ainsi dissous, le deutochlorure de mercure peut être décomposé par la potasse, la soude, la chaux, la baryte, en fournissant un précipité floconneux de deutoxyde de mercure, de couleur rouge brique ou jaune serin. L'ammoniaque y fait naître un précipité blanc, qui paraît être formé d'hydrochlorate d'ammoniaque et de deutoxyde de mercure. Les sulfures alcalins, le tartre émétique, les savons, le fer, le cuivre, le zinc, et la plupart des substances organiques, particulièrement celles qui contiennent du tannin, de l'albumine ou du gluten, en opèrent également la décomposition.

Les deux derniers principes ont surtout une action remarquable sur le sublimé corrosif; ils le transforment sur-le-champ en protochlorure, le rendent par cela même insoluble et beaucoup moins actif. M. Taddei a expérimenté que l'action d'un grain de sublimé peut être anéantie par 13 de gluten sec, 25 de gluten frais, et 5 à 600 grains de farine (1). Aussi considère-t-on ces substances comme les meilleurs moyens à employer dans le cas d'empoisonnement par le deutochlorure de mercure; mais par cela même qu'elles diminuent l'énergie de celui-ci, on recommande de ne les lui associer que le moins possible lorsqu'on veut l'administrer à titre de remède.

On peut obtenir le deutochlorure de mercure par un grand nombre de procédés différents. Celui qui paraît être le plus généralement suivi aujourd'hui, consiste à faire un mélange intime et à parties égales, de deutosulfate de mercure desséché (2), et de chlorure de sodium (sel marin) décrépité; à introduire ce mélange dans des matras de verre que l'on place sur un bain de sable, et que l'on chauffe graduellement. Dans les premiers instants de l'opération, on laisse les matras ouverts pour laisser dégager l'humidité contenue dans le mélange; ensuite on en bouche imparfaitement l'orifice en renversant sur la partie supérieure du col de petits pots de terre. On continue le feu pendant un temps variable, suivant la quantité de matière

---

(1) *Dictionnaire des Drogues simples et composées;* par MM. A. Chevalier et A. Richard.

(2) On obtient ce sel en faisant réagir dans une capsule de porcelaine, et à l'aide du feu, parties égales en poids de mercure coulant et d'acide sulfurique, jusqu'à ce que le tout soit pris en une masse sèche. On a soin de se mettre à l'abri des vapeurs d'acide sulfureux qui se dégagent abondamment.

sur laquelle on agit ; si les vaisseaux en contiennent chacun une ou deux livres, l'opération n'exige pas moins de 8 ou 10 heures pour être à peu près complète. A mesure que la réaction s'opère, il se forme du sulfate de soude qui reste au fond de ces vaisseaux, et du deutochlorure qui se sublime à leur voûte. Pour recueillir ce produit, on laisse refroidir le bain, on en retire les matras, et on les brise vers la partie inférieure.

Le deutochlorure de mercure ainsi obtenu est presque toujours mêlé de protochlorure, surtout lorsque, comme cela arrive ordinairement, le deutosulfate employé contient du protosulfate. C'est pour prévenir cet inconvénient que l'on conseille d'ajouter aux matières destinées à fournir le nouveau produit, du peroxyde de manganèse.

Le deutochlorure de mercure est formé des mêmes éléments que le protochlorure ; mais il contient 36 parties de chlore sur 100 de métal, au lieu de 18 que renferme ce dernier.

Il peut paraître d'abord assez extraordinaire que deux corps de composition aussi analogue aient des effets aussi différents ; cependant je crois que l'on peut se rendre raison jusqu'à un certain point de cette différence, par celle qui existe dans la solubilité de ces corps, et dans le degré de stabilité de leurs éléments : on sait que le mercure doux est insoluble, et que les principes organiques avec lesquels il se trouve en rapport après son administration, sont sans action sur lui, tandis que le sublimé corrosif se dissout facilement dans l'eau, et tend à peu près constamment à se décomposer lorsqu'il se trouve en contact avec des matières organisées.

C'est, je n'en doute pas, à cette double cause que l'on doit attribuer l'action si énergique de ce dernier chlorure sur l'économie animale. En effet, il corrode et tend à détruire tous les tissus qu'il touche.

Administré au chien à la dose de 3 à 4 décigrammes (6 à 8 grains), il agit à la manière des poisons minéraux les plus violents. Il produit de l'agitation, de l'anxiété, des nausées, des vomissements, des évacuations alvines répétées, et une profonde prostration, dont la mort peut être le terme. Une quantité à peu près semblable, appliquée sur le tissu cellulaire de la cuisse, donne lieu, selon M. Orfila, dans l'espace de 20 à 40 heures, au même résultat, et 4 centigrammes injectés dans les veines suffisent pour déterminer, dans un espace de temps beaucoup plus court, une terminaison semblable.

Lorsqu'il est appliqué à l'extérieur, il est quelquefois absorbé et transporté dans le torrent de la circulation; il exerce alors son action délétère sur le canal digestif; et même sur le cœur et le poumon, d'après certains observateurs.

Les animaux herbivores sont, proportionnellement à leur taille, moins sensibles à son influence que les carnivores. On peut le donner au cheval à titre de médicament, depuis la dose de 9 à 10 décigram. (18 à 20 grains), jusqu'à celle de 4 grammes (un gros).

Il convient de le leur faire prendre en solution dans l'eau distillée, ou dans tout autre véhicule qui ne puisse pas en opérer la décomposition. On a cru pourtant remarquer qu'il était parfois préférable de le donner sous forme pulvérulente mêlé dans le son. De quelque manière qu'il soit administré, il est rare que les matières contenues dans le conduit alimentaire n'altèrent pas sa composition. Sans doute c'est à cette circonstance, beaucoup plus marquée dans les herbivores que chez les carnivores, qu'il faut attribuer en grande partie la différence que présente dans ces deux classes d'animaux l'agent dont il s'agit, relativement à son degré d'énergie.

L'usage du sublimé corrosif à l'intérieur a été conseillé contre la morve, le farcin, les engorgements chroniques qui semblent avoir leur siége dans le système lymphatique, et contre certaines affections cutanées, anciennes et rebelles; mais il faut avouer que les tentatives faites dans ces différents cas ont eu bien rarement le succès que l'on pouvait s'en promettre.

Le sublimé a, pour l'usage externe, des avantages plus nombreux et plus positifs. Dissous dans l'eau, et employé sous forme de lotions, il peut être fort utile dans le traitement de la gale, des dartres, des eaux aux jambes, anciennes, de certains ulcères atoniques. Traité par une solution de chaux, il

forme l'*eau phagédénique*, qui est propre à remplir à peu près
les mêmes indications, quoiqu'elle ait beaucoup moins d'activité.

Le deutochlorure de mercure est susceptible de s'unir, par
l'intermède de la chaleur ou de l'eau, à l'hydrochlorate d'ammoniaque, et de former un composé qui était autrefois employé
en médecine sous les noms de *sel alembroth*, *sel de la sagesse*,
mais qui est maintenant tout-à-fait négligé.

On se sert fréquemment aussi du sublimé corrosif dans la
chirurgie vétérinaire, pour détruire les boutons farcineux, et
pour établir des exutoires. Nous pensons qu'il faut être très-
circonspect dans son emploi sous ce double rapport; car il peut
être absorbé, et donner lieu à des accidents fâcheux (1).

Enfin, conseillé dans ces derniers temps par M. Girard pour
détruire l'ulcération du cartilage latéral du pied dans le cas de
javart, il a eu déjà des résultats encourageants.

LE SULFURE DE MERCURE.

Quoiqu'il existe plusieurs sortes de sulfure de mercure, peut-
être n'y en a-t-il qu'un seul qui ait des proportions définies.
Celui que l'on connaît dans les officines sous le nom d'*éthiops
minéral*, et que l'on prépare en triturant dans un mortier deux
parties de soufre sublimé avec une partie de mercure coulant,
jusqu'à extinction complète de ce métal, n'est pas réellement
un sulfure particulier, mais bien un simple mélange de deuto-
sulfure de mercure et de soufre.

Il en est à peu près de même de l'éthiops préparé par fusion,
c'est-à-dire de celui que l'on obtient en faisant tomber une pluie
de mercure sur une masse de soufre (égale à la sienne) tenue
en fusion dans un vaisseau de terre non vernissé.

Le produit obtenu par l'un ou l'autre procédé se présente
sous l'aspect d'une poudre noire, très-pesante, inodore, insoluble dans l'eau, et par conséquent insipide, susceptible de se

(1) Voyez le Compte rendu des travaux de l'École vétérinaire de Lyon,
année 1827.

volatiliser par l'action de la chaleur, et de se décomposer par celle de la soude, de la chaux, de la potasse, du fer, lorsque la température est élevée un peu au-dessus du rouge obscur.

Le sulfure rouge ou *cinabre* offre les mêmes propriétés chimiques, quoiqu'il n'ait pas rigoureusement la même composition (sur 100 parties de mercure, il n'en renferme que 16 de soufre). Il agit aussi sur l'économie animale à peu près de la même manière; cependant le premier est presque le seul qui soit employé à l'intérieur.

Le sulfure de mercure a été gratifié de toutes les vertus que l'on s'est plu à accorder aux autres préparations mercurielles ; on l'a de plus préconisé comme un bon *béchique incisif*. Plusieurs praticiens assurent avoir obtenu des succès de son emploi contre les deux maladies les plus meurtrières des animaux solipèdes, la morve et le farcin. Cependant comme ce moyen a échoué beaucoup plus souvent qu'il n'a réussi, on ne peut que le reléguer parmi cette foule de remèdes qui ont tour à tour été vantés contre ces dangereuses maladies, et abandonnés ensuite après plus mûr examen. Si en outre on fait attention que le sulfure de mercure est insoluble, on sera bien plus disposé encore à élever des doutes relativement aux propriétés actives dont on l'a cru doué. Cependant nous nous garderions bien de dire, à l'exemple d'un auteur moderne de matière médicale, qu'il serait absurde, vu son insolubilité, de l'administrer à l'intérieur, parce que nous savons par expérience que plusieurs substances éminemment insolubles, développent, après leur introduction dans l'économie, une activité fort remarquable.

Aussi conseillerons-nous, pour ceux qui voudront prescrire l'usage du médicament dont il est question, de le donner aux grands animaux à la dose de 16 à 48 grammes (4 à 12 gros) incorporé dans du miel ou dans une substance alimentaire farineuse.

Dirigé à l'état de vapeur dans les voies respiratoires, dans le cas de morve, le sulfure de mercure n'a produit sous nos yeux aucune amélioration dans les symptômes de cette maladie.

Associé à un corps gras et appliqué à l'extérieur, il est susceptible d'être utilisé en qualité d'agent antipsorique.

Indépendamment des préparations mercurielles que nous venons de faire connaître, il en existe encore plusieurs autres qui peuvent également recevoir quelques applications dans la thérapeutique vétérinaire ; tels sont le deutoxyde, le cyanure et le nitrate de mercure.

Le DEUTOXYDE DE MERCURE, connu aussi sous les noms de *précipité perse*, de *précipité rouge*, existe pour l'ordinaire à l'état pulvérulent. Il est d'une couleur rouge orangé, d'une saveur âcre et métallique, légèrement soluble dans l'eau, susceptible de se décomposer à une chaleur rouge, et de se réduire alors en mercure métallique (100 parties), et en gaz oxygène (8 parties).

On le prépare communément en faisant agir de l'acide nitrique sur du mercure coulant, et décomposant ensuite à une chaleur modérée le nitrate qui en résulte. On opère dans un matras à fond plat, et on élève graduellement la température jusqu'à ce qu'il n'apparaisse plus de vapeurs nitreuses, et que l'on aperçoive sur les parois du matras quelques petits globules de mercure.

Le deutoxyde de mercure administré à l'intérieur est extrêmement vénéneux ; mais on ne s'en sert en qualité d'agent thérapeutique que pour l'usage externe. Il est employé comme escarrotique, quelquefois en poudre, et plus souvent incorporé dans un onguent ou dans du cérat, pour ronger les chairs baveuses, aviver la surface de certains ulcères et en hâter la cicatrisation.

Le CYANURE DE MERCURE est une substance cristalline, d'un blanc jaunâtre, d'une saveur styptique fort désagréable, soluble dans l'eau, décomposable par la chaleur, et qui d'abord reléguée dans le laboratoire du chimiste, a été ensuite introduite en médecine, à titre d'antisyphilitique et comme succédané du sublimé corrosif. On en a recommandé l'usage dans ces derniers temps, pour composer des pommades antipsoriques et antiherpétiques.

Le NITRATE DE MERCURE se présente dans les laboratoires sous différents états ; mais c'est principalement sous celui de *deutonitrate acide* qu'il nous paraît susceptible d'être utilisé en chirurgie. La faculté qu'il a alors de faire naître dans le sang un

coagulum extrêmement épais et abondant, le rend propre à arrêter certaines hémorrhagies traumatiques. Étendu dans l'eau
distillée, il convient beaucoup pour déterger les vieux ulcères,
et favoriser l'exfoliation des tissus cariés. Nous avons tenté quelques essais à cet égard qui nous semblent pouvoir justifier son
emploi contre les ulcères fistuleux du garrot, et contre toutes
les solutions de continuité où il importe de réveiller l'action
organique et de provoquer la régénération des surfaces. Nous
avons reconnu toutefois qu'il devait être employé avec ménagement; car l'ayant appliqué sur une plaie large comme la main
à peu près, et en quantité un peu considérable, il a donné lieu
à de graves désordres.

On obtient le deutonitrate de mercure en faisant bouillir sur
ce métal un excès d'acide nitrique peu affaibli, et évaporant la
liqueur jusqu'au point de la faire cristalliser : pour en faire
usage, on le dissout dans l'eau distillée; la proportion varie
suivant le but que l'on se propose. Si l'on veut s'en servir pour
arrêter une hémorrhagie, ou pour cautériser un ulcère sordide,
il faut que le liquide en soit saturé. Dans le cas où il s'agit d'en
renouveler chaque jour l'application sur une large surface,
comme dans le cas de maux de garrot et d'eaux aux jambes, on
emploie de 8 à 20 parties d'eau distillée.

Nous n'avons rien à dire ici du sulfate de mercure, si ce
n'est pour proscrire l'usage interne de celui qui, sous le nom
de *turbith minéral* (sous-deutosulfate) est employé par certaines personnes comme vomitif.

L'IODE, ET QUELQUES-UNS DE SES COMPOSÉS.

L'iode est un corps simple non métallique, découvert en 1811
par M. Courtois, salpêtrier à Paris. Dans son état de pureté, il
est solide, en petites lames d'un noir grisâtre, d'un éclat métallique assez prononcé, se réduisant très-facilement en poudre,
et ayant alors l'aspect de la plombagine. Sa saveur est âcre et
chaude; son odeur désagréable rappelle un peu celle du chlore,
mais elle est beaucoup moins pénétrante.

Il colore la peau en jaune, et cette couleur disparaît au bout de quelque temps. Il a, sous le même volume, près de cinq fois autant de pesanteur que l'eau distillée (4,948). Exposé dans un matras à l'action de la chaleur, il se transforme en une très-belle vapeur violette, qui, en passant peu à peu à l'état solide, cristallise sur les parois du vaisseau qui la contient.

L'eau mise en contact avec l'iode en dissout à peine un sept-millième de son poids ; cependant cette faible proportion suffit pour donner au liquide une teinte orangé, et une odeur qui rappelle celle du corps qu'il tient en solution. Les véritables dissolvants de l'iode sont l'alcool et l'éther, qui, étant chargés de cette substance, forment des espèces de teintures d'un jaune brunâtre plus ou moins foncé, suivant leur degré de saturation.

L'iode est susceptible de s'unir à l'oxygène et à l'hydrogène, et de former ainsi deux acides différents, connus, l'un sous le nom d'acide iodique, et l'autre sous celui d'acide hydriodique. Il peut également se combiner avec beaucoup d'autres corps simples, et donner naissance à des produits que l'on appelle généralement du nom d'iodures, et dont quelques-uns sont employés en médecine.

Mis en contact avec l'amidon, il lui fait prendre une belle couleur bleue.

La présence de l'iode, d'abord signalée dans la soude de varech, où il existe à l'état de combinaison avec le potassium (iodure de potassium), a été constatée ensuite dans les eaux de la mer et de quelques sources salées, ainsi que dans plusieurs productions animales, telles que les éponges et les enveloppes des œufs de sèches.

C'est de la première substance que l'on extrait à peu près tout l'iode qui est répandu dans le commerce. Pour cela, on lessive à froid la soude de varech (1) ; on filtre, et l'on fait évaporer la liqueur, afin de la concentrer et de la débarrasser de la majeure

(1) Cette soude, qui se fabrique en France sur les côtes de l'Océan (en Normandie), par la combustion des plantes recueillies sur la plage, est composée d'une grande quantité de chlorure de sodium (sel marin), de sulfate de soude et de potasse, et d'un peu d'iodure de potassium.

partie du sel marin qu'elle contient. On introduit ensuite cette liqueur, mêlée avec une certaine quantité de peroxyde de manganèse, dans une cornue de verre munie d'une allonge et d'un récipient ; on y verse peu à peu un poids égal au sien d'acide sulfurique concentré, et l'on chauffe doucement. Bientôt la réaction commence, et à mesure qu'elle s'opère, l'iode se volatilise et passe sous forme de vapeur violette dans l'allonge et le récipient, où il se condense.

Lorsque l'opération est terminée et que le produit a été recueilli, on le lave avec une petite quantité d'eau, puis on le sèche entre des feuilles de papier joseph, et on le verse ainsi dans le commerce. Si l'on tenait à l'avoir parfaitement pur, il faudrait le distiller une seconde fois, en ayant soin d'ajouter dans la cornue du chlorure de calcium fondu, pour le priver entièrement d'eau.

L'iode, comme la plupart des substances d'un prix élevé, est quelquefois sophistiqué avec des corps étrangers beaucoup moins rares, et par suite moins chers ; ceux que l'on y mélange le plus souvent, sont l'oxyde de manganèse, la plombagine et le charbon. On reconnaît facilement cette fraude, en soumettant un échantillon du mélange suspect à l'action de la chaleur pour le faire évaporer, ou mieux encore en le traitant par l'éther ou l'alcool, qui dissolvent l'iode et n'exercent aucune action sur les autres matières.

Presque tous les composés dont l'iode fait partie, développent sur l'économie animale des effets analogues, et s'emploient à peu près dans les mêmes circonstances. Il convient par conséquent de faire connaître de suite le petit nombre de ces composés qui sont utilisés dans la pratique vétérinaire, afin de ne pas nous engager dans des répétitions inutiles. Nous nous bornerons du reste à parler ici de l'iodure de mercure et de l'iodure de potassium.

L'Iodure de mercure existe sous deux états, à l'état de proto et à celui de deutoiodure. Le premier est jaune, et le second d'un rouge ponceau très-vif ; tous deux sont insolubles dans l'eau, insipides et inodores.

Le deutoiodure est soluble dans l'alcool, volatil, susceptible de cristalliser. On l'obtient en versant peu à peu une solution de 10 parties d'iodure de potassium dans une de 7 parties de deutochlorure de mercure, recueillant le précipité sur un filtre, le lavant à plusieurs reprises, et le faisant sécher à une douce chaleur. Ce produit doit être conservé à l'abri des rayons lumineux.

L'IODURE DE POTASSIUM, plus généralement connu sous le nom d'hydriodate de potasse, parce qu'il a d'abord été considéré par les chimistes comme un composé salin formé d'acide hydriodique et de potasse, est blanc, opaque, en gros cristaux cubiques, fusible, volatil, déliquescent, très-soluble dans l'eau et dans l'alcool.

La solution aqueuse d'iodure de potassium peut se charger d'une certaine quantité d'iode, d'où résulte une liqueur colorée en jaune rougeâtre foncé, que l'on désigne communément sous le nom d'*hydriodate ioduré*.

Pour obtenir l'iodure de potassium, on peut employer plusieurs procédés ; celui que l'on préfère généralement, et qui a été proposé par MM. Baup et Caillot, consiste à faire d'abord réagir à une douce chaleur 10 parties d'iode, 50 parties d'eau, et 5 parties de limaille de fer, jusqu'à ce que la liqueur soit décolorée, et à y ajouter ensuite, après l'avoir soigneusement filtrée, une solution de carbonate de potasse jusqu'à saturation, mais pas au delà. On filtre de nouveau, on fait évaporer et cristalliser.

Il n'y a encore qu'un petit nombre d'années que l'iode et ses préparations sont employés en médecine dans l'état où nous venons de les décrire ; et c'est à M. Coindet de Genève que la thérapeutique est redevable de cette nouvelle acquisition.

Ces médicaments produisent des effets généraux, qui varient d'intensité suivant l'espèce de composé et la dose que l'on emploie. Cependant ces effets présentent toujours à peu près les mêmes caractères.

Appliqués sur les téguments, les composés d'iode stimulent et irritent même assez souvent les tissus, les pénètrent jusqu'à

une certaine profondeur , et favorisent l'absorption interstitielle.
De là leur indication contre certains engorgements froids et indolents , particulièrement contre ceux qui sont fixés dans les
ganglions lymphatiques et les corps glanduleux.

Introduits à doses convenables dans l'estomac, ces composés
excitent simplement ce viscère, sans provoquer d'abord de
phénomènes généraux bien remarquables ; mais si l'usage en
est continué pendant un certain temps , ils sont absorbés , et
semblent donner une nouvelle activité au mouvement de décomposition qui s'opère dans la trame des différents tissus. Cependant ils agissent plus particulièrement sur le corps thyroïde ,
les mamelles , et , dans quelques circonstances , sur les testicules et les ganglions lymphatiques. De là l'emploi que l'on en fait
dans le traitement des affections qui intéressent directement ces
parties. Mais de toutes les maladies auxquelles les préparations
d'iode ont été opposées, il n'y a guère , dans la médecine des
animaux, que le goître contre lequel elles aient eu des succès
nombreux et véritablement encourageants.

Essayées par nous et par d'autres vétérinaires, à l'intérieur,
dans le cas de morve, elles ont échoué comme tant d'autres
moyens énergiques. Quoique le goître soit beaucoup plus rare
sur le cheval que sur le chien , on a cependant eu occasion de
constater aussi l'efficacité de l'iode contre cette espèce d'hypertrophie , chez le premier de ces animaux (1).

Les préparations d'iode s'emploient ordinairement à l'extérieur sous forme de pommade ou de liniment , et à l'intérieur
sous forme liquide. Dans ce dernier cas, l'iode pur doit être
préalablement dissous dans l'alcool , et étendu ensuite dans un
véhicule convenable. L'hydriodate de potasse s'administre en
solution dans l'eau ordinaire : cette solution pouvant se charger
d'une certaine quantité d'iode ou d'iodure de mercure , il est
aisé de profiter de cette propriété pour donner au breuvage dont
elle forme la base une plus grande activité.

La dose de ces corps médicamenteux peut être évaluée, pour

(1) *Journal pratique de médecine vétérinaire,* année 1827.

les grands animaux, à 4 grammes (1 gros) par jour environ ; l'on augmente graduellement cette dose jusqu'à 8 ou 12 gram. (2 ou 3 gros). L'iodure de mercure ayant plus d'énergie que les autres, doit être administré avec plus de ménagement, tant à l'intérieur qu'à l'extérieur.

Dans le chien, la quantité d'iode ou d'iodure à faire prendre ne doit guère excéder 25 ou 30 centigrammes (5 ou 6 grains). L'on a expérimenté que ces substances, administrées à cet animal à la dose de 4 grammes, le font périr en quelques jours, en produisant l'inflammation et l'ulcération de la membrane muqueuse de l'estomac, lorsque le vomissement n'a pas pu avoir lieu.

LE CHLORE. (*Acide muriatique oxygéné, acide marin déphlogistiqué.*)

Le chlore, ainsi nommé à cause de sa couleur, est un principe élémentaire, découvert par Schéele, il y a plus de 60 ans (en 1774) ; étudié jusqu'en 1809, comme un acide formé d'oxygène et d'un radical inconnu, il est généralement regardé, depuis cette époque (date des recherches de MM. Gay-Lussac, Thénard et Davy), comme un corps simple.

Dans son état de pureté, il se présente sous la forme d'un gaz de couleur jaune verdâtre, d'une saveur astringente et désagréable, d'une odeur forte, suffocante et tellement caractéristique, qu'elle permet de le reconnaître avec facilité ; il est près de deux fois et demie aussi pesant que l'air atmosphérique (2,421). Il est impropre à la respiration et à la combustion. Lorsqu'il est parfaitement sec, on ne parvient à le liquéfier qu'en le comprimant très-fortement et le refroidissant en même temps ; tandis que lorsqu'il est humide, il suffit d'un faible abaissement de température (+ 4°), pour le liquéfier, et même pour le congeler. Dans ce nouvel état, il est blanc, léger, et constitue une espèce d'hydrate, que la chaleur décompose aisément.

Le chlore est soluble dans l'eau ; ce liquide, à la température ordinaire (20 degrés centigrades), peut se charger de deux fois et demie son volume de chlore ; il possède alors la couleur, l'odeur, la saveur et presque toutes les propriétés chimiques qui distinguent le gaz.

Le chlore a une très-grande affinité pour l'hydrogène ; lorsque ces deux corps sont mélangés ensemble à l'état gazeux et exposés ensuite à l'influence de la chaleur ou des rayons solaires, ils se combinent instantanément, en produisant une violente détonation. Le résultat de cette combinaison est de l'acide hydrochlorique.

Lorsque l'hydrogène est déjà engagé dans d'autres composés, le chlore s'en empare également (presque toujours du moins), pour donner naissance au même acide. Voilà pourquoi il décolore et détruit un grand nombre de matières organiques.

Le chlore s'obtient, en décomposant, par l'intermède du peroxyde de manganèse, l'acide hydrochlorique ordinaire du commerce, ou celui que l'on dégage à l'instant même du sel de cuisine, au moyen de l'acide sulfurique.

Pour obtenir le chlore par le premier procédé, on fait agir sur une partie d'oxyde de manganèse pulvérisé quatre ou cinq parties d'acide hydrochlorique ordinaire.

Pour se le procurer d'après le deuxième, on prend 5 parties de sel de cuisine décrépité et une partie de peroxyde de manganèse ; on mélange exactement ces deux substances, après les avoir réduites en poudre, et l'on verse dessus 5 parties d'acide sulfurique préalablement étendu de 2 parties et demie d'eau commune (1). S'il s'agit de répandre le chlore gazeux dans l'air atmosphérique pour le purifier, on place le mélange dans une capsule de porcelaine, ou simplement dans un plat de terre vernissé, que l'on chauffe légèrement. Si au contraire on veut l'obtenir en dissolution dans l'eau, on introduit ce mélange dans un ballon de verre, et l'on dispose l'appareil de manière à faire passer le gaz à mesure qu'il se dégage dans de l'eau distillée. Pour n'être point incommodé par la portion de chlore qui

(1) Les proportions indiquées par les auteurs pour la préparation du chlore sont très-variables ; celles que j'indique se rapprochent des proportions employées généralement par les fabricants.

traverse l'eau sans s'y dissoudre, on termine ordinairement l'appareil par une éprouvette contenant de la chaux éteinte.

Le chlore remplit dans les arts industriels de nombreux et importants usages. On ne l'a d'abord utilisé dans l'art médical que comme moyen prophylactique, c'est-à-dire pour purifier l'air chargé de principes malfaisants; mais on n'a pas tardé ensuite à lui reconnaître plusieurs propriétés curatives, et chaque jour on fait de nouvelles applications de son emploi sous ce rapport.

Son action sur l'économie animale est des plus énergiques : mélangé avec l'air que l'on respire, en proportion un peu forte, il produit une vive irritation de la poitrine, une toux quinteuse, et un sentiment de resserrement et de strangulation.

Administré à l'intérieur en dissolution concentrée et à doses un peu élevées, il donne lieu à des phénomènes d'empoisonnement, à la manière des substances irritantes ; convenablement affaibli, il agit comme excitant, et n'offre plus alors aucun danger. Bien que les phénomènes généraux qui suivent immédiatement son introduction dans l'estomac, doivent le faire rapprocher des stimulants, cependant quelques-uns de ses effets thérapeutiques doivent faire supposer qu'il exerce plus particulièrement son influence sur le système capillaire général, et qu'il donne par suite une nouvelle activité à l'absorption interstitielle. Je l'ai déjà dit dans une autre circonstance (1), il est probable que l'analogie qui existe entre le chlore et l'iode ne porte pas seulement sur les propriétés chimiques de ces deux corps élémentaires, mais encore sur leurs propriétés médicinales.

On a préconisé l'usage du premier de ces agents, pour combattre la diarrhée et la dysenterie chroniques, le typhus des bêtes à cornes, la rage, etc. ; mais son efficacité contre ces dangereuses maladies est encore loin d'avoir été confirmée par l'expérience.

Le chlore liquide, appliqué sur les parties affectées de gale,

_____

(1) *Recueil de médecine vétérinaire.* Année 1829, numéro de décembre.

ou qui sont le siége de certaines ulcérations chroniques, paraît propre à en modifier la vitalité et à favoriser ainsi la guérison.

À l'état gazeux, il est aujourd'hui d'un usage universel pour purifier l'air des écuries, étables et bergeries, altéré par la présence de certains principes pathogéniques. Aucun corps gazeux, connu jusqu'à ce jour, n'est capable de le remplacer sous ce rapport. La propriété si remarquable qu'il a d'attaquer et de détruire la plupart des substances organiques, en s'emparant de leur hydrogène, ainsi que les composés gazeux dont cet élément fait partie, tels que les gaz hydro-carboné et hydro-sulfuré, le place incontestablement à la tête de tous les agents chimiques désinfectants.

Employé dans ces derniers temps contre la morve par différents vétérinaires (en fumigations dans les voies respiratoires), il a, dit-on, amené la guérison de plusieurs chevaux atteints de cette désespérante maladie. Moins heureux que ces vétérinaires, nous n'avons encore obtenu de son emploi, dans des cas semblables, que des succès éphémères.

Généralement aujourd'hui, pour se servir du chlore avec plus de facilité, et quelquefois aussi avec plus de chances de succès, on le combine préalablement avec la chaux ou avec la soude. C'est principalement sous cette nouvelle forme que l'on en a fait de nos jours de si nombreuses et de si importantes applications.

M. Lebas, dans la quatrième édition de sa *Pharmacie vétérinaire*, propose, d'après un chimiste dont il ne dit pas le nom, d'associer le chlore avec le charbon végétal, afin de l'accumuler dans un petit espace, et de l'employer ensuite plus commodément comme désinfectant.

J'ignore si ce moyen pourrait avoir, dans quelques cas, des avantages sur les chlorures de chaux et de soude : il est permis d'en douter jusqu'à ce que l'expérience ait prononcé.

LE CHLORURE D'OXYDE DE CALCIUM. (*Chlorure de chaux, poudre de Thenant ou de blanchiment.*)

On a donné ces différents noms à un produit chimique résultant de la combinaison du chlore avec la chaux. Il est important de ne pas confondre ce produit avec le chlorure de calcium, dont les propriétés et les usages n'ont aucun rapport avec ceux du produit dont il s'agit.

Le chlorure de chaux se prépare en grand pour les besoins des arts et de la médecine, en faisant arriver du chlore gazeux dans des cylindres de plomb, où se trouve de la chaux éteinte, ou bien en dirigeant ce même gaz dans une chambre exactement fermée, contenant aussi de la chaux éteinte, mais étendue en couches minces sur des tablettes disposées les unes au-dessus des autres.

Le vétérinaire peut en fabriquer lui-même, en établissant avec des planches, dans une caisse ou dans un tonneau, des rayons disposés par étages, et de manière à ne pas gêner la circulation du gaz; étendant sur ces rayons, en couches minces, de la chaux éteinte, et faisant ensuite arriver du chlore dans l'intérieur de l'appareil au moyen d'un tuyau de plomb ou de verre ajusté à la partie inférieure. Il faut luter soigneusement toutes les jointures, et ne laisser au gaz d'autre issue que celle qu'il trouve par un tube recourbé, que l'on adapte à l'une des parois de la caisse ou du tonneau, et dont la branche verticale plonge dans l'eau. C'est par ce tube que s'échappe, au commencement de l'opération, l'air atmosphérique contenu dans l'appareil, et à la fin, l'excès de chlore que la chaux ne peut plus absorber.

Si l'on voulait obtenir un chlorure bien pur, il serait nécessaire de faire passer le gaz, avant de le diriger dans le réservoir où il doit se combiner, dans un flacon tubulé contenant une légère couche de lait de chaux.

M. Labarraque a fait connaître un procédé encore plus simple que celui qui vient d'être indiqué. Ce procédé consiste à introduire de la chaux éteinte et mélangée avec un vingtième de sel marin, dans des pots en grès de forme allongée, et à faire arriver dans ce mélange du chlore jusqu'à ce qu'il en soit saturé, c'est-à-dire jusqu'à ce qu'il commence à s'humecter.

Le chlorure de chaux, préparé par l'un ou l'autre procédé, est une substance solide, pulvérulente, blanche, d'une saveur âcre et urineuse, d'une odeur qui rappelle celle du chlore liquide, mais qui est beaucoup moins forte et moins irritante.

Exposé à l'air libre, il s'humecte légèrement et se pelotonne, parce qu'il contient presque toujours une certaine quantité de chlorure de calcium, formé au moment de sa préparation, et qui, étant très-avide d'eau, tend à tomber en déliquescence. Pour s'assurer de son degré de saturation, il faut, suivant M. Labarraque, en prendre une partie que l'on divise dans 130 parties d'eau : cette solution doit décolorer 4 parties et demie de sulfate d'indigo.

Dans son état de pureté, il est considéré par quelques chimistes comme un sous-chlorure formé de 2 parties de chaux, de 2 parties d'eau, et d'une partie de chlore. Délayé dans l'eau, il se décompose : d'après ces chimistes, la moitié de la chaux se précipite, l'autre moitié reste en dissolution combinée avec tout le chlore, et forme un chlorure neutre.

La solution de chlorure de chaux récemment préparée, est incolore ; elle est décomposée par l'action de tous les acides qui y sont ajoutés ; le chlore mis en liberté reste en partie dans la liqueur, et lui donne une teinte verdâtre. Abandonnée au contact de l'air, cette solution se décompose également ; la chaux absorbe l'acide carbonique et laisse dégager le chlore. C'est ce phénomène qui explique l'action désinfectante du chlorure de chaux. Lorsqu'on veut le retarder, il faut tenir constamment dans le vase qui contient la liqueur un excès de chaux.

On peut obtenir le chlorure de chaux liquide en faisant arriver du chlore gazeux dans du lait de chaux, continuant le dégagement de ce gaz jusqu'à ce qu'il y en ait en excès, et tirant à clair.

M. Labarraque propose la formule suivante : eau, 10 litres;

sel de cuisine, un demi-kilogram.; chaux délitée, 1 kilogr. et demi. On dissout le sel et on délaie la chaux dans l'eau, puis on y fait arriver du chlore provenant d'un mélange composé de 288 grammes de chlorure de sodium, de 224 de peroxyde de manganèse, et de 228 grammes d'acide sulfurique, préalablement étendu de 224 grammes d'eau.

Le plus ordinairement on prépare les solutions de chlorure en délayant dans l'eau le chlorure sec du commerce, d'après le procédé indiqué dans notre *Formulaire*.

Le degré de concentration de ces sortes de solutions doit varier selon le but que l'on se propose. En général, elles contiennent depuis un quarantième jusqu'à un dixième de chlorure.

Le chlorure de chaux n'avait encore, à ce qu'il paraît, été employé que dans l'art du blanchiment, lorsque M. Mazuyer, professeur à l'école de médecine de Strasbourg, en conseilla l'emploi comme moyen désinfectant. Depuis quelques années il a acquis une nouvelle importance par les nombreuses applications qui en ont été faites, d'abord par M. Labarraque, pharmacien à Paris, et ensuite par beaucoup d'autres personnes. C'est ainsi qu'il a été successivement appliqué à l'art du boyaudier, à la désinfection des cadavres, des salles de dissection, des écuries, étables et bergeries, et en général à celle de tous les objets et de tous les lieux dont l'odeur infecte peut incommoder les personnes ou les animaux.

On en a fait également usage en thérapeutique. Des médecins assurent l'avoir administré à l'intérieur avec succès dans les dysenteries chroniques et rebelles. Il ne serait peut-être pas sans avantages pour combattre celles qui se manifestent si souvent dans le cours de certaines maladies épizootiques.

Appliqué sur des ulcères sanieux, sur des plaies de mauvaise nature et sur des tumeurs gangréneuses, il a eu les plus heureux résultats. Son usage a été reconnu utile aussi dans les cas d'affections psoriques et dans celui d'ophtalmie purulente. J'en ai obtenu quelques succès contre le catarrhe auriculaire sur le chien, et contre les eaux aux jambes chez le cheval. Essayé en injections dans les cavités nasales, pour combattre les ulcérations de la pituitaire et l'exhalation morbide qui a lieu sur cettemembrane, dans le cas de morve, il n'a produit aucun résultat satisfaisant.

Pour remplir quelques-unes de ces indications, on préfère souvent, et avec raison, au chlorure dont nous venons de parler, celui d'oxyde de sodium. Nous devons, par conséquent, indiquer ici la préparation et les propriétés les plus remarquables de ce dernier. Mais auparavant, il nous semble convenable de dire quelques mots du chlorure de calcium. .

LE CHLORURE DE CALCIUM, considéré pendant longtemps comme un hydrochlorate de chaux (muriate), est généralement regardé aujourd'hui comme un simple composé binaire, formé de chlore et de calcium, soit à l'état solide, soit en solution dans l'eau.

Dans le premier état, il est blanc, extrêmement déliquescent, et d'une saveur amère, âcre et piquante. Il se dissout dans le quart de son poids d'eau à la température ordinaire; exposé à l'action de la chaleur, il se dessèche peu à peu, et éprouve ensuite la fusion ignée. Le nitrate d'argent, l'acide sulfurique, les sulfates et les carbonates solubles le décomposent. On peut l'obtenir en faisant agir directement l'acide hydrochlorique sur la chaux délitée, ou sur le carbonate calcaire.

Le chlorure de calcium, appliqué à l'économie animale, n'a avec le chlorure de chaux aucune analogie d'action; il ne saurait par conséquent le remplacer comme moyen curatif, et encore moins comme agent de désinfection.

Il développe cependant des propriétés assez énergiques, car on assure que 14 grammes ont suffi pour tuer un chien (1). Préconisé comme fondant dans quelques maladies du système lymphatique, et notamment dans le farcin, il inspire assez peu de confiance, pour être généralement négligé sous ce rapport. Il serait pourtant intéressant de vérifier de nouveau ses effets thérapeutiques; car si on lui reconnaissait quelques vertus curatives, il serait d'un emploi très-avantageux sous le rapport de l'économie.

(1) *Dictionnaire des drogues.*

LE CHLORURE D'OXYDE DE SODIUM.
(*Chlorure de soude.*)

Ce chlorure, dont M. Labarraque a le premier recommandé l'usage, s'obtient, d'après le procédé de ce chimiste, en faisant passer un courant de chlore dans une dissolution de carbonate de soude, préparée avec une partie de sel alcalin, et quatre parties d'eau distillée, continuant le dégagement du gaz, jusqu'à ce que la liqueur en soit saturée. L'on s'assure de la force du produit, au moyen du sulfate d'indigo, dont il doit décolorer 18 parties.

On peut aussi obtenir le chlorure de soude par le procédé simple et expéditif conseillé par M. Payen, que nous indiquons dans notre formulaire.

Ce produit est toujours sous forme liquide ; il a l'odeur du chlorure de chaux ; comme lui il se décompose à l'air, en attirant l'acide carbonique de ce fluide, et laissant dégager du chlore. Tous les acides qui sont immédiatement mélangés avec lui en opèrent également la décomposition ; un grand nombre de substances salines donnent lieu au même phénomène : de là la nécessité de ne l'associer à d'autres corps médicamenteux qu'avec beaucoup de circonspection.

Le chlorure d'oxyde de sodium possède à peu près les mêmes propriétés médicinales, et peut s'employer en général dans les mêmes circonstances que le chlorure de chaux ; mais il est plus actif que ce dernier, à cause de sa plus grande solubilité, et des propriétés excitantes de sa base ; ce qui fait qu'on lui donne généralement la préférence dans le pansement des plaies de mauvaise nature, des tumeurs et des ulcères gangréneux, toutes les fois, en un mot, que l'on veut produire sur les tissus vivants une action prompte et énergique. Appliqué sur les surfaces ulcérées, il détermine, suivant l'observation de M. Lisfranc (observation que nous avons eu occasion de vérifier sur les animaux domestiques), une exsudation plastique, qui s'organise avec promptitude, et qui de rouge devient bientôt blanche.

Administré à l'intérieur, il détermine d'abord la plupart des phénomènes de la médication stimulante; mais dès qu'il est porté par voie d'absorption dans le torrent circulatoire, il semble exercer plus particulièrement son influence sur les vaisseaux et les ganglions lymphatiques; car il tend à faire disparaître par une sorte de propriété spéciale, les engorgements chroniques qui intéressent directement ces parties. Ce sont là du moins les effets que nous avons observés sur un assez grand nombre de chevaux morveux, soumis à l'usage de ce médicament. D'autres vétérinaires ont fait la même remarque que nous; mais moins heureux que quelques-uns d'entre eux, nous n'avons presque jamais obtenu, par ce moyen, qu'une amélioration passagère dans les symptômes de la maladie.

Injecté dans les bronches, à la faveur d'une ouverture pratiquée à la trachée, il n'a pas eu des résultats beaucoup plus satisfaisants (1). Nous devons dire cependant que dans la plupart des animaux traités infructueusement par le chlorure d'oxyde de sodium, l'autopsie cadavérique a fait apercevoir sur la membrane pituitaire de nombreuses cicatrices qui semblaient attester quelques vertus salutaires dans ce remède.

Nous dirons aussi, pour ceux qui voudront l'essayer de nouveau, qu'il convient de l'administrer étendu dans de l'eau, d'abord à la dose de 8 à 16 grammes (2 à 4 gros), que l'on augmente ensuite jusqu'à celle de 96 à 128 grammes (3 ou 4 onces); quoique nous ayons pu porter impunément cette dose jusqu'à une livre, nous ne conseillerons pas de l'élever beaucoup au-dessus de celle qui vient d'être indiquée.

On a aussi recommandé le chlorure de soude pour servir à une foule d'opérations de désinfection; comme le chlorure de chaux peut très-bien le remplacer sous ce rapport, il doit être préféré à cause de l'économie qui en résulte.

Il existe une autre espèce de chlorure alcalin que l'on peut considérer comme succédané de ceux dont il vient d'être question, mais qui est bien plus rarement employé qu'eux dans

(1) Voyez le *Recueil de médecine vétérinaire*. Cahiers de juillet et de décembre 1829.

l'art de guérir ; c'est le chlorure de potasse. Ce chlorure, employé depuis longtemps au blanchiment sous le nom d'*eau de javelle*, se prépare de la même manière que celui de soude, et peut très-bien le remplacer au besoin.

LE CHLORURE DE SODIUM. (*Sel marin.*)

Ce composé, le plus utile et le plus abondamment répandu de tous ceux dont le chlore fait partie, est généralement connu sous les noms de *sel marin*, de *sel de cuisine*, de *sel commun*.

Considéré encore par quelques chimistes comme formé d'acide hydrochlorique et d'oxyde de sodium, c'est-à-dire, comme un hydrochlorate de soude, il est regardé par la plupart des modernes comme un simple composé binaire de sodium et de chlore, soit à l'état solide, soit en solution dans l'eau.

Tel qu'on le trouve dans le commerce, le sel marin est blanc ou grisâtre, suivant son degré de pureté, demi-transparent, cristallisé en cubes, inodore, d'une saveur piquante connue de tout le monde et qui plaît généralement à tous les animaux.

Il est inaltérable à l'air ; seulement il s'humecte un peu lorsque celui-ci est saturé d'humidité, et il éprouve alors assez souvent un commencement de déliquescence, à cause des sels de magnésie qu'il contient ordinairement.

Exposé à l'action d'une chaleur un peu forte, il décrépite d'abord, en perdant l'eau interposée entre ses cristaux, et fond ensuite sans éprouver d'ailleurs aucune altération. Si la calcination s'opère à vases ouverts, une partie, entraînée par les courants d'air, se volatilise, et peut être condensée par l'interposition d'un corps froid.

Le chlorure de sodium se dissout dans deux parties et demie de son poids d'eau, mais, chose singulière, il n'est pas sensiblement plus soluble à chaud qu'à froid. Lorsqu'il se sépare tranquillement du liquide qui le contient, il forme de petits cubes, souvent implantés les uns sur les autres, qui ne retiennent que de l'eau interposée dont une chaleur modérée peut opérer le dégagement.

Ce chlorure est abondamment répandu dans la nature. On le trouve à l'état solide dans le sein de la terre, et en solution dans les eaux de la mer, ainsi que dans celles d'un grand nombre de sources. Sous la première forme, il constitue, en Pologne, en Hongrie, dans le Tyrol, en Espagne, en France, des masses énormes que l'on exploite comme des carrières. Le chlorure qui en provient est connu sous les noms de *sel natif*, de *sel gemme*. Celui qui est en solution dans les eaux de la mer ou dans celles des sources salées, se retire par évaporation spontanée dans les climats chauds, et par évaporation au moyen du feu, dans l'intérieur des terres et les contrées du Nord.

Employé fréquemment dans les arts industriels et économiques, le chlorure de sodium a également des usages nombreux et variés dans la médecine vétérinaire.

Mis en contact avec une partie quelconque de la peau, ou des membranes muqueuses, il l'excite et détermine même assez souvent un commencement de rubéfaction. Administré à l'intérieur, à doses fractionnées, il stimule l'estomac, réveille l'action de ce viscère, provoque l'appétit et favorise les digestions. Si la quantité employée s'élève jusqu'à 218 ou 250 grammes, il irrite la surface gastro-intestinale, et détermine fréquemment alors des déjections alvines plus ou moins abondantes.

Cette substance est susceptible de passer dans le sang par voie d'absorption, et de donner ensuite à tous les tissus du ton et de l'énergie ; c'est sans doute par suite de cette influence générale qu'elle communique une nouvelle activité au système lymphatique, et qu'elle semble pouvoir donner lieu à une sorte de médication *fondante*. Quelle que soit sa manière d'agir, le fait est que les animaux qui en font usage sont plus gais, plus vigoureux, plus robustes, moins sujets aux maladies vermineuses et aux infiltrations séreuses.

C'est surtout dans les ruminants que les effets salutaires du sel marin sont très-marqués. Ils contribuent puissamment à prévenir chez eux les suites de l'influence des saisons pluvieuses et celle des pâturages humides et des fourrages avariés. Donné aux animaux que l'on soumet à l'engraissement, ce sel communique

plus de consistance à leur graisse, et plus de saveur à leur chair.
Mais pour procurer tous les avantages que l'on peut espérer de
son emploi dans le régime alimentaire de nos grands animaux
domestiques, il faut qu'il soit administré avec discernement,
à des doses et dans des conditions qu'il appartient à l'hygiène
de déterminer.

Considéré sous un point de vue essentiellement thérapeutique, le sel marin est indiqué dans les affections adynamiques,
dans la pourriture, et dans quelques irritations chroniques
accompagnées d'engorgements dans le système des vaisseaux
blancs, tels que le farcin. Dire qu'il a réussi dans le cas de
morve, c'est émettre une proposition applicable à mille autres
substances, dont l'emploi a été presque aussitôt abandonné que
préconisé.

Donné sous forme de lavements, il irrite d'une manière passagère la surface des intestins, provoque parfois quelques déjections, et peut convenir par conséquent comme évacuant et
surtout comme dérivatif, dans le cas de congestion vers la tête
(vertige) ou vers le tissu réticulaire du pied (fourbure).

Dissous dans l'eau, il sert fréquemment pour composer des
pédiluves, pour faire des lotions et des fomentations défensives
et répercussives.

LE CHLORURE DE BARIUM. (*Hydrochlorate ou muriate de baryte.*)

Ce composé blanc, cristallisé en prismes à quatre pans larges
et peu épais, pesant, d'une saveur âcre, piquante et amère,
est regardé, ainsi que la plupart des autres produits chimiques
du même genre, comme un simple chlorure par les uns, et comme
un hydrochlorate par les autres.

Soumis à l'action d'une chaleur rouge, il décrépite, se dessèche et éprouve la fusion ignée. Il se dissout dans deux fois et
demie son poids d'eau distillée. L'alcool ordinaire du commerce
peut en dissoudre environ la centième partie du sien.

La solution aqueuse d'hydrochlorate de baryte est décomposée par le nitrate d'argent, l'acide sulfurique, les sulfates et les carbonates solubles.

On obtient ce sel en calcinant à une haute température et pendant longtemps un mélange intime de sulfate de baryte (100 parties), et de charbon (25 parties), dissolvant ensuite dans l'eau le sulfure de barium qui en résulte, et traitant cette dissolution par l'acide hydrochlorique. On a soin de se garantir de l'hydrogène sulfuré qui se dégage pendant cette dernière partie de l'opération. Lorsque la saturation est complète, on filtre la liqueur, on la fait évaporer et cristalliser.

L'hydrochlorate de baryte est un agent éminemment vénéneux. 8 ou 10 décigrammes délayés, ou dissous dans l'eau, suffisent, d'après M. Orfila, pour donner lieu, dans les chiens, à des nausées, au vomissement, à des déjections alvines, au hoquet, à des mouvements convulsifs des muscles de la face, du tronc ou des membres, et ensuite à un abattement considérable qui précède de peu la mort. Cette série de symptômes alarmants se manifeste, soit que le poison ait été appliqué sur le tissu cellulaire, soit qu'il ait été introduit dans l'estomac.

Administré par nous pendant une quinzaine de jours à un petit cheval morveux, d'abord à la dose de 4 grammes, et ensuite successivement à celle de 8, 12 et 16 grammes, il a déterminé de la diarrhée, de l'inappétence et une diminution marquée dans la fréquence des battements artériels. Ces symptômes ont varié d'intensité pendant le cours de l'expérience, et se sont terminés par la mort.

L'application thérapeutique de l'hydrochlorate de baryte la plus connue, est celle qui en a été faite dans la médecine de l'homme au traitement de quelques affections qui intéressent le système lymphatique, telles que les scrophules; mais si ce moyen compte quelques succès, ils sont peu nombreux, et vivement contestés. Employé en médecine vétérinaire, contre le farcin, il s'est montré encore plus impuissant. Nous l'avons essayé aussi dans le cas de morve, sans en avoir obtenu le moindre avantage.

Nous ajouterons, pour ceux qui voudraient l'expérimenter

de nouveau, qu'il convient de l'administrer en solution dans l'eau distillée à la dose de 2 grammes environ, que l'on augmente graduellement jusqu'à celle de 8 grammes, en ayant soin d'en suspendre de temps en temps l'usage.

SEPTIÈME CLASSE D'EXCITANTS SPÉCIAUX.

MÉDICAMENTS QUI SEMBLENT AGIR PLUS PARTICULIÉREMENT SUR LA PEAU, ET TENDENT A MODIFIER SES FONCTIONS.

Sudorifiques, Diaphorétiques.

La première question qui s'offre ici naturellement à notre examen est celle de savoir s'il existe véritablement des agents pharmacologiques, qui, étant introduits dans l'économie animale, exercent plus particulièrement leur influence sur l'organe cutané.

Si nous consultons certains auteurs modernes de matière médicale, et que nous adoptions leur système de dénégation, nous ne reconnaîtrons, à leur exemple, aucun médicament qui soit doué de cette propriété particulière. Mais si nous consultons des auteurs moins absolus, et surtout l'expérience, nous ne pourrons nous refuser à admettre que quelques-uns, tout en agissant sur divers appareils organiques, modifient d'une manière plus remarquable, et surtout plus importante, les fonctions de la peau ; qu'ils tendent plus constamment et plus sûrement que tous les autres médicaments appliqués à l'économie de la même manière, à diminuer l'aridité de cet organe, et à lui faire reprendre sa souplesse, lorsqu'à la suite de certaines affections chroniques, l'exhalation dont il est le siége ayant été suspendue, il est devenu sec, adhérent aux parties sousjacentes, et que le poil qui le recouvre est terne et piqué. C'est ainsi que nous ont paru agir sur un assez grand nombre de chevaux les préparations antimoniales.

L'appareil cutané, ayant avec l'appareil respiratoire des rapports fonctionnels et sympathiques très-intimes, il n'est pas étonnant que les agents doués de la propriété de modifier le premier soient aussi capables d'exercer leur influence sur le dernier. L'observation clinique nous apprend en effet que les médicaments composant cette septième classe d'excitants spéciaux, concourent plus sûrement que tout autre à donner en quelque sorte du ton au poumon et aux bronches, à favoriser par suite l'expectoration et la résolution de certaines phlegmasies fixées dans ces parties.

Nous ne nous dissimulons certainement pas que les effets que nous signalons ici pourraient très-bien être consécutifs à une médication moins simple que celle que nous admettons. Mais il nous paraît rationnel de les attribuer à l'action directe des substances capables de les faire naître, jusqu'à ce qu'on ait démontré la filiation des effets dont se composerait ce phénomène complexe.

Dans l'espèce du chien, le mode de vitalité de la peau, et le peu d'étendue des fonctions perspiratoires dont cet organe est chargé, rendent à peu près nulle l'influence physiologique et thérapeutique de ces substances. On est ainsi privé d'une ressource précieuse dans le traitement des maladies psoriques, dont ces animaux sont cependant si souvent atteints.

Dans tout ce qui précède, il n'est presque pas question de la transpiration cutanée ; c'est qu'en effet cette exhalation est plutôt régularisée et rétablie d'une manière insensible, qu'augmentée d'une manière sensible sous l'influence des médicaments dont il s'agit ; en sorte qu'on ne pourrait guère leur donner le nom de *sudorifiques* ; celui de *diaphorétiques*, leur conviendrait mieux, en supposant que l'on conservât la distinction que quelques auteurs avaient établie entre les uns et les autres, et qui consistait à considérer comme sudorifiques les moyens propres à amener une sueur abondante, et comme diaphorétiques ceux qui ne font qu'augmenter doucement la perspiration cutanée.

Nous devons dire que nous ne connaissons aucun agent pharmaceutique qui soit doué de la propriété de provoquer la sueur dans les animaux domestiques, sans modifier profondément la plupart des fonctions. Ainsi, les stimulants, certains narcotiques, et notamment les opiacés, peuvent bien faire naître une transpiration plus ou moins abondante, chez les solipèdes surtout ; mais alors ce n'est pas par suite d'une action directe et spéciale exercée sur les téguments, que ce phénomène a lieu.

Dans certaines conditions pathologiques, nous voyons aussi fréquemment les émollients, les adoucissants et les tempérants agir à la manière des sudorifiques, non en poussant directement à la peau, comme on le dit communément, mais en faisant cesser la surexcitation morbide qui avait d'abord occasionné la sécheresse, l'adhérence et l'aridité de cet organe.

Il existe toutefois un liquide qui a pour effet à peu près constant d'augmenter la transpiration cutanée, lorsqu'il est administré à une température un peu élevée (à celle de 36 à 40 degrés), et qu'il est parvenu dans le torrent circulatoire ; ce liquide c'est l'eau.

Nous ne doutons pas que cette foule de substances végétales, décorées jadis du titre de sudorifiques, n'empruntassent les propriétés que l'on croyait reconnaître en elles, au véhicule chaud employé pour dissoudre leurs principes actifs. Ainsi le gaïac, la squine, le sassafras, la salsepareille, la fleur de sureau, la bourrache, n'ont très-vraisemblablement par elles-mêmes, dans les animaux du moins, aucune vertu diaphorétique véritablement spéciale. Le fait est qu'administrées sous nos yeux à un assez grand nombre de chevaux, tant à l'état pulvérulent, et après avoir macéré dans une liqueur fermentée, qu'en infusion dans l'eau, ces substances n'ont jamais donné lieu à une véritable diaphorèse. Aussi leurs indications thérapeutiques sont-elles peu nombreuses et peu importantes.

Quant aux substances minérales dont nous allons tracer l'histoire, elles sont assez communément employées, et nous paraissent en effet très-convenables dans le traitement de plusieurs affections chroniques de la peau et de l'appareil respiratoire, telles que les dartres, la gale, les eaux aux jambes, la pneumonite et le catarrhe bronchique.

Comme leurs effets sont lents à se produire, il est nécessaire d'en soutenir l'usage pendant un certain nombre de jours.

Celles dont nous avons à nous occuper sont le soufre, le sulfure naturel d'antimoine, le kermès minéral, le soufre doré d'antimoine, et quelques autres préparations antimoniales.

LE SOUFRE.

Corps combustible, simple, non métallique, connu dès la plus haute antiquité. Dans son état de pureté, il est solide, d'un très-beau jaune citron, inodore, insipide, presque deux fois aussi pesant que l'eau distillée sous le même volume (1,99), susceptible de s'électriser par le frottement, et de se volatiliser par l'action du calorique.

Le commerce nous le présente sous deux états différents : dans l'un de ces états il est en cylindres durs, très-fragiles, offrant intérieurement une foule de petites aiguilles disposées les unes à côté des autres, se brisant au moindre choc, faisant entendre, lorsqu'on le serre dans la main, un petit bruit dû à la séparation des parties qui ont été échauffées, et recevant vulgairement le nom de *soufre en canon*. Dans l'autre, il est sous forme de poudre impalpable et se nomme *soufre sublimé* ou *fleur de soufre*.

Exposé, dans l'un ou l'autre de ces états, à l'action de la chaleur, il se liquéfie bientôt (à + 107°) ; et s'il est maintenu en fusion pendant quelque temps, il perd peu à peu sa couleur citrine, pour prendre une couleur rouge hyacinthe ; si alors on le fait refroidir subitement en le coulant dans l'eau, il conserve une certaine mollesse qui permet de le pétrir comme de la cire, mais qui disparaît au bout de quelques jours.

Le soufre est inaltérable à l'air à la température ordinaire. A une température élevée, il s'unit à l'oxygène, brûle avec une flamme bleuâtre, et se transforme entièrement en acide sulfureux, dont l'odeur est suffocante. Dans cette circonstance, il n'absorbe jamais que la même quantité d'oxygène. Cependant il est possible, par des moyens indirects, de le combiner avec ce principe gazeux dans quatre proportions différentes, et d'obtenir ainsi quatre acides particuliers, ayant le soufre pour base. Ce corps combustible peut également s'unir à l'hydrogène, au chlore, à l'iode, au carbone, au bore, au phosphore et à tous les métaux. La plupart des huiles grasses et des huiles volatiles peuvent en opérer la dissolution.

Le soufre est abondamment répandu dans la nature; il existe, ou à l'état de liberté, ou à celui de combinaison ; dans ce dernier état, on le trouve principalement associé à des métaux tels que le fer, le plomb, l'antimoine, le cuivre, et formant des composés désignés communément sous le nom de *pyrites*, ou bien uni tout à la fois à l'oxygène et à des oxydes, et concourant ainsi à former de véritables substances salines appelées *sulfates*. Le soufre libre ou *natif*, tantôt cristallisé, tantôt en masses informes et compactes, se rencontre en abondance à la Solfatare, dans le territoire de Naples, aux environs de l'Etna, du Vésuve, et en général dans le voisinage de tous les volcans actifs. Mais il est alors mêlé à des matières terreuses ; pour l'en séparer, on introduit la mine dans de grands pots de terre cuite, que l'on place les uns à côté des autres, sur un long fourneau appelé *galère*. On recouvre ces pots de leur couvercle et on les fait communiquer, au moyen d'un tuyau incliné sortant de leur partie latérale et supérieure, avec d'autres pots oblongs, percés de trous inférieurement, reposant sur une tinette remplie d'eau froide, et faisant office de récipient; on chauffe ensuite le fourneau : bientôt le soufre entre en fusion, se boursoufle, se volatilise, se rend dans le récipient, et de là dans la tinette, où il se fige en morceaux irréguliers.

Le soufre provenant de cette première opération est chargé d'une certaine quantité de matières terreuses qu'il a entraînées. Pour le purifier, on le distille dans une grande chaudière de fonte, surmontée d'un chapiteau en maçonnerie, qui communique par une ouverture avec une chambre latérale munie de soupapes. A mesure que le soufre se vaporise, il arrive dans la chambre où il se condense, et se liquéfie ensuite, lorsque la température est suffisamment élevée. Dans cet état, il se rend vers la partie la plus basse et coule au dehors, par une ouverture qu'on débouche, dans des moules cylindriques disposés pour le recevoir.

On peut obtenir à volonté, au moyen de cet appareil, de la fleur de soufre ou du soufre en canons, suivant la capacité des chambres et la rapidité de l'opération. Dans le premier état, le soufre contenant toujours une petite quantité d'acide sulfureux, a besoin d'être lavé, lorsqu'il est destiné aux usages médicinaux.

Le soufre a sur l'économie animale une manière d'agir fort obscure. Introduit sous forme pulvérulente dans le conduit alimentaire à doses fractionnées, il ne produit d'abord chez les animaux aucun phénomène sensible. Insoluble et ne présentant rien d'assimilable, il traverserait sans doute l'estomac et l'intestin en les excitant simplement à la manière d'une poudre inerte, s'il ne subissait dans ces organes aucun changement; mais l'observation ayant appris qu'il se transforme en partie sur sa route (on ne sait par quelle opération) en acide hydrosulfurique, on doit croire que son action est bien différente de celle d'une substance entièrement inerte. Le soufre ainsi engagé dans une combinaison soluble, passe dans le sang par voie d'absorption, donne un peu plus d'activité à la circulation, et s'échappe ensuite avec les matières excrétées, où il fait reconnaître sa présence par l'odeur d'œuf pourri qu'il exhale.

Le soufre une fois parvenu dans le torrent circulatoire, porte-t-il plus particulièrement son action sur tel ou tel organe que sur tel ou tel autre? En interprétant les faits sans prévention, il devient difficile de résoudre cette question d'une manière décisive. Cependant les observateurs les plus dignes de confiance admettent généralement que l'influence de ce médicament s'exerce plus particulièrement sur l'organe cutané et sur la membrane muqueuse des bronches, dont il modifie la vitalité plutôt qu'il n'en exalte les fonctions. Si telle est sa manière d'agir, comme nous sommes disposé à le croire, ne pourrait-on pas s'en rendre raison, jusqu'à un certain point, par la tendance qu'il aurait à s'échapper par les voies pulmonaires et cutanées?

Quoi qu'il en soit, il est de fait que c'est en raison des propriétés électives qu'on lui suppose, qu'on emploie fréquem-

ment le soufre à titre de diaphorétique contre certaines affec-
t ons chroniques de la peau, et surtout en qualité de *béchique
incisif*, contre celles qui intéressent les organes respiratoires.

On a dit aussi que le soufre agissait sur le système lymphatique général, et qu'il pouvait favoriser la guérison des maladies qui semblent intéresser plus particulièrement ce système.
C'est d'après ces idées qu'il a été recommandé et employé fréquemment pour combattre la morve et le farcin. Rien ne nous
semble justifier une pareille hypothèse, pas même les succès
que l'on dit avoir obtenus contre ces deux formidables maladies.

Plusieurs personnes espèrent préserver leurs moutons de la
gale, et leurs chiens de la rage, et surtout de la maladie à laquelle ces animaux sont sujets pendant leur jeunesse, en laissant tremper des bâtons de soufre dans l'eau qui doit leur servir de boisson. Il suffit de rappeler que l'eau est absolument
sans action sur ce corps médicamenteux, et qu'elle n'en dissout
pas une seule molécule, pour donner la mesure de la confiance
que doit inspirer un semblable moyen.

Lorsqu'on veut administrer le soufre à l'intérieur, on prend
celui qui a été sublimé, on l'incorpore dans le miel ou dans
une substance farineuse pour les grands herbivores, et on le
met en suspension dans le lait, le bouillon ou la soupe pour
les carnivores. On peut aussi évidemment le leur faire prendre
sous forme d'électuaire. La dose pour les premiers varie depuis
32 grammes (1 once) jusqu'à 160 à 192 grammes (5 ou 6
onces); et pour les seconds, depuis 4 grammes (1 gros) jusqu'à 24 à 32 grammes (6 ou 8 gros).

L'on ne saurait s'élever beaucoup au delà de ces doses sans
s'exposer à donner lieu à des empoisonnements mortels : administré à plusieurs chevaux, à celle de demi-kilogramme, le
soufre a fait naître les symptômes d'une violente phlegmasie
gastro-intestinale, qui s'est promptement terminée par la mort.
L'autopsie cadavérique a montré la membrane muqueuse des
voies digestives noirâtre, presque en état de gangrène, et les
parois des ventricules du cœur parsemées de taches livides et
pétéchiales.

Le soufre est souvent employé à l'extérieur dans le traitement des maladies de la peau, notamment dans celui de la gale et des dartres ; pour cela, on l'associe presque toujours à un corps gras ; mais si, dans cet état, le soufre ne s'engage dans aucune combinaison nouvelle, s'il conserve toutes ses propriétés chimiques, il est très-probable que son influence se réduira à fort peu de chose.

Il est des praticiens qui se servent du soufre pour cautériser profondément les boutons farcineux : ils appliquent d'abord légèrement le cautère sur ces sortes de tumeurs, mettent de la fleur de soufre dans la cavité qui résulte de cette première cautérisation, et appliquent ensuite de nouveau le fer rouge. Aucun fait de nous connu ne démontre la supériorité de cette méthode sur la cautérisation ordinaire.

Plusieurs des composés dont le soufre fait partie, participent des propriétés de ce corps : tels sont surtout les sulfures de potasse et d'antimoine. C'est ici le lieu, par conséquent, de nous occuper de ces composés.

LE SULFURE DE POTASSE. (*Foie de soufre.*)

On désigne ainsi dans les pharmacies une substance solide, dont la composition n'est pas aussi simple que son nom semblerait l'indiquer, car il résulte des recherches des chimistes modernes, qu'elle est formée d'un mélange de sulfure de potassium et de sulfate de potasse. Elle se présente en fragments irréguliers, durs, fragiles, d'un brun rougeâtre ou verdâtre, d'une saveur âcre et amère, presque inodores lorsqu'ils sont parfaitement secs, mais ayant l'odeur des œufs gâtés pour peu qu'ils soient humides.

Le sulfure de potasse exposé au contact de l'air en attire l'humidité, et se décompose peu à peu. Il paraît susceptible de se dissoudre dans l'eau sans altération ; mais à mesure que l'oxygène de l'air exerce sur lui son action, il le transforme peu à peu en hiposulfite de potasse. De là, la nécessité de le tenir à l'abri du contact de l'air, pour lui conserver toutes ses propriétés.

Pour obtenir le sulfure de potasse, on prend parties égales de soufre sublimé et de carbonate de potasse pur et sec ; on mélange exactement ces deux substances ; on les introduit dans un creuset, ou mieux dans un matras à fond plat, que l'on chauffe au bain de sable jusqu'à ce que le produit soit en parfaite fusion ; alors on laisse refroidir le matras, et on le brise pour en retirer le sulfure, que l'on introduit de suite dans des flacons bouchant hermétiquement.

Pour obtenir ce produit en grand, au lieu du sous-carbonate de potasse pur, on emploie la potasse perlasse du commerce ; on la mélange avec la moitié de son poids de fleur de soufre, et on exécute la fusion dans une marmite de fonte fermée par son couvercle ; puis on coule la matière sur un marbre huilé ou dans des espèces de moules en tôle. Le sulfure ainsi obtenu a une couleur verdâtre, et laisse un résidu noirâtre de sulfure de fer en se dissolvant dans l'eau. Quoique beaucoup moins pur que celui qui a été préparé d'après le premier procédé, il peut néanmoins servir pour l'usage externe, le seul auquel ce médicament soit ordinairement consacré en médecine vétérinaire.

Dans ces sortes d'opérations chimiques, à mesure que le soufre agit sur le carbonate de potasse, celui-ci perd son acide carbonique, et se partage ensuite en deux parties. L'une d'elles cède son oxygène à une portion de soufre pour former de l'acide sulfurique, qui se combine avec la partie non décomposée ; tandis que le potassium, devenu libre, s'unit à la portion de soufre restée intacte ; d'où résulte un mélange de sulfate de potasse et de sulfure de potassium (1).

Son action sur l'économie animale a sans doute quelque analogie avec celle qui appartient au soufre ; cependant il a beaucoup plus d'énergie : il irrite et enflamme les parties avec lesquelles il se trouve en contact. Administré sous nos yeux à un fort cheval à la dose de deux onces, il a donné lieu à des symptômes d'empoisonnement, dont la mort eût sans doute été le résultat, si l'animal n'avait été sacrifié comme morveux avant l'événement.

(1) *Annales de chimie et de physique*, t. **VII.**

Incorporé dans un corps gras, ou en solution dans l'eau, le sulfure de potasse agit sur la peau en excitant cette partie, et changeant le mode d'irritation dont elle peut être le siége. C'est ainsi sans doute qu'il concourt si puissamment à la guérison des affections psoriques ; mais c'est presque là son seul usage. On l'emploie dans ces sortes de cas sous forme de bains, de lotions, de pommades, de liniments, etc. La proportion ordinaire pour les bains est de 16 à 32 grammes par litre de liquide. L'eau destinée aux lotions doit être plus chargée.

Les sulfures de soude et de chaux, que l'on prépare à peu près de la même manière que celui de potasse, possèdent des vertus analogues, et sont propres aux mêmes usages. Tous les trois peuvent être obtenus par la voie humide, c'est-à-dire en faisant bouillir les matières premières dans l'eau pure jusqu'à ce que la réaction qu'elles exercent l'une sur l'autre soit complétement opérée. Il faut remarquer cependant que, dans ce cas, les produits ne sont pas identiques avec ceux que l'on se procure par la voie sèche.

L'ANTIMOINE. (*Régule d'antimoine.*)

L'antimoine est un métal dont la connaissance ne paraît guère remonter au delà du seizième siècle, quoique les anciens peuples aient connu plusieurs des composés dont il fait partie, notamment le sulfure naturel, auquel quelques-uns donnaient le nom de *stibium*. On attribue généralement la découverte du procédé d'extraction de ce métal et celle de plusieurs de ses propriétés à Basile Valentin.

Placé par les chimistes modernes parmi les métaux qui ne décomposent l'eau à aucune température, et qui absorbent l'oxygène à une chaleur rouge (quatrième section de M. Thénard), l'antimoine pur est solide, d'un blanc brillant, légèrement bleuâtre, dur, très-fragile, facile à pulvériser, d'une texture lamelleuse, susceptible d'acquérir par le frottement une odeur faible et particulière. Sa pesanteur égale presque sept fois celle de l'eau distillée (6,712). Exposé à l'action du calrique, il entre en fusion au-dessous de la chaleur rouge, et se prend ensuite par le refroidissement en un culot, dont la surface présente des rayons divergents, imitant plus ou moins, par leur arrangement, une feuille de fougère.

L'antimoine, chauffé à l'air libre jusqu'au rouge, s'oxyde rapidement, et se volatilise sous forme d'une fumée blanche. L'eau pure est sans action sur ce métal; le soufre, le phosphore, l'iode et surtout le chlore, se combinent très-facilement avec lui.

Il existe dans le sein de la terre, tant en France qu'à l'étranger, sous différents états ; c'est à celui de sulfure qu'il est le plus abondant; aussi est-ce de ce minerai qu'on l'extrait ordinairement. Pour cela, on purifie d'abord ce sulfure, on le fait ensuite griller afin de le transformer en grande partie en oxyde ; puis on le fond dans des creusets de terre , après l'avoir mélangé avec la moitié de son poids de crême de tartre. A mesure que l'antimoine se revivifie, il se rassemble au fond du creuset, d'où on le retire sous forme de culot.

On se le procure quelquefois dans les laboratoires, en projetant, dans un creuset élevé au rouge sombre, un mélange de sulfure ordinaire, de nitrate de potasse et de crême de tartre, et en maintenant la même température pendant quelque temps, afin de donner aux globules métalliques la facilité de se réunir.

Il résulte des recherches de M. Sérullas, que l'antimoine du commerce contient, terme moyen, un cinquantième d'arsenic. Il n'est d'ailleurs aujourd'hui d'aucun usage en médecine à l'état métallique; mais il forme la base d'un grand nombre de composés dont on a fait une foule d'applications thérapeutiques. Un auteur moderne observe que, de cette multitude d'antimoniaux, qui, durant plusieurs siècles, ont été l'objet de tant de controverses, trois seulement, l'émétique, le kermès et le soufre doré, ont échappé pour ainsi dire au naufrage de tous les autres. Nous devons y ajouter, pour ce qui nous concerne, le beurre d'antimoine, le sulfure et le crocus, dont quelques praticiens font encore assez souvent usage.

PROPRIÉTÉS MÉDICINALES ET USAGES DES ANTIMONIAUX.

Toutes les préparations antimoniales, à l'exception du chlorure dont nous nous occuperons bientôt comme agent escarotique, et (sous quelques rapports du moins) du tartre stibié dont nous avons déjà parlé, sont douées de propriétés analogues, et ne diffèrent guère que par le degré de leur activité. Nous pouvons, par conséquent, les examiner de suite d'une manière générale, sous le rapport de leur action physiologique, et sous celui de leurs principaux usages thérapeutiques ; après quoi nous traiterons en particulier de celles de ces préparations, dont l'ancienne réputation s'est maintenue, ou qui ne sont point encore tombées tout-à-fait dans l'oubli, tels que le sulfure ordinaire, le crocus, le verre et le foie d'antimoine, le kermès et le soufre doré.

Ces substances, employées d'abord exclusivement dans le traitement des maladies des animaux, furent tour à tour essayées, abandonnées, proscrites et reprises dans la médecine de l'homme.

Appliquées à l'extérieur sur les tissus sains, elles ne déterminent d'autres changements que ceux qui pourraient être le résultat de l'emploi d'une poudre inerte. Huit grammes de kermès minéral, placés dans le tissu cellulaire de la face interne des cuisses d'un lapin, n'ont donné lieu à aucun dérangement fonctionnel appréciable. La même quantité de soufre doré, expérimenté de la même manière, n'a pas eu plus d'influence sur la santé que le kermès. Seize grammes de sulfure naturel, introduits sous la peau du dos d'un animal de la même espèce, n'ont occasionné non plus aucun désordre pendant les trois jours qu'a duré l'expérience (1).

Nous avons nous-même appliqué, chez un vieux cheval, 32 grammes de la première substance, dans le tissu lamineux

____

(1) *Dictionnaire de méd. et de chir. prat.*, art. ANTIMOINE.

sous-cutané ; et sur un autre cheval, du crocus metallorum en égale quantité. Cette double expérience n'a eu, comme celles ci-dessus indiquées, qu'un résultat négatif.

Administrées par la bouche à doses un peu élevées, les préparations antimoniales excitent les voies digestives, provoquent assez souvent des déjections alvines dans les différents animaux, et presque toujours le vomissement chez les carnivores. Ce sont là les effets les plus constants et les plus évidents des antimoniaux : mais ces médicaments bornent-ils leur action au conduit alimentaire, et s'ils l'étendent à d'autres appareils organiques, est-ce simplement à la manière des excitants généraux ordinaires ? Nous ne pouvons que reproduire ici les conjectures que nous avons déjà émises dans les considérations générales que nous avons consacrées à la classe dont ces agents font partie, et invoquer les faits pathologiques, pour justifier l'opinion qui a attribué aux antimoniaux une influence particulière sur les appareils cutané et pulmonaire.

Ces faits nous apprennent effectivement que les médicaments qui nous occupent excitent les fonctions de la peau, modifient sa vitalité, donnent du ton aux poumons et aux bronches, et favorisent ainsi l'expectoration.

Il est des auteurs qui attribuent ces différents effets, surtout les derniers, à l'excitation dérivative, produite par ces médicaments sur l'estomac et l'intestin. Toutefois, une semblable explication ne peut guère satisfaire celui qui se donne la peine de comparer les faits sans idées préconçues ; car si elle était exacte, les irritants par excellence du tube digestif, c'est-à-dire les purgatifs, ne devraient-ils pas avoir une influence plus salutaire dans les cas qui viennent d'être indiqués, que les antimoniaux dont l'action irritante est souvent si équivoque ?

Quelles que soient d'ailleurs les idées théoriques adoptées à cet égard, le fait est que l'expérience semble avoir démontré l'utilité de la plupart des antimoniaux dans le traitement de quelques affections de la peau et de l'organe pulmonaire, telles que les gales invétérées, la bronchite et la pneumonite, passées ou seulement tendant à passer à l'état chronique.

Les observations sur lesquelles sont établies ces indications,
n'ayant presque jamais pu être faites comparativement, trou-
veront sans doute encore des incrédules et des détracteurs ; mais
persuadés que les moyens dont il est question n'entraînent
jamais de graves inconvénients, lorsque leur emploi est convenablement dirigé, nous n'hésiterons pas à en préconiser l'usage
dans des cas analogues à ceux qui viennent d'être indiqués,
tant qu'il ne nous sera pas du moins démontré qu'ils sont absolument impuissants et inutiles.

Beaucoup d'auteurs ont attribué aux préparations antimoniales une influence particulière sur le système lymphatique, à laquelle ils rattachaient une action fondante et réso-
lutive. C'est d'après cette hypothèse, que l'on a été porté à
en faire usage contre les engorgements viscéraux et glanduleux,
et même contre la morve et le farcin. Ici les résultats n'ont
pas été aussi encourageants que dans les maladies indiquées
ci-dessus.

Les effets physiologiques des antimoniaux sont susceptibles
d'être modifiés, plus que ceux de la plupart des autres médicaments, par les conditions dans lesquelles ils sont administrés ;
en sorte que le résultat obtenu n'est pas toujours proportionné,
il s'en faut bien, à la dose employée.

On est généralement dans l'habitude de les associer à des substances moins actives destinées à en mitiger l'action.

LE SULFURE D'ANTIMOINE. (*Antimoine cru.*)

Les chimistes reconnaissent plusieurs sulfures d'antimoine ;
celui dont nous devons nous occuper dans cet article est
le protosulfure, qui existe abondamment dans la terre, et se
présente dans le commerce en masses formées d'aiguilles pa-
rallèles, brillantes, de couleur gris bleuâtre, insipides, inodores, se réduisant facilement en une poudre noirâtre qui salit
les doigts.

Le sulfure d'antimoine est insoluble dans l'eau ; il pèse quatre fois et demi autant que ce liquide (4,5). Exposé à l'ac-

tion de la chaleur, il entre facilement en fusion, et absorbe peu à peu de l'oxygène; chauffé un peu moins fortement, et maintenu à la même température pendant quelque temps, il se transforme en protoxyde d'antimoine, en donnant lieu à un dégagement d'acide sulfureux. Traité par l'acide hydrochlorique, il se décompose entièrement; le métal s'unit au chlore, et reste en dissolution, tandis que le soufre se combine à l'hydrogène, et se dégage en abondance à l'état de gaz hydrosulfurique.

Le sulfure d'antimoine forme dans le sein de la terre des mines abondantes, dont les plus riches se trouvent, pour la France, dans l'ancienne province de l'Auvergne. Afin de le dégager de sa gangue, on fond le minerai dans un creuset percé, placé au-dessus d'un autre et entouré de feu. A mesure que la fusion s'opère, le sulfure coule dans le creuset inférieur, où il cristallise en se refroidissant, tandis que les matières étrangères restent au fond du creuset supérieur.

D'après l'analyse de M. Berzélius, le protosulfure d'antimoine est formé de 100 parties de métal et de 37,25 de soufre. Ainsi, il correspond exactement au protoxyde d'antimoine.

Le sulfure d'antimoine natif contient toujours une certaine quantité de substances métalliques étrangères : de l'argent, du cuivre, du nikel, et de l'arsenic, suivant M. Sérullas. Malgré le soin que l'on prend dans les pharmacies bien dirigées de le porphyriser et de le laver à plusieurs eaux avant de le livrer à la thérapeutique, il n'est jamais complétement pur. La quantité d'arsenic qu'il peut contenir reste indéterminée ; elle varie, suivant que le sulfure d'antimoine a été ou non soumis plusieurs fois à l'action de l'eau bouillante.

Tel qu'on le trouve chez les droguistes, et que la plupart des vétérinaires l'emploient, il contient, suivant le chimiste déjà nommé, un soixantième, terme moyen, d'arsenic à l'état de sulfure (1). Lorsqu'on le fait bouillir dans l'eau, ce sulfure arsénical

----

(1) Tous les composés antimoniaux, à l'exception de l'émétique cristallisé et du beurre d'antimoine, contiennent de l'arsenic.

se dissout, en se transformant en acide arsénieux, à la faveur d'une petite quantité d'eau décomposée. C'est cette transformation d'un sulfure d'arsenic insoluble, en un acide soluble et éminemment énergique, qui explique pourquoi la décoction de sulfure d'antimoine est beaucoup plus active que le sulfure lui-même (1). (*Dict. de méd. et de chir. prat.*)

Ce sulfure, à l'état pulvérulent, est même regardé par plusieurs médecins comme dépourvu de toute propriété véritablement thérapeutique. Il en est qui assurent en avoir fait prendre à leurs malades, dans les cas de rhumatismes et de maladies chroniques de la peau, jusqu'à 12 grammes dans les 24 heures, sans avoir remarqué aucun effet primitif, ni aucun effet thérapeutique qu'ils aient pu raisonnablement attribuer à l'influence de ce remède. (*Dict. précit.*)

Cependant un grand nombre de faits observés dans la pratique vétérinaire semblent attester son utilité dans le traitement des affections psoriques anciennes. Quelques-uns même porteraient à croire qu'il n'est pas toujours sans efficacité contre les eaux aux jambes et le farcin.

Quant à ses effets physiologiques, nous ne les croyons pas non plus aussi complétement inappréciables qu'on a bien voulu le dire; ayant fait prendre à plusieurs chevaux de 64 à 128 grammes de sulfure d'antimoine pulvérisé, il nous a été facile de reconnaitre chez ces animaux les signes d'une excitation bien marquée : le pouls est devenu fréquent, la respiration un peu plus vite que dans l'état ordinaire, et les déjections alvines plus molles.

Ne pourrait-on pas croire, par analogie, que cette substance subit dans les premières voies quelques modifications chimiques capables d'en développer les propriétés actives? D'ailleurs, si, comme le pense M. Berzélius, le kermès n'est qu'un simple sulfure d'antimoine hydraté, presque identique, par conséquent, avec le protosulfure d'antimoine naturel, peut-on déshériter

(1) Cette explication ne paraît pas, sans doute, très-satisfaisante à ceux qui se rappelleront que l'acide arsénieux en solution dans l'eau est sur-le-champ transformé en sulfure par l'action de l'acide hydro-sulfurique.

celui-ci de toute vertu, sans compromettre, en quelque sorte, la réputation du premier?

Quelques personnes, le considérant comme propre à favoriser l'engraissement, en conseillent l'usage dans le régime des porcs. Il modère, dit-on, le prurit qui fatigue si communément ces animaux, et qui retarde leurs progrès. J'ignore si des faits bien observés, et convenablement interprétés, attestent réellement son utilité sous ce rapport.

Une chose essentielle, quand on veut faire prendre du protosulfure d'antimoine aux animaux, c'est qu'il soit réduit en une poudre impalpable. On le leur donne alors incorporé dans du miel, ou dans des aliments farineux, depuis la dose de 8 grammes (2 gros), jusqu'à celle de 64 grammes (2 onces) pour le cheval, et de 96 grammes (3 onces) pour le bœuf.

Le sulfure d'antimoine est la matière première dont on fait usage dans les laboratoires, pour obtenir, soit directement, soit indirectement, tous les autres produits pharmaceutiques ayant ce métal pour base, et dont les principaux sont le verre d'antimoine, le crocus metallorum, le foie d'antimoine, le kermès et le soufre doré.

Le VERRE D'ANTIMOINE, que l'on a nommé ainsi à cause de son aspect vitreux et de sa transparence, s'obtient en faisant fondre dans un creuset l'antimoine cru, préalablement amené à l'état d'oxyde sulfuré au moyen du grillage, c'est-à-dire par une calcination à l'air libre, lente et graduée, et le coulant ensuite en plaques minces sur une surface unie.

Ce produit transparent, fragile, d'un rouge hyacinthe, est un composé d'oxyde et de sulfure d'antimoine associé à une certaine quantité de silice, d'alumine, de fer provenant du creuset où s'est opérée la fusion. Sa poudre, d'une couleur jaunâtre, se dissout dans l'acide hydrochlorique avec un faible dégagement de gaz hydrogène sulfuré. Elle sert encore quelquefois pour préparer l'émétique, et doit être considérée elle-même, dans son état de pureté, comme un violent vomitif.

Le CROCUS METALLORUM s'obtient aussi en fondant le sulfure d'antimoine grillé ; mais comme on le coule aussitôt que la fu-

sion en est opérée, il n'attaque presque pas le creuset, et ne
perd qu'une faible partie du soufre qu'il contient ; en sorte que
le produit renferme moins de protoxyde et une plus grande
quantité de sulfure que le verre d'antimoine. Ce produit, en
masses opaques, à cassures brillantes, d'un gris foncé rougeâtre, se réduit assez facilement en une poudre brune, qui,
projetée sur les charbons ardents, répand l'odeur du soufre
qui brûle.

Désigné par quelques chimistes sous le nom d'*oxyde d'antimoine sulfuré demi-vitreux*, le produit dont il s'agit a été
appelé par M. Guibourt *crocus des vétérinaires*. Ce chimiste
fait remarquer que le crocus des vétérinaires n'est pas le véritable *crocus metallorum* ou *safran des métaux* des anciennes pharmacopées, et que l'on préparait celui-ci en fondant
dans un creuset parties égales de nitrate de potasse et de sulfure d'antimoine, traitant par l'eau la masse sulfureuse et alcaline qui en résultait, et recueillant la poudre rougeâtre, insoluble, formée d'oxy-sulfure d'antimoine et d'antimonite de
potasse, qui se précipitait.

Le crocus réduit en poudre fine a manifestement plus d'activité que le sulfure naturel ; l'oxyde qu'il renferme, pouvant
être attaqué par les liquides contenus dans les premières voies,
favorise beaucoup son action : il provoque le vomissement dans
les carnivores ; il peut s'administrer aux herbivores de la même
manière que le sulfure natif ; mais on doit l'employer à dose
un peu plus faible.

Le FOIE D'ANTIMOINE, dont le nom rappelle jusqu'à un certain point la couleur, se prépare, en faisant détonner dans un
creuset chauffé au rouge un mélange à parties égales de sulfure
d'antimoine et de nitrate de potasse. Par la décomposition de ce
sel, il se forme du sulfate et de l'antimonite de potasse, ainsi que
du sulfure de potassium, le tout restant mélangé à une portion
de sulfure d'antimoine non décomposée.

Si, au lieu d'employer parties égales de sulfure et de sel de
nitre, on se sert d'une partie et demie de ce dernier, et que
l'on calcine le mélange pendant une heure environ, on obtient

un sous-antimoniate de potasse désigné autrefois sous le nom d'antimoine *diaphorétique non lavé*. En traitant par l'eau bouillante ce composé, il se transforme en sur-antimoniate de potasse ; c'est l'*antimoine diaphorétique lavé*.

Ces préparations, fort usitées autrefois, recommandées même par Bourgelat, comme supérieures à la plupart des autres antimoniaux, sont aujourd'hui peu employées. Le médecin qui a fait l'histoire thérapeutique de ces agents pharmacologiques, dans le *Dictionnaire de médecine et de chirurgie pratiques*, observe, d'après ses propres expériences, que l'antimoine diaphorétique est de tous les composés ayant ce métal pour base, celui dont l'administration à doses légères ou élevées, lui a paru déterminer plus rarement la sueur, soit dans la pneumonie, soit dans les rhumatismes ; d'où il suit que le nom qu'il porte lui serait fort mal appliqué.

Nous ne doutons pas que les observations de ce médecin ne soient parfaitement exactes, et qu'elles ne soient même applicables à la thérapeutique vétérinaire ; mais quand il dit un peu plus loin, en parlant du foie d'antimoine, que ce médicament sert pour purger les chevaux, il n'a sans doute pas eu en vue une médication fort rationnelle ; car si le foie d'antimoine est quelquefois capable de donner lieu à la purgation, son action cathartique est tellement infidèle, que jamais un praticien éclairé ne l'emploiera pour remplir cette indication.

LE KERMÈS MINÉRAL.

Ce médicament, dont la découverte est attribuée par quelques-uns à Lemery, et par d'autres à Glauber, devint célèbre, au commencement du dix-huitième siècle, sous le nom de *poudre des Chartreux*, et conserve encore, sous celui de *kermès*, une partie de son ancienne réputation.

Le procédé employé pour sa préparation, tenu d'abord secret, acheté ensuite par le gouvernement français (en 1720), a considérablement varié depuis cette époque.

Beaucoup de pharmaciens l'obtiennent aujourd'hui en fai-

sant bouillir ensemble une partie de sulfure d'antimoine pulvérisé, et vingt-deux parties de sous-carbonate de soude cristallisé, dans deux cent cinquante parties d'eau de rivière. D'autres n'emploient pour la même proportion de sulfure que cinq
parties seulement de sel alcalin et cent parties d'eau. Dans
l'un comme dans l'autre cas, lorsque l'ébullition a été continuée pendant une demi-heure environ, on filtre la liqueur
bouillante à travers des papiers gris étendus sur des toiles ; on
la reçoit dans des terrines, et on la laisse refroidir à l'abri du
contact de l'air. Peu à peu le kermès se dépose : alors on décante l'eau mère ; on lave le produit, et on le recueille sur un
filtre. Pour le faire sécher, on le met d'abord entre plusieurs
doubles de papier non collé, que l'on soumet à une légère pression, et ensuite on l'expose dans une étuve à l'action d'une
douce chaleur.

La liqueur de laquelle le kermès s'est déposé retient en solution une matière analogue que l'on peut précipiter par l'addition d'une petite quantité d'acide hydrochlorique ; alors il se
forme un nouveau dépôt d'une substance jaune orangé foncé,
que l'on connaît sous le nom de *soufre doré d'antimoine*.

En substituant la potasse caustique au sous-carbonate de
soude, dans la préparation du kermès par la voie humide, on
obtient celui-ci en plus grande quantité ; mais alors la proportion des matières doit être différente. On conseille, dans ce
cas, une seule partie de potasse caustique pour deux parties de
sulfure d'antimoine, et vingt-quatre parties d'eau, dont on soutient l'ébullition pendant un quart d'heure.

Enfin, on peut préparer le kermès d'une manière plus économique encore, par la voie sèche, en fondant dans un creuset
une partie de sulfure d'antimoine, deux parties de sous-carbonate de potasse et un seizième de soufre ; pulvérisant la masse
fondue qui en résulte, et la traitant par l'eau bouillante absolument de la même manière que lorsqu'on opère par la voie
humide. Ce procédé donne une beaucoup plus grande quantité
de kermès que le premier, et quoique le produit soit un peu
moins beau, il n'est guère moins bon.

La véritable composition du kermès minéral est encore un sujet de doute pour la plupart des chimistes. D'après quelques-uns, ce serait un *sous-hydrosulfate d'antimoine*, formé aux dépens du sulfure, et à la faveur d'une petite quantité d'eau décomposée, dont l'oxygène se porterait sur le métal et l'hydrogène sur le soufre. Suivant d'autres, le kermès résulterait de la combinaison du proto-sulfure et du protoxyde d'antimoine unis à une certaine quantité d'eau, et devrait être considéré comme un *oxy-sulfure hydraté* à proportions définies (1). Enfin, selon M. Berzélius, ce serait tout simplement un proto-sulfure d'antimoine hydraté, correspondant au protoxyde de ce métal.

Ce conflit d'opinions différentes sur la nature du kermès prouve, comme l'observe M. Lassaigne, que ce produit n'est pas encore bien connu dans sa composition, ou que celle-ci est susceptible de varier suivant des circonstances qui n'ont pas encore été bien appréciées.

Le kermès minéral, bien préparé et bien conservé, se présente sous la forme d'une poudre impalpable, légère, d'un rouge brun, d'un aspect velouté, susceptible de pâlir par l'influence de la lumière. Exposé au feu, il dégage de l'eau et de l'acide sulfureux, et laisse pour résidu un composé d'oxyde et de sulfure d'antimoine. L'eau est sans action sur lui ; l'acide hydrochlorique le dissout avec dégagement de gaz hydrosulfurique. Les solutions de soude et de potasse le décolorent.

Le kermès préparé par les procédés ordinaires renferme toujours, suivant M. Sérullas, une petite quantité d'arsenic.

Celui que l'on trouve dans le commerce de la droguerie est souvent falsifié avec des substances inactives ; les vétérinaires surtout sont exposés à être trompés par ces manœuvres frauduleuses, car elles sont principalement mises en usage pour le kermès destiné à la médecine des animaux. Les substances qu'on lui associe ordinairement sont de l'oxyde rouge de fer, de la brique pilée, ou des poudres végétales de couleur ana-

---

(1) M. Henry fils, *Journal de pharmacie*, XIV, p. 343.

logue, et surtout celle de *santal rouge* (1). On peut facilement reconnaître ces adultérations, en traitant un échantillon du kermès suspect par six ou sept fois son poids de potasse caustique bouillante, qui dissoudra entièrement le kermès, s'il est pur, et qui, dans le cas contraire, laissera un résidu coloré, sur la nature duquel un examen ultérieur peut décider. « Dans certains cas, le kermès, ayant été mal préparé, peut contenir encore quelques substances salines ; on s'en aperçoit à la saveur plus ou moins salée qu'il présente ; alors un simple lavage à l'eau tiède, et l'évaporation de la liqueur peuvent faire reconnaître directement les sels qu'il renferme. » (*Abrégé élément. de chim.*, par M. Lassaigne, p. 551.)

Le kermès est du petit nombre des préparations antimoniales qui sont restées en faveur ; administré à l'intérieur, à dose modérée, il ne produit, chez les herbivores surtout, aucun phénomène immédiat évident. Malgré cette nullité apparente d'action physiologique, on ne saurait guère douter qu'il ne puisse modifier l'état de différents organes, notamment celui du poumon et de la membrane muqueuse des bronches.

C'est d'après ces vues, qu'on en fait habituellement usage dans le traitement des diverses variétés de pneumonite et de bronchite. Mais la plupart des praticiens n'ont recours à ce moyen que vers la deuxième période de ces maladies, lorsqu'elles marchent vers leur terminaison et dans le but de faciliter l'expectoration, ou bien lorsqu'elles sont décidément passées à l'état chronique. Nous connaissons cependant des vétérinaires qui, dans le cours d'une longue et lumineuse pratique, ont employé fréquemment, avec le plus heureux succès, le kermès, pendant les premières périodes des phlegmasies pulmonaires. Des médecins recommandables de notre époque (et cette observation pratique me semble propre à augmenter la confiance que l'on accorde au kermès dans le cas dont il s'agit) ont remarqué que dans les premières périodes des pneumonies, chez l'homme, ce médicament pouvait être donné à très-forte

(1) Voyez *Journal de chimie médicale*, 1829. p. 50.

dose (4 grammes ,) sans provoquer de douleurs gastro-intestinales, de vomissement ou de diarrhée; tandis que dans toute
autre condition il suffit souvent de 15 ou 20 centigrammes pour
déterminer des coliques passagères, ou des gargouillements in-
commodes avec ou sans diarrhée. Sous ce double rapport, les
effets du kermès semblent se rapprocher de ceux de l'émétique.

On administre pour l'ordinaire le premier de ces corps médicamenteux sous forme d'électuaire ; on pourrait aussi le mettre en suspension dans un liquide visqueux ; cependant, comme
les affections contre lesquelles il est le plus souvent employé
contre-indiquent l'emploi des remèdes sous forme de breuvage,
on est généralement obligé de s'en tenir au premier mode, à
moins que les malades ne prennent d'eux-mêmes le liquide qui
leur est destiné. Nous ne croyons pas qu'il soit convenable de
l'associer à des matières alimentaires.

La dose varie, pour les solipèdes, depuis 8 grammes (2 gros),
jusqu'à 64 grammes (2 onces), et pour les grands ruminants,
depuis 16 grammes (4 gros), jusqu'à 96 grammes (3 onces),
que l'on administre en une seule fois, ou à deux ou trois reprises différentes dans les 24 heures, suivant l'état des malades
et l'indication que l'on cherche à remplir. Dans les carnivores ,
la dose peut en être portée graduellement depuis 10 centigr.
jusqu'à 8 grammes (pour le chien de haute taille).

Le Soufre doré d'antimoine paraît être doué des mêmes propriétés que le kermès ; tous les auteurs sont d'accord sur ce
point, et cependant son usage est généralement négligé.

Il faut dire, pour justifier la préférence que l'on accorde au
kermès, que beaucoup de praticiens pensent que le soufre doré
est plus irritant que celui-ci, et pourtant moins fidèle dans ses
effets.

HUITIÈME CLASSE D'EXCITANTS SPÉCIAUX.

MÉDICAMENTS QUE L'ON APPLIQUE PLUS PARTICULIÈREMENT SUR LA PEAU ET SUR LES PARTIES SOUS-JACENTES POUR EN OPÉRER LA RUBÉFACTION, LA VÉSICATION OU LA CAUTÉRISATION.

Rubéfiants, Épispastiques et Caustiques.

Le titre que nous consacrons aux agents pharmacologiques que nous réunissons dans cette classe, indique assez que ce n'est point d'après les propriétés spéciales dont ils peuvent être doués, que nous les avons rassemblés, mais seulement en raison de l'usage auquel ils sont à peu près exclusivement consacrés. Il indique aussi que leur manière d'agir n'est pas uniforme ; en effet, les uns désorganisent, corrodent et décomposent les tissus soumis à leur contact, tandis que les autres se bornent à y susciter de la rougeur, de la douleur, et souvent aussi une exhalation séreuse ou purulente, plus ou moins abondante. Les premiers sont connus sous les noms de *caustiques* et d'*escarrotiques*, et les derniers sous ceux de *rubéfiants* et d'*épispastiques*. De là deux divisions parfaitement distinctes, qu'il convient d'examiner séparément.

LES RUBÉFIANTS ET LES ÉPISPASTIQUES.

Le nom de rubéfiants, dérivé du mot *rubefacere*, rougir, devrait s'appliquer à tous les agents propres à déterminer la rougeur de la peau, soit qu'ils y produisent ou non une altération de tissu et une exhalation morbide. Cependant comme cet effet peut être produit par une multitude de moyens différents, et qu'il est rarement simple, constant et régulier, on est dans l'usage de réserver le nom de rubéfiants pour les médicaments qui, après avoir fait naître la rougeur de la peau, en déterminent aussi la vésication (1).

(1) Cette interprétation est d'autant plus naturelle, que ces deux effets ne sont véritablement qu'une suite l'un de l'autre. Ce sont deux degrés différents du même phénomène.

On doit conclure de ce qui précède que toutes les substances épispastiques sont rubéfiantes, mais que toutes celles qui possèdent la propriété de faire rougir la peau ne sont pas nécessairement douées de celle de déterminer la vésication. C'est ainsi, par exemple, que les huiles volatiles âcres, l'alcool, et les acides, dans un certain état de concentration, opèrent facilement la rubéfaction des téguments lorsqu'ils sont appliqués convenablement sur leur surface, sans cependant provoquer aucune exhalation appréciable.

Quant au phénomène de la rubéfaction, considéré en lui-même, on sait qu'il est souvent déguisé dans les animaux, par la couleur de la peau, et par celle des poils qui la recouvrent. Ainsi dans les sujets dont la robe est foncée, la rougeur du derme est masquée par la couleur de l'épiderme, qui participe toujours de celle des poils ; tandis que chez ceux dont le fond de la robe est clair, on aperçoit très-aisément la coloration anormale dont il est question. Quoique inaperçue dans le premier cas, cette coloration ne saurait être cependant méconnue, car si on enlève la couche épidermique qui la masque, on la découvrira parfaitement; elle se prononcera même à travers cette couche, si l'hypérémie dont elle est le signe principal est très-intense.

Les médicaments dont nous avons ici à nous occuper, ne bornent pas leurs effets à une simple rubéfaction; doués d'une grande activité, ils peuvent tous, lorsque leur application est soutenue pendant un temps convenable, donner lieu à l'exhalation d'une matière liquide, qui, en s'accumulant sous l'épiderme, détermine des ampoules ou vésicules ordinairement peu élevées et mal circonscrites dans les animaux.

Cette manière d'agir a valu à ces médicaments le nom de *résicants ;* celui d'*épispastique*, que l'on emploie pour l'ordinaire comme synonyme, exprime en effet à peu près le même phénomène. Mais d'après les théories des humoristes, les épispastiques n'étaient pas de simples topiques irritants; ils n'avaient pas seulement, comme on l'admet généralement aujourd'hui, la propriété de produire l'inflammation et la suppuration de la peau ; ils possédaient encore celle plus précieuse d'attirer au dehors les humeurs nuisibles.

La vésication est toujours précédée et accompagnée de douleur et de gonflement inflammatoire ; mais ces phénomènes ne se manifestent pas au même degré, ni exactement de la même manière, sous l'influence des différents agents capables de les produire ; c'est ainsi que la farine de moutarde noire détermine un engorgement plus considérable, plus chaud et plus sensible que celui qui succède à l'application des cantharides.

L'action des uns et des autres est d'ailleurs d'autant plus marquée, que la peau soumise à leur contact est plus fine, plus délicate, plus sensible, et le tissu cellulaire qu'elle recouvre, plus lâche et plus abondant. C'est pour cela que leurs effets primitifs sont moins prononcés sur les fesses et les parois inférieures de l'abdomen, que sur les côtes et le dessous de la poitrine.

L'irritation locale qu'ils produisent n'a pas non plus toujours le même caractère ni la même promptitude à se développer. Dans tous les cas, si le topique est enlevé peu de temps après son application, et que la partie soit recouverte d'un cataplasme émollient, ou simplement lotionnée avec un liquide de même nature, tous les signes de la phlegmasie, ou plutôt de l'hypérémie locale, disparaissent. Mais si le contact de la substance vésicante se prolonge pendant dix-huit, vingt-quatre ou trente-six heures, le système capillaire de la partie se gorge de sang, le derme s'irrite de plus en plus, et exhale une liqueur séreuse limpide, qui, pour l'ordinaire, suinte d'abord à travers l'épiderme, humecte sa surface, et se réunit quelquefois en gouttelettes ; bientôt après cette couche membraniforme, altérée dans sa structure, devient imperméable, se soulève et finit par s'exfolier. Alors le chorion mis à nu devient le siége d'une douleur très-aiguë et d'une sécrétion plus ou moins abondante, qui ne tarderait pas à se tarir si l'on n'avait le soin de l'entretenir par des applications irritantes. En usant de cette précaution, l'on crée une sorte d'ulcère artificiel, dont on peut prolonger pour ainsi dire la durée à volonté.

Cet ulcère, auquel on est dans l'usage de donner le nom de *vésicatoire* (tout aussi-bien qu'aux agents qui sont usités pour le produire), une fois exposé au contact de l'air, fournit une matière purulente généralement plus épaisse que celle qui s'était accumulée sous l'épiderme. Bien que sa composition et ses caractères physiques varient un peu, cette matière contient presque toujours des principes albumino-fibrineux en assez grande quantité pour être susceptible de former sur la surface qui lui donne naissance, des espèces de pseudomembranes analogues à celles que l'on trouve si souvent dans la cavité des séreuses.

L'influence primitive ou physiologique des épispastiques ne se borne pas toujours à la seule partie devenue le siége de leur application; pour peu que les sujets soient irritables, la douleur qu'ils produisent donne lieu à une réaction sympathique qui en généralise les effets. Le pouls alors devient plus fort et plus fréquent, la respiration plus courte et plus accélérée, les membranes apparentes plus rouges; on observe en un mot tous les signes d'une surexcitation générale: de sorte que si les animaux sont atteints d'une phlegmasie aiguë, cette surexcitation s'ajoutant à celle qui existe déjà, aggrave momentanément l'état des malades. Il faut noter aussi que certaines substances vésicantes peuvent généraliser leurs effets non-seulement par voie de sympathie, mais encore par suite de l'absorption de leurs principes actifs; telles sont les cantharides.

Il est presque superflu d'ajouter que cette complication de phénomènes suppose toujours que l'application de l'agent vésicant a eu lieu sur une large surface.

Si les effets primitifs des épispastiques sont faciles à apprécier, il n'en est pas de même de leurs effets secondaires ou thérapeutiques. Employés dans le but d'attirer et de fixer à l'extérieur une irritation développée sur un organe plus ou moins important à la vie, de faire cesser une douleur intérieure, une sécrétion, ou disparaître une collection morbide, ces médicaments amènent souvent l'heureux résultat qu'on en attend

Mais pourquoi les phénomènes qu'ils suscitent sur les téguments donnent-ils lieu à ceux qu'on observe sur un autre point de l'économie, et quel est le lien qui unit les uns et les autres ? Cette question, l'une des plus obscures de la thérapeutique, et à laquelle se rattache toute l'explication du phénomène de la révulsion, a été longuement agitée chaque fois qu'une nouvelle doctrine s'est introduite dans l'art de guérir, et chaque fois elle a reçu, de la part des auteurs de ces doctrines, une solution conforme aux théories dont ils étaient préoccupés.

Une chose remarquable, c'est qu'au milieu des dissidences d'opinion dont ils ont été l'objet, les épispastiques ont presque toujours conservé leur ancienne réputation, lorsqu'un très-grand nombre d'autres agents pharmacologiques étaient déshérités de toute vertu curative, ou signalés même comme dangereux.

Sans vouloir reproduire ici les hypothèses qui ont été émises pour rendre raison du phénomène de la révulsion, nous dirons cependant qu'il paraît dépendre d'une sorte de balancement dans la vitalité des organes, en vertu duquel le point de l'économie où les forces sont le plus exaltées, tend à diminuer l'intensité de celles qui se seraient élevées au delà de leur type naturel sur un autre point.

L'espèce d'influence qui s'établit ainsi à distance entre les organes, et qui les met entre eux dans une sorte de corrélation thérapeutique, ne saurait s'expliquer ni se concevoir d'après les lois ordinaires de la physique animale. C'est une action essentiellement physiologique, dont le jeu des sympathies peut seul rendre raison.

Les plaies qui résultent de l'application des substances épispastiques, et dont on entretient la suppuration pendant un certain temps, reçoivent le nom d'*exutoires* (du verbe *exuere*, dépouiller). Pour les entretenir dans cet état, il suffit de les panser journellement avec des pommades, des onguents, ou des cérats adoucissants ou irritants, suivant que l'inflammation est trop vive ou qu'elle languit.

Soit qu'on les établisse sur la surface du derme mis à nu, ou dans le tissu cellulaire sous-cutané, les exutoires doivent en grande partie leur influence salutaire à l'excitation douloureuse qu'ils entretiennent. Si la suppuration qu'ils fournissent doit être prise en considération, c'est moins comme phénomène principal de la médication, que comme mesure de l'intensité de l'irritation.

A en juger par les expressions d'un auteur moderne de matière médicale, on serait porté à croire que, « quand l'exutoire est arrivé au point d'être, comme on l'a dit, un nouvel organe sécréteur, et d'avoir pris, si l'on peut ainsi dire, droit de bourgeoisie dans l'économie, son action thérapeutique ne doit pas être plus réelle que celle du foie ou des reins, sécrétant d'une manière normale. »

Il suit de là, d'après le même auteur, que « les exutoires les plus douloureux sont ceux dont on peut, toutes choses égales d'ailleurs, se promettre le plus de succès ; et l'on doit, par des applications excitantes, y entretenir toujours un certain degré de douleur, au lieu de tâcher, ainsi qu'on le fait, de les réduire à l'état d'organe sécréteur, fonctionnant sans exciter dans l'économie aucun trouble révulsif. » (*Traité de matière médicale*, par M. Ratier.)

Tout en admettant les avantages de la méthode recommandée par l'auteur, nous sommes disposé à regarder comme trop exclusives les idées théoriques sur lesquelles elle est fondée ; car il n'est pas encore démontré pour nous que la sécrétion dont les exutoires sont le siége soit par elle-même sans aucune utilité. Malgré les doutes que nous émettons, nous n'en restons pas moins convaincu que l'action des exutoires s'affaiblit à la longue, et qu'il est nécessaire de les renouveler lorsque l'on juge à propos de les entretenir pendant longtemps.

Sans doute les épispastiques méritent de figurer au nombre des moyens les plus puissants de la thérapeutique ; mais leur pouvoir nous paraît avoir des bornes plus étroites qu'on ne le croit généralement. Il n'est peut-être pas une seule affection contre laquelle ils n'aient été employés ou recommandés ; ce qui est assez dire que l'on en a fait un très-grand abus. Comme toutes les médications énergiques, celle que développent les révulsifs a besoin d'être dirigée avec beaucoup de soin ; employée intempestivement ou d'une manière imprudente, loin de procurer les avantages qu'on en espérait, elle aggrave les maladies dont elle était destinée à favoriser la résolution.

Nous n'exposerons pas ici les règles qui doivent guider le praticien dans l'emploi des épispastiques : ces détails, étrangers à la pharmacologie, devant être puisés dans les traités de thérapeutique générale et spéciale. Nous présenterons seulement quelques observations sur les principales indications de ces agents médicamenteux.

Deux ordres de maladies en réclament principalement l'emploi, ce sont les phlegmasies aiguës et les phlegmasies chroniques : mais elles ne doivent pas être attaquées exactement de la même manière.

Dans le traitement des maladies aiguës, il est généralement convenable de ne les appliquer que lorsque la surexcitation a été suffisamment combattue par la saignée et autres moyens débilitants. Sans cette précaution, la stimulation qui signale les premiers instants de leur action, en étendant son influence à la partie irritée, ne pourrait qu'aggraver son état.

Les partisans de la doctrine du contre-stimulisme exagérant ces sortes d'effets, bannissent complétement les rubéfiants, et en général tous les révulsifs du traitement antiphlogistique : ils pensent qu'ils ne peuvent être avantageux que dans les affections asthéniques, et qu'alors ils agissent comme tout autre *tonique*. Ici, comme dans tous les systèmes exclusifs, les théories sont allées au delà des faits, et n'ont pas empêché l'usage des moyens qu'elles proscrivent.

Quand les maladies que l'on a à combattre revêtent la forme chronique, les rubéfiants épispastiques doivent alors être employés de prime abord, et de manière à provoquer une réaction profonde. L'exutoire qui en résulte doit être entretenu pendant un temps assez long pour qu'il puisse opérer une révulsion complète.

L'excitation générale que l'on observe d'abord n'a point

l'inconvénient signalé tout à l'heure. Au contraire, cette excitation, en étendant son influence à la partie chroniquement irritée, et en donnant une nouvelle activité au mouvement organique qui s'opère dans la trame de son tissu, tend fort souvent à faire rentrer l'affection dans les conditions des phlegmasies aiguës, et à favoriser ainsi sa terminaison. L'action révulsive de l'exutoire, entretenue ensuite à un degré et pendant un temps convenable, concourt bien plus sûrement encore à la guérison.

Pour espérer un résultat aussi satisfaisant de l'emploi des épispastiques dans le traitement des maladies chroniques, il est nécessaire que celles-ci n'aient pas encore altéré profondément l'organisme; si elles s'accompagnent de marasme et d'un état fébrile continu, les exutoires, en ajoutant une nouvelle cause d'épuisement à celle qui existe déjà, accélèrent presque toujours la terminaison funeste.

Ils sont pareillement plus nuisibles qu'utiles dans certaines névroses, ainsi que dans les diverses affections qui ont soustrait les tissus qui en sont le siége, à l'influence de toute réaction vitale, et dont les forces sont complétement suspendues ou perverties, comme dans les altérations profondes de texture, et les ulcérations des os, des ligaments et des cartilages. Leur emploi dans les maladies charbonneuses et typhoïdes exige en général beaucoup de discernement; il faut se conduire alors par l'expérience et le tâtonnement, plutôt que d'après la théorie. La tendance à la gangrène qui caractérise ces sortes de maladies, se fait surtout remarquer dans les engorgements produits par les sétons et les trochisques.

Lorsqu'un exutoire a été entretenu pendant un certain temps, et que l'on juge à propos de le supprimer, soit qu'il ait ou non produit l'effet qu'on en avait espéré, il est nécessaire de faire les pansements de manière à calmer peu à peu l'inflammation, et à diminuer la suppuration. Il est même prudent, dans certains cas, de remplacer temporairement l'exhalation qu'on supprime, par l'augmentation de celle du canal intestinal provoqué par l'usage soutenu pendant plusieurs jours de quelques purgatifs doux.

Une multitude d'agents différents sont susceptibles de donner lieu à la vésication et d'agir par conséquent comme épispastiques : ainsi le calorique transmis à une partie par l'intermédiaire d'un corps incandescent, ou d'un liquide bouillant, un grand nombre de plantes de diverses familles, notamment les renoncules, la clématite, la chélidoine, la lobélie brûlante, plusieurs euphorbes, l'ellébore noir et l'ellébore blanc, le grand raifort sauvage, la farine de moutarde, et enfin plusieurs insectes de l'ordre des coléoptères, sont tous capables de déterminer la rubéfaction de la peau et presque toujours aussi sa vésication.

Parmi les substances minérales, il en est un certain nombre dont l'action rubéfiante, plus puissante encore que celle qui appartient aux corps médicamenteux tirés du règne végétal, peut aussi être mise à profit dans quelques cas particuliers pour déterminer une inflammation et une ulcération révulsive. Cependant on ne s'en sert que rarement pour atteindre ce but; c'est bien plutôt lorsqu'il s'agit de désorganiser les tissus ou de décomposer certains fluides, que l'on y a habituellement recours. Il convient par conséquent de les examiner d'une manière spéciale sous ce dernier rapport.

LES CAUSTIQUES.

Sous le nom de *caustiques* nous comprenons toutes les substances minérales qui, par l'action chimique qu'elles exercent sur les tissus soumis à leur contact, les désorganisent plus ou moins profondément, et en amènent ainsi la mortification.

La plupart des caustiques recevaient autrefois et reçoivent encore quelquefois de nos jours le nom de *cautères potentiels*, pour les distinguer du feu qui constitue le *cautère actuel*.

Les anciens divisaient ces sortes d'agents chimiques en deux groupes; ils comprenaient dans le premier ceux dont l'action est faible (*cathérétiques*) ; et dans le second, ceux dont l'action est très-énergique (*escarrotiques*) : mais cette distinction ne saurait être rigoureusement exacte; car l'activité de ces

(429)

agents dépend au moins autant de leur degré de concentration
et de la durée de leur application, que de la nature de leurs
principes constituants.

Une division plus importante est celle qui a été proposée par
Schwilgué, et d'après laquelle les caustiques qui ne sont pas
susceptibles d'être absorbés ou dont l'absorption ne peut donner
lieu à aucun accident, se trouvent séparés de ceux dont l'absorption peut produire des effets plus ou moins dangereux.

Il en est effectivement un certain nombre dont l'action est
purement locale et qui n'étendent jamais leur influence à des
organes éloignés, si ce n'est par voie de sympathie ; tels sont,
par exemple, le chlorure d'antimoine et le nitrate d'argent ;
mais il en est d'autres dont les molécules passant facilement
dans le torrent circulatoire, sont charriées avec le sang dans
les diverses parties de l'économie, et vont ainsi directement
exercer leurs ravages sur des tissus éloignés du lieu de leur
application : telles sont la plupart des préparations cuivreuses
et arsénicales.

Les différences que présentent les caustiques sous ce rapport
dépendent moins de leur degré d'énergie que de la manière
dont se comportent leurs principes constituants, mis en rapport
avec ceux des tissus vivants.

Ainsi que nous avons déjà eu occasion de le faire remarquer
dans une autre circonstance (1), les phénomènes chimiques,
qui jouent ordinairement un rôle si secondaire dans la plupart des autres médications, sont ici la cause première des
effets dont nous nous occupons. Lorsque le caustique est facilement décomposé par suite de son contact avec les humeurs ou
avec les tissus organisés et que cette décomposition le ramène à
l'état d'un corps inerte ou le rend beaucoup moins actif qu'il
n'était primitivement (soit en raison de l'insolubilité qu'il a
acquise ou par suite des nouvelles combinaisons dans lesquelles
il est entré), l'on n'a plus à craindre son absorption ; et dans
le cas même où celle-ci aurait lieu, elle ne pourrait plus occa-

(1) Voyez le *Recueil de médecine vétérinaire*. Octobre 1828.

sionner les accidents qui suivraient inévitablement le passage dans les vaisseaux circulatoires de l'agent pharmacologique avec toutes les propriétés chimiques qui le distinguent.

Les caustiques font toujours naître une inflammation intense: ils ont cela de commun avec les rubéfiants. Mais il en est qui désorganisent les parties qu'ils touchent avec une telle promptitude, qu'ils donnent lieu à la formation de l'escarre avant même que l'inflammation ne se manifeste. D'autres déterminent d'abord ce dernier phénomène, se combinent peu à peu avec les tissus, et en amènent lentement la mortification : dans tous les cas, il s'établit une réaction et une suppuration plus ou moins abondante, qui sépare la partie désorganisée de celles qui l'environnent. Ces dernières, modifiées dans leur vitalité, continuent à fournir de la matière purulente, jusqu'à ce que la cicatrisation s'opère : ce qui a lieu après un laps de temps extrêmement variable, suivant les conditions dans lesquelles se trouve la partie affectée.

Bien que le feu et l'instrument tranchant soient souvent préférables à tous les agents chimiques connus, dans la chirurgie vétérinaire, où l'on s'adresse à des malades qui ne sauraient avoir d'appréhension pour tel ou tel moyen thérapeutique, les derniers ont cependant, dans un certain nombre de circonstances, une supériorité incontestable sur les premiers.

Nous ne nous engagerons point ici dans les nombreuses considérations que comporte l'emploi du cautère actuel, car ce serait aborder un sujet dont l'importance exigerait des chapitres entiers. On peut consulter d'ailleurs avec fruit plusieurs mémoires spécialement consacrés à cette matière, et que l'on trouve surtout dans des recueils périodiques (1). Nous rappellerons seulement quelques-uns des effets du feu, afin de faire mieux ressortir les indications des composés chimiques destinés, dans quelques cas, à le remplacer.

Le fer rouge désorganise sur-le-champ et inévitablement toutes les parties qu'il touche; il décompose avec la même ra-

____

(1) Voyez le *Recueil de médecine vétérinaire*, année 1829, numéros de janvier, mars, avril et août.

pidité les fluides qui, déposés sur ces parties, pourraient, dans certains cas, devenir une cause de maladie grave et de mort. En outre, il réveille vivement l'action des tissus qui avoisinent les escarres qu'il a produites, donne du ressort à ces tissus, et n'étend presque jamais ses effets escarrotiques au delà du point qu'il était convenable d'attaquer.

Cette manière d'agir lui donne une supériorité incontestable sur les substances minérales, toutes les fois qu'il est nécessaire de produire une action prompte et énergique, comme dans les cas de gangrène, de carie, et de plaies envenimées, simples et superficielles. Mais lorsqu'il faut poursuivre dans une plaie étroite, profonde et sinueuse, un liquide virulent ou venimeux, ou quand il s'agit de désorganiser des tissus dégénérés ou hypertrophiés, et de modifier en même temps la surface d'où ils s'élèvent, sans cependant donner lieu à une vive surexcitation dans les parties environnantes, comme dans les cas de végétations fongueuses, de tumeurs et d'ulcères cancéreux et farcineux, alors nous ne doutons pas qu'on ne puisse trouver parmi les composés chimiques des agents préférables au cautère actuel.

Le degré de promptitude d'action des différentes substances propres à déterminer les effets dont nous nous occupons, la forme et la consistance de ces substances, la manière dont elles se comportent avec les parties soumises à leur application, et leur plus ou moins de facilité à être absorbées, sont autant de circonstances auxquelles le praticien doit avoir égard, dans le choix de celle qui lui paraît propre à remplir l'indication qu'il a en vue.

En faisant l'histoire de chacune d'elles, nous aurons soin d'indiquer les caractères qu'elle présente sous ces différents rapports, afin que l'on puisse juger avec connaissance de cause de l'opportunité ou des inconvénients de son emploi.

Pour nous conformer à l'ordre que nous avons suivi dans les considérations générales qui précèdent, nous ne nous occuperons de ces substances que lorsque nous aurons traité de celles que nous avons déjà examinées dans leur ensemble, sous le nom d'épispastiques.

SUBSTANCES RUBÉFIANTES ET ÉPISPASTIQUES.

On peut voir, en lisant les détails que nous avons déjà consacrés à ces sortes d'agents thérapeutiques, que beaucoup de substances puisées dans le règne organique sont capables de déterminer la rubéfaction de la peau, et ensuite sa vésication. Cependant on n'emploie guère à cet usage, dans la pratique vétérinaire, que la moutarde noire, le suc concret connu dans les officines sous le nom d'euphorbe, l'ellébore noir, le garou et les cantharides.

LA MOUTARDE NOIRE. *Sinapis nigra.* L.

Le genre moutarde renferme plusieurs espèces intéressantes à connaître ; mais celle dont il s'agit est la seule qui soit usitée dans la médecine vétérinaire, comme agent thérapeutique. C'est une plante annuelle, indigène, de la famille des crucifères, de la tétradynamie siliqueuse, qui croît spontanément dans les lieux humides, et que l'on cultive en grand, dans plusieurs parties de la France, pour sa graine.

Cette graine est petite, globuleuse, noire extérieurement, jaune intérieurement, d'une saveur âcre et brûlante. Quand elle est sèche et entière, son odeur est peu prononcée, tandis qu'elle devient forte, piquante et capable de provoquer les larmes et l'éternument, lorsqu'elle est pulvérisée et humectée. C'est cette circonstance qui a fait supposer à un pharmacologiste moderne (M. Guibourt) que l'huile volatile dont la chimie a décelé la présence dans la poudre de moutarde, n'y existe pas toute formée, et qu'elle est le résultat de l'action que l'eau et la chaleur exercent sur cette poudre ; mais une telle proposition est loin d'être à l'abri de toute objection.

Quelles que soient du reste les idées que l'on attache au mode de formation des différents principes constituants de la graine de moutarde, le fait est que les travaux des chimistes modernes y ont démontré l'existence : 1.º de deux espèces d'huiles, l'une douce, fixe, grasse, analogue à celle de colza ; l'autre volatile, pesante, extrêmement âcre et irritante, d'une odeur aussi pénétrante que l'ammoniaque ; 2.° d'une grande quantité de mucilage ; 3.° d'une matière albumineuse ; 4.° du phosphore : et 5.° du soufre, dans un état particulier de combinaison, concourant à former, d'après MM. Henry fils et Garot, un acide particulier qu'ils ont nommé *sulfo-sinapique*, et qui se trouve dans l'huile grasse.

C'est l'huile volatile qu'elle contient qui communique à la farine de moutarde les propriétés épispastiques et rubéfiantes qu'elle possède.

Délayée dans un peu d'eau chaude ou dans du vinaigre, et appliquée sur la peau en forme de cataplasme, cette farine y détermine presque sur-le-champ de la douleur et peu de temps après, de la rougeur et de la chaleur. Ces phénomènes, bornés d'abord au tissu cutané, s'étendent bientôt aux parties sousjacentes, et font naître par suite un gonflement inflammatoire plus ou moins considérable.

Si l'application de la moutarde se prolonge pendant 24 ou 36 heures, et surtout si le cataplasme est renouvelé une ou deux fois, pendant ce laps de temps, l'épiderme finit par se soulever, et par laisser à nu la surface du derme, qui devient alors le siége d'une exhalation purulente, en tout semblable à celle qui est produite par l'emploi des cantharides.

On considérait généralement la poudre de moutarde comme étant sans effet sur la peau des grands quadrupèdes domestiques, lorsque les expériences de M. Gohier vinrent démontrer le contraire (1) ; depuis lors beaucoup de vétérinaires ont eu occasion de constater ses propriétés rubéfiantes et épispastiques. Aujourd'hui les cataplasmes dont elle forme la base et que l'on connaît sous le nom de *sinapismes*, sont au nombre des révulsifs les plus fréquemment usités dans la médecine des animaux, tout aussi bien que dans celle de l'homme.

L'action prompte et énergique des sinapismes les rend très-

____

(1) Bourgelat, dans sa *Matière médicale* (4.° édition), dit que « la poudre de moutarde, qui est un bon épispastique pour l'homme, ne produit aucun effet sur les animaux. »

utiles contre les phlegmasies viscérales aiguës, dans celles des organes respiratoires et digestifs, et dans les congestions cérébrales. Indépendamment des phénomènes de révulsion qu'ils sont propres à déterminer, ils ont en outre le grand avantage de pouvoir favoriser les saignées locales, en permettant de pratiquer de longues et profondes scarifications sur la partie dont ils ont d'abord déterminé l'hypérémie.

Pour obtenir avec la moutarde des effets marqués, il faut qu'elle soit récente, d'une odeur et d'une saveur pénétrantes, que la partie sur laquelle on veut l'appliquer soit parfaitement rasée, et que l'on ait soin de la délayer dans de l'eau chaude, ou préférablement dans du vinaigre.

On n'oubliera pas qu'en vieillissant, elle perd son huile volatile, et avec elle la majeure partie de sa puissance médicamenteuse (1).

Cette huile volatile, appliquée seule sur les téguments, détermine une vésication prompte et énergique. On pourrait y avoir recours avec avantage, si l'on avait besoin de produire une révulsion subite et puissante. Déjà, d'après l'essai qu'il en a fait, M. Prevost de Genève en a recommandé l'usage pour satisfaire à cette indication (2).

La moutarde peut servir à l'extérieur, non-seulement à titre de révulsif, mais encore comme un puissant excitant résolutif, soit seule, soit associée à d'autres corps médicamenteux, contre les engorgements froids et indolents, les infiltrations séreuses, les tumeurs dures des extrémités. Nous connaissons des praticiens qui en ont obtenu les plus heureux résultats dans le cas d'engorgement froid du garrot.

A l'intérieur, la farine de moutarde agit sur l'appareil gastro-

(1) M. Robinet a observé que l'huile douce est inerte, et accélère la rancidité de la moutarde. Il conseille de l'extraire, afin d'éviter cet inconvénient, et de laisser prédominer l'huile volatile. Il assure qu'alors la farine a une force supérieure d'un tiers, c'est-à-dire que 2 onces agissent comme 3 onces de moutarde ordinaire. (*Journal de chimie médicale. Juillet 1825.*)

(2) *Journal de médecine vétérinaire. Février 1830.*

intestinal, à la manière des stimulants les plus énergiques; mais nous ne sachons pas qu'elle ait reçu aucune application particulière, sous ce rapport. Peut-être ne serait-elle pas sans efficacité dans quelque cas d'indigestion occasionnée par des fourrages verts, surtout chez les ruminants, dont la constitution molle réclame si souvent l'emploi des excitants.

Introduite dans la bouche sous forme de nouet ou de mastigadour, elle provoque la salivation, et peut opérer ainsi une sorte de dérivation salutaire.

L'EUPHORBE. (*Euphorbium.*)

On désigne dans les officines, sous le nom d'euphorbe, un suc concret résineux fourni par plusieurs espèces de sous-arbrisseaux exotiques, du genre euphorbia, nommément par les *euphorbia officinarum*, *antiquorum* et *canariensis*, qui croissent dans les déserts de l'Afrique, les îles Canaries et quelques contrées de l'Inde.

Ces plantes qui, par leur port, ont la plus grande ressemblance avec les cierges ou *cactus*, contiennent un suc laiteux qui s'écoule au moyen des incisions que l'on pratique sur les tiges, et se réunit en gouttelettes sur les épines dont elles sont garnies. Desséché par l'action du soleil, et recueilli dans cet état, il constitue la substance résineuse dont il est question.

Cette substance se présente dans les boutiques sous forme de larmes irrégulières de la grosseur d'un pois, d'un jaune roussâtre à l'extérieur, blanchâtre à l'intérieur, médiocrement friables, ordinairement percées d'un ou deux trous au fond desquels se rencontrent assez souvent des fragments des épines de la plante. Leur odeur est nulle; leur saveur, d'abord faible, devient bientôt âcre, brûlante et corrosive.

Elles se réduisent assez facilement en une poudre d'un jaune grisâtre, qui se répand dans l'air lorsqu'on la remue; irrite vivement la muqueuse nasale, et provoque des éternuments en quelque sorte inextinguibles; il faut employer beaucoup de précautions pour s'en garantir.

L'euphorbe projeté sur des charbons ardents s'enflamme et
brûle en laissant un résidu terreux ; il est soluble dans l'alcool,
presque entièrement insoluble dans l'eau.

D'après l'analyse qui en a été publiée par M. Pelletier, il contiendrait plus de la moitié de son poids (60,80) de résine, une
assez forte proportion de cire (14,40), du malate de chaux et
de potasse (14,00), de l'eau et de l'huile volatile (8,0), de la
matière ligneuse et de la bassorine (2,00). M. Braconnot qui
s'était occupé avant M. Pelletier de la composition de l'euphorbe, y avait trouvé beaucoup moins de résine (37,0) et d'huile
volatile (5,0); mais plus de cire (19,0), de malate de chaux
(20,5), et de matière ligneuse (13,5) (1).

La résine et l'huile volatile sont les deux principes essentiellement actifs de l'euphorbe. Cette substance, à l'état pulvérulent, est extrêmement âcre et irritante. Elle enflamme tous les
tissus avec lesquels on la met en contact. Appliquée sur la peau,
elle agit à la manière des rubéfiants épispastiques les plus énergiques; introduite dans le conduit alimentaire à doses un peu
élevées (8 ou 12 grammes pour le chien et 64 grammes pour
le cheval), elle détermine une violente phlegmasie, qui s'annonce par des coliques, des ténesmes et des évacuations fétides,
et qui, réagissant ensuite sympathiquement sur le système nerveux, se termine plus ou moins promptement par la mort.
M. Orfila croit que cette substance n'agit pas par voie d'absorption : en ayant appliqué 8 grammes sur le tissu cellulaire de
la cuisse d'un gros chien, cet habile expérimentateur observa
une inflammation locale des plus intenses, qui suffit pour faire
périr l'animal, sans que les intestins et le poumon fussent lésés.
Dans la pratique vétérinaire, où elle est fréquemment employée,
je ne sache pas qu'on ait eu occasion de constater des accidents
dus à son absorption.

On la fait entrer ordinairement dans la composition de l'onguent vésicatoire et de quelques pommades antipsoriques. Déposée à l'état pulvérulent sur les ulcères atoniques, elle en ré-

____

(1) *Bulletin de pharmacie*, t. IV, V. p. 503.

veille l'action, et peut réprimer les chairs fongueuses qui pullulent fréquemment à leur surface. Employée de la même manière dans quelques cas de nécrose et de carie, elle hâte la chute des parties mortifiées ; mais comme on n'est pas toujours certain de pouvoir borner les progrès de l'irritation qu'elle suscite, il est important de l'employer avec beaucoup de circonspection. Convaincu qu'elle peut être avantageusement remplacée, pour remplir ces sortes d'indications, par d'autres substances scarrotiques, nous croyons même qu'il serait généralement préférable de s'en abstenir.

L'euphorbe a été aussi préconisé à l'intérieur comme purgatif drastique ; mais son âcreté doit en faire bannir l'usage sous ce rapport.

En résumé, l'usage de cette matière se réduit à peu près à entrer dans la composition des onguents épispastiques et fondants, des charges et des emplâtres résolutifs et fortifiants. (Voyez le *Formulaire.*)

L'ELLÉBORE NOIR. (*Elleborus niger.* L.)

Plante vivace, indigène, de la famille des renonculacées, de la polyandrie polygynie, qui croît spontanément dans les montagnes du midi de la France (les Alpes, les Cévennes), et fournit à la thérapeutique sa racine.

La racine d'ellébore est composée d'une souche épaisse, de la grosseur du pouce, charnue, noueuse, ridée, marquée d'anneaux circulaires rapprochés, noirâtre à l'extérieur, blanche à l'intérieur, donnant attache à un grand nombre de fibres radicales de même couleur. Odeur nauséeuse peu marquée ; saveur styptique, âcre et amère.

Soumise à l'analyse par MM. Feneulle et Capron, la racine d'ellébore noir a fourni à ces chimistes deux sortes d'huiles, l'une volatile et l'autre grasse ; une substance résineuse, de la cire, un principe amer, un acide odorant, du mucilage, de l'albumine et des sels à base de potasse, de chaux et d'ammoniaque.

Les principes actifs de cette racine sont solubles dans l'alcool, et surtout dans l'eau. Appliqués à l'économie animale, ils agissent à la manière des irritants les plus énergiques ; ils ont toutefois un peu moins d'âcreté que l'euphorbe ; mais comme celui-ci, ils peuvent déterminer la rougeur de la peau, l'inflammation et l'engorgement du tissu cellulaire.

La racine d'ellébore, administrée par la bouche sous forme pulvérulente ou en décoction, surexcite l'estomac, provoque le vomissement dans les carnivores, et assez souvent des déjections alvines accompagnées d'épreintes ; ces derniers phénomènes peuvent se faire également remarquer chez les herbivores, mais ils sont moins constants.

Si la dose est très-élevée (6 grammes pour le chien, 96 à 128 grammes pour le cheval), il en résulte alors une violente inflammation gastro-intestinale, qui entraîne avec elle des accidents extrêmement graves et souvent mortels.

Une chose digne de remarque, c'est que, mise en contact avec une surface absorbante, cette substance est vénéneuse, et elle excite alors le vomissement avec la même facilité que si elle était ingérée dans l'estomac. Traitée par décoction, et appliquée sur la peau sous forme de lotions, elle donne lieu au même résultat.

Quoiqu'elle ait été recommandée et employée en qualité d'émétique, et surtout en qualité de purgatif drastique, elle nous semble trop dangereuse par son action primitive, et trop incertaine dans son action thérapeutique, pour que l'on doive en faire usage sous ce double rapport.

Déjà Bourgelat avait remarqué qu'elle fatiguait singulièrement le cheval. De nos jours, la plupart des vétérinaires, convaincus des propriétés vénéneuses de la racine d'ellébore, la réservent pour l'usage externe. Ils s'en servent pour établir des exutoires au poitrail des chevaux, et surtout au fanon des bœufs et des moutons.

Réduite en poudre, on la fait entrer dans la composition de quelques pommades antipsoriques. On emploie également son décoctum pour remplir les mêmes indications, ainsi que pour combattre les affections pédiculaires. Pour qu'elle ait toutes ses qualités, il faut qu'elle soit récente ; car en vieillissant elle s'affaiblit de plus en plus.

L'Ellébore blanc ou varaire (*veratrum album*. L.), qui appartient à la famille des colchicacées, et qui se trouve par conséquent assez éloigné, dans l'ordre naturel, de l'ellébore noir, possède cependant des propriétés analogues. Sa racine, cylindrique, hérissée de fibrilles, grise ou rousse extérieurement, blanche en dedans, d'une odeur vireuse qu'elle perd par la dessiccation, d'une saveur âcre, amère et nauséeuse, qu'elle conserve pendant fort longtemps, contient, entre autres matériaux immédiats, une base salifiable végétale, particulière, découverte par MM. Pelletier et Caventou, qui lui ont donné le nom de *vératrine*.

La racine d'ellébore blanc peut être assimilée à celle de l'ellébore noir, sous le rapport de son emploi thérapeutique. Cependant, étant moins commune que cette dernière, et ayant des effets encore moins fidèles, moins bien déterminés, nous l'employons plus rarement.

Essayé à l'intérieur sur une vache, à la dose de 96 grammes, l'ellébore blanc a causé beaucoup de fatigue sans donner lieu à la purgation. Une quantité double, administrée à la même vache, a provoqué des déjections de matières noires et infectes, et peu de temps après la bête a succombé. (*Compte rendu des travaux de l'Ecole vétérinaire de Lyon*, année 1817.)

LE GAROU ou SAIN-BOIS. (*Daphne gnidium*. L.)

On nomme ainsi un petit arbuste fort commun dans les lieux incultes des contrées méridionales de l'Europe, de la famille des thymélées, de l'octandrie monogynie, dont l'écorce est quelquefois utilisée en thérapeutique.

Cette écorce, qui en pharmacie reçoit le même nom que l'arbrisseau duquel elle provient, se rencontre dans le commerce en lanières de 1ᵐ00 à 1ᵐ30 de long, tenaces, pliées par le milieu, et ordinairement réunies en bottes. Elle est grisâtre à sa face externe, ridée transversalement, et couverte d'un duvet soyeux. Sa face interne est de couleur jaune-paille, et déchirée longitu-

dinalement. Son odeur est faible, mais nauséeuse; sa saveur
âcre et brûlante.

Soumise à l'analyse chimique par Vauquelin, l'écorce de
garou a fourni un principe particulier, auquel ce savant avait
d'abord attribué des propriétés alcalines, mais qu'il reconnut
plus tard être incapable par lui-même de saturer les acides. Ce
principe est connu sous le nom de *daphnine*. On ne sait pas encore positivement si c'est à lui que l'on doit attribuer les propriétés épispastiques du garou.

Cette écorce macérée pendant quelques heures dans du vinaigre, et mise en contact avec la peau, en détermine la rubéfaction, et pourrait peut-être y faire naître des vésicules si l'on
avait soin d'en renouveler l'application pendant plusieurs jours.
Mais employée de cette manière elle ne produirait jamais qu'un
exutoire extrèmement faible; aussi est-on dans l'usage de la
placer entre cuir et chair, sous forme de séton ou de trochisque.
Si l'on avait besoin de provoquer une action prompte et énergique, il faudrait avoir recours à des agents plus puissants.

On compose pour la médecine de l'homme des pommades
épispastiques, dont les principes du garou forment la base, ou
plutôt sont censés former la base, car la plupart des pharmaciens
substituent à ce médicament la matière vésicante des cantharides. Ces pommades, destinées à entretenir les exutoires, peuvent
d'ailleurs être avantageusement remplacées dans la médecine
vétérinaire par des préparations plus actives et moins chères.

Plusieurs végétaux voisins du garou proprement dit, nommément le *bois-gentil* (daphne mezereum. L.) et la *lauréole*
(daphne laureola L.), sont doués de propriétés analogues à
celles qui appartiennent au premier. Tous agissent extérieurement à la manière des rubéfiants, et intérieurement à celle des
substances âcres et corrosives.

LES CANTHARIDES. (*Cantharis vesicatoria*. G. *Meloe vesicatorius*. L.)

C'est ainsi que l'on nomme un insecte de l'ordre des coléoptères , de la section des hétéromères , de la famille des trachélides (dans le règne animal de M. Cuvier) , qui vit habituellement sur le lilas , le troëne et le frêne.

Les cantharides ont un corps cylindroïde de 20 à 25 millimètres de long, une tête forte, en cœur, plus large que le corselet, et séparée de celui-ci par un étranglement brusque en forme de cou, des yeux un peu saillants et placés sur les côtés de la tête. Leurs antennes noires, filiformes, composées de onze articles, s'insèrent un peu en avant des yeux. Les élytres sont longues, molles, flexibles, d'un vert doré, brillant, mélangé de teintes cuivreuses, recouvrant des ailes membraneuses et transparentes. L'abdomen est assez mou, plus petit dans les mâles que dans les femelles. Les pattes sont grêles et terminées par des tarses filiformes, noirâtres et garnis en dessous de poils serrés.

Étant desséchées, les cantharides sont légères, très-friables, d'une odeur particulière, forte, pénétrante et désagréable, d'une saveur chaude et âcre. Pulvérisées, elles fournissent une poudre d'une couleur jaune brunâtre, qui présente une multitude de points brillants d'un beau vert doré provenant des élytres de l'insecte.

Les cantharides sont très-communes dans le midi de la France, en Italie et en Espagne ; elles se rencontrent aussi dans plusieurs contrées du Nord ; mais sous le prétexte qu'elles ont moins d'activité, on néglige de les recueillir.

Dans l'Europe méridionale, la récolte de ces insectes se fait au printemps, au lever ou au coucher du soleil. Réunis alors en nombreuses familles, sur les arbres que nous avons nommés, ils répandent au loin une odeur vive, désagréable, qui décèle leur présence, et rappelle un peu celle des souris ; engourdis par la fraîcheur et l'humidité de la nuit, ils tombent facilement de dessus ces arbres, quand on en secoue les branches. Pour les recueillir, on étend sur le sol de larges toiles, que l'on plonge ensuite dans des baquets remplis d'eau vinaigrée, afin de faire périr les insectes qu'elles contiennent ; souvent aussi, pour les asphyxier, on les met dans des tamis de crin, que l'on place sur des vases ouverts, contenant du vinaigre en ébullition.

Après cela, on les étend sur des claies recouvertes de toile ou de papier, et on les expose au soleil ou dans des greniers aérés, pour les faire sécher.

Pendant leur dessiccation, les cantharides perdent beaucoup de leur poids. Pour les conserver et les expédier au loin, on les enferme dans des tonneaux ou dans des caisses garnies intérieurement de papier. Malgré ces précautions, elles ne tardent pas longtemps à se détériorer, et à tomber en poussière par suite des ravages que les mites et les anthrènes exercent sur toutes les parties molles de leur corps, qui se trouve ainsi réduit à l'état d'une poudre presque inerte. On a proposé différents moyens (le camphre, les chlorures), pour prévenir cette altération, mais aucun n'a encore offert de résultat satisfaisant (1).

Soumises à diverses époques aux investigations de la chimie, les cantharides ne sont pourtant bien connues, sous le rapport de leurs principes constituants, que depuis les intéressantes recherches de M. Robiquet. Ce savant a signalé dans ces insectes : 1.º une matière blanche, cristalline, d'aspect micacé, insoluble dans l'eau et dans l'alcool froid, soluble dans l'alcool bouillant, l'éther, et les huiles, qui a reçu le nom de *cantharidine*, et qui possède au plus haut degré les propriétés vésicantes ; 2.º une huile grasse, fluide, verte, non épispastique ; 3.º une matière jaune, visqueuse, soluble dans l'eau et dans

(1) Parmi les mites qui dépouillent ainsi les cantharides de leurs parties les plus actives, il est un genre qui se rapporte exactement, d'après M. Guibourt, à celui que l'on a dessiné et décrit sous le nom de *sarcopte de la gale*. « Cet insecte, dit l'auteur qui a fait ce curieux rapprochement, » se répand très-facilement sur le corps humain : car on ne peut toucher » le bocal qui le renferme sans le ressentir, quelques minutes après, au » visage et partout où peuvent s'être portées les mains. Si, comme je » crois, ajoute-t-il, cet animal est le même que le sarcopte de la gale, il » me serait facile d'accorder ceux qui l'ont observé dans cette maladie avec » ceux qui n'ont pu l'y voir. J'admettrais qu'il n'est pas essentiel à la gale, » qui pourrait exister sans lui, mais si on le suppose amené d'ailleurs, ou » produit par la malpropreté, il s'attachera aux parties, et s'y multi-» pliera comme dans tous les lieux humides où se trouvent des matières » animales désorganisées. » *Journal de chimie médicale, t. III.*)

l'alcool, même à froid , n'exerçant non plus aucune action sur les tissus vivants ; 4.° une matière noire , soluble dans l'eau et insoluble dans l'alcool , pareillement dépourvue des propriétés vésicantes ; 5.° de l'acide acétique, et dans l'état frais , de l'acide urique ; 6.° des phosphates de chaux et de magnésie formant la base de la partie cornée de l'insecte , etc. (1).

Une chose digne de remarque qui n'avait point échappé à M. Robiquet , et qui nous semble de nature à fortifier la théorie que nous avons émise, relativement à la manière d'agir des diurétiques , c'est que les cantharides , qui ont une action si marquée sur les voies urinaires , présentent dans leur composition plusieurs points d'analogie avec l'urine.

M. Orfila a découvert, ou du moins a appelé l'attention des praticiens sur la substance volatile à laquelle est due l'odeur forte et nauséabonde des cantharides. Cet observateur a fait une série d'expériences qui démontrent, de la manière la plus évidente , que toute la force active de ces insectes réside dans le principe volatil, et surtout dans la matière cristalline découverte par M. Robiquet.

Les cantharides, de quelque manière qu'elles soient appliquées à l'économie animale , agissent constamment dans le sens des substances irritantes les plus énergiques. Leur poudre introduite dans l'estomac du chien , à la dose de 2 à 4 grammes, détermine presque toujours (que l'œsophage ait été lié ou non) des frissons, quelques mouvements convulsifs, une agitation dénotant les plus vives douleurs , puis un état d'abattement qui précède de peu la mort. L'ouverture du corps fait découvrir les traces d'une violente inflammation gastro-intestinale.

Déposée sur le tissu cellulaire, cette poudre provoque dans la partie un gonflement inflammatoire des plus intenses qui se

(1) Il paraît, d'après les recherches de M. Odier, que les élytres renferment en outre une substance particulière, différente de la cantharidine, et à laquelle il a donné le nom de *chitine*. Cette substance formerait le quart du poids de l'élytre, et s'y trouverait unie avec une matière extractive soluble dans l'eau, une huile colorée, une substance animale de couleur brune, et de l'albumine.

termine souvent par la gangrène. Enfin , mise en contact avec la peau , elle y suscite de la chaleur , de la douleur, un peu d'engorgement, et donne ensuite lieu à l'exhalation d'une sérosité roussâtre , plus ou moins abondante , qui, s'accumulant sous l'épiderme , détache et soulève cette couche membraniforme , et met ainsi à nu la surface du derme. Il en résulte alors une sorte d'ulcère superficiel, d'où s'exhale une matière purulente généralement très-concrescible.

Mais indépendamment des effets locaux qui se manifestent indistinctement sur toutes les parties avec lesquelles les cantharides sont mises en contact, on observe de plus des phénomènes d'irritation dans les organes génito-urinaires ; les principes actifs de ces insectes s'introduisant par absorption dans le torrent circulatoire, exercent en effet une action spéciale sur ces organes.

Cependant il faut avouer que cette influence spéciale des cantharides est ordinairement fort obscure chez les grands animaux. Il est sans doute nécessaire, pour qu'elle se manifeste par des signes non équivoques , qu'une certaine quantité de matière vésicante s'introduise dans le sang ; car peu de praticiens ont eu occasion d'en signaler les effets. Nous savons que , dans certains départements du midi de la France , c'est une pratique vulgaire que celle de donner aux génisses de 12 à 20 grammes de cantharides macérées dans du vin blanc , pour déterminer l'apparition des chaleurs , et il ne paraît pas que cette pratique ait aucune suite fâcheuse.

Toutefois , si l'influence des cantharides sur les voies urinaires est ordinairement inappréciable à la dose à laquelle on les emploie habituellement, elle ne saurait pourtant être entièrement méconnue. M. Prevost de Genève cite (1) deux exemples d'irritation des voies urinaires occasionnée par des frictions d'eau-de-vie vésicante , et j'ai moi-même observé une hématurie produite par l'application d'un vésicatoire sous la poitrine.

(1) *Journal pratique de médecine vétérinaire*, Novembre 1829. *Voyez* aussi le numéro de janvier 1830 du recueil.

(445)

Pour diminuer les dangers de l'absorption, on recommande dans la médecine de l'homme de recouvrir les emplâtres vésicatoires, avant de les appliquer, d'une feuille de papier joseph, imbibé d'huile grasse. Cette huile dissolvant la cantharidine, la transporte sur la peau où elle exerce son action à la manière accoutumée, sans passer toutefois aussi facilement dans les vaisseaux absorbants. Nous avons essayé ce moyen sur le cheval, et nous avons reconnu qu'il affaiblissait un peu l'action des vésicatoires, qu'il était d'un emploi incommode, et que le papier était exposé à se déchirer dans les mouvements de l'animal.

Les organes génitaux étant liés à ceux de la sécrétion urinaire, par des rapports fonctionnels et sympathiques très-intimes, il est naturel que les excitations éprouvées par les premiers soient ressenties par les seconds. C'est ainsi que la plupart des auteurs modernes expliquent les propriétés aphrodisiaques de la cantharide.

Le camphre est généralement regardé comme l'agent médicamenteux le plus convenable pour combattre les symptômes de l'irritation occasionnée par l'emploi de cet insecte redoutable et cependant si utile. (Voyez l'article *Camphre*, pour savoir le degré de confiance que mérite cette substance et la manière d'en faire usage.)

L'action locale si puissante des cantharides leur fait obtenir la préférence sur la plupart des autres substances épispatisques et rubéfiantes, lorsqu'il s'agit d'établir et d'entretenir un exutoire. Elles produisent généralement moins d'engorgement et de douleur que les sinapismes; mais elles amènent plus sûrement l'exfoliation de l'épiderme, et par suite l'ulcération du derme; de sorte qu'elles sont plus particulièrement indiquées, non lorsqu'on veut obtenir des effets prompts et intenses, mais quand on tient à opérer une révulsion lente, graduée et durable.

Quelques praticiens, dans le but de réunir les avantages attachés à ces différens moyens, ont eu l'idée de mélanger la moutarde avec de l'onguent vésicatoire, ou de faire succéder l'application de celui-ci à l'emploi de celle-là (1).

(1) *Journaux de médecine vétérinaire*. Années 1826 et 1830.

Pour faire usage des cantharides à titre de révulsif, on les incorpore pour l'ordinaire, après les avoir réduites en poudre, dans des corps gras et résineux, et on en prépare ainsi des onguents, des emplâtres, des cérats ou des pommades.

Pour n'être pas obligé d'employer une grande quantité de poudre de cantharides, et afin qu'elle se trouve immédiatement en contact avec la peau, on a conseillé, au lieu de l'incorporer dans la substance des emplâtres, d'en saupoudrer simplement leur surface; mais en suivant cette méthode l'action du remède est moins sûre, et l'absorption plus à craindre.

Appliquée, dans l'un des états ci-dessus indiqués, sur les mèches ou les trochisques destinés à établir des sétons, cette poudre donne ordinairement lieu à un engorgement rénitent, dans lequel la suppuration ne s'établit d'une manière louable que lentement, et qui se termine même assez souvent par la gangrène, lorsque, par suite de l'état général du sujet, il y a tendance vers cette fâcheuse terminaison, comme cela se remarque si souvent pendant le cours de certaines maladies épizootiques. Aussi préférons-nous, pour animer ces exutoires, certains autres irritants, tels que le basilicum ou le digestif mélangé à l'essence de térébenthine, surtout lorsque nous ne craignons pas d'exaspérer les symptômes de la maladie par l'excitation passagère qu'occasionne presque toujours l'huile volatile de térébenthine. (Voyez ce qui a été dit de l'emploi de cette dernière substance sous ce rapport, page 304).

Lorsque l'on veut employer le principe actif des cantharides pour donner plus de force aux sétons, nous pensons que la teinture alcoolique ou éthérée est, de toutes les préparations dont ces insectes forment la base, celle qui doit être ici préférée, parce que l'on peut en augmenter ou en mitiger l'activité et en renouveler à volonté l'application, suivant l'exigence des cas.

Cette teinture remplit, en thérapeutique vétérinaire, plusieurs autres indications : on l'emploie par exemple comme irritant résolutif dans les engorgements durs et indolents, les

rhumatismes chroniques , les paralysies avec perte ou diminution de sentiment ; mais il faut être généralement fort circonspect dans son emploi, pricipalement quand on en frictionne les
membres du cheval ; car elle détermine alors très-promptement
la chute des poils , et peut même donner lieu à la gangrène de
la peau , et par suite à des accidents funestes : plusieurs faits
semblables nous ont été rapportés par des vétérinaires dignes
de confiance.

Les huiles grasses se chargent presque aussi facilement que
l'alcool des principes actifs de la cantharide ; dans cet état elles
peuvent être employées à l'extérieur pour remplir approchant
les mêmes indications que la teinture.

Administrées à l'intérieur par quelques médecins dans le
cas de tétanos, de paralysie et d'hydropisie , dans quelques
affections des voies urinaires, et même contre l'épilepsie et
la rage , les cantharides n'ont jamais eu que des succès contestés, qui ne sauraient être par conséquent pour nous un
motif d'encouragement pour les essayer sur nos malades dans
des circonstances analogues , si ce n'est dans des vues expérimentales.

L'eau chargée de cantharides peut agir comme un véritable
poison sur les animaux qui s'en abreuvent. Ces insectes tom-
bant parfois de dessus les arbres où ils vivent dans les abreuvoirs, les animaux en avalent et en éprouvent des effets plus ou
moins fâcheux (1).

Les cantharides ne sont pas les seuls insectes qui soient doués
de propriétés vésicantes : depuis longtemps les hippiatres avaient
recommandé à ce titre, sous les noms de *proscarabé*, de *méloé*,
de *ver de mai*, de *scarbot onctueux*, un genre de coléoptères
dont les maréchaux faisaient souvent usage (moins comme
épispastique il est vrai, qu'en qualité d'irritant résolutif), et
que Bourgelat a décrit sous le titre de *scarabé des maréchaux*.

Récemment M. Bretonneau a prouvé que le mylabre de la
chicorée jouissait d'une activité plus grande que la cantharide

(1) Voyez le *Journal pratique de médecine vétérinaire*. Année 1826.

elle-même. Diverses expériences lui ont fait reconnaître aussi que les mêmes propriétés vésicantes appartiennent à toutes les espèces du genre méloé, et que toutes contiennent de la cantharidine.

SUBSTANCES CAUSTIQUES.

Ainsi que nous l'avons déjà dit, ces substances proviennent toutes du règne minéral; ce sont en général des acides concentrés, des oxydes et des sels métalliques. Les plus remarquables sont, les acides sulfurique, nitrique et hydrochlorique, la potasse, le nitrate d'argent, le chlorure d'antimoine, l'oxyde d'arsenic, le sulfure du même métal, et le sulfate de cuivre.

L'ACIDE SULFURIQUE. (*Huile de vitriol, acide vitriolique.*

Cet acide, résultat de la combinaison du soufre avec l'oxygène, est un liquide blanc, transparent lorsqu'il est bien pur, de consistance oléagineuse, inodore, près de deux fois aussi pesant que l'eau sous le même volume (1,870), donnant lieu par son mélange avec ce liquide à un dégagement considérable de chaleur (pouvant s'élever au delà de 100 degrés).

L'acide sulfurique rougit fortement la teinture de tournesol; il détruit et charbonne les matières organiques soumises à son contact. Exposé à un froid de 10 à — 12°, il se congèle et se prend en une masse cristalline. A une température élevée (à + 310° environ) il entre en ébullition, se volatilise sans altération, et peut par conséquent se distiller. Exposé brusquement à l'influence d'une chaleur incandescente, il se décompose et se transforme en acide sulfureux et en gaz oxygène. Chauffé modérément avec du charbon, de la sciure de bois, du phosphore, ou un métal facilement oxydable, il se décompose aussi, et fournit également de l'acide sulfureux, mais non de l'oxygène. Abandonné dans un vaisseau ouvert à l'air libre, il en attire l'humidité, ainsi que les corpuscules organiques qui voltigent dans son sein, décompose ceux-ci, et se colore par suite peu à peu.

L'acide sulfurique existe abondamment dans la nature à l'état de combinaison avec des oxydes métalliques. Il paraît qu'on l'y a également rencontré à l'état libre. On l'obtient en grand dans les arts, en faisant brûler dans des chambres tapissées de lames de plomb, et sur le plancher desquelles se trouve une couche d'eau, du soufre mêlé à la huitième partie de son poids environ de nitrate de potasse. Pendant cette espèce de combustion il se forme des gaz acides nitreux et sulfureux, qui s'unissent ensemble et se transforment ensuite, aussitôt qu'ils se trouvent en contact avec l'eau, en acide sulfurique, qui reste en dissolution dans le liquide, et en deutoxyde d'azote, qui reprend la forme gazeuse, repasse à l'état de gaz nitreux aux dépens de l'oxygène de l'air, s'unit de nouveau à l'acide sulfureux, et le transforme comme la première fois en acide sulfurique. Ainsi se continuent ces phénomènes jusqu'à ce que l'opération soit terminée (1). Pour les favoriser et obtenir des produits plus abondants, on fait jaillir avec force dans la chambre de la vapeur aqueuse, et on y fait entrer de temps en temps de l'air atmosphérique.

Lorsque le liquide accumulé à la partie inférieure de la chambre a acquis le degré d'acidification convenable, c'est-à-dire, lorsqu'il marque 40 degrés environ à l'aréomètre, on le retire et on le concentre jusqu'à 66 degrés, en le chauffant d'abord dans des chaudières de plomb, et ensuite dans de grandes cornues en verre, ou dans des alambics de platine.

C'est dans cet état de concentration que l'acide sulfurique est livré au commerce; il retient encore près de la cinquième partie de son poids d'eau (dix-huit centièmes à peu près), mais il est impossible de l'en dépouiller par la chaleur. Il contient toujours en outre quelques substances étrangères provenant des matériaux qui composent la chambre où il a été pré-

(1) Cette théorie si ingénieuse et en apparence si simple, est regardée aujourd'hui comme imparfaite, depuis les nouvelles expériences de M. Gay-Lussac, par lesquelles ce savant a constaté que les cristaux formés dans cette opération sont une combinaison d'acide sulfurique, et de deutoxyde d'azote.

paré, ou des eaux qui ont servi à le condenser, nommément de la chaux, de l'alumine, du cuivre, quelques traces de plomb. On y trouve aussi quelquefois du sulfate de soude, que l'on y a frauduleusement ajouté pour lui donner plus de densité et en apparence plus de force.

L'acide sulfurique concentré est un des caustiques les plus énergiques : il désorganise, décompose et fait noircir tous les tissus qu'il touche. Introduit dans les voies digestives, il amène promptement la mort. Etendu de 15 à 20 fois son poids d'eau, il agit à la manière des irritants et des astringents. Enfin, affaibli jusqu'à agréable acidité, il est administré avec avantage comme tempérant et *antiseptique ;* il remplace économiquement le vinaigre sous ce rapport.

Mélangé avec l'alcool dans les proportions de une partie d'acide sur trois d'alcool, il constitue un liquide d'une odeur éthérée, d'une saveur chaude, astringente et caustique, que l'on nomme dans les pharmacies *eau de Rabel, acide sulfurique alcoolisé* ou *dulcifié.*

L'eau de Rabel est astringente et *antiputride ;* on peut l'employer à ce double titre avec avantage dans le traitement de certaines diarrhées chroniques, et des affections charbonneuses et typhoïdes. Pour l'administrer, on l'étend jusqu'à acidité supportable dans les breuvages et les boissons que l'on destine aux animaux malades.

A l'extérieur, l'eau de Rabel agit à la manière des styptiques les plus puissants. Aussi est-elle souvent employée pour arrêter les hémorragies traumatiques, pour déterger les ulcères de mauvais caractère, tels que le crapaud, le piétin, les aphtes, etc.

L'ACIDE NITRIQUE. (*Esprit de nitre, eau-forte.*)

Les chimistes ont donné ce nom à un acide formé d'azote et d'oxygène, dans les rapports de un volume du premier élément, et de deux volumes et demi du second (1), qui, dans son état

---

(1) Ce qui établit pour les rapports, en poids, 100 parties d'oxygène et 35,40 d'azote.

de pureté, se présente sous la forme d'un liquide transparent, incolore, d'une odeur forte, rappelant un peu celle des pommes reinettes, d'une saveur très-acide, âcre et caustique.

Mis en contact avec la peau, il la jaunit et tend à la désorganiser complétement. Il attaque de la même manière presque toutes les substances organiques.

L'acide nitrique a une très-grande affinité pour l'eau : on n'a pas encore pu l'obtenir privé de ce liquide. Dans son plus grand état de concentration, il pèse une fois et demie environ autant que lui (1,514). Il attire alors l'humidité de l'air, et y répand des vapeurs blanches.

Soumis à l'action du feu dans une cornue de verre, il entre en ébullition à + 150°, se réduit en vapeur, et se distille ainsi sans altération. Mis en contact avec un métal facilement oxydable, comme le fer, le cuivre, ou avec tout autre corps très-combustible, il se décompose en donnant lieu à des vapeurs rouge-oranger (acide nitreux). Il s'unit facilement aux bases salifiables et forme alors des sels connus sous le nom de *nitrates*, qui sont généralement très-solubles dans l'eau, et dont plusieurs sont employés en médecine.

L'acide nitrique existe tout formé dans la nature, non à l'état libre, mais en combinaison avec divers oxydes métalliques, et notamment avec la chaux, la magnésie et la potasse : c'est en décomposant le nitrate de potasse par l'acide sulfurique qu'on l'obtient.

Dans les fabriques en grand, on introduit les matières dans de gros cylindres placés sur des fourneaux en maçonnerie, et communiquant par des tuyaux recourbés avec plusieurs tourilles de grès destinées à recevoir les produits. Dans les laboratoires, on opère au moyen d'un appareil de verre : on introduit dans une cornue trois parties de nitrate de potasse, et deux parties d'acide sulfurique concentré. On place ce vaisseau sur un fourneau muni de son laboratoire, et on en reçoit le col dans une allonge que l'on fait communiquer avec un récipient surmonté d'un long tube de verre. On lutte toutes les jointures, et l'on chauffe graduellement la cornue. Alors la réaction s'opère : l'acide sulfurique s'unit à la potasse et met l'acide nitrique en liberté ; celui-ci se réduit en vapeur, et va se condenser dans le ballon que l'on doit avoir soin de rafraîchir continuellement. Au commencement et à la fin de l'opération, il se produit des vapeurs rutilantes (acide nitreux), qui sont dues à la décomposition d'une certaine quantité d'acide nitrique, qui, ne trouvant pas alors l'eau nécessaire à son existence, se transforme en acide nitreux.

Cette première opération ne donne jamais un acide parfaitement pur ; il contient toujours alors du chlore et de l'acide nitreux, quelquefois même de l'acide sulfurique et de l'acide hydrochlorique. Pour le purifier, il faut le distiller de nouveau, après y avoir ajouté une petite quantité de nitrate acide d'argent.

L'acide nitrique concentré est un caustique très-énergique. Introduit dans le canal digestif, il y détermine une vive inflammation, dont la mort peut être le résultat. Injecté dans les veines, il coagule le sang et détruit instantanément la vie. Appliqué à l'extérieur, il corrode et désorganise les parties soumises à son contact ; voilà pourquoi il est utilisé sous ce rapport pour ronger les chairs fongueuses, cautériser les ulcères de mauvaise nature, les plaies faites par des animaux enragés, pour détruire certaines excroissances. Convenablement affaibli, il a été employé avec succès contre la gale, le piétin du mouton, etc.

Etendu d'une plus grande quantité d'eau, on peut l'administrer à l'intérieur ; il agit alors à la manière ordinaire des acidules, et augmente la sécrétion des urines ; c'est ce qui en fait recommander l'usage dans les infiltrations séreuses et les hydropisies. La dose pour les grands animaux est de 48 à 64 grammes (d'une once et demie à 2 onces) dans 2 litres environ (4 livres) de véhicule.

Il sert, dans les pharmacies, pour faire la pommade oxygénée, le précipité rouge, l'alcool nitrique dulcifié, etc.

Cette dernière préparation peut être employée comme un léger excitant local, et comme diurétique et *anti-putride*. Elle

a été reconnue utile dans les coliques venteuses et les indigestions sans inflammation. On peut en porter la dose jusqu'à
96 grammes pour le cheval, et jusqu'à 128 pour le bœuf; mais
on a soin de l'étendre dans un véhicule convenable.

L'ACIDE HYDROCHLORIQUE. (*Acide muriatique, acide marin, esprit de sel marin.*)

Cet acide, formé de parties égales en volume de chlore et
d'hydrogène, se présente tantôt à l'état gazeux, tantôt à l'état
liquide. Dans le premier état, il est transparent et incolore,
lorsqu'il est à l'abri du contact de l'air; mais aussitôt qu'il se
répand dans l'atmosphère, il s'empare de l'eau qui s'y trouve
en dissolution, et prend l'aspect d'une fumée blanche plus ou
moins épaisse. Il a une odeur vive et suffocante; respiré pendant quelques secondes, il produit une vive irritation de poitrine, une toux opiniâtre, et quelquefois même un crachement
de sang.

Il n'éprouve aucune altération sous l'influence de la chaleur,
quelque forte qu'elle soit; l'oxygène est également sans action
sur lui; l'électricité le décompose. Un froid artificiel intense,
secondé par une forte compression, peut en opérer la liqué-
faction.

Mis en contact avec l'eau, le gaz acide hydrochlorique s'y
dissout avec rapidité. À la température ordinaire, ce liquide
peut en dissoudre plus de 450 fois son volume, ce qui donne
lieu à l'acide hydrochlorique liquide.

C'est sous cette forme qu'on le trouve dans le commerce; il
est alors transparent, d'une saveur âcre et corrosive, et d'une
densité supérieure à celle de l'eau (1,210). Il possède d'ailleurs
toutes les propriétés chimiques de celui qui est gazeux.

C'est en décomposant le chlorure de sodium (sel de cuisine)
au moyen de l'acide sulfurique, que l'on prépare tout l'acide
hydrochlorique employé dans les arts et en médecine. Les fabriques de soude artificielle en versent dans le commerce, comme
produit secondaire, des quantités considérables; mais il con-

tient toujours alors plusieurs substances étrangères, notamment du perchlorure de fer, qui le colore en jaune, et rend quelquefois sa rectification nécessaire.

On peut l'obtenir beaucoup plus pur dans les laboratoires, en opérant au moyen de l'appareil de Woulf. On dispose sur un fourneau un grand ballon de verre, que l'on fait communiquer avec le premier flacon de cet appareil, et que l'on surmonte d'un tube recourbé en S ; on introduit dans ce ballon trois parties de sel de cuisine décrépité ; on lutte bien toutes les jointures, on laisse sécher, puis l'on verse par portions sur le sel, à la faveur du tube en S, trois parties d'acide sulfurique préalablement affaibli par une partie d'eau. A mesure que cet acide agit, il détermine, à ce qu'il paraît, la décomposition de l'eau en même temps que celle du chlorure ; le sodium de celui-ci s'unit à l'oxygène de l'eau et ensuite à l'acide sulfurique, tandis que le chlore se combine à l'hydrogène, et donne ainsi naissance à l'acide hydrochlorique. Cet acide prend alors la forme gazeuse et vient se dissoudre dans l'eau des flacons disposés pour le recevoir. Lorsque l'action se ralentit, on chauffe peu à peu le ballon, et on la soutient de cette manière jusqu'à la fin. Le premier flacon destiné au lavage contient un acide impur, mais les deux autres en renferment de très-pur.

L'acide hydrochlorique agit sur l'économie animale à peu près de la même manière que l'acide nitrique ; il est toutefois un peu moins corrosif, et moins propre par conséquent à être appliqué à l'extérieur en qualité de caustique. Etendu dans un véhicule aqueux, il participe des propriétés du vinaigre ; mais son action locale est plus astringente. De là la préférence qu'on lui accorde pour combattre certains ulcères chroniques, tels que les aphtes et les ulcères gangréneux qui se manifestent souvent dans la bouche. On l'étend alors dans 18 ou 20 parties d'eau commune, ou préférablement dans une décoction de plantes astringentes.

Uni à l'alcool (*acide muriatique alcoolisé*), il peut s'employer en général dans les mêmes circonstances et de la même manière que l'acide nitrique dulcifié. Combiné aux bases salifiables, il forme des composés salins que l'on nomme *hydrochlo-*

rates, *muriates*, et dont plusieurs sont utilisés en médecine. Enfin, mélangé avec le peroxyde de manganèse, il sert à faire des fumigations désinfectantes.

LA POTASSE CAUSTIQUE. (*Pierre à cautère.*)

Cette substance n'est autre chose que du protoxyde de potassium hydraté. On la trouve dans les officines en fragments irréguliers, aplatis, blancs ou grisâtres, cassants, et cependant difficiles à réduire en poudre, d'une odeur urineuse, et d'une saveur âcre et brûlante.

La potasse caustique est très-déliquescente, et par conséquent très-soluble dans l'eau ; elle l'est aussi en grande partie dans l'alcool. Exposée à l'air, elle en attire l'humidité et l'acide carbonique, et se résout ainsi en une liqueur qui n'a plus, à beaucoup près, la même causticité. Soumise à l'action du feu, elle entre en fusion au-dessous de la chaleur rouge, et se transforme peu à peu en deutoxyde, à moins que l'opération ne soit faite à l'abri du contact de l'air, auquel cas elle n'éprouve aucune altération. Quand elle a été ainsi fondue, elle contient encore, d'après quelques expériences, dix-huit centièmes d'eau ; elle résulte elle-même de la combinaison de 100 parties de potassium, et de 20,03 d'oxygène. Celle que l'on prépare dans les laboratoires de pharmacie contient toujours quelques sels étrangers qui en altèrent la pureté, mais sans la rendre moins bonne pour l'usage auquel on la destine.

On obtient la potasse caustique en faisant dissoudre dans 10 ou 12 fois son poids d'eau du sous-carbonate de potasse du commerce (ou mieux, celui qui résulte de la déflagration d'un mélange de nitrate et de tartrate acidule de potasse), et faisant bouillir la dissolution avec un excès de chaux vive récemment délitée, jusqu'à ce que celle-ci ait absorbé tout l'acide carbonique qui était uni à la potasse (1) ; on filtre alors la liqueur à travers

(1) Pour s'assurer que la décomposition est entièrement opérée, on filtre une petite portion de la liqueur, on l'étend d'eau distillée, et on y verse de l'eau de chaux, qui doit conserver à peu près sa transparence.

une toile, et l'on fait évaporer à grand feu dans une bassine
d'argent. Quand on voit qu'il ne s'élève plus de vapeurs et que
la matière est en fusion tranquille, on la coule dans une autre
bassine. Aussitôt qu'elle est durcie on la détache, on la brise
par morceaux, et on l'introduit sur-le-champ dans des flacons
à large ouverture, bouchés à l'émeri.

C'est cette matière qui constitue la pierre à cautère, ou
potasse à la chaux. Pour l'avoir parfaitement pure, il faudrait
la traiter par l'alcool et en opérer de nouveau la fusion. On
aurait alors la potasse à l'alcool. Dans cet état elle est parfaitement pure et extrêmement caustique. Mais comme il n'est
presque jamais nécessaire de l'amener à ce degré de pureté
pour qu'elle ait toute l'énergie nécessaire, on se borne généralement à lui faire subir le premier traitement que nous venons
d'exposer.

La potasse caustique mise en contact à l'état solide avec les
tissus organisés, les attaque profondément et tend à les dissoudre et à s'unir à eux. Elle agit avec beaucoup plus d'énergie
que la plupart des autres caustiques, sur les téguments et sur
les autres parties sèches; appliquée sur ces parties, elle
ne tarde pas à produire une escarre large et profonde, pendant
et après la chute de laquelle il survient une suppuration sa-
nieuse d'abord, et ensuite de bonne nature.

On s'en sert dans la chirurgie vétérinaire principalement
pour opérer la destruction de quelques engorgements squirrheux
circonscrits, et des boutons de farcin. Alors on en introduit un
très-petit fragment dans le centre de ces sortes de tumeurs. La
potasse peut être également utile dans le traitement des engorgements gangréneux, du crapaud et de plusieurs autres ulcères
de mauvais caractère, soit à l'état sec, soit en dissolution dans
l'eau ou dans l'alcool. Préconisée pour cautériser les plaies récentes envenimées, et les morsures faites par les animaux enragés, elle peut sans doute être employée dans ces sortes de cas
avec de grandes chances de succès; cependant elle doit inspirer
moins de confiance sous ce rapport que le chlorure d'antimoine,
parce qu'elle ne décompose pas aussi promptement et aussi

complétement les liqueurs animales qui recèlent les principes malfaisants que l'on cherche à détruire. La pierre à cautère a d'ailleurs l'inconvénient d'étendre souvent ses effets au-delà du point qu'il est convenable d'attaquer, surtout lorsqu'on l'applique sur une surface humide, ce qui dépend de sa grande solubilité.

Quant aux accidents qui pourraient être le résultat de son absorption, ils sont généralement peu à redouter : les combinaisons qu'elle contracte avec les matières organiques soumises à son contact, et l'acide carbonique qu'elle absorbe peu à peu, doivent en effet en affaiblir considérablement l'énergie. Ce n'est qu'autant qu'elle serait employée en quantité considérable sur une large surface, ou qu'elle serait injectée en dissolution concentrée dans le sac d'un vaste abcès, que l'on pourrait avoir à redouter les effets de son absorption (1).

LE NITRATE D'ARGENT FONDU. (*Pierre infernale.*)

Le nitrate d'argent est un sel qui, avant d'avoir subi l'action du feu, se présente en cristaux minces, larges, brillants et transparents, d'une saveur amère, âcre et caustique. Dans cet état il est inaltérable à l'air, mais il brunit sous l'influence de la lumière.

L'eau à la température ordinaire en dissout un poids égal au sien. Il fournit alors avec les alcalis des précipités de couleur variable, et donne par l'acide hydrochlorique, ainsi que par les hydrochlorates, un précipité blanc de chlorure d'argent, qui est insoluble dans l'acide nitrique, et soluble dans l'ammoniaque. Un grand nombre d'autres substances opèrent également la décomposition du nitrate d'argent.

Pour obtenir ce sel, on fait dissoudre dans un matras, à une douce chaleur, de l'argent pur ou de coupelle, dans deux fois son poids d'acide nitrique également pur ; on fait réduire la dissolution jusqu'à la moitié de son volume à peu près ; on

1, Voyez le *Recueil de médecine vétérinaire*, numéro d'octobre 1828.

l'abandonne à elle-même pour la faire cristalliser ; on recueille ensuite les cristaux, et on les fait égoutter.

Ainsi obtenu et exposé à l'action du feu dans un creuset de platine, le nitrate d'argent entre promptement en fusion, se boursoufle, et se décompose ensuite entièrement, si la calcination est poussée jusqu'au rouge ; mais si, lorsque toute l'eau de cristallisation s'est évaporée, et que la matière est en fusion tranquille, on la coule dans une lingotière formée de plusieurs cylindres creux, préalablement chauffés et graissés, on obtient alors le nitrate d'argent fondu, ou *pierre infernale.*

Dans cet état il se présente sous forme de petits cylindres de la grosseur d'une plume à écrire, de 5 centimètres de long environ, fragiles, pesants, d'un gris noirâtre, plus foncé à l'extérieur qu'à l'intérieur, et offrant dans leur cassure une structure cristalline et rayonnée. C'est sous cette forme qu'on en fait le plus souvent usage dans la chirurgie vétérinaire.

La pierre infernale dont on veut faire choix, doit réunir les caractères ci-dessus indiqués. Celle qui est verdâtre contient abondamment du cuivre, et doit être rejetée. Lorsqu'elle est blanchâtre, c'est une preuve qu'elle a été en partie décomposée par le feu. Elle est alors peu active. Il en est de même quand on y a introduit, comme il paraît que cela se pratique trop souvent, du nitrate de potasse, de l'oxyde de manganèse, ou de la plombagine (1).

Pour s'en servir, il faut l'assujettir sur un porte-pierre en argent. M. A. Chevallier a démontré que, tenue par un porte-pierre en cuivre, elle se décompose peu à peu sans se déformer : il y a oxydation du cuivre, réduction de l'argent, et par suite altération complète des propriétés du caustique.

Cet agent chimique enflamme et corrode tous les tissus avec lesquels on le met en contact, soit qu'on l'emploie à l'état solide ou en solution concentrée. Dans le premier cas, il agit lentement sur la peau et sur toutes les surfaces sèches ; tandis que ses effets sont prompts et énergiques sur les membranes mu-

(1) *Bulletin des sciences médic. de M. Férussac.* Octobre 1827.

queuses, les plaies vives et généralement sur toutes les parties humides. Cependant son action irritante est de peu de durée. L'escarre qu'il produit est sèche, mince, grisâtre et prompte à se détacher.

On se sert de ce caustique avec avantage pour réprimer les chairs fongueuses, changer le caractère de certains ulcères chroniques, provoquer la cicatrisation des chancres de la membrane pituitaire et des oreilles, etc. La forme qu'on lui donne ordinairement le rend d'un emploi extrêmement commode, et la facilité qu'on trouve à en graduer et à en borner les effets sans qu'on ait à craindre son absorption, est un second avantage qui justifie la préférence qu'on lui accorde dans un grand nombre de circonstances où les caustiques sont indiqués ; on ne doit cependant s'en servir pour cautériser les plaies faites par des animaux enragés, qu'à défaut de beurre d'antimoine, parce que son influence est trop superficielle, trop bornée.

Lorsqu'on veut promener la pierre infernale sur une surface très-humide, il faut absterger cette surface ; si, au contraire, elle doit être appliquée sur une partie sèche, il est nécessaire que celle-ci soit préalablement humectée.

Le nitrate d'argent, dissous en petite quantité dans l'eau distillée (20 ou 25 centigr. par 32 grammes de liquide), a été employé avec succès pour combattre les ulcérations chroniques de la peau, nommément les dartres ; pour aviver la surface des ulcères atoniques, et leur donner un meilleur aspect (1). Je pense que ce moyen ne serait pas non plus sans utilité contre les crevasses et certaines exhalations morbides qui s'établissent si souvent à la partie inférieure des membres, chez les solipèdes. On en a obtenu des résultats très-satisfaisants sur l'homme, pour résoudre quelques inflammations chroniques de la conjonctive et des paupières. Nul doute qu'il ne puisse être utile dans des cas analogues chez les animaux.

Quant à l'usage interne du nitrate d'argent, il ne paraît en-

____

(1) Si l'on veut que la solution du nitrate d'argent ait presque toute l'activité de ce sel, on en met un vingtième ou même un dixième dans l'eau, suivant l'exigence des cas.

core propre dans la médecine vétérinaire à aucune application réellement avantageuse. Il a été tour à tour vanté dans la médecine humaine contre les hydropisies, l'hystérie, l'angine de poitrine, l'épilepsie et plusieurs autres affections graves ; mais les succès que l'on dit en avoir obtenus, ne sont pas de nature à nous encourager à répéter de semblables essais sur les animaux, à moins que ce ne soit dans des vues tout-à-fait expérimentales.

Employé de cette manière sur des chiens à la dose de 1 à 2 grammes, il occasionne l'ulcération du conduit digestif, et tous les symptômes d'un empoisonnement mortel.

LE PROTOCHLORURE D'ANTIMOINE. (*Beurre d'antimoine.*)

Ce composé binaire, lorsqu'il a été convenablement préparé et bien conservé, se présente sous la forme d'une substance blanche ; solide à la température ordinaire, demi-transparente, d'aspect graisseux, fusible à une douce chaleur et très-volatile.

Le chlorure d'antimoine exposé au contact de l'air en attire peu à peu l'humidité, et se convertit en un liquide oléagineux extrêmement caustique. Mélangé avec l'eau, il se décompose en partie, en donnant naissance à un précipité blanc et insoluble, qui n'est autre chose qu'un oxychlorure d'antimoine. Ce précipité, après avoir été lavé et desséché, était très-employé autrefois en médecine sous les noms de *poudre d'algaroth* et de *mercure de vie*. C'est un émétique violent auquel on a généralement renoncé aujourd'hui.

On obtient ordinairement le chlorure d'antimoine en chauffant dans une petite cornue de verre munie d'un récipient, un mélange de deux parties de deutochlorure de mercure et d'une partie d'antimoine métallique parfaitement pulvérisé. A mesure que l'on élève la température, l'antimoine décompose le deutochlorure, se transforme lui-même en chlorure, se volatilise et vient se condenser dans le col de la cornue et dans le ballon ; le mercure mis à nu reste allié à l'excès d'antimoine. Lorsque l'opération est terminée, on approche quelques charbons ardents du col de la cornue, afin de faire couler dans le récipient la portion de chlorure qui s'y est arrêtée. Après cela on démonte l'appareil, et on fait couler le produit (en le chauffant de nouveau) dans un flacon à large ouverture, bouchant hermétiquement. Le chlorure d'antimoine obtenu par ce procédé est ordinairement coloré. On le purifie par une seconde distillation.

Il paraît que l'on peut préparer ce produit chimique d'une manière plus économique en substituant à l'antimoine métallique une égale quantité de sulfure naturel, et chauffant dans un appareil semblable et avec les mêmes précautions.

M. Robiquet a fait connaître dans le *Dictionnaire technologique* un autre procédé. Ce procédé consiste à faire dissoudre peu à peu et à une douce chaleur de l'antimoine en grenaille dans de l'acide hydrochloro-nitrique, à décanter la solution de chlorure lorsque l'excès de métal et l'oxyde d'antimoine qui a pu se former se sont totalement précipités, à faire évaporer la liqueur jusqu'à ce qu'elle commence à se prendre en masse, et à l'introduire alors dans une cornue de verre pour en opérer la distillation.

Un procédé plus économique encore, et qui a été recommandé par un de nos plus célèbres chimistes, est celui que l'on exécute en faisant agir de l'acide hydrochlorique sur du sulfure d'antimoine, évaporant la dissolution jusqu'à ce qu'elle ne fournisse plus de vapeur aqueuse, et distillant ensuite comme précédemment. Il est vrai qu'en suivant ce mode opératoire on obtient difficilement un produit solide, et que l'ayant plusieurs fois mis en usage, il ne nous a jamais fourni qu'une matière de consistance oléagineuse ; mais le chlorure obtenu de cette manière nous a paru à peu près aussi actif que celui qui, ayant été préparé par le procédé ordinaire, avait une consistance butireuse.

Le chlorure d'antimoine est l'un des caustiques les plus puissants que l'on connaisse, l'un de ceux du moins dont l'action est la plus prompte. C'est principalement lorsqu'il est appliqué sur une membrane muqueuse, ou une surface ulcérée, qu'il déploie vivement son énergie ; alors il corrode et détruit, en quelque sorte, instantanément toutes les parties avec lesquelles il se trouve en contact. Les escarres qu'il produit sont blanchâtres, plus sèches, plus dures, mieux circonscrites que celles qui résultent de l'application de la pierre à cautère. Il donne lieu à ces effets en agissant primitivement et principalement sur les fluides dont il opère sur-le-champ la décomposition en se décomposant lui-même. Il détermine les mêmes phénomènes sur toutes les liqueurs animales; mais il n'en est peut-être pas une seule qui, sous son influence, fournisse un coagulum aussi épais et aussi abondant, et dans laquelle, par conséquent, sa décomposition soit aussi évidente que dans le sang.

La consistance et la manière d'agir du chlorure d'antimoine le rendent très-propre à cautériser les plaies empoisonnées, profondes, étroites et sinueuses, comme le sont très-souvent celles produites par la morsure des animaux enragés et des reptiles venimeux, ou qui sont le résultat des piqûres faites par des instruments chargés de matières putrides. Il convient également pour réprimer les chairs fongueuses, changer l'aspect des ulcères farcineux, et autres solutions de continuité de mauvaise nature ou de mauvais caractère, arrêter les progrès de la carie, etc. Son absorption n'est point à redouter; cependant comme son action s'étend un peu au delà des points touchés, il faut l'employer avec prudence, surtout dans le voisinage des gros vaisseaux.

Pour l'appliquer, on se sert d'un petit pinceau d'étoupes, que l'on a soin d'essuyer chaque fois qu'on le plonge dans le flacon qui contient le caustique, afin de ne pas altérer celui-ci. Il faut aussi, pour qu'il arrive intact jusque sur la surface qui doit en éprouver les effets, que l'on absorbe le sang et les autres liquides qui peuvent avoir afflué sur la partie. Lorsqu'on veut agir sur une grande surface ou très-profondément, on peut imbiber de chlorure des boulettes d'étoupe, que l'on porte avec une petite spatule sur le tissu à attaquer.

Jamais, que je sache, le chlorure d'antimoine n'a été essayé à l'intérieur. Nul doute qu'il ne déterminât les accidents les plus graves, si l'on était assez hardi pour en faire usage sous ce rapport.

L'ACIDE ARSÉNIEUX. (*Arsenic blanc.*)

Cet acide, désigné aussi par beaucoup de chimistes sous le nom de *deutoxyde d'arsenic*, et vulgairement sous celui d'*arsenic* tout court, se présente dans le commerce en poudre ou en masses blanches, irrégulières, dures, fragiles, à cassure vitreuse, transparentes ou presque entièrement opaques, suivant qu'elles ont été ou non exposées à l'influence de l'air atmosphérique. Assez ordinairement, quand les fragments sont un peu volumineux, leurs couches extérieures offrent le dernier caractère, tandis que celles qui sont dans le centre conservent encore leur transparence.

L'acide arsénieux a une saveur peu sensible d'abord, mais qui devient bientôt âcre, métallique et nauséeuse. Son odeur est nulle à la température ordinaire. Projeté sur des charbons ardents, il répand des vapeurs blanches, d'une odeur fortement alliacée, et qui se condensent facilement par l'interposition d'un corps froid : une lame de cuivre décapée, placée au-dessus du foyer d'où ces vapeurs s'élèvent, se couvre d'une couche blanche d'acide arsénieux, parfaitement reconnaissable.

La densité de cet acide métallique est près de quatre fois aussi considérable que celle de l'eau (3,738). Ce liquide, à la température ordinaire, en dissout à peine la centième partie de son poids, tandis qu'étant bouillant, il peut en dissoudre dix fois plus. Aussi l'eau qui en est saturée à chaud en laisse-t-elle cristalliser la plus grande partie, à mesure qu'elle se refroidit. On a constaté que l'acide arsénieux, devenu opaque par son exposition à l'air, est plus soluble et moins pesant que celui qui est vitreux. (*Journ. de chim. méd.*, t. 11, p. 57.)

Lorsqu'il est réduit en poudre, il a la blancheur de la farine ou du sucre; aussi a-t-il souvent été pris, malgré sa pesanteur, pour l'une ou l'autre de ces substances. Afin de prévenir ces funestes méprises, on a proposé, dans ces derniers temps, de lui donner une couleur, une odeur ou une saveur propre à le faire reconnaître.

Il est peu susceptible de sophistication. Les auteurs rapportent qu'on le mêle cependant quelquefois avec de la craie ou du plâtre. Si l'on soupçonnait un semblable mélange, il suffirait, pour le constater, d'en mettre une pincée sur une plaque chauffée au rouge-sombre; l'acide serait vaporisé, tandis que la matière calcaire resterait sur le corps chaud.

La solution aqueuse d'acide arsénieux rougit légèrement la teinture du tournesol, et fournit des précipités blancs floconneux avec les solutions de chaux, de baryte et de strontiane, des précipités d'un très-beau jaune avec l'acide hydrosulfurique, et d'un vert pré magnifique avec le sulfate de cuivre ammoniacal.

L'acide arsénieux du commerce est l'un des produits du grillage des mines de cobalt arsénical. Cette opération, que l'on exécute dans des fourneaux à réverbère munis de longues cheminées horizontales, donne lieu à l'oxydation de l'arsenic que contiennent ces mines, et à sa sublimation. Condensé dans ces cheminées, il en est détaché pour être sublimé de nouveau dans des marmites de fonte, recouvertes de chapiteaux coniques, à la surface interne desquels il s'attache, et se solidifie en couches vitreuses plus ou moins épaisses.

L'acide arsénieux est une des substances les plus vénéneuses que l'on connaisse. Il exerce son influence délétère sur tous les êtres organisés; car les végétaux eux-mêmes en ressentent les funestes effets. D'après les expériences de Jœger, les animaux des classes inférieures seraient plus sensibles à son action, ou du moins périraient plus promptement sous son influence, que ceux des classes supérieures. Chez tous, on observerait une augmentation dans la quantité des fluides sécrétés (principalement dans la quantité de ceux fournis par les membranes muqueuses), des convulsions, une diminution marquée dans les mouvements volontaires, et l'anéantissement de l'irritabilité. (*Diction. de médec. et de chi. prat.*, article ARSENIC.)

Injecté dans les veines, appliqué sur une surface dénudée, ou ingéré dans l'estomac, l'acide arsénieux agit avec une énergie que l'on ne retrouve dans presque aucune substance minérale. Tout porte à croire que les effets vénéneux de ce poison dépendent moins, dans les deux derniers cas, de l'irritation locale qui suit son application, que de l'influence générale qu'il exerce, lorsqu'après avoir été absorbé il est charrié avec le sang dans les différentes parties de l'économie. Plusieurs auteurs s'accordent à lui reconnaître une action particulière sur le cœur, par suite de laquelle il anéantirait la contractilité de ce viscère et en enflammerait souvent le tissu. Ils admettent aussi qu'il agit plus promptement, toutes choses égales d'ailleurs, lorsqu'il est en dissolution que lorsqu'il est en masse ou en poudre.

Quant à la dose d'acide arsénieux nécessaire pour donner lieu à ces effets, elle varie beaucoup suivant la manière dont cet agent est appliqué à l'économie, suivant l'espèce d'animal et les conditions dans lesquelles se trouve ce dernier. Quelques grains peuvent suffire pour faire périr le chien, lorsque le vomissement ne peut pas avoir lieu. Dans le cas contraire, on a pu en administrer impunément plusieurs grammes, et même plusieurs décagrammes. (Compte rendu des travaux de l'École vétérinaire de Lyon, année 1817.)

On ne connaît encore aucun contre-poison de l'acide arsénieux : l'acide hydrosulfurique et les hydrosulfates qui ont été vantés comme tels, ne font souvent qu'ajouter de nouveaux désordres à ceux qui existent déjà. Le premier, cependant, administré avec ménagement et peu de temps après l'introduction de la substance vénéneuse dans les premières voies, ne laisse pas que d'offrir quelques chances de succès, à cause de la propriété qu'il a de transformer cette substance, qui est soluble, en un sulfure qui l'est fort peu.

Toutes les préparations arsénicales solubles, telles que les arsénites de potasse et de soude, les arséniates des mêmes bases, ceux d'ammoniaque et de fer, sont douées de propriétés analogues à celles qui distinguent l'acide arsénieux. L'usage interne de ces diverses préparations n'a encore reçu aucune application réellement utile dans la vétérinaire. On trouve bien dans les auteurs quelques exemples qui semblent attester que ces agents ne sont pas dépourvus de toute vertu curative ; mais ces exemples sont rares, ou se rattachent à des faits mal interprétés. L'on des plus remarquables est celui qui est rapporté par M. Berthe, dans le *Recueil de médecine vétérinaire* (numéro d'octobre, année 1825). Il s'agit d'une gale invétérée, qui, chez une vieille jument, avait résisté au traitement le plus énergique, et qui guérit promptement après l'administration de 8, puis de 12 grammes d'acide arsénieux, sans que la bête en parût fatiguée.

C'est aussi contre les maladies chroniques et rebelles de la peau, que les arsénicaux ont été surtout employés et préconisés dans la médecine de l'homme. Cependant leurs effets curatifs n'ont point paru assez positifs et assez constants pour autoriser les praticiens à recourir habituellement à des agents aussi dangereux. Il paraît qu'ils ont eu des succès plus nombreux et mieux avérés dans le traitement des fièvres d'accès, qui duraient depuis longtemps.

Nous avons vu essayer l'acide arsénieux contre la morve, tant à l'intérieur que sous forme de vapeurs dirigées dans les naseaux. Il est presque inutile d'ajouter que ce fut sans aucun résultat satisfaisant.

L'acide arsénieux peut remplir à l'extérieur plusieurs indications importantes : appliqué sur les tissus, il les désorganise lentement, les durcit, produit une escarre large, profonde, qui laisse au-dessous d'elle une plaie assez souvent vermeille, simple et exhalant un pus blanc et louable. Cette manière d'opérer rend ce caustique d'un emploi avantageux pour détruire les boutons de farcin, les engorgements de nature ou d'aspect squirrheux, pour changer le caractère des ulcères cancéreux, et des dartres phagédéniques. Beaucoup de vétérinaires en font usage, principalement sur les grands ruminants, pour établir des sétons. Comme son application peut être suivie, dans ces différentes circonstances, d'accidents funestes, en raison de la facilité avec laquelle il est absorbé (1), il est convenable de l'employer avec plus de ménagement qu'on ne le fait généralement.

Jamais d'abord il ne devrait être appliqué sur une très-large surface, ni dans un grand nombre de boutons farcineux en

(1) Voyez le *Recueil de médecine vétérinaire*, Numéro d'octobre 1829.

(467)

même temps ; et ensuite, au lieu de l'employer en nature, il serait préférable sous tous les rapports de l'associer à certains corps pulvérulents beaucoup moins actifs, tels que le sulfure rouge de mercure, le sang dragon ou l'aloès, et d'en former après, au moyen d'un liquide visqueux, une pâte homogène bien liée. Dans cet état, il serait d'un emploi plus commode et moins dangereux. Nous avons plusieurs fois fait usage avec le plus heureux succès d'une pâte analogue, pour détruire des tumeurs farcineuses. (Voyez le *Formulaire pharm.*)

LE SULFURE D'ARSENIC.

L'on rencontre dans le commerce deux espèces principales de sulfure d'arsenic ; l'un y est connu sous le nom *d'orpiment*, à cause de sa belle couleur jaune, et l'autre, qui est rouge, sous celui de *réalgar*. Ils diffèrent l'un de l'autre par la proportion de soufre qui entre dans leur composition.

Le véritable orpiment se trouve en poudre ou en masses cris-tallines composées de lames demi-transparentes, flexibles, insipides et inodores : il est fusible, volatil, indécomposable par la chaleur, capable, par conséquent, de se sublimer à vaisseau clos ; mais lorsqu'il est chauffé au contact de l'air, il brûle et se transforme en acide arsénieux et en acide sulfureux. Il pèse près de trois fois et demie autant que l'eau distillée (3,45).

Ce sulfure existe tout formé dans la nature : on le rencontre en Souabe, en Hongrie et dans une partie de l'Orient. Il est identique avec le sulfure jaune qui provient de la décomposition de l'acide arsénieux, par l'acide hydrosulfurique, et contient sur 100 parties de métal 63,9 de soufre.

Il est important de le distinguer du *faux orpiment* ou *arsenic jaune* des droguistes, lequel, suivant M. Guibourt, est presque entièrement formé d'acide arsénieux. Ce faux orpiment que l'on prépare en Allemagne en sublimant dans des vases de fonte un mélange de soufre et d'acide arsénieux, est en masses dures, compactes, ayant l'aspect vitreux de l'oxyde qui en forme la base, et offrant souvent comme lui des couches superposées. Sa poudre, d'un jaune serin, se volatilise au feu en répandant une forte odeur alliacée, et elle se dissout presque entièrement dans l'eau chaude, à laquelle elle communique tous les caractères d'une forte dissolution d'acide arsénieux. Le chimiste distingué auquel nous empruntons ces détails (1), l'a trouvé formé, sur 100 parties, de 94 d'acide arsénieux, et de 6 seulement de sulfure d'arsenic.

Le *réalgar* existe dans la nature, surtout au voisinage des volcans ; on le prépare artificiellement en faisant fondre dans un creuset fermé de l'oxyde d'arsenic avec un excès de soufre. Ce dernier sulfure est en masses d'un rouge orangé, à cassures brillantes et un peu transparentes dans leurs lames minces.

Il est formé, suivant M. Laugier, de 42 parties, terme moyen, de soufre et de 100 de métal. Il contient, selon M. Guibourt, quinze millièmes de son poids d'acide arsénieux.

D'après les analyses de ce dernier chimiste, il était facile de présumer que le faux orpiment devait être plus vénéneux que tous les autres sulfures d'arsenic. Les expériences de MM. Smith, Orfila et Renault, mettent ce fait hors de doute ; mais, si ces expériences sont en cela analogues entre elles, il n'en est pas de même des conséquences que l'on a déduites de leurs résultats particuliers. Ainsi, d'après les deux premiers observateurs, tous les sulfures d'arsenic seraient plus ou moins vénéneux ; tandis que, suivant le dernier, plusieurs d'entre eux (l'orpiment et le réalgar natifs) n'auraient presque aucune propriété malfaisante.

M. Renault, d'après les recherches qu'il a entreprises sur les animaux à cet égard, a été conduit effectivement à admettre que l'on pouvait donner impunément jusqu'à 8 grammes de l'un ou de l'autre de ces sulfures à des chiens ; au lieu que le sulfure jaune du commerce ne pouvait leur être administré à l'intérieur à la faible dose de 15 ou 20 centigrammes, ni être appliqué sur le tissu cellulaire, à celle de 1 gramme et même de 40 centigrammes, sans donner lieu à des accidents graves et ordinairement mortels.

(1) *Journal de chimie médicale.* Mars 1826.

Tout en accordant la confiance la plus absolue aux résultats particuliers obtenus par cet expérimentateur, nous ne saurions les considérer comme l'expression de ce que l'on observe dans la généralité des cas.

Pour juger comparativement de l'action locale des diverses espèces d'orpiment, nous en avons introduit un gramme de chaque (c'est-à-dire d'orpiment artificiel d'Allemagne, de sulfure obtenu par précipitation, et d'orpiment naturel) dans le tissu lamineux d'une vieille jument, et à une distance convenable, pour que les effets de l'un ne fussent pas modifiés par ceux de l'autre. L'orpiment d'Allemagne a donné lieu à un engorgement énorme avec mortification de la partie, tandis que les deux autres n'ont amené qu'une faible tuméfaction. Cependant le sulfure obtenu par précipitation a déterminé la formation d'une escarre parfaitement circonscrite, et en tout semblable, aux dimensions près, à celle occasionnée par le premier.

Ces faits coïncident avec le résultat des expériences de M. Orfila; car ils tendent à prouver que si le véritable sulfure arsénical est moins actif que celui, si impur, des droguistes, il a néanmoins, sur les tissus organisés, une action assez puissante pour donner lieu à l'empoisonnement lorsqu'il est appliqué à l'économie animale à dose un peu forte. Si l'orpiment naturel a paru moins énergique que lui, c'est sans doute parce qu'il a été employé en poudre grossière.

LE SULFATE DE CUIVRE. (*Vitriol bleu.*)

Ce sel, encore connu sous les noms de *couperose bleue*, de *vitriol de Chypre*, résulte de la combinaison de l'acide sulfurique avec le deutoxyde de cuivre. On le trouve dans le commerce, en gros cristaux prismatiques, ordinairement à 8 ou 10 pans, demi-transparents, d'une belle couleur bleue, d'une saveur âcre et styptique.

Exposé au contact de l'air, ce sel s'effleurit à sa surface et se recouvre alors d'une poussière d'un blanc bleuâtre. Il est soluble dans 4 parties d'eau froide et dans la moitié moins d'eau bouillante.

Soumis à l'action d'une chaleur modérée, il se liquéfie, perd peu à peu son eau de cristallisation, et se convertit en une matière pulvérulente, blanchâtre, dans laquelle les principes constituants du sel sont encore unis. Mais si la calcination est poussée beaucoup plus loin, la décomposition est alors complète.

Le sulfate de cuivre existe tout formé dans le voisinage de quelques mines de ce métal. Celui qui est répandu dans le commerce est toujours le produit de l'art. On se le procure en grand, soit en grillant les sulfures de cuivre naturels (pyrites cuivreuses) à l'air, lessivant les produits de la calcination, faisant évaporer et cristalliser ; soit en exposant à l'action d'une haute température des lames de cuivre recouvertes de fleurs de soufre, que l'on plonge dans l'eau à plusieurs reprises, afin de dissoudre le sulfate qui se forme peu à peu à leur surface.

Il paraît aussi qu'une grande partie du sulfate de cuivre du commerce est le résultat de la décomposition par le cuivre du sulfate d'argent obtenu dans l'affinage de l'or. (*Abrégé élémentaire de chimie, par M. Lassaigne.*)

Le sulfate de cuivre, appliqué sur la surface cutanée intacte, ne produit que très-peu d'effet ; mais il exerce sur les membranes muqueuses, le tissu cellulaire et toutes les parties sensibles mises à nu, une action irritante, âcre et corrosive des plus marquées. Dans ces sortes de cas, il ne borne pas ses effets aux seuls tissus sur lesquels il est déposé ; susceptible de s'introduire facilement par voie d'absorption dans le torrent circulatoire, il peut ainsi donner lieu à une inflammation gastro-intestinale, et dans quelques cas à une altération profonde de la sécrétion urinaire, ce qui amène des désordres graves et souvent mortels, ainsi que des expériences positives nous l'ont démontré (1).

La conséquence pratique qui découle naturellement de cette propriété du sulfate de cuivre, c'est que cet agent ne doit être appliqué à l'extérieur sur des surfaces absorbantes qu'en petite quantité et avec précaution.

(1) Voyez le *Recueil de médecine vétérinaire.* Numéro déjà cité.

Administré à l'intérieur, à la dose de quelques grains, il provoque le vomissement dans le chien et quelquefois des désordres mortels. Dissous dans une grande quantité d'eau, et appliqué à l'extérieur, il agit comme un puissant styptique, et peut servir à ce titre, pour arrêter quelques hémorragies et certaines exhalations morbides. En solution concentrée, ou à l'état pulvérulent, il est propre à modérer les chairs fongueuses, déterger les plaies de mauvais caractère et les vieux ulcères, hâter l'exfoliation des os et des cartilages nécrosés ou cariés. Recommandé dans ces derniers temps par M. Villate (*), pour remplir des indications analogues, dans le traitement des maux de garrot (associé au sulfate de zinc et à l'acétate de plomb), il a eu des résultats très-satisfaisants.

L'acétate de cuivre (cristaux de Vénus, verdet cristallisé) exerce absolument les mêmes effets sur l'économie animale que le sulfate; comme il est d'un prix un peu plus élevé, on lui préfère ce dernier.

Quant à l'acétate de cuivre impur, connu généralement sous le nom de *vert-de-gris* (formé, selon M. Proust, de 43 parties d'acétate neutre, de 37,5 de deutoxyde de cuivre hydraté, et de 15,5 d'eau), il n'est jamais employé en médecine, dans l'état où le commerce nous le présente. Le plus ordinairement on le transforme en une espèce de substance de consistance onguentaire, nommée *Égyptiac*. (*Voyez le Formulaire pharmaceutique.*)

NEUVIÈME CLASSE D'EXCITANTS SPÉCIAUX.

MÉDICAMENTS QUI AGISSENT PLUS PARTICULIÈREMENT EN FAISANT PÉRIR LES VERS INTESTINAUX, ET EN FAVORISANT LEUR EXPULSION.

Vermifuges, Anthelmintiques.

Si l'on n'avait égard qu'aux effets thérapeutiques des agents médicamenteux, on serait porté à considérer comme vermifuges, à l'exemple de quelques auteurs anciens, un grand nombre

* *Recueil de médecine vétérinaire.* Janvier 1829.

de substances différentes dont la seule analogie est de pouvoir concourir à l'expulsion des vers intestinaux , et parmi lesquelles l'on verrait figurer des toniques , des astringents , des stimulants , des émollients et des purgatifs.

En effet, en remontant aux causes présumables de l'évolution des entozoaires, et à celles des désordres qui coïncident avec leur présence dans le conduit alimentaire, l'on comprendra facilement l'influence salutaire que peuvent avoir ces sortes de médicaments suivant les circonstances. Ainsi, lorsque le développement et la multiplication des vers (1) sont dus à la faiblesse des organes qui les renferment, ou seulement lorsque leur présence coïncide avec cet état, tous les excitants, par leur tendance à le faire cesser, sont par cela même capables d'agir à la manière des anthelmintiques. Supposons, au contraire, que le développement des vers ait lieu en même temps que celui d'une inflammation gastro-intestinale ; dans ce cas, les boissons émollientes et tous les moyens antiphlogistiques, en calmant cette inflammation et rétablissant les mouvements péristaltiques naturels, peuvent fort bien favoriser l'expulsion des êtres parasites dont la présence complique la maladie. Enfin, l'on conçoit que les purgatifs, par la secousse qu'ils impriment au tube digestif, et la nouvelle activité qu'ils donnent à ses contractions, doivent être capables de déterminer, dans plusieurs circonstances, les mêmes résultats.

Mais ces divers agents thérapeutiques ne sauraient être considérés comme de véritables anthelmintiques, car ils n'agissent que d'une manière indirecte et souvent fort incertaine sur les vers intestinaux. Ceux que nous réunissons dans cette classe complémentaire exercent une action directe sur ces animaux parasites, et tendent à les faire périr, sans développer d'influence sensible sur les organes vivants qui les contiennent.

Quelques modernes ont été conduits, par leur théorie exclusive, à nier ce genre de propriétés spéciales, et à regarder les effets que nous leur attribuons comme étant le résultat des di-

____

(1) Ce que nous disons des vers s'applique aussi aux larves de l'œstr

verses médications dont nous venons de parler. Il en est même qui, préoccupés des doctrines dites physiologiques, et attribuant par suite l'évolution des entozoaires à une irritation, ont regardé les antiphlogistiques et les adoucissants comme les seuls et véritables vermifuges.

Cependant, si l'on consulte de bonne foi l'observation clinique, on restera convaincu que toutes ces spéculations de l'esprit de système n'ont aucun fondement solide. Cette observation ne nous apprend-elle pas en effet que les débilitants, loin d'avoir, dans les circonstances ordinaires, une influence nuisible sur les vers intestinaux, favorisent au contraire leur multiplication, et que, d'un autre côté, les excitants les plus puissants n'ont pas non plus sur ces êtres parasites une action proportionnée à la perturbation qu'ils impriment à l'économie, tandis que certaines substances (la racine de fougère, la mousse de mer), dont l'influence sur les organes vivants est à peine appréciable, sont au contraire éminemment vermifuges ?

La force active des anthelmintiques proprement dits est donc réellement en dehors, comme le dit M. Guersent, des autres propriétés immédiates des agents médicamenteux, et entièrement indépendante de celles-ci.

Toutefois il faut avouer qu'il est souvent fort difficile d'apprécier à leur juste valeur les résultats de cette force. En effet, la cessation des désordres attribués à des entozoaires n'est pas un signe certain de l'influence salutaire de l'agent pharmacologique employé pour les combattre; car ces êtres meurent spontanément comme ils semblent s'être développés, et souvent aussi ils sont expulsés par les seuls efforts de la nature. D'un autre côté, les expériences qui ont été faites pour constater les vertus anthelmintiques de certaines substances hors du corps des animaux, n'ont pu conduire qu'à des résultats peu satisfaisants; car parmi les vers qui habitent l'intestin, les uns meurent peu de temps après qu'ils en sont sortis, et les autres ne peuvent pas même supporter l'action de l'eau dans laquelle on les plonge.

Cependant, au milieu des doutes que l'on peut élever sous

ces différents rapports, on ne saurait guère se refuser à accorder une action véritablement vermifuge aux agents médicamenteux, qui, administrés dans des circonstances différentes, favorisent à peu près constamment l'expulsion des vers intestinaux.

Les médicaments anthelmintiques ne le sont pas au même degré pour toutes les espèces de vers : certaines substances agissent plus particulièrement sur les strongles et les ascarides, d'autres sur les ténias; il en est cependant qui semblent être pernicieuses pour toutes les espèces d'entozoaires, et même pour les larves d'insectes parasites qui vivent dans l'estomac et dans certaines portions de l'intestin des solipèdes.

Pour rendre plus efficace l'effet des vermifuges, on conseille généralement de les employer concurremment avec les purgatifs; sans doute ces derniers deviendraient inutiles si les premiers faisaient constamment périr les vers; car alors les cadavres de ceux-ci seraient naturellement expulsés avec les excréments, ou quelquefois même digérés; mais comme il est impossible d'avoir la certitude de leur mort avant qu'ils ne soient rendus, il est convenable de recourir à l'emploi d'un purgatif, afin qu'ils soient promptement évacués, et qu'ils ne puissent se rétablir et continuer leurs ravages dans le cas où ils n'auraient été qu'engourdis.

Les substances employées dans la médecine vétérinaire comme antivermineuses sont en petit nombre. Nous n'avons guère, en effet, à parler ici que de la mousse de Corse, de l'écorce de racine de grenadier, de la fougère mâle, et de l'huile empyreumatique de Chabert.

LA MOUSSE DE CORSE. (*Helmintho corton.* L.)

On désigne, dans les pharmacies, sous le nom de mousse de Corse, un mélange confus de plantes marines et de polypiers flexibles, que l'on recueille sur les rochers des bords de la mer, et principalement sur ceux du littoral de la Corse.

Telle que nous la trouvons dans le commerce, cette substance est sous forme de touffes serrées, composées d'un grand nombre de filaments d'un gris brunâtre, bifurqués au sommet, mêlés d'autres filaments rougeâtres irrégulièrement rameux, et de lamelles membraneuses, ainsi que de petites tiges blanchâtres et articulées. On rencontre souvent aussi, au milieu de ces touffes, de petits coquillages, des graviers et d'autres corps étrangers.

La mousse de Corse a une odeur saumâtre et désagréable, une saveur salée, amère et nauséabonde.

On a cru pendant longtemps qu'elle n'était formée que d'une seule plante (de *fucus helmintho corton.* L.); mais les recherches de M. de Candolle ont démontré que cette plante n'entre guère que pour un tiers dans sa composition, et que plusieurs autres espèces de fucus (*fucus plumosus et purpureus*), des ulves, des céramiums, et certaines productions animales (*corallines et sertulaires*) en constituent les deux autres tiers. La partie la plus active de ce mélange est le *fucus helmintho corton*, bien que les autres espèces auxquelles il est associé ne soient pas dépourvues de propriétés vermifuges (1).

La mousse de Corse est presque entièrement formée de matière gélatineuse et de substances salines minérales. Soumise à l'analyse par M. Bouvier (2), elle a fourni, sur 1000 parties, 602 de gélatine, 110 de fibres végétales, 112 de sulfate calcaire, 92 de chlorure de sodium, 75 de carbonate de chaux, et 17 de fer, de silice, de magnésie et de phosphate de chaux.

Aucune des substances dont la chimie a décelé la présence dans la mousse de Corse, ne paraît être le véritable principe actif de ce corps médicamenteux. Peut-être ses vertus dépendent-elles, ainsi que le suppose M. Guillemin, d'un principe marin, dont la nature est encore indéterminée, mais que son odeur fait aisément reconnaître.

Quoi qu'il en soit, l'expérience a démontré que la mousse

(1) Un médecin de Chioggia (M. Nardo) vient, dit-on, de découvrir qu'un grand nombre d'algues de l'Adriatique possèdent les mêmes vertus que la mousse de Corse.

(2) Voyez les *Annales de chimie*, t. IX. — Nota. Il s'est glissé une petite erreur dans les calculs de M. Bouvier; car les diverses quantités qui sont rapportées ci-dessus d'après lui donnent un total de 1008.

de Corse affectait désagréablement les vers intestinaux, et favorisait ainsi leur expulsion. Il paraît qu'elle exerce principalement son influence sur les entozoaires cavitaires, tels que les oxyures, les echynorinques, les ascarides et les strongles. Son action sur les entozoaires parenchymateux, tels que les ténias, est moins marquée. Il faut ajouter, pour être exact, que cette action est assez faible même sur les premières, pour que l'on ne puisse guère compter sur l'efficacité de la mousse de Corse employée seule dans les grands animaux : aussi est-il convenable de l'associer alors à des vermifuges plus puissants. Le moyen le plus sûr est de la faire infuser dans l'eau, à la dose de 64 à 93 grammes (de deux ou trois onces), et d'employer ensuite le liquide pour servir de véhicule à un médicament plus actif.

On ne saurait cependant considérer la mousse de Corse comme étant dépourvue de toute vertu antivermineuse, et encore moins, ce me semble, rattacher ses effets, sous ce rapport, à une action simplement purgative, ainsi que cela est admis par certains pharmacologistes modernes ; car s'il est vrai que les substances salines qu'elle contient soient capables d'agir comme ils le disent, à la manière des cathartiques, ce n'est certainement pas à la faible dose à laquelle elles se trouvent dans la mousse de Corse administrée d'après la méthode ordinaire, que ces substances pourraient déployer une action semblable.

La CORALLINE OFFICINALE, qui fait ordinairement partie de la mousse de Corse, se recueille et se vend quelquefois séparément. On la trouve dans le commerce, sous forme de tiges calcaires articulées, de couleur verdâtre, ou d'une teinte rosée, blanchissant avec le temps. C'est un polypier phytoïde, dont l'axe est composé de fibres cornées, couvertes d'une sorte d'écorce calcaire, et qui s'attache au pied des rochers baignés par les eaux de la mer. Comme elle a encore moins d'activité que la mousse de Corse, on doit lui préférer cette dernière.

LA RACINE DE GRENADIER. (*Punica granatum.* L.

Le grenadier est un petit arbre très-commun dans le midi

de l'Europe, dont nous avons déjà parlé à l'occasion des médicaments astringents qu'il fournit à la thérapeutique ; mais nous devons revenir ici sur sa racine, dont l'écorce est employée aujourd'hui comme vermifuge.

L'écorce de la racine de grenadier est fibreuse, d'un gris cendré ou jaunâtre à l'extérieur, d'un jaune rougeâtre à sa face interne, inodore, d'une saveur styptique et légèrement amère.

Analysée par M. Mitouard, cette écorce lui a fourni du tannin, de l'acide gallique, une matière analogue à la cire, et deux espèces de substances sucrées, dont une cristallisable, soluble dans l'alcool, et l'autre soluble dans l'eau, et ayant beaucoup d'analogie avec la mannite (1).

Signalée dès les temps les plus reculés comme vermifuge, elle était généralement tombée dans l'oubli parmi les médecins modernes, lorsqu'elle fut réhabilitée par des praticiens éclairés. C'est principalement contre le ténia qu'elle a été préconisée, et employée avec le plus de succès. L'on a cru remarquer que les grenadiers qui viennent en plein champ, dans le midi de l'Europe, fournissent une écorce plus active que ceux que l'on cultive dans les jardins.

Pour administrer les principes véritablement médicamenteux contenus dans cette écorce, il convient de la faire macérer dans l'eau, après l'avoir concassée, et de la soumettre ensuite à une longue ébullition. La dose pour les grands animaux devrait s'élever au moins à 160 ou 192 grammes (à 5 ou 6 onces), et pour les petits à 32 grammes (une once). Cette dose pourrait être administrée, en deux ou trois fois, dans la matinée, et dans quelques cas, être réitérée le lendemain, lorsqu'on suppose qu'elle n'a pas produit l'effet désiré. L'on conseille dans la médecine de l'homme de préparer les malades par la diète et une potion purgative huileuse (huile de ricin et sirop de limon), vingt-quatre heures à peu près avant l'administration du vermifuge. (*Dict. des drogues simples et composées*, art. *Grenadier*). Sans doute des précautions semblables ne pourraient

____

(1) *Journal de pharmacie.* Juillet 1824.

qu'assurer le succès du traitement que l'on aurait à diriger contre le ténia, dans la médecine des animaux ; mais comme ce traitement n'est presque jamais réclamé que pour les carnivores, l'on conçoit qu'elles n'ont qu'une importance fort secondaire.

LA FOUGÈRE MALE. (*Polypodium filix mas. L.*

Cette espèce de fougère, l'une des plus communes de la famille de ce nom, a été rangée parmi les plantes acotylédones de Jussieu, et parmi les criptogames de Linné. Elle croît spontanément et abondamment dans les bois humides et ombragés de presque toutes les contrées de l'Europe. Sa tige souterraine (rhizôme des botanistes modernes), vulgairement nommée racine, est la partie qui est principalement utilisée en thérapeutique. Elle se présente en morceaux noueux, assez irréguliers, de 20 à 25 millimètres de diamètre, de 16 à 22 centim. de long, recouverts d'écailles épaisses, brunâtres à l'extérieur, et blanchâtres en dedans ; l'odeur en est un peu nauséeuse, et la saveur acerbe et légèrement amère.

L'analyse chimique a fait découvrir dans la souche souterraine de fougère mâle une huile volatile, des acides acétique et gallique, une matière grasse, du tannin, de l'amidon, du sucre incristallisable, une matière gélatiniforme insoluble dans l'eau, etc. (1).

Les principes essentiellement actifs de ce corps médicamenteux sont l'huile volatile, le tannin, et l'acide gallique. Comme la proportion de ces principes varie beaucoup, suivant la saison où la récolte de cette racine a été faite, il peut naître de cette circonstance de grandes différences dans les résultats de son emploi. C'est en été qu'elle est le plus riche en substances aromatiques et astringentes, et qu'il convient par conséquent de la recueillir. Récoltée en automne, en hiver, ou au printemps, elle est presque inerte.

(1) *Journal de pharm.* Mai 1824 ; et *Annales de chim. et de phys.* Juin 1824.

Alors même qu'elle se trouve dans les conditions les plus favorables au développement de ses effets primitifs, elle ne manifeste généralement qu'une action assez faible sur l'économie animale ; cependant on ne saurait guère douter de l'influence qu'elle exerce sur les vers intestinaux. Tour à tour reprise et abandonnée dans la médecine de l'homme, moins d'après l'observation clinique que d'après les théories du jour, elle a été réhabilitée en thérapeutique, jusqu'à un certain point, depuis les recherches chimiques dont elle est devenue l'objet. Elle a été surtout vantée pour combattre le ténia, le plus opiniâtre des entozoaires.

Pour en espérer quelque succès, il faut l'administrer à la dose de 123 à 160 grammes au moins (de 4 ou 5 onces) dans les grands animaux, et à celle de 20 à 24 grammes (5 ou 6 gros) dans les petits. On la leur fait prendre en poudre sous forme d'électuaire, ou en décoction dans l'eau.

Il est des préparations qui paraissent supérieures à la poudre et au décoctum, ce sont la teinture, et l'extrait éthéré proposé par M. Peschier ; mais ces préparations pourraient tout au plus, à cause de l'élévation de leur prix, être employées pour les petits animaux. Il est si rare d'ailleurs que l'on ait à combattre, dans les grands, le genre de vers contre lesquels elles ont été surtout recommandées, et d'un autre côté, il est si difficile, lorsque ces vers existent réellement, de s'assurer de leur présence dans le conduit alimentaire, que l'on ne se déciderait pas facilement à essayer un traitement dispendieux contre un état pathologique aussi imparfaitement déterminé.

Le rhizôme de la fougère mâle n'est pas la seule partie de cette plante qui soit douée de propriétés vermifuges : il paraît que ses bourgeons ont, sous ce rapport, une grande activité. Soumis à l'action de l'éther sulfurique, par le chimiste que nous venons de nommer, ils lui ont fourni, entre autres principes, une huile grasse aromatique et vireuse, une huile volatile, et une résine brune.

Les produits obtenus ainsi par la simple digestion des bourgeons de fougère mâle dans l'éther, administrés à un grand nombre de personnes, ont procuré, dans l'espace de neuf mois, au rapport de M. Peschier, l'expulsion de plus de cent cinquante ténias. (*Bibliothèque universelle.* Avril 1826.)

Quant aux deux espèces de fougère, connues vulgairement sous le nom commun de *fougère femelle* (*pteris aquilina.* L., et *aspidium filix fœmina,* Swartz), bien qu'elles ne soient pas entièrement dépourvues de propriétés anthelmintiques, et qu'elles aient même été assez souvent employées jadis à ce titre, on a cependant généralement renoncé à leur usage, parce qu'on les a reconnues inférieures à la fougère mâle.

L'HUILE EMPYREUMATIQUE DE CHABERT.

Sous les noms d'huiles empyreumatiques ou pyrogénées, l'on désigne des produits plus ou moins colorés, de consistance oléagineuse, qui sont le résultat de la décomposition à vaisseaux clos, et par l'intermédiaire de la chaleur des substances organiques.

Ces produits, encore appelés *huiles pyrozooniques* quand ils proviennent des substances animales, varient suivant les matières qui les ont fournis, et suivant qu'ils ont été ou non rectifiés. Celui dont nous devons principalement nous occuper dans ce chapitre, et que nous désignons sous le nom d'*huile empyreumatique de Chabert,* parce que c'est ce célèbre vétérinaire qui en a surtout préconisé l'usage, peut être facilement obtenu en distillant à feu nu, dans une cornue de fonte ou de grès, munie d'une allonge et d'un récipient, les parties solides des animaux, et principalement la corne. Mais cette opération est généralement abandonnée aujourd'hui dans les laboratoires de pharmacie, parce que les fabricants d'hydrochlorate d'ammoniaque versent, en abondance et à bon marché, dans le commerce, l'huile pyrogénée qu'ils obtiennent, lors de la préparation de ce sel, par la calcination à vaisseaux clos de la corne et des os des animaux.

L'huile pyrogénée médicinale, obtenue d'abord exclusivement par la distillation de la corne de cerf, a pendant long temps porté le nom du médecin qui, le premier, a fait connaître la manière de l'obtenir, et en a préconisé l'usage, c'est-à-dire celui d'*huile animale de Dippel*.

Ces huiles n'ont qu'une analogie éloignée avec les substances végétales qui portent le même nom. Elles offrent, il est vrai, à peu près la consistance de certaines huiles grasses, et peuvent se distiller comme les huiles essentielles ; mais on n'y retrouve ni les mêmes principes ni les mêmes propriétés.

Elles se présentent en effet, lorsqu'elles n'ont pas été rectifiées, sous la forme d'un liquide épais, de consistance sirupeuse, noirâtre, d'une saveur âcre et amère, et d'une odeur extraordinairement fétide. Leur pesanteur est moindre que celle de l'eau ; agitées avec ce liquide, elles s'y mettent assez facilement en suspension, et peuvent même s'y dissoudre en petite quantité.

L'alcool, l'éther et les huiles grasses, ainsi que les huiles essentielles, en opèrent la dissolution. On doit les considérer comme une sorte de savonule à base d'ammoniaque. La couleur brune et la consistance épaisse qu'elles présentent paraissent dépendre d'une certaine quantité de matière bitumineuse, fortement chargée de carbone, qu'elles tiennent en dissolution. Mais en les distillant une ou deux fois à une douce chaleur, on les obtient limpides et légères.

Pour opérer la rectification de l'huile empyreumatique, on se sert d'une cornue de verre tubulée, munie d'une allonge et d'un récipient ; on y introduit la matière avec une petite quantité d'eau, et l'on distille au bain de sable, en ayant soin de ménager le feu et d'arrêter l'opération lorsque le tiers environ de l'huile employée est passé dans le récipient. Si la chaleur a été bien ménagée, le produit a une couleur citrine, et son odeur est alors beaucoup moins fétide que celle qu'il avait auparavant.

Cependant il s'épaissit et se colore de nouveau avec le temps, surtout lorsqu'il reste exposé à l'influence de l'air atmosphérique et de la lumière. Il paraît alors que ses éléments réagissant les uns sur les autres, donnent naissance à de l'eau, et que du carbone est mis à nu.

31

On a conseillé aussi, pour rectifier l'huile empyreumatique,
d'associer à cette substance la moitié de son poids d'huile volatile
de térébenthine, avant de la soumettre à la distillation. En suivant ce procédé, l'opération marche plus rapidement, et donne
un produit plus abondant ; mais alors ce produit, au lieu d'être
entièrement formé d'huile empyreumatique, est formé d'un
mélange de cette dernière substance et d'essence de térébenthine.
Il est vrai que cette association n'offre pas généralement de
grands inconvénients lorsqu'il s'agit d'employer le corps médicamenteux à titre de vermifuge ; car les deux sortes d'huiles
qui concourent à le former ont sous ce rapport des vertus analogues ; mais dans plusieurs autres circonstances cette association ne saurait être indifférente : elle peut fort bien contrarier
les vues du praticien.

L'huile empyreumatique, rectifiée ou non, agit sur l'économie animale à la manière des substances excitantes. Appliquée sur le tissu de la peau ou sur une surface dénudée, elle
l'irrite légèrement sans cependant y faire naître de gonflement
inflammatoire bien marqué. J'ai lieu de croire à la possibilité
de son absorption, car l'ayant plusieurs fois étendue sur les
téguments, j'ai eu occasion de me convaincre qu'elle détermi-
nait des effets primitifs et secondaires que l'on ne pouvait attribuer qu'à son introduction dans le torrent circulatoire. Ingérée
dans l'estomac à doses élevées, elle excite des nausées et le vomissement chez les carnivores ; dans les solipèdes, elle donne lieu
à l'accélération du pouls et à son intermittence : sous son influence, la respiration devient plus fréquente ; des bâillements
et quelquefois des coliques se font remarquer ; l'animal est dans
un état de malaise manifeste. Tout porte à croire que l'agent
pharmacologique n'agit pas seulement alors en irritant la surface gastro-intestinale, mais encore et surtout en troublant les
fonctions du système nerveux, sur lequel il paraît diriger plus
particulièrement son action. Presque tous les auteurs s'accordent à lui reconnaître des propriétés *antispasmodiques* (1).

(1) Ayant fait prendre à une petite jument 150 grammes environ d'huile

C'est le remède le plus fidèle dont on puisse faire usage pour combattre les vers intestinaux dans les grands quadrupèdes herbivores. Chabert l'a beaucoup expérimenté sous ce rapport; employé depuis par la plupart des praticiens, il a presque toujours justifié la réputation qu'il s'était acquise entre les mains de ce célèbre vétérinaire.

Usité dans le traitement de quelques maladies nerveuses, il a eu, dit-on, les plus heureux résultats. Nous avons nous-même obtenu la guérison de trois chiens atteints d'épilepsie, par des frictions d'huile empyreumatique sur les parois de l'abdomen. Tout en inscrivant ces faits, nous ne dissimulons pas combien ils sont insuffisants pour justifier les éloges que quelques auteurs ont cru devoir prodiguer à cet agent thérapeutique; nous le citons comme un moyen à essayer entre beaucoup d'autres, et voilà tout.

Quand on veut administrer l'huile empyreumatique à l'intérieur, dans le but de faire périr les vers intestinaux, on l'étend pour l'ordinaire dans une infusion de plantes amères ou aromatiques. Chabert recommande spécialement celle de sarriette. Mais il serait plus commode et moins dégoûtant de faire prendre ce médicament sous forme de bols. Pour composer ceux-ci, on pourrait employer avantageusement la poudre de racine de fougère, qui aurait le double avantage de leur donner la consistance convenable et de seconder les effets de l'agent principal; pour bien lier les différentes substances entre elles, il serait nécessaire d'y ajouter une petite quantité de miel. (Voyez les *Formules magistrales.*)

Unie aux alcalis caustiques, l'huile empyreumatique forme des espèces de savons dont l'emploi est encore plus commode; mais il n'est pas démontré que dans cet état elle soit aussi efficace. Cette préparation a d'ailleurs le grave inconvénient d'augmenter beaucoup le prix du remède.

empyreumatique non rectifiée, cette bête présenta les principaux phénomènes qui viennent d'être indiqués; elle agitait, en outre, continuellement et d'une manière spasmodique, la lèvre inférieure. Elle mourut dix-huit heures après l'administration de l'agent pharmacologique : à l'ouverture de son corps, nous ne trouvâmes que des lésions peu remarquables.

La dose de cette huile, lorsqu'elle est employée seule, varie depuis 32 gramm. (1 once), jusqu'à 64 gramm. (2 onces), pour les grands animaux. Cette dose doit être 12 ou 15 fois plus faible pour les petits.

L'huile empyreumatique, appliquée à l'extérieur sur les parties qui sont le siége d'irritations prurigineuses, comme celles qui se font remarquer dans les différentes variétés de gale et de dartres, concourt puissamment à leur guérison; mais, outre l'inconvénient qui résulte de sa fétidité, elle a celui bien plus grave dans les bêtes à laine de tacher la toison d'une manière indélébile.

La Suie de cheminée, qui contient toujours une certaine quantité d'huile pyrogénée, peut se donner aux grands animaux en qualité d'anthelmintique, à la dose de 64 à 96 gramm. Il est facile de l'administrer sous forme de bols; si l'on voulait la faire prendre en breuvage, il faudrait d'abord la délayer dans une petite quantité d'eau-de-vie, et l'étendre ensuite dans un véhicule convenable; sans l'intermède alcoolique elle ne s'interposerait qu'avec difficulté dans le véhicule aqueux.

L'Huile de cade, dont nous avons déjà dit un mot en parlant du genévrier, est douée de propriétés analogues à celles qui distinguent l'huile pyrozoonique. On pourrait par conséquent l'employer à l'intérieur comme vermifuge; mais l'habitude en a restreint l'usage au traitement des maladies psoriques.

On obtient ce produit pyrogéné par la combustion lente et étouffée d'une espèce de genévrier (le *juniperus oxicedrus*) qui croît surtout en Espagne et dans le Midi de la France.

Très-commune chez les pharmaciens et les droguistes de ces contrées, l'huile de cade se rencontre difficilement dans les boutiques de ceux du Nord. Elle se présente sous forme d'un liquide brun, épais, d'une odeur désagréable qui rappelle celle du goudron, mais qui est moins fétide que celle de l'huile empyreumatique animale.

Appliquée sur la peau, elle agit comme un puissant antipsorique; les bergers du Midi en faisaient un fréquent usage sous ce rapport; comme elle a aussi l'inconvénient de tacher la laine, on a renoncé à son emploi dans beaucoup d'endroits.

Nous devons citer encore ici comme une sorte de produit pyrogéné, susceptible de devenir utile dans la pratique vétérinaire, celui que M. Rank a fait connaître sous le nom de *pyrothonide*, et dont il a préconisé l'usage dans les ophtalmies rebelles, les phlegmasies de la membrane muqueuse de la bouche et du gosier, etc.

On obtient le pyrothonide, en brûlant dans une capsule de porcelaine, ou simplement dans un plat de terre vernissée, des morceaux de vieux linge. Il reste sur les parois du vase une matière huileuse, brunâtre, qui constitue le pyrothonide et se dissout très-bien dans l'eau; aussi est-ce en solution dans ce liquide que l'on a conseillé d'en faire usage.

Parmi les substances dont nous avons parlé dans les chapitres précédents, il en est beaucoup qui peuvent être employées, à titre de vermifuges, soit comme bases, soit comme auxiliaires. Celles auxquelles on a surtout recours pour remplir cette nouvelle indication, sont : l'huile de ricin, l'aloès, le protochlorure de mercure, l'huile volatile de térébenthine, l'assa-fœtida, la sabine, la rue, la valériane, l'absinthe, la tanaisie, la gentiane et la camomille.

FIN DE LA MATIÈRE MÉDICALE.

FORMULAIRE

PHARMACEUTIQUE.

INTRODUCTION.

Après avoir considéré les corps médicamenteux sous le rapport de leurs propriétés physiques et chimiques; après avoir cherché à apprécier leur action sur l'organisme vivant, et nous être efforcé d'en faire une application rationnelle aux animaux malades, nous devons maintenant les étudier sous le rapport des combinaisons, des associations et des mélanges que l'on est dans l'obligation ou dans l'usage de leur faire subir avant de les administrer.

En abordant ce sujet, la première question qui s'offre à notre examen est celle de savoir jusqu'à quel point ces sortes d'associations peuvent être avantageuses, relativement au but que l'on se propose dans l'emploi des remèdes. Adoptant, en quelque sorte, en principe, que plus un médicament est composé, plus il a de vertus, les anciens médecins, et à leur exemple quelques hippiatres, s'appliquaient à accumuler dans leurs prescriptions toutes les substances dont les propriétés leur semblaient devoir s'ajouter les unes aux autres, pour aller ainsi attaquer en même temps tous les désordres de l'économie. De là naquit la *polypharmacie*.

Sans doute l'expérience, d'accord en cela avec la théorie, a déjà fait justice d'un grand nombre de ces préparations com pliquées et de ces mélanges extravagants , dans lesquels certains corps médicamenteux étaient en quelque sorte étonnés de se trouver ensemble ; mais tel est l'empire de l'habitude et des préjugés, que les progrès des sciences physiques et médicales n'ont pu encore faire disparaître de nos formulaires ces longues listes d'agents pharmacologiques destinés à être associés entre eux , et à donner ainsi naissance à des composés, dont le moindre défaut est d'être d'un prix élevé.

Si la polypharmacie est à juste titre repoussée de nos jours de la médecine de l'homme , elle doit à bien plus forte raison être bannie de la médecine vétérinaire , où tout doit être simple, peu dispendieux et d'un emploi facile. D'ailleurs, le moyen le plus certain de connaître l'action des médicaments n'est-il pas de les simplifier ; et la confusion, sous ce rapport, ne donne-t-elle pas lieu , suivant l'expression de Fourcroy , à un luxe dangereux , susceptible d'arrêter les progrès de la science , et de l'accabler , en quelque sorte , de prétendues richesses, dont elle ne peut faire qu'un usage incertain ?

Mais tout en admettant ces principes , nous ne devons pas en exagérer les conséquences au point de ne regarder , à l'exemple de quelques modernes , comme véritablement rationnelles que les formules dans lesquelles ne figurent qu'un ou deux principes médicamenteux. Presque toujours les hommes passent d'un excès dans un excès contraire : autrefois on tourmentait de toutes les manières les divers agents thérapeutiques, pour leur faire subir des associations plus ou moins bizarres ; aujourd'hui, beaucoup de médecins, se jetant dans l'extrême opposé, vantent exclusivement les médicaments simples, et semblent les estimer d'autant plus qu'ils se rapprochent davantage de leurs principes élémentaires. Ils s'étonnent par exemple que l'on ait encore recours au quinquina et à l'opium en nature lorsqu'on possède la quinine et la morphine.

Mais cette *oligo-pharmacie*, comme l'appelle M. Cadet de Gassicourt, ne nous semble guère plus raisonnable, dans l'état actuel des sciences médicales, que la polypharmacie, dont la crédule antiquité nous avait transmis l'héritage.

En effet, puisque les théories ne nous apprennent absolument rien sur la nature intime des modifications imprimées à l'organisme par les agents pharmacologiques, et que les connaissances que nous avons à ce sujet ne reposent en réalité que sur une espèce d'empirisme raisonné, nous ne saurions, guidés par des idées spéculatives souvent fort incertaines, bannir ou modifier, sans un examen approfondi, les composés médicamenteux qui au premier coup-d'œil nous paraissent trop compliqués, lorsque l'expérience semble avoir parlé en leur faveur. C'est en usant ainsi de ménagement pour les travaux de nos devanciers, que nous espérons pouvoir présenter un tableau à peu près complet de toutes les formules dont la théorie et l'observation clinique peuvent justifier l'usage.

Puisque nous admettons que l'association des substances médicinales entre elles ne saurait être repoussée d'une manière absolue sans nous exposer à déshériter la thérapeutique d'un grand nombre de moyens précieux, voyons quels sont les motifs qui dirigent ordinairement les praticiens dans ces associations (1).

On associe entre eux les agents pharmacologiques pour atteindre différents buts : 1.º pour augmenter ou pour diminuer l'action immédiate du médicament principal qu'on se propose d'administrer ; 2.º afin de provoquer en même temps plusieurs effets physiologiques différents ; 3.º pour obtenir une médication mixte et qui ne pourrait être produite par aucune des substances employées isolément : 4.º enfin pour rendre plus facile l'administration des substances médicinales. Il est convenable d'examiner avec quelques détails chacune de ces circonstances particulières.

L'action d'un médicament peut être augmentée :

1.º En combinant les diverses préparations de la même substance, lorsque tous les principes actifs de celle-ci ne sont pas solubles dans le même excipient. Comme, par exemple, en

(1) Les considérations exposées, sur ce sujet, par MM. Milne Edwards et Vavasseur, dans leur *Manuel de matière médicale*, se rapprochant des idées que nous nous sommes formées sur ce point, nous avons cru devoir adopter la marche qu'ils ont suivie dans cet ouvrage.

mélangeant les teintures alcooliques ou éthérées d'un grand nombre de matières organiques aux décoctions ou aux infusions de ces mêmes matières, que l'eau n'attaque qu'imparfaitement.

2.º En associant certains principes médicamenteux peu solubles avec des liquides capables d'en opérer la dissolution et d'en favoriser par suite l'absorption. C'est ainsi que la plupart des bases salifiables végétales, nommément la quinine, la morphine, et la strychnine, acquièrent, par suite de leur combinaison avec un acide, une activité nouvelle. Les substances végétales qui les contiennent déploient elles-mêmes une puissance d'autant plus remarquable, que les matériaux dans lesquels cette puissance est pour ainsi dire concentrée, ont été plus complétement dégagés de leurs combinaisons naturelles.

3.º En unissant des médicaments différents pris ou non dans la même classe, et qui, sans exercer aucune action chimique les uns sur les autres, modifient cependant l'organisme, de manière que l'effet des uns prépare en quelque sorte et augmente l'effet des autres. Cette augmentation d'activité nous a semblé surtout remarquable pour les purgatifs et quelques stimulants diffusibles. Nous avons plusieurs fois eu occasion de reconnaître que l'aloès, par exemple, déployait moins de force active étant administré en solution dans l'eau que dans un infusum de séné, alors même que la différence des doses semblait devoir compenser la différence des excipients.

L'action d'un médicament peut être diminuée ou mitigée :

1.º Par son mélange avec des substances mucilagineuses, amilacées ou huileuses, susceptibles d'envelopper en quelque sorte ses molécules, et de rendre ainsi son contact avec la surface sur laquelle il est déposé, moins immédiat et moins intime.

2.º Par son association avec certains agents évacuants qui, en accélérant son élimination, ne lui donnent pas le temps de développer toute son énergie.

3.º Par son mélange avec des substances narcotiques, dont la propriété est de diminuer la sensibilité des tissus qui doivent en éprouver les premiers effets, et de les rendre par là moins aptes à les ressentir.

4.° Par son union avec des principes qui en diminuent la solubilité. C'est ainsi que le deutochlorure de mercure, le tartrate
d'antimoine et de potasse, perdent une grande partie de leur
âcreté, lorsqu'ils sont administrés dans un véhicule albumineux
ou chargé de principes astringents.

On associe entre eux les médicaments afin d'obtenir en
même temps plusieurs effets physiologiques :

1.° En employant des substances puisées dans des classes différentes, et qui sont destinées à remplir plusieurs indications à
la fois. C'est dans cette vue que l'on unit quelquefois les purgatifs avec les narcotiques, et particulièrement avec les opiacés,
afin de prévenir les constipations que ces derniers tendent à faire
naître. On associe aussi fréquemment certains diurétiques avec
les tempérants pour opérer une sorte de révulsion sur les voies
urinaires, diminuer en même temps la chaleur animale et calmer les symptômes fébriles.

2.° En combinant des substances puisées dans la même
classe, et qui, sans avoir exactement la même manière d'agir,
concourent cependant directement au même résultat thérapeutique. C'est ainsi que dans le traitement de certaines hydropisies
et de quelques affections cutanées chroniques (eaux aux jambes)
il nous paraît avantageux de combiner les purgatifs salins avec
les purgatifs résineux, afin d'augmenter en même temps les contractions péristaltiques du conduit alimentaire, et de provoquer
une plus abondante sécrétion de mucus intestinal et d'urine.

On associe plusieurs substances pour obtenir une médication
mixte ou particulière, qui ne serait le résultat d'aucune d'elles
employée isolément :

1.° En unissant des substances qui, par la réaction chimique qu'elles exercent les unes sur les autres, donnent naissance
à des composés nouveaux, ou mettent à nu les principes actifs
de l'une d'elles, comme, par exemple, lorsqu'on met en contact de l'acide acétique avec de l'ammoniaque, de l'acétate de
plomb avec de l'eau ordinaire.

2.° En associant des corps médicamenteux qui, sans agir
chimiquement les uns sur les autres, ont la propriété de modi-

fier réciproquement leur puissance physiologique de manière à produire sur l'économie des effets que l'on ne saurait rapporter ni à l'un ni à l'autre. C'est ainsi que l'opium mélangé à certaines substances astringentes et excitantes, donne naissance à un médicament nouveau dont l'action ne saurait être rigoureusement assimilée, ni à celle des narcotiques, ni à celle des matières styptiques.

Enfin on n'a souvent d'autre but dans le mélange des agents pharmacologiques que d'en faciliter l'administration. C'est dans cette intention que l'on incorpore dans des corps gras, pour en composer des pommades ou des onguents, une foule de substances destinées à être employées comme topiques. C'est aussi dans le même but que l'on mélange à des matières sucrées, extractives ou farineuses, un grand nombre de corps pulvérulents, dont l'administration deviendrait souvent fort difficile sans ces sortes d'intermèdes.

Tels sont les principaux objets que l'on a en vue, lorsqu'on associe plusieurs médicaments simples pour en former un médicament composé. L'indication des substances qui doivent concourir à la formation de celui-ci, et l'exposé sommaire de la marche à suivre pour le préparer, constituent ce qu'on appelle une formule. Avant d'entrer dans les détails de celles qui sont usitées en médecine et en chirurgie vétérinaires, nous devons d'abord faire connaître les règles qui sont indiquées pour la rédaction d'une formule.

DES FORMULES EN GÉNÉRAL.

D'après ce qui précède, il est aisé de voir que l'on doit entendre par formule une prescription pharmaceutique, contenant l'exposé des substances qui doivent concourir à la formation d'un médicament, la dose de chacune d'elles, la manière de les associer, et souvent aussi celle de les administrer.

Suivant le rôle que ces diverses substances sont appelées à remplir, on leur donne le nom de *base*, d'*auxiliaire*, de *correctif*, d'*excipient*, et d'*intermède*. Bien que ces distinctions n'aient pas le degré d'importance que les anciens y attachaient, et que les divers éléments sur lesquels elles sont fondées ne se rencontrent pas, à beaucoup près, dans toutes les formules, il est cependant utile de savoir que la base est la partie la plus active du médicament, n'importe sa dose; que l'auxiliaire ou adjuvant est destiné à augmenter l'activité de cette base; que le correctif a pour but au contraire d'en adoucir l'action trop énergique; que l'excipient est la seule substance qui donne au composé la forme pharmaceutique qu'il doit avoir; et enfin que l'intermède n'est qu'une espèce d'excipient particulier à certaines substances, qu'il a la propriété de rendre miscibles à l'eau, ou d'y maintenir en suspension.

Pour peu que l'on y réfléchisse, il est aisé de voir que la même substance peut servir tour à tour, en passant d'une prescription dans une autre, d'excipient, de correctif ou d'adjuvant. Le praticien éclairé doit connaître toutes celles qui sont dans le cas de remplir cette double destination; car il ne doit pas oublier qu'en simplifiant ses prescriptions, sans en affaiblir les propriétés, il résout l'un des problèmes les plus importants de la pharmacologie.

Il n'oubliera pas non plus que le principe fondamental de l'art de formuler est de ne jamais réunir que les corps dont on connait l'action réciproque et l'influence sur l'économie animale. « Un vétérinaire prudent, dit Bourgelat, ne doit prescrire aucun remède, qu'il ne puisse rendre raison, d'une manière satisfaisante, des motifs qui ont déterminé son choix ; il doit toujours se conduire d'après une indication clairement et soigneusement déterminée. »

Dans la rédaction d'une formule, la clarté, l'exactitude et la concision sont des conditions essentielles. On doit écrire lisiblement et sans abréviation le nom de chaque substance, les uns au-dessous des autres, en notant la dose à la droite de chacune d'elles. On rapproche celles qui se ressemblent par leurs caractères physiques et chimiques, comme les écorces, les racines, les fleurs, les sels, etc., et l'on tâche de placer en première ligne celles qui paraissent avoir le plus d'activité. Quand plusieurs d'entre elles doivent être employées en quantités égales, on les réunit sur le papier par une accolade derrière laquelle on ajoute le signe ā̄ ou *ana* qui signifie de chaque, et on inscrit la dose commune à toutes.

On écrit au commencement de la première ligne le mot *Prenez*, ou son initiale *P.*, ou bien encore le signe suivant ℞, que l'on regarde généralement aujourd'hui comme l'abréviation du mot latin *recipe*, qui a la même valeur que le premier.

Les substances seront désignées par des noms bien connus de ceux qui doivent les délivrer ou exécuter la formule. Si celle-ci est adressée à un pharmacien, on emploiera les noms usités dans les officines, et quelquefois aussi en même temps ceux adoptés dans le langage de la chimie moderne ; cela est surtout nécessaire pour les substances dont la dénomination est encore équivoque, et pour celles dont les noms presque semblables peuvent donner lieu à quelques erreurs graves.

Le nouveau système décimal doit avoir pénétré dans toutes les pharmacies ; cependant quelques vétérinaires n'ont pas encore perdu l'habitude de se servir des divisions de la livre ; et de les exprimer par les signes suivants : la livre ℔, l'once ℥, le gros ℨ, le 1/3 de gros ou le scrupule ℈, dont nous avons déjà fait connaître la valeur dans le tableau placé au commencement de cet ouvrage. Pour leur faciliter les moyens de se conformer à la loi, nos formules ont été établies sur le nouveau système, ne laissant à côté l'ancienne division qu'afin de les familiariser avec le calcul décimal.

Il est certaines préparations dans lesquelles les proportions de l'excipient sont déterminées par la forme que le médicament doit avoir, et à l'égard desquelles on ne peut rien indiquer de précis ; alors on inscrit les mots *quantité suffisante*, ou, par abréviation, Q. S. au lieu de la quantité absolue.

Quant au mode de préparation, on l'indique clairement et aussi succinctement que possible, s'il présente quelque chose de particulier ; dans le cas contraire, on met *faites selon l'art*, ou simplement les initiales F. S. A. (*fiat secundum artem.*)

Enfin, on termine la formule par l'indication de la manière

dont on doit administrer le médicament. L'on met la date et l'on signe.

On distingue ordinairement deux grandes classes de formules, savoir : les *formules magistrales* et les *formules officinales*.

Les premières sont exécutées d'après la prescription du médecin. C'est à celles-là que se rattachent principalement les détails dans lesquels nous venons d'entrer.

Les deuxièmes sont consignées dans les pharmacopées, et se rapportent à des préparations que l'on conserve dans les officines.

Nous adopterons l'ordre que comporte cette distinction, dans l'exposé que nous allons faire des différentes formules usitées dans la pratique vétérinaire, ou susceptibles de l'être.

LES FORMULES MAGISTRALES.

Les préparations auxquelles se rattachent ces sortes de formules ont été assujetties à divers systèmes de classification et de nomenclature ; cependant les innovations que l'on a cherché à introduire à cet égard dans la science n'ont eu en général que des succès éphémères. Aussi nous écarterons-nous fort peu de la marche suivie par nos devanciers.

Nous grouperons les composés médicamenteux d'après leur forme et leur destination, en ayant soin de nous conformer, autant que possible, à l'ordre que nous avons adopté pour notre matière médicale.

PRÉPARATIONS DESTINÉES A ÊTRE ADMINISTRÉES A L'INTÉRIEUR.

Ces préparations sont moins nombreuses et moins variées dans leur composition que celles du même ordre que l'on emploie dans la médecine de l'homme : car elles ne comprennent guère que les boissons, les breuvages, les lavements et les électuaires.

LES BOISSONS.

On nomme ainsi les différents liquides que les animaux prennent d'eux-mêmes, sans aucun secours étranger et sans moyens coercitifs, et c'est en cela qu'ils diffèrent de ce que l'on appelle communément *breuvages.*

On distingue des boissons simples, des boissons alimentaires et des boissons médicinales. Toutes ont pour base l'eau commune : mais dans les premières le liquide est pur; dans les deuxièmes, il tient en solution ou en suspension des principes amilacés, et dans les dernières il est chargé de substances médicinales : ainsi, l'eau chargée des principes mucilagineux et sucrés de l'orge, de la guimauve, de la graine de lin; celle qui est édulcorée avec du miel ou de l'oxymel; l'eau qui est aiguisée avec du vinaigre, de l'alcool sulfurique ; celle qui tient en dissolution du sulfate de fer, du tartrate ou de l'oxyde de la même base, de la crème de tartre, du sulfate de soude, du nitrate de potasse, etc., etc., constituent autant de boissons médicinales.

Ces boissons répondent à peu près à ce qu'on appelle *tisanes* dans la médecine de l'homme. Le nombre et la variété des drogues que l'on admet dans leur composition, ressemblent tellement à celles qui servent à préparer les breuvages, qu'il serait sans doute oiseux d'insérer ici des formules particulières pour chaque boisson médicinale. Il nous suffira d'en indiquer quelques-unes comme exemples de ces sortes de préparations.

BOISSON ADOUCISSANTE.

Prenez : Orge ordinaire.............. 375 grammes (12 onces .
Eau commune............... 9 litres.
Miel..................... 500 grammes (1 livre).

Faites bouillir l'orge un instant dans une petite quantité d'eau supplémentaire, rejetez ce premier décoctum, remplacez-le par l'eau dont la quantité est ci-dessus indiquée, soumettez de nouveau à l'ébullition, que vous continuerez jusqu'à ce que le grain soit bien ramolli, bien renflé, et qu'il ne reste que 8 litres environ de liquide; retirez du feu, délayez le miel dans la boisson, et présentez-la tiède à l'animal.

La première décoction est nécessaire pour débarrasser l'orge de

(1) Nous rappellerons que toutes les formules où il n'est point fait mention de l'espèce d'animal auquel elles sont destinées, s'appliquent spécialement aux chevaux adultes de taille moyenne.

certains principes âcres et astringents que contient son enveloppe. Si l'on employait l'orge mondé, et surtout l'orge perlé, cette précaution deviendrait inutile.

BOISSON TEMPÉRANTE, RAFRAÎCHISSANTE.

Prenez : Eau blanchie par la fécule.....   8 litres.
　　　　 Oxymel simple...............   500 grammes (1 livre).

Dissolvez celui-ci dans l'eau et présentez au malade.

On peut avantageusement remplacer l'eau blanche par le décoctum d'orge préparé comme ci-dessus, ou par celui de guimauve, de graine de lin, etc.

BOISSON RAFRAÎCHISSANTE ET LAXATIVE.

Prenez : Eau commune..................   8 litres.
　　　　 Crème de tartre soluble.........   64 grammes (2 onces).

Faites dissoudre la crème de tartre dans l'eau ; placez cette boisson devant le cheval ; réitérez le soir et les jours suivants jusqu'à ce qu'elle relâche le ventre.

BOISSON DIURÉTIQUE CAMPHRÉE.

Prenez : Eau commune.................   10 litres.
　　　　 Nitrate de potasse.............   32 grammes (1 once).
　　　　 Camphre.....................   16 grammes (4 gros).

Pulvérisez le nitrate, faites-le fondre dans l'eau ; incorporez le camphre dans deux ou trois jaunes d'œufs, puis délayez-le dans la boisson : placez cette boisson devant l'animal qui en prendra selon sa soif.

LES BREUVAGES.

On nomme ainsi des médicaments liquides, qui sont administrés aux animaux, à des doses et à des heures prescrites par le praticien, à l'aide d'une bouteille, d'une corne, d'un bridon à entonnoir ou autre instrument analogue.

Ce sont des préparations qui correspondent à celles que l'on appelle, dans la médecine humaine, *potions, mixtures, apozèmes.*

L'eau simple est le véhicule ordinaire de la plupart des breuvages : on la remplace quelquefois cependant par du vin, de la bière, du cidre, ou de l'alcool affaibli.

La préparation des breuvages comporte certaines règles que

nous n'exposerons pas ici, parce que la plupart se développeront d'elles-mêmes dans les formules que nous allons citer. Nous observerons seulement avec Bourgelat, que la quantité de liquide formant le véhicule de chaque breuvage, ne doit pas en général être considérable, car l'animal est alors trop longtemps à le prendre; il se fatigue, s'impatiente, peut tousser, et se refuser à une nouvelle administration. Il est d'autant plus important de prendre beaucoup de soin pour leur faire avaler ces sortes de remèdes, que l'on a vu quelquefois des animaux périr asphyxiés, ou contracter des affections de poitrine mortelles, par suite de l'introduction de certains liquides dans les bronches.

BREUVAGES ADOUCISSANTS ET TEMPÉRANTS.

BREUVAGE ADOUCISSANT SIMPLE.

Prenez : Gomme arabique pulvérisée..... 64 grammes (2 onces).
   Miel de bonne qualité.......... 125 grammes (4 onces).
   Eau ordinaire tiède............ 1 litre.

Faites dissoudre la gomme dans l'eau, delayez-y le miel, et administrez de suite au cheval.

AUTRE PLUS ÉCONOMIQUE.

Prenez : Racine de guimauve blanche.... 64 grammes (2 onces).
   Mélasse.................... 125 grammes (4 onces).
   Eau commune............... 1 litre 1/2.

Faites bouillir la racine jusqu'à réduction du quart; passez; laissez refroidir, ajoutez la mélasse, et administrez en une seule fois.

AUTRE D'APRÈS M. LEBAS.

Prenez : Racine de guimauve. }
   ——— de réglisse... } ãã...... 64 grammes (2 onces).
   Miel .... 125 grammes (4 onces).
   Eau commune............... 1 litre.

Coupez les racines, faites-les bouillir, passez et ajoutez le miel au décoctum; faites prendre au cheval en une dose, que vous réitérerez.

BREUVAGE ADOUCISSANT AVEC LE BLANC DE BALEINE, D'APRÈS LE MÊME AUTEUR.

Prenez : Blanc de baleine............. 16 grammes (4 gros).
   Huile d'olive fine............ 95 grammes (3 onces).

Miel. .... 125 grammes (4 onces).
Eau, quantité suffisante pour   1 litre de breuvage.

« Après avoir fait fondre le blanc de baleine dans l'huile, on ajoute le miel, ensuite l'eau par petites portions ; le tout étant mêlé exactement, on administre à l'animal. Ce breuvage doit être réitéré deux fois dans le jour. »

Je ne doute pas que ce médicament ne soit parfaitement indiqué dans les phlegmasies aiguës de l'appareil respiratoire, et surtout dans celles de l'appareil gastro-intestinal ; mais il a le défaut d'être un peu cher. En voici un autre qui aurait peut-être le même défaut, mais qui ne serait pas moins efficace.

BREUVAGE ADOUCISSANT ET ANODIN.

Prenez : Racine de guimauve........... 64 grammes (2 onces).
Têtes de pavot. ⎫
Jaunes d'œufs.. ⎬ ãã........... N.º 4.
Huile d'olive fine............. 125 grammes (4 onces).
Miel de bonne qualité. .... 188 grammes (6 onces).
Eau, quantité suffisante pour avoir   1 litre de décoctum.

Brisez les capsules de pavot, faites-les bouillir dans l'eau avec la guimauve pendant environ dix minutes ; passez, et ajoutez à la colature, lorsqu'elle ne sera plus que tiède, le miel, les jaunes d'œufs et l'huile préalablement battus ensemble ; administrez en une seule fois et réitérez.

BREUVAGE IMITANT LA DÉCOCTION BLANCHE DE SYDENHAM.

Prenez : Carbonate de chaux pur........ 16 grammes (4 gros).
Mie de pain blanc............. 64 grammes (2 onces).
Miel. .... 125 grammes (4 onces).
Eau commune................. 1 kilogr. (2 livres).

Faites bouillir la mie de pain dans l'eau pendant dix minutes ; passez la décoction chaude à travers un linge, en exprimant légèrement ; ajoutez ensuite le miel et le carbonate de chaux ; administrez, en ayant soin d'agiter la bouteille.

Ce breuvage est indiqué dans les cas de diarrhée et de dysenterie parvenues à leur période de déclin.

Je pense que le carbonate de chaux pourrait être avantageusement remplacé par la magnésie, principalement lorsque le médicament est employé pour combattre les diarrhées qui tourmentent si souvent les jeunes animaux à la mamelle.

L'on pourrait aussi substituer à la mie de pain l'amidon ordi-

naire; la dose de celui-ci serait alors de 16 grammes environ par
litre de liquide.

BREUVAGE TEMPÉRANT SIMPLE.

Prenez : Feuilles mondées et vertes de bour-
    rache...................... 188 grammes (6 onces).
    Oxymel simple.............. 250 grammes (8 onces).
    Eau commune............... 2 kilogr. (4 livres).

Faites infuser pendant une heure environ les feuilles de bourrache;
passez et ajoutez l'oxymel à la colature; administrez en une seule fois.

AUTRES AVEC LES FEUILLES D'OSEILLE.

Prenez : Feuilles d'oseille............. 2 poignées.
    Miel,......... .... 188 grammes (6 onces).
    Eau commune................ 2 kilogr. (4 livres).

Faites bouillir pendant quelques minutes, ajoutez le miel au décoctum, et administrez en deux fois.

AUTRE D'APRÈS M. BOUILLON-LAGRANGE.

Prenez : Orge mondé................. 96 grammes (3 onces).
    Faites bouillir dans eau........ Quantité suffisante.
    Pour obtenir décoctum......... 1 litre.
    Alors ajoutez miel............. 64 grammes (2 onces).
    Acide sulfurique............... Quantité suffisante

pour donner au mélange une agréable acidité. Administrez ce breuvage au cheval en une dose, que vous réitérerez au besoin pendant
plusieurs jours.

BREUVAGES STIMULANTS, TONIQUES ET ASTRINGENTS.

BREUVAGE CONTRE LA MÉTÉORISATION, DANS LES GRANDS RUMINANTS.

Prenez : Ammoniaque liquide............. 16 grammes (4 gros).
    Eau froide..................... 1 litre 1/2.

Mêlez les deux liquides et administrez à l'animal à grosses gorgées, afin que le médicament parvienne dans la panse. On peut
réitérer ce breuvage deux et trois fois dans la journée, s'il ne produit pas l'effet désiré.

Le premier phénomène que l'on observe après son administration est le soulèvement du flanc; mais peu à peu celui-ci s'affaisse
à mesure que les acides gazeux contenus dans le premier estomac
sont absorbés ou expulsés. (*Voyez* page 116).

AUTRE, PRÉCONISÉ POUR REMPLIR LA MÊME INDICATION.

Prenez : Éther sulfurique............... 16 grammes (4 gros).
Huile d'olive.................... 4 cuillerées.

Mêlez et administrez de suite.

La quantité des substances nous paraît trop faible pour les grands animaux ; mais fussent-elles employées à dose double ou triple, elles ne nous inspireraient qu'une confiance extrêmement bornée, surtout dans les météorisations avec surcharge d'aliments. Peut-être conviendraient-elles mieux à titre de *carminatif*, dans certains cas de coliques chez les solipèdes.

On a conseillé, dans les indigestions, de faire succéder à ce breuvage celui dans lequel entre l'ammoniaque.

BREUVAGE STIMULANT SIMPLE.

Prenez : Cannelle de Chine............... 32 grammes (1 once).
Vin rouge..................... 1 litre.

Concassez la cannelle ; faites-la infuser dans le vin pendant une demi-heure ; coulez et administrez chaud à l'animal. La dose doit être augmentée d'un tiers au moins pour le bœuf.

AUTRE AVEC LE GIROFLE.

Prenez : Girofle concassé.)
Poivre noir.....) āā............ 16 grammes (4 gros).
Eau........................ 1 litre.

Faites infuser, et administrez comme précédemment.

AUTRE AVEC L'ANGÉLIQUE.

Prenez : Racine d'angélique........... 64 grammes (2 onces).
Eau-de-vie................. 125 grammes (4 onces).
Eau commune............... 1 litre.

Traitez la racine d'angélique par infusion ; ajoutez à la colature l'eau-de-vie, et faites prendre en une seule dose.

AUTRE D'APRÈS BOURGELAT.

Prenez : Extrait de genièvre............ 64 grammes (2 onces).
Thériaque................... 16 grammes (4 gros).
Vin vieux................... 1 litre.

Faites tiédir le vin, délayez-y l'extrait de genièvre et la thériaque, donnez en une seule dose.

BREUVAGE STIMULANT DIT SUDORIFIQUE.

Prenez : Gaïac. . . . .
   Sassafras. . . . . }
   Squine. . . . . } ãã. . . . . 32 grammes (1 once),
   Et salsepareille...)
   Vin. . . . . 1 litre.

Réduisez en poudre grossière ou en copeaux les trois premières substances ; coupez par petits morceaux la salsepareille, et faites macérer le tout dans le vin pendant vingt-quatre heures.

Ce breuvage a été recommandé contre le farcin. On a conseillé d'en administrer un tous les matins, et d'en continuer l'usage jusqu'à amendement marqué dans les symptômes; d'en suspendre alors l'usage pendant quelques jours, pour le reprendre ensuite jusqu'à guérison.

BREUVAGE DIT CORDIAL D'APRÈS M. LEBAS.

Prenez : Vin rouge de bonne qualité. . . . . . . 1 litre.
   Extrait de genièvre. . . . . 32 grammes (1 once).
   Cannelle en poudre. . . . . 16 grammes (4 gros).

Mêlez, et administrez en une seule dose.

AUTRE PLUS ÉCONOMIQUE.

Prenez : Menthe poivrée. . . . . 64 grammes (2 onces).
   Camomille romaine. . . . . 16 grammes (4 gros).
   Eau commune. . . . . 1500 grammes (3 livres).

Faites une infusion, que vous administrerez chaude.

Ce breuvage peut convenir dans quelques cas de coliques et d'indigestion sans signe apparent d'irritation. Les trois suivants conviennent mieux encore pour satisfaire à ces sortes d'indications.

BREUVAGE STIMULANT DIFFUSIBLE.

Prenez : Fleur de tilleul. . . . . 48 grammes (1 once 1/2).
   Éther sulfurique. . . . . 16 grammes (4 gros).
   Eau. . . . . 1 litre.

Faites une infusion, laissez refroidir ; ajoutez alors l'éther, et donnez en une seule dose. Réitérez deux et trois fois dans la journée, s'il y a lieu.

BREUVAGE STIMULANT CARMINATIF, D'APRÈS M. VATEL.

Prenez : Fleurs de camomille. . . . . 64 grammes (2 onces).
   Anis. . . . . 48 grammes (1 once 1/2).
   Éther sulfurique. . . . . 64 grammes (2 onces).

Faites infuser les fleurs et l'anis dans deux litres d'eau ; coulez, laissez refroidir ; ajoutez l'éther, et administrez en deux fois. Pour le bœuf, dit M. Vatel, la dose sera double.

AUTRE D'APRÈS LE MÊME AUTEUR.

Prenez : Acétate d'ammoniaque.......... 64 grammes (2 onces).
        Thériaque..................... 32 grammes (1 once).
        Eau......................... 1 litre.

Mêlez et faites prendre en une fois.

BREUVAGE DIFFUSIBLE ET ANTISPASMODIQUE.

Prenez : Racine de valériane............. 64 grammes (2 onces).
        Camphre..................... 16 grammes (4 gros).
        Jaunes d'œufs................. N.º 2.
        Eau......................... 1 litre.

Faites une infusion avec la racine de valériane ; broyez le camphre dans un mortier, en y ajoutant quelques gouttes d'alcool pour en faciliter la division ; incorporez-le dans les jaunes d'œufs ; délayez le tout dans l'infusion, et faites prendre à l'animal en une dose.

AUTRE DOUÉ DE PROPRIÉTÉS ANALOGUES.

Prenez : Racine de valériane............ 64 grammes (2 onces).
        Asa-fœtida................... 32 grammes (1 once).
        Vinaigre..................... 250 grammes (8 onces).
        Eau......................... 1 litre.

Préparez une infusion comme précédemment, et ajoutez à la colature l'asa-fœtida préalablement broyé dans le vinaigre. On fait prendre ce breuvage de la même manière que le précédent, et on le réitère les jours suivants s'il y a indication.

BREUVAGE TONIQUE SIMPLE.

Prenez : Racine de gentiane............ 157 grammes (5 onces).
        Eau commune................. 1 litre et 1/2.

Fendez les racines en plusieurs morceaux, et faites-les bouillir dans l'eau jusqu'à réduction d'un litre. Administrez en une seule dose, et réitérez pendant plusieurs jours.

AUTRE AVEC LE VIN CHALIBÉ.

Prenez : Racine d'aunée................ 125 grammes (4 onces).
        Vin chalibé................... 250 grammes (8 onces).
        Eau commune................. 1 litre.

Faites bouillir la racine d'aunée pendant quelques instants dans l'eau, et ajoutez le vin à la colature.

AUTRE D'APRÈS M. VATEL.

Prenez : Racine de gentiane............... 64 grammes (2 onces).
       Petite centaurée................. 32 grammes (1 once).
       Absinthe....................... 16 grammes (4 gros).

Faites bouillir dans un litre et demi d'eau jusqu'à réduction d'un litre, et coulez.

BREUVAGE EXCITANT ET ANTISEPTIQUE.

Prenez : Quinquina rouge concassé...... 64 grammes (2 onces),
       Acétate d'ammoniaque......... 250 grammes (8 onces),
       Eau commune................. 1 litre.

Faites bouillir doucement le quinquina dans un vaisseau couvert, laissez refroidir ; passez le décoctum ; ajoutez-y l'acétate d'ammoniaque, et administrez en une seule fois. On doit réitérer ce breuvage toutes les douze ou toutes les vingt-quatre heures, suivant l'état de prostration du sujet.

Ce médicament est indiqué dans les affections typhoïdes et charbonneuses ; dont les symptômes inflammatoires sont un peu calmés. Il nous a réussi dans le mal de tête de contagion. (*Voyez* pages 120 et 196.)

En voici plusieurs autres propres à satisfaire aux mêmes vues thérapeutiques.

BREUVAGE EXCITANT ET ANTISEPTIQUE AVEC LA BIÈRE.

Prenez : Quinquina en poudre............ 96 grammes (3 onces).
       Carbonate d'ammoniaque........ 16 grammes (4 gros).
       Bière forte.................... 1 litre.

Mêlez, et donnez à l'animal en une dose, que vous réitérez au besoin.

AUTRE PLUS ÉCONOMIQUE.

Prenez : Racine de gentiane.) ää........ 64 grammes (2 onces).
       Écorce de saule....)
       Acétate d'ammoniaque......... 189 grammes (6 onces).
       Eau......................... 1 litre et demi.

Coupez la racine et l'écorce par morceaux ; faites-les bouillir jusqu'à ce que le liquide soit réduit à un litre ; laissez refroidir ; ajoutez à la colature l'acétate d'ammoniaque, et donnez comme précédemment.

AUTRE D'APRÈS M. LEBAS.

Prenez : Quinquina concassé............ 95 grammes (3 onces).
        Acétate d'ammoniaque......... 125 grammes (4 onces).
        Camphre.................... 4 grammes (1 gros).
        Eau commune............... 2 litres.

On fait bouillir le quinquina à petit feu dans un vase couvert ; on passe le décoctum ; et lorsqu'il est refroidi , on ajoute l'acétate et ensuite le camphre, après l'avoir préalablement divisé dans un jaune d'œuf ou dans un peu de miel. On administre ce breuvage en deux doses dans la même journée.

AUTRE MOINS CHER.

Prenez : Écorce de saule.. ⎫
——— de chêne.. ⎭ ãã......... 64 grammes (2 onces).
        Miel....................... 250 grammes (8 onces).
        Eau....................... 1 litre et demi.

Traitez les écorces par décotion ; ajoutez à la colature le miel, et ensuite

        Eau de Rabel............... Quantité suffisante

pour donner au liquide une acidité prononcée. Administrez au cheval ou au bœuf en une seule fois.

AUTRE PAREILLEMENT TRÈS-ÉCONOMIQUE.

Prenez : Racine de gentiane. ⎫
       Écorce de chêne. ... ⎭ ãã...... 32 grammes (1 once).
        Camomille romaine.......... 24 grammes (6 gros).
        Eau commune............... 1500 grammes (3 livres).
        Acide sulfurique............ 8 grammes (2 gros).

Traitez la racine et l'écorce par décoction ; ajoutez sur la fin de l'ébullition la camomille; couvrez le vase; laissez refroidir, et ajoutez à la colature l'acide sulfurique.

AUTRE AVEC LE SULFATE DE QUININE.

Prenez : Sulfate de quinine........ 2 grammes 1/2 (2 scrupules).
        Écorce de saule ou de chêne. 64 grammes   (2 onces).
        Eau commune........... 1 litre.

Traitez l'écorce par décoction ; ajoutez à la colature le sulfate de quinine, et ensuite quelques gouttes d'acide sulfurique pour en faciliter la dissolution.

BREUVAGE ASTRINGENT SIMPLE.

Prenez : Racine de bistorte concassée...   95 grammes (3 onces).
         Miel rosat.................   125 grammes (4 onces).
         Eau......................   1500 grammes (3 livres).

Faites selon l'art un décoctum; ajoutez-y le miel, et administrez en une seule fois.

AUTRE UN PEU PLUS COMPOSÉ.

Prenez : Fleurs de grenadier........   48 grammes (12 gros).
         Miel. ....   125 grammes (4 onces).
         Eau de Rabel............   16 grammes (4 gros).
         Eau commune............   1250 grammes (2 livres et 1/2).

Faites infuser les fleurs dans l'eau, et ajoutez à la colature les deux autres substances.

Ce breuvage peut-être utile dans le cas de diarrhée chronique. Le suivant est peut-être préférable ; il nous a réussi plusieurs fois.

BREUVAGE ASTRINGENT OPIACÉ.

Prenez : Racine de bistorte, ou à son défaut
         écorce de chêne.............   64 grammes (2 onces).
         Extrait aqueux d'opium........   8 grammes (2 gros).
         Eau......................   1 litre.

Faites selon l'art une décoction, et ajoutez à la colature l'extrait d'opium.

AUTRE PLUS EXCITANT AVEC LE DIASCORDIUM.

Prenez : Diascordium..................   95 grammes (3 onces).
         Vin rouge vieux ....   1 litre.

Faites tiédir le vin, délayez-y le diascordium, et donnez à l'animal en une seule fois. Réitérez au besoin.

Ce médicament peut convenir dans les diarrhées tout-à-fait passives, c'est-à-dire exemptes de douleurs intestinales. Si l'on craignoit qu'il irritât les premières voies, on remplaceroit le vin par un véhicule aqueux.

AUTRE AVEC LA MAGNÉSIE ET LE DIASCORDIUM.

Prenez : Diascordium..................   64 grammes (2 onces).
         Magnésie calcinée............   16 grammes (4 gros).
         Décoctum d'orge............   1 litre.

Faites selon l'art, et administrez en une ou deux fois, suivant la taille et l'âge des animaux.

Ce breuvage convient beaucoup pour combattre les diarrhées des jeunes animaux herbivores. (*Voyez* page 242.)

AUTRE AVEC LE SULFATE D'ALUMINE ET DE POTASSE.

Prenez : Sulfate d'alumine et de potasse... 16 grammes (4 gros).
Sauge officinale sèche........... 64 grammes (2 onces).
Eau commune................. 1 litre.

Faites une infusion, dissolvez-y l'alun, et administrez en une fois.

Ce breuvage peut convenir dans les relàchements qui font réputer les chevaux *vidards*. Cependant comme il est alors nécessaire de prolonger pendant quelque temps l'emploi des remèdes si l'on veut en espérer quelque succès, on préfère généralement, pour atteindre le but thérapeutique dont il s'agit, les corps médicamenteux pulvérulents, que l'on peut faire prendre aux animaux, mélangés avec des substances alimentaires, tels que les oxydes de fer, la poudre de gentiane, celle d'écorce de saule, etc.

BREUVAGES PURGATIFS.

PURGATIF SIMPLE POUR LE CHEVAL.

Prenez : Aloès hépatique de bonne qualité. 48 grammes (1 once et 1/2).
Eau commune................. 1 litre.

Pulvérisez l'aloès ; jetez-y dessus peu à peu l'eau presque bouillante ; broyez dans le mortier jusqu'à ce que le médicament soit complétement délayé. Administrez tiède, en remuant de temps en temps le vase qui contient le breuvage, afin de faire prendre à l'animal le dépôt qui tend à se former.

AUTRE D'APRÈS BOURGELAT.

Prenez : Séné............) ãã.......... 32 grammes (1 once).
Aloès en poudre.)
Eau bouillante............... 500 grammes (1 livre).

Faites infuser le séné pendant trois heures ; ajoutez à la colature l'aloès , et donnez tiède à l'animal.

Bourgelat recommande de laisser infuser l'aloès pendant la nuit sur les cendres chaudes; mais cette précaution est au moins inutile; peut-être même pourrait-elle altérer les principes actifs du séné et de l'aloès.

AUTRE PLUS DOUX. (B.)

Prenez : Aloès en poudre............. 40 grammes (10 gros).
Sous-carbonate de potasse....... 32 grammes (8 gros).

Miel.......................... 190 grammes (6 onces).
Eau........................... 1 litre.

Faites bouillir le tout pendant quelques minutes ; laissez infuser trois heures ; ajoutez au breuvage au moment de l'administrer :

Huile d'anis................. 8 grammes (2 gros).

Remuez et donnez en une seule dose.

Il est d'observation que les alcalis fixes diminuent l'âcreté des substances résineuses, en contractant sans doute avec elles une union plus ou moins intime. Longtemps avant que l'on n'eût étudié ces sortes d'actions chimiques, on avait reconnu l'influence de la soude et de la potasse sur les purgatifs résineux.

BREUVAGE PURGATIF D'APRÈS M. LEBAS.

Prenez : Aloès soccotrin en poudre....... 32 grammes (1 once).
Sulfate de magnésie. .... 64 grammes (2 onces).
Anis en poudre................ 16 grammes (4 gros).
Eau.......................... 1 litre.

Mêlez et administrez.

Au lieu de mélanger purement et simplement les substances comme l'indique l'auteur, il serait plus convenable de faire d'abord infuser l'anis, de broyer l'aloès dans un mortier, en y ajoutant peu à peu le véhicule chaud, et de faire dissoudre ensuite le sulfate de magnésie.

PURGATIF AVEC LE SIROP DE NERPRUN POUR LE CHEVAL, D'APRÈS LE MÊME AUTEUR.

Prenez : Aloès soccotrin en poudre...... 32 grammes (1 once).
Sirop de nerprun............. 125 grammes (4 onces).

Mêlez l'aloès et le sirop, délayez ensuite ces substances dans un litre d'eau tiède, et faites prendre au cheval le matin, à jeun.

AUTRE PLUS ÉCONOMIQUE.

Prenez : Gratiole................... 125 grammes (4 onces).
Sulfate de magnésie.......... 157 grammes (5 onces).
Eau.......................... 1 litre.

Faites bouillir un instant la gratiole dans l'eau ; laissez infuser pendant une heure environ; coulez en exprimant légèrement, ajoutez le sel à la colature et administrez en une seule fois.

PURGATIF DRASTIQUE AVEC L'HUILE DE CROTON-TIGLIUM.

Prenez : Huile de croton............... 20 gouttes.
   Alcool...................... 32 grammes (1 once).
   Séné....................... 24 grammes (6 gros).
   Eau........................ 500 grammes (1 livre).

Faites infuser le séné, et ajoutez à la colature l'huile de croton préalablement dissoute dans l'alcool; agitez bien le mélange, et administrez de suite à l'animal.

PURGATIF MINORATIF AVEC LE SULFATE DE SOUDE.

Prenez : Sulfate de soude............. 375 grammes (12 onces).
   Décoctum de graine de lin..... 1 litre et 1/2.

Dissolvez le sel dans le véhicule, et administrez en une seule fois le matin, le cheval étant à jeun.

AUTRE AVEC LE SULFATE DE MAGNÉSIE (B.).

Prenez : Sulfate de magnésie........... 470 grammes (15 onces).
   Décoctum de mauve.......... 2 litres.

Faites dissoudre le sel, et donnez en deux fois dans la matinée.

PURGATIF MINORATIF AVEC LA CRÈME DE TARTRE.

Prenez : Crème de tartre soluble........ 250 grammes (8 onces).
   Miel commun. .... 375 grammes (12 onces).
   Décoctum d'orge............. 3 litres.

Faites selon l'art. Administrez en deux ou trois fois au cheval dans la matinée ; réitérez le lendemain la même prescription si la première n'a pas produit l'effet désiré.

LAXATIF AVEC L'HUILE DE RICIN.

Prenez : Huile de ricin................. 375 grammes (12 onces).
   Décoctum de guimauve très-chargé. 2/3 de litre.

Mélangez les deux liquides, agitez et administrez en une fois ; réitérez le lendemain s'il y a lieu.

PURGATIF POUR LE BOEUF D'APRÈS BOURGELAT.

Prenez : Séné........................ 64 grammes (2 onces).
   Eau bouillante................. 1 litre.

Laissez infuser quelques heures ; ajoutez
à la colature.

    Aloès en poudre. .... 64 grammes (2 onces).

Donnez le matin en une dose.

AUTRE, D'APRÈS VICQ-D'AZYR.

Prenez : Séné...................... 64 grammes (2 onces).
Sel d'epsom................... 32 grammes (1 once).
Sel de nitre....) ãã........... 4 grammes (1 gros).
Crème de tartre.)
Miel...................... 95 grammes (3 onces).
Décoction émolliente........... 1 litre.

Faites infuser le séné, sur les cendres chaudes, dans le décoctum, dissolvez ensuite dans la colature les sels et le miel, et donnez tiède à l'animal, par petites gorgées.

PURGATIF POUR LE MOUTON. (BOURGELAT.)

Prenez : Séné...................... 16 grammes (4 gros).
Aloès en poudre.............. 8 grammes (2 gros).
Sulfate de magnésie........... 64 grammes (2 onces).
Eau commune................ 1 verrée.

Faites selon l'art une infusion, ajoutez-y l'aloès et le sulfate de magnésie, et donnez en une seule dose.

Tout en inscrivant ici ces trois formules, nous devons avouer que nous n'accordons que fort peu de confiance aux breuvages qui en font l'objet, eu égard à leur destination ; car l'aloès et le séné ne sont guère plus fidèles dans leurs effets, comme purgatifs, chez les ruminants que la plupart des autres cathartiques. Nous renvoyons pour de plus longues considérations sur ce sujet aux différents chapitres consacrés à l'histoire pharmacologique de ces sortes de médicaments, et particulièrement aux pages 236, 255, et suivantes.

BREUVAGE PURGATIF POUR LE CHIEN.

Prenez : Sirop de nerprun.............. 64 grammes (2 onces).
Eau tiède..................... 1 verrée.

Délayez le sirop dans l'eau, et administrez en une seule dose.

AUTRE UN PEU PLUS ACTIF.

Prenez : Séné...................... 8 grammes (2 gros).
Sirop de nerprun.............. 64 grammes (2 onces).
Eau bouillante................ 1 verrée.

Faites infuser le séné, et ajoutez le sirop à la colature.

AUTRE AVEC LA MANNE.

Prenez : Manne grasse................ 32 grammes (1 once).
Séné.........) ãã........... 8 grammes (2 gros).
Sel d'epsum..)
Eau commune................ 125 grammes (4 onces).

Faites selon l'art, et administrez en une seule fois.

AUTRE PLUS ACTIF.

Prenez : Racine de jalap en poudre. 2 grammes et 1/2 (2 scrupules).
Lait tiède.............. 1 verrée.

Mélangez et administrez comme précédemment.

AUTRE BEAUCOUP PLUS DOUX. (B.)

Prenez : Séné. .... 4 grammes (1 gros).
Pulpe de casse................ 64 grammes (2 onces).
Eau bouillante................ Demi-verrée.

Faites infuser le séné, ajoutez la pulpe de casse à la colature, et donnez le matin.

BREUVAGES ÉMÉTIQUES.

BREUVAGES AVEC L'IPÉCACUANHA.

Prenez : Ipécacuanha en poudre.......... 1 gramme (20 grains).
Eau sucrée.................... Demi-verrée.

Délayez la poudre dans l'eau, et donnez de suite au chien.

AUTRE AVEC LE TARTRE STIBIÉ.

Prenez : Tartrate d'antimoine et de potasse.................... 10 centigrammes (2 grains).
Eau distillée.............. Demi-verrée.

Dissolvez le sel dans l'eau, et administrez au chien en une fois.

AUTRE AVEC LE KERMÈS.

Prenez : Kermès minéral.......... 60 centigrammes (12 grains).
Lait tiède. .... Demi-verrée.

Délayez le kermès dans le lait et administrez comme précédemment. Ce remède est moins fidèle que le précédent.

BREUVAGES DIURÉTIQUES.

DIURÉTIQUE SIMPLE POUR LE CHEVAL.

Prenez : Nitrate de potasse.............. 95 grammes (3 onces).
Décoctum de graine de lin....... 4 litres.

Dissolvez le sel dans le décoctum, et administrez en trois fois dans la journée ; réitérez les jours suivants.

AUTRE PLUS RAFRAÎCHISSANT.

Prenez : Nitrate de potasse............ 64 grammes (2 onces).
Oxymel simple............... 250 grammes (8 onces).
Décoctum d'orge............. 3 litres.

Faites selon l'art, et administrez en deux fois, à 5 ou 6 heures d'intervalle. Réitérez.

AUTRE AVEC LA TERRE FOLIÉE DE TARTRE.

Prenez : Acétate de potasse. .... 95 grammes (3 onces).
    Miel. .... 190 grammes (6 onces).
    Graine de chenevis ou de lin. .. 48 grammes (1 once 1/2).
    Eau...................... 2 litres.

Faites bouillir la graine ; dissolvez ensuite dans le décoctum le miel et l'acétate, et donnez en une dose.

BREUVAGE DIURÉTIQUE CAMPHRÉ.

Prenez : Acétate de potasse............. 64 grammes (2 onces).
    Camphre.................... 8 grammes (2 gros).
    Jaunes d'œufs. .... N.° 2.
    Décoctum de graine de lin...... 2 litres.

Broyez le camphre dans un mortier avec les jaunes d'œufs, et délayez-le ensuite dans le véhicule mucilagineux ; faites-y dissoudre l'acétate de potasse, et administrez en deux fois à quelques heures d'intervalle.

Ce breuvage peut devenir utile dans le cas d'irritation des voies urinaires, surtout lorsque cette irritation est le résultat de l'emploi des cantharides, ou celui de l'usage des jeunes pousses d'arbres résineux.

Pour les grands ruminants on augmentera la dose des substances d'un tiers environ.

AUTRE PLUS EXCITANT.

Prenez : Sous-carbonate de soude........ 32 grammes (1 once).
    Vin blanc sec... }
                       } ãã. .... 1 litre.
    Eau commune.. }
    Miel. .... 190 grammes (6 onces).

Faites dissoudre le sous-carbonate dans l'eau ; mêlez celle-ci au vin blanc ; délayez-y le miel, et administrez en deux fois.

BREUVAGE DIURÉTIQUE AVEC L'ACIDE NITRIQUE ALCOOLISÉ.
(*M. Lebas.*)

Prenez : Acide nitrique alcoolisé. .... 125 grammes (4 onces).
    Vin blanc..... }
                    } ãã........... 1 litre et demi.
    Eau commune.. }

Mêlez et administrez en trois doses dans la journée.

Ce breuvage, qui a été préconisé, ainsi que plusieurs autres doués de propriétés analogues , dans le cas de rétention d'urine, serait éminemment contre-indiqué, si la dysurie était le résultat (comme cela arrive très-souvent) de l'inflammation du col de la vessie ou d'un obstacle mécanique. (Voyez nos considérations à ce sujet , page 286.)

BREUVAGE DIURÉTIQUE AVEC LA TÉRÉBENTHINE.

Prenez : Thérébenthine fine............. 64 grammes (2 onces).
Jaunes d'œufs. .... N.° 6.
Décoctum de graine de lin....... 2 litres.

Incorporez la térébenthine dans les jaunes d'œufs, délayez le tout dans le décoctum, et administrez en deux fois.

AUTRE D'APRÈS M. VATEL.

Prenez : Savon blanc.................... 32 grammes (1 once).
Essence de térébenthine........ 32 grammes (1 once).
Miel...................... 125 grammes (4 onces).
Décoctum de graine de lin...... 2 litres.

Faites selon l'art, et administrez comme précédemment.

BREUVAGE AVEC LA SCILLE.

Prenez : Oxymel scillitique........ .... 125 grammes (4 onces).
Décoctum de pariétaire......... 1 litre.

Délayez l'oxymel dans le véhicule, et faites prendre en une seule fois.

AUTRE AVEC LE COLCHIQUE.

Prenez : Vin de colchique............. 64 grammes (2 onces).
Oxymel simple. .... 125 grammes (4 onces).
Décoctum d'orge...... .... 1 litre.

Faites selon l'art, et donnez comme précédemment.

Ces derniers breuvages, doués de propriétés irritantes plus ou moins prononcées, sont principalement indiqués contre les hydropisies chroniques et les épanchements séreux dans les mailles du tissu cellulaire.

BREUVAGES UTÉRINS.

BREUVAGE SIMPLE.

Prenez : Sommités de rue odorante fraîche. 125 grammes (4 onces).
Vin rouge vieux.............. 1 litre.

Faites infuser pendant une heure, et administrez tiède à la jument ou à la vache ayant un part laborieux par suite de l'inertie de la matrice.

AUTRE AVEC LE SAFRAN.

Prenez : Safran gâtinais................ 24 grammes (6 gros).
Fleurs de camomille............. 64 grammes (2 onces).
Eau......................... 1 litre.

Faites selon l'art une infusion que vous ferez prendre chaude.
Ce breuvage a le défaut d'être d'un prix un peu élevé.

AUTRE PLUS ÉCONOMIQUE.

Prenez : Sabine à l'état sec.........) āā.. 32 grammes (1 once).
Cannelle de Chine concassée.)
Eau commune.................. 1 litre.

Faites comme précédemment.

BREUVAGE UTÉRIN AVEC LE SEIGLE ERGOTÉ.

Prenez : Ergot du seigle en poudre...... 32 grammes (1 once).
Vin rouge................... 1 litre.
Miel....................... 190 grammes (6 onces).

Faites tiédir le vin, délayez-y le miel, ajoutez la poudre d'ergot,
agitez et administrez sur-le-champ à la femelle. Réitérez au besoin
deux ou trois fois ce breuvage dans la journée, si le premier ne
produit pas l'effet désiré.

BREUVAGES NARCOTIQUES.

BREUVAGE SIMPLE.

Prenez : Extrait aqueux d'opium........ 8 grammes (2 gros).
Décoctum d'orge............. 1 litre.
Miel....................... 125 grammes (4 onces).

Faites dissoudre l'extrait aqueux et le miel dans le décoctum, et
donnez en une seule fois. Réitérez le lendemain s'il y a lieu.

AUTRE AVEC LE LAUDANUM.

Prenez : Laudanum liquide de Sydenham. . 64 grammes (2 onces).
Racine de guimauve........... 32 grammes (1 once).
Têtes de pavot blanc.......... N.° 4.
Eau commune................. 1 litre.

Écrasez les têtes de pavot; faites-les bouillir avec la guimauve
pendant un quart-d'heure environ; coulez, ajoutez le laudanum,
et administrez ce breuvage comme le précédent.

AUTRE AVEC LA BELLADONE.

Prenez : Belladone sèche............. 64 grammes (2 onces).
Fleurs de coquelicot.......... 32 grammes (1 once).
Eau commune................. 1500 grammes (3 livres).

Faites d'abord bouillir la belladone et infuser ensuite le coquelicot ; coulez et administrez tiède.

AUTRE AVEC L'OPIUM ET LE CAMPHRE.

Prenez : Opium brut.................... 8 grammes (2 gros).
       Camphre raffiné.............. 16 grammes (4 gros).
       Miel...................... 250 grammes (8 onces).
       Décoctum mucilagineux........ 2 litres.

Broyez le camphre avec le miel, après avoir ajouté au premier
quelques gouttes d'alcool pour le réduire en pâte ; dissolvez d'autre
part l'opium dans le décoctum ; mélangez le tout, et administrez en
une ou deux fois, suivant l'indication.

BREUVAGE AVEC LA NOIX VOMIQUE.

Prenez : Noix vomique en poudre....... 8 grammes (2 gros).
       Racine de valériane............ 32 grammes (1 once).
       Alcool à 32 degrés............ 125 grammes (4 onces).
       Eau commune................ 1 litre.

Faites infuser la noix vomique dans l'alcool, et la valériane dans
l'eau ; coulez les deux infusions ; mélangez-les, et administrez en
deux fois dans la journée. Réitérez le lendemain s'il y a lieu.

BREUVAGES DITS FONDANTS.

BREUVAGE AVEC LE SUBLIMÉ CORROSIF.

Prenez : Sublimé corrosif.......... 9 décigrammes (18 grains).
       Alcool.................. 64 grammes   (2 onces).
       Décoctum d'orge.......... 1 litre.

Dissolvez d'abord le sublimé dans l'alcool ; ajoutez ensuite cette
solution dans le décoctum, et faites prendre au cheval le matin,
avant le premier repas. Réitérez les jours suivants.

AUTRE PLUS COMPLIQUÉ. (*M. Lebas.*)

Prenez : Bois de gaïac râpé........ 64 grammes   (2 onces).
       ——de sassafras......... 32 grammes   (1 once).
       Semences de lin.......... 16 grammes   (4 gros).
       Faites bouillir dans eau.... Quantité suffisante.
       Pour obtenir décoction..... 1 litre.
Passez et ajoutez à la colature :
       Sublimé corrosif. .... 6 décigrammes (12 grains).
       Hydrochlorate d'ammoniaque. 8 grammes   (2 gros).

Faites dissoudre ces deux substances dans une petite quantité

d'alcool ; ajoutez peu à peu la décoction, et mêlez exactement.
Administrez ce breuvage avec les mêmes soins que le précédent.

BREUVAGE AVEC L'IODE.

Prenez : Teinture d'iode............... 16 grammes (4 gros).
       Eau commune............... 1500 grammes (3 livres).
Mélangez, et administrez en deux fois dans la journée.

AUTRE AVEC L'IODURE DE POTASSIUM.

Prenez : Iodure de potassium (hydriodate
       de potasse)............... 4 grammes (1 gros).
       Eau commune............... 1500 grammes (3 livres).
Faites selon l'art, et employez comme cela est indiqué ci-dessus.

AUTRE UN PEU PLUS COMPLIQUÉ.

Prenez : Iodure de potassium.......... 4 grammes (1 gros).
       Chlorure de sodium (sel de cui-
       sine).................... 48 grammes (1 once 1/2).
       Eau commune............... 2 litres.
Dissolvez les deux substances dans l'eau, et faites prendre le breuvage de la même manière que les précédents.

BREUVAGE D'IODURE DE POTASSIUM IODURÉ.

Prenez : Iodure de potassium. 2 grammes 6 décigrammes (2 scrupules).
       Iode............. 6 décigrammes (12 grains).
       Eau commune..... 1 litre.
Mêlez l'iodure et l'iode dans un mortier de verre ; triturez pendant quelque temps, et ajoutez peu à peu le liquide. Administrez
à l'animal lorsque la dissolution paraît complète.

BREUVAGE D'IODURE DE POTASSIUM ET DE MERCURE.

Prenez : Iodure de potassium....... 15 décigrammes (30 grains).
       Deutochlorure de mercure. . 5 décigrammes (10 grains).
       Eau distillée............... 1 litre.
Dissolvez séparément l'iodure et le chlorure ; mélangez les deux
liqueurs en agitant jusqu'à ce que le précipité d'iodure de mercure,
d'abord formé, se redissolve entièrement. Administrez en deux fois.

Ces sortes de breuvages doivent être préparés, pour le chien, de
la même manière ; seulement on doit calculer les doses de telle sorte
qu'il n'entre guère dans chacun d'eux que de deux à quatre grains
d'iode ou d'iodure.

Pour les différentes espèces d'animaux, comme l'usage de ces médicaments doit être continué pendant un certain temps, si l'on veut en espérer quelque succès, il est nécessaire d'augmenter graduellement la proportion des principes qui en forment la base.

BREUVAGE AVEC LE CHLORURE DE CHAUX.

Prenez : Chlorure de chaux liquide saturé.. 64 grammes (2 onces).
Eau commune................. 1 litre.

Mélangez les deux liquides et administrez en une fois. Si l'on croit devoir continuer l'usage de ce breuvage pendant un certain temps, on devra augmenter graduellement la quantité du chlorure.

BREUVAGE AVEC LE CHLORURE DE SOUDE.

Prenez : Chlorure d'oxyde de sodium....... 16 grammes (4 gros).
Eau distillée................... 1 litre.

Mélangez et administrez en une fois ; réitérez le soir le même breuvage.

Il est nécessaire de se servir de l'eau distillée si l'on tient à conserver au chlorure sa composition primitive. S'il était associé à l'eau ordinaire, il se formerait du chlorure de chaux aux dépens des sels calcaires contenus dans cette eau.

On doit, comme pour le chlorure d'oxyde de calcium, augmenter graduellement la proportion de celui d'oxyde de sodium, à mesure que l'on en prolonge l'usage.

BREUVAGE AVEC LE CHLORURE DE BARIUM.

Prenez : Chlorure de barium.   2 grammes 6 décigr. (2 scrupules).
Eau distillée....... 500 grammes (1 livre).

Dissolvez le chlorure, et faites prendre au malade en une seule fois.

Ce breuvage, préconisé dans le cas de morve, nous a toujours paru impuissant contre cette maladie. Nous en faisons connaître ici la formule pour ceux qui voudront l'expérimenter de nouveau. Dans ce cas, ils auront soin d'en augmenter la dose après quelques jours de son usage.

BREUVAGES DIAPHORÉTIQUES.

BREUVAGE AVEC LES BOIS DITS SUDORIFIQUES ET LE KERMÈS.

Prenez : Gaïac en copeaux ou râpé. }
Sassafras............... } ãã.   64 grammes (2 onces).
Salsepareille............... 32 grammes (1 once).
Kermès minéral............ 16 grammes (4 gros).
Eau commune............. 1500 grammes (3 livres).

Faites macérer les substances végétales dans l'eau pendant douze heures ; soumettez ensuite à l'ébullition jusqu'à réduction d'un tiers; ajoutez le kermès à la colature ; agitez et administrez en une fois. Réitérez pendant quelques jours.

AUTRE AVEC LE FOIE D'ANTIMOINE. (*M. Lebas.*)

Prenez : Oxyde d'antimoine par le nitre... 32 grammes (1 once).
        Miel........................... 64 grammes (2 onces).
        Infusion de fleurs de sureau. .... 1 litre.

Après avoir mêlé le miel et l'oxyde dans l'infusion, on administre ce breuvage en une seule dose.

Je suppose que l'auteur de cette formule a voulu désigner par les mots d'oxyde d'antimoine par le nitre, le produit résultant de la détonation dans un creuset chauffé au rouge, d'un mélange à parties égales de nitrate de potasse et de sulfure d'antimoine ; produit dont nous avons dit quelques mots , pages 414 et 415 , sous le nom de Foie d'antimoine.

Au reste, cette préparation , de même que la plupart des autres antimoniaux , est rarement employée sous forme liquide.

BREUVAGES VERMIFUGES.

BREUVAGE AVEC L'HUILE EMPYREUMATIQUE.

Prenez : Huile empyreumatique animale. 48 grammes (1 once 1/2).
        Infusion de tanaisie........... 1 litre.
        Alcool..................... 64 grammes (2 onces).

Délayez l'huile dans l'alcool ; ajoutez le tout à l'infusion, et faites prendre en une dose à l'animal le matin à jeun.

Chabert recommande spécialement l'infusion de sarriette pour servir de véhicule aux breuvages anthelmintiques, dont l'huile pyrozoonique forme la base ; je pense que la plupart des infusions de plantes amères nauséabondes ou aromatiques , peuvent très-bien remplir cette destination.

AUTRE UN PEU MOINS IRRITANT. (*M. Lebas.*)

Prenez : Huile empyreumatique........... 32 grammes (1 once).
        Jaunes d'œufs................. N.º 2.
        Miel...................... 32 grammes (1 once).
        Eau commune ou décoctum vermi-
        fuge...................... 1 litre.

Mêlez l'huile empyreumatique avec les jaunes d'œufs , ajoutez le

miel, délayez le tout dans le véhicule aqueux , et administrez au
cheval en une dose, le matin à jeun ; réitérez pendant plusieurs
jours de suite.

AUTRE PLUS ÉCONOMIQUE. (*M. Vatel.*)

Prenez : Racine de fougère mâle.......... 64 grammes (2 onces).
    ——— de Valériane. .... 32 grammes (1 once).
    Huile empyreumatique.......... 32 grammes (1 once).
    Jaunes d'œufs................. N.° 2.
    Miel......................... 64 grammes (2 onces).

Faites bouillir les racines dans deux pintes d'eau jusqu'à réduction de moitié; incorporez l'huile dans les jaunes d'œufs et ensuite
avec le miel ; délayez le tout dans le décoctum, et administrez au
cheval en une seule fois.

BREUVAGE AVEC LA SUIE.

Prenez : Suie de cheminée tamisée....... 64 grammes (2 onces).
    Infusion de rue............... 1 litre.
    Alcool....................... 125 grammes (4 onces).

Broyez la suie dans l'alcool, puis ajoutez à l'infusion.

A défaut de rue odorante , on peut se servir, pour préparer le
véhicule de ce breuvage , d'autres plantes aromatiques et amères.

On a spécialement recommandé pour excipient de ces breuvages
le lait. J'ignore si l'expérience a parlé en faveur de ce moyen; mais
la théorie doit nous faire croire qu'il peut être avantageusement
remplacé par les infusions ci-dessus indiquées.

AUTRE ÉGALEMENT SIMPLE ET ÉCONOMIQUE.

Prenez : Sel de cuisine................... 64 grammes (2 onces).
    Infusion d'armoise............ 1 litre.

Faites dissoudre le sel dans l'infusion et administrez de suite.
Réitérez pendant quelques jours.

BREUVAGE AVEC LA RACINE DE FOUGÈRE.

Prenez : Rhizôme de fougère mâle....... 190 grammes (6 onces).
    Eau commune................. 2 litres.

Faites bouillir le rhizôme dans l'eau , et donnez le matin à jeun.
Le lendemain, administrez un purgatif. Réitérez ce traitement deux
et trois fois si cela est nécessaire.

La racine de fougère, vantée autrefois sous forme pulvérulente,
(remède de madame Nuffer) comme un puissant ténifuge, n'inspire

plus aujourd'hui qu'une confiance très-limitée ; il paraît cependant, d'après les expériences de M. Peschier, que les teintures et les extraits éthérés de ce corps médicamenteux sont réellement très-efficaces contre le ténia. (Voyez ce que nous en avons dit, page 479.)

AUTRE AVEC L'ALOÈS.

Prenez : Aloès en poudre.................... 16 grammes (4 gros).
   Décoction de racine de fougère.... 1 litre.

Broyez l'aloès dans le décoctum, et faites prendre à l'animal à jeun. Réitérez pendant trois ou quatre jours, ou plutôt jusqu'à ce que la purgation ait lieu.

BREUVAGE VERMIFUGE POUR LE CHIEN.

Prenez : Mousse de Corse.................... 32 grammes (1 once).
   Huile empyreumatique.......... 10 gouttes.
   Alcool........................ 16 grammes (4 gros).
   Eau commune.................. 1 verrée.

Faites infuser la mousse de Corse, et ajoutez à la colature l'huile empyreumatique préalablement délayée dans l'alcool ; agitez le mélange, et administrez en une seule dose. Purgez le lendemain avec une once d'huile de ricin.

Ce breuvage est surtout recommandable contre les entozoaires cavitaires, tels que les strongles et les ascarides.

BREUVAGE CONTRE LE TÉNIA (M. CHEVALIER).

Prenez : Écorce de grenadier sauvage concassée.................... 64 grammes (2 onces).
   Eau commune.............. 1000 grammes (2 livres).

Faites macérer l'écorce pendant 24 heures ; soumettez-la ensuite à l'ébullition jusqu'à ce que le liquide soit réduit de moitié ; divisez-le en trois doses, que vous administrez de demi-heure en demi-heure.

Pour assurer le succès de ce médicament (dont nous avons obtenu plusieurs fois des résultats satisfaisants), il faut purger le malade la veille avec une once et demie d'huile de ricin, et le mettre à la diète jusqu'au lendemain.

LES LAVEMENTS OU CLYSTÈRES.

On nomme ainsi tout liquide destiné à être injecté par l'anus dans les intestins. On administre ordinairement ces sortes de remèdes au moyen d'une seringue. L'impulsion que l'instrument donne au liquide concourt sans doute à le faire avancer dans le rectum ; mais les effets de cette puissance sont extrêmement bornés, et si le médicament arrive jusque dans les différentes circonvolutions du gros intestin, comme cela a fréquemment lieu, c'est qu'il est attiré en quelque sorte par la dilatation partielle qui s'opère successivement en avant des points qu'il occupe, ou parce qu'il est poussé par les contractions qui ont lieu en arrière, et qui constituent un véritable mouvement antipéristaltique.

Les effets de ces phénomènes organiques sont tellement évidents, qu'il suffit le plus souvent de déposer le remède à l'orifice du rectum pour qu'il parvienne de lui-même jusque dans les circonvolutions du gros intestin. C'est ce qui fait que l'on peut remplacer aisément la seringue par une vessie munie d'une canule, par une corne percée, par une bouteille ordinaire, au ventre de laquelle on a pratiqué une petite ouverture destinée à laisser pénétrer l'air dans son intérieur, ou enfin par un simple pot ou une marmite à bec.

Les lavements diffèrent entre eux suivant la nature et l'état des liquides qui en forment la base, et surtout suivant la nature des substances qui y sont mises en dissolution ou en suspension. Eu égard à ces circonstances, on les divise en *simples*, *alimentaires* et *médicamenteux*.

Les lavements simples, administrés à la température du corps, agissent en distendant les gros intestins, délayant les matières qui y sont accumulées, provoquant et favorisant leur expulsion. Si le conduit alimentaire jouit d'une grande activité d'absorption et que la constipation soit opiniâtre, le lavement pourra être retenu. Dans ce cas, il agit d'abord comme une sorte de bain local qui tempère la chaleur intérieure et adoucit tous les viscères abdominaux ; mais, porté ensuite par voie d'absorption dans le système vasculaire, il étend ainsi à toute l'économie son influence tempérante et rafraîchissante.

Les lavements trop chauds, ou employés avec trop de persévérance, provoquent le relâchement de l'intestin, et diminuent le ton et la contractilité qui lui sont propres. Les lavements froids, au contraire, augmentent cette contractilité, sollicitent l'évacuation des matières fécales, enlèvent subitement aux organes abdominaux une certaine quantité de calorique, diminuent l'afflux du sang qui se portait vers ces organes, et le font refluer vers la tête et la poitrine.

Les lavements alimentaires sont employés dans le but de suppléer à l'alimentation ordinaire. Ils se composent de bouillon de viande, de solutions de gélatine, de fécule, etc. Les substances qui en forment la base sont moins profitables que si elles étaient assimilées par l'action de l'estomac et de l'intestin grêle. Cependant ces lavements peuvent être fort utiles quand une maladie quelconque s'oppose à ce que les aliments puissent pénétrer dans le tube digestif par les voies ordinaires.

Les lavements médicamenteux sont ceux dans lesquels on fait entrer des agents pharmacologiques assez puissants pour modifier d'une manière active la vitalité du conduit intestinal, et par suite l'économie entière. On administre les médicaments sous cette forme, soit parce que l'estomac, trop fortement irrité, se refuse à l'action de toute substance un peu énergique, soit parce qu'un obstacle quelconque s'oppose à l'introduction des remèdes dans ce viscère, soit pour opérer une dérivation plus puissante sur les gros intestins, soit enfin parce que l'on veut agir plus directement sur certains organes malades.

Toutes les substances solubles dans l'eau, ou qui peuvent être mises en suspension dans ce liquide, sont susceptibles d'être administrées sous forme de lavement. Portés ainsi dans l'intestin, les agents pharmacologiques déploient généralement beaucoup moins d'activité que lorsqu'ils sont ingérés dans l'estomac : aussi peut-on les administrer à doses doubles et quelquefois triples de celles qui conviennent lorsqu'ils sont donnés par la bouche. Cependant il en est quelques-uns qui, en raison de leur activité et de la facilité avec laquelle ils peuvent être absorbés, font exception à la règle générale; telles sont les solutions alcooliques d'opium, celles de strychnine, d'acide hydrocyanique, etc. L'effet des médicaments injectés dans le retum, quels qu'ils soient, est d'ailleurs subordonné à l'état de plénitude ou de vacuité de l'intestin, à la quantité de remède que l'animal garde ou rejette, etc. ; ce qui n'augmente pas peu, comme on le pense bien, l'incertitude des effets qu'on en attend.

Pour diminuer ces chances défavorables, il convient de vider avec la main le rectum, et de donner un lavement simple avant d'en venir au lavement médicamenteux.

Les lavements se composent en général de la même manière et d'après les mêmes règles que les boissons et les breuvages ; aussi ne présenterai-je ici qu'un petit nombre de formules pour ces sortes de composés pharmaceutiques.

LAVEMENTS NUTRITIFS.

LAVEMENT AVEC LA FARINE.

Prenez : Farine de froment............. 125 grammes (4 onces).
     Eau. .... 3 litres.

Délayez la farine dans l'eau froide; faites chauffer jusqu'à l'ébullition ; retirez du feu ; donnez tiède en une fois ; réitérez trois ou quatre fois par jour s'il y a lieu.

AUTRE AVEC LE LAIT. (*Bourgelat*).

Prenez : Lait.................................. 2 litres 1/2.
     Jaunes d'œufs......................... N.° 4.

Délayez les jaunes d'œufs dans le lait, faites tiédir et administrez.

AUTRE AVEC DES BOUILLONS DE VIANDES.

Prenez : Bouillon de basses viandes ou de
     tripes..................... 3 litres.
     Farine..................... 125 grammes (4 onces).

Faites chauffer le bouillon ; délayez-y la farine, et donnez en une seule fois. Réitérez comme précédemment.

LAVEMENTS ÉMOLLIENTS ET RELACHANTS.

LAVEMENT SIMPLE.

Prenez : Mauve ou guimauve...................... 1 poignée.
     Graine de lin.......................... 1 pincée.
     Eau commune........................... 2 litres.

Faites une décoction ; passez, et administrez tiède en une seule fois. Réitérez dans la journée.

AUTRE PLUS RELACHANT.

Prenez : Graine de lin................. 64 grammes (2 onces).
Huile douce de pavot.......... 125 grammes (4 onces).
Miel commun................. 190 grammes (6 onces).
Eau....................... 2 litres.

Faites une décoction, coulez, ajoutez à la colature le miel et l'huile grasse, agitez le mélange, et donnez comme ci-dessus.

AUTRE TRÈS-CONVENABLE DANS LES IRRITATIONS INTESTINALES.

Prenez : Décoctum de tête de pavot........ 1 litre 1/2.
Amidon en poudre.............. 24 grammes (6 gros).

Délayez l'amidon dans un 'peu d'eau froide ; mélangez-le avec le décoctum ; faites bouillir le tout pendant un instant, et donnez tiède.

L'on pourrait faire bouillir l'amidon dans l'eau commune, et remplacer les principes actifs des capsules de pavot par un ou deux gros d'extrait aqueux d'opium. Cette substitution est avantageuse lorsque le médicament est employé pour combattre les irritations dysentériques ou diarrhéiques.

AUTRE DOUÉ DE PROPRIÉTÉS ANALOGUES.

Prenez : Gros son de froment........................ 1 jointée.
Têtes de pavot blanc........................ N.° 6.
Eau....................................... 2 litres.

Faites une décoction, et employez comme ci-dessus.

AUTRE D'APRÈS M. LEBAS.

Prenez : Espèces émollientes............ 3 poignées.
Têtes de pavot blanc........... N.° 6.
Baume tranquille, ou huile d'olive. 125 grammes (4 onces).

Traitez par décoction les espèces émollientes et les têtes de pavot ; passez le décoctum, et, au moment de l'administrer, ajoutez l'huile ou le baume dans la seringue.

On pourrait remplacer le baume tranquille par de l'onguent populéum, dont la composition a beaucoup d'analogie avec celle de cette huile médicinale.

LAVEMENTS ACIDULES TEMPÉRANTS.

LAVEMENT AVEC L'OXYMEL.

Prenez : Décoction de son............. 1 litre 1/2.
Oxymel simple............... 190 grammes (6 onces).

Mélangez, et administrez en une seule fois ; réitérez.

AUTRE AVEC L'ALCOOL NITRIQUE.

Prenez : Décoction d'orge. . . . . 1 litre 1/2.
    Alcool nitrique. . . . . 32 grammes (1 once).

Agissez comme ci-dessus.

AUTRE AVEC LE LEVAIN.

Prenez : Décoction mucilagineuse. . . . . . . 3 litres.
    Levain aigri. . . . . 500 grammes (1 livre).

Délayez le levain dans la décoction , et donnez en deux fois.

AUTRE AVEC LE PETIT-LAIT.

Prenez : Lait de beurre ou de fromage. $\big\rbrace$ $\tilde{a}\tilde{a}$. . . . . 1 litre.
    Décoction d'orge. . . . . $\big\rbrace$

Mêlez , et administrez de suite.

LAVEMENTS STIMULANTS.

LAVEMENT AVEC L'HYDROCHLORATE D'AMMONIAQUE.

Prenez : Infusion d'absinthe. . . . . 1 litre 1/2.
    Hydrochlorate d'ammoniaque. . . . . . 16 grammes (4 gros).

Dissolvez le sel ammoniac dans l'infusion ; administrez en une seule fois.

AUTRE PLUS IRRITANT.

Prenez : Feuilles de tabac. . . . . 64 grammes (2 onces).
    Sel ammoniac. . . . . 32 grammes (1 once).
    Eau. . . . . 2 litres.

Faites selon l'art , et administrez comme ci-dessus.

AUTRE, D'APRÈS BOURGELAT.

Prenez : Savon noir. . . . . $\big\rbrace$
    Chlorure de sodium (sel de $\big\rbrace$ $\tilde{a}\tilde{a}$. 64 grammes (2 onces).
    cuisine). . . . . $\big\rbrace$
Faites fondre dans eau. . . . . 2 litres.
pour un lavement.

LAVEMENT STIMULANT CARMINATIF. (*M. Vatel.*)

Prenez : Fleurs de camomille. . . . . 96 grammes (3 onces).
    Semences d'anis ou de fenouil. 48 grammes (1 once 1/2).
    Têtes de pavot. . . . . N.° 4.

Faites bouillir les têtes de pavot dans quantité suffisante d'eau, et laissez-y infuser les fleurs de camomille et les semences d'anis.

En général, les lavements stimulants, toniques et astringents peuvent être composés de la même manière que les breuvages doués des mêmes propriétés ; seulement on augmente les doses d'un tiers ou de la moitié.

LAVEMENTS PURGATIFS.

LAVEMENT AVEC LE SÉNÉ ET LE SEL D'EPSUM.

Prenez : Grabeaux ou follicules de séné..   95 grammes (3 onces).
        Sulfate de magnésie..........   125 grammes (4 onces).
        Miel commun................   190 grammes (6 onces).
        Eau........................   2 litres.

Faites infuser le séné ; ajoutez le sel et le miel ; coulez et administrez en une seule fois.

AUTRE PLUS ÉCONOMIQUE.

Prenez : Mercuriale...............   3 poignées.
        Sulfate de soude............   190 grammes (6 onces).
        Miel commun...............   250 grammes (8 onces).
        Eau........................   3 litres.

Faites bouillir la mercuriale ; ajoutez à la colature le sel et le miel, et donnez en deux fois. Réitérez dans la journée, et ensuite le lendemain, si l'effet désiré n'est pas produit.

AUTRE PLUS IRRITANT.

Prenez : Feuilles de tabac..............   95 grammes (3 onces).
        Tartre émétique..............   8 grammes (2 gros).
        Eau........................   2 litres.

Préparez et employez comme ci-dessus.

LAVEMENT DRASTIQUE, D'APRÈS BOURGELAT.

Prenez : Feuilles de tabac....⎫ āā....... 32 grammes (1 once).
        Racine d'ellébore....⎭
        Eau........................   1 litre 1/2.
        Sel de cuisine...............   64 grammes (2 onces).

Faites bouillir pendant quelques minutes le tabac et l'ellébore ; passez, et faites fondre le sel de cuisine dans la colature ; administrez tiède.

AUTRE UN PEU PLUS COMPOSÉ (*M. Lebas*).

Prenez : Grabeaux ou feuilles de séné.⎫ āā. 64 grammes (2 onces).
        Feuilles de tabac..........⎭
        Sel marin...................   125 grammes (4 onces).
        Émétique...................   4 grammes (1 gros).

Faites bouillir pendant un demi-quart d'heure les deux premières substances dans suffisante quantité d'eau; passez , et faites dissoudre dans la colature les deux sels ; administrez en deux doses.

LAVEMENTS DIURÉTIQUES.

LAVEMENT SIMPLE.

Prenez : Décoction de graine de lin........ 1 litre 1/2.
        Sel de nitre.................... 32 grammes (1 once).
Faites dissoudre le sel , et donnez en une seule dose.

AUTRE PLUS EXCITANT.

Prenez : Décoctum de pariétaire.......... 3 litres.
        Térébenthine fine............. 64 grammes (2 onces).
        Jaunes d'œufs................. N.° 4.
Incorporez la térébenthine dans les jaunes d'œufs; délayez le tout dans le décoctum , et administrez en deux fois.

AUTRE AVEC LA SCILLE.

Prenez : Décoction mucilagineuse....... 1 litre 1/2.
        Miel scillitique.............. 125 grammes (4 onces).
Mélangez le tout , et donnez en une seule dose.

LAVEMENT DIURÉTIQUE CAMPHRÉ ET NITRÉ.

Prenez : Sel de nitre..................... 32 grammes (1 once).
        Camphre...................... 16 grammes (4 gros).
        Jaunes d'œufs................. N.° 2.
        Décoction mucilagineuse........ 1 litre 1/2.
Faites selon l'art , et donnez en une seule fois.

LAVEMENTS PROPRES A FAVORISER LA PARTURITION.

LAVEMENT AVEC LA RUE ODORANTE.

Prenez : Sommités de rue............... 1 poignée.
        Sel de cuisine................. 64 grammes (2 onces).
        Eau......................... 2 litres.
Faites infuser la rue, et dissolvez dans la colature le sel de cuisine ; donnez tiède.

AUTRE AVEC LA SABINE.

Prenez : Sabine..................... 64 grammes (2 onces).
        Hydrochlorate d'ammoniaque.... 16 grammes (4 gros).
Faites comme ci-dessus.
Tous les lavements, en vidant le rectum, peuvent favoriser la

parturition; mais ceux qui sont irritants ont de plus la propriété de provoquer sympathiquement les contractions de l'utérus, et d'accélérer ainsi la sortie des produits de la conception.

LAVEMENTS NARCOTIQUES.

LAVEMENT OPIACÉ.

Prenez : Décoctum de mauve ou guimauve... 1 litre 1/2.
        Extrait aqueux d'opium.......... 8 grammes (2 gros).

Dissolvez l'opium dans le véhicule, et donnez tiède.

On peut remplacer l'extrait d'opium par une once environ de laudanum ou d'extrait de pavot indigène.

AUTRE AVEC LA BELLADONE.

Prenez : Feuilles de belladone.......... 95 grammes (3 onces).
        Eau...................... 1 litre 1/2.

Faites une décoction, et administrez tiède en une seule fois.

LAVEMENTS VERMIFUGES.

LAVEMENT AVEC L'HUILE PYROZOONIQUE.

Prenez : Huile empyreumatique........ 64 grammes (2 onces).
        Tanaisie................. 125 grammes (4 onces).
        Eau...................... 2 litres.

Faites infuser la tanaisie, et délayez l'huile dans la colature.

AUTRE AVEC LA SUIE.

Prenez : Suie de cheminée............ 125 grammes (4 onces).
        Infusion d'absinthe........... 2 litres.
        Alcool.................... 250 grammes (8 onces).

Broyez la suie dans l'alcool, et dissolvez ensuite cette espèce de teinture dans l'infusum. Administrez en une seule dose.

LES ÉLECTUAIRES OU OPIATS.

Nous comprenons sous cette double dénomination tous les composés pharmaceutiques, de consistance molle ou pâteuse, formés de différents corps médicamenteux incorporés dans le miel, la mélasse ou un extrait végétal, et qui sont destinés à être administrés à l'intérieur.

L'acception que nous donnons au mot opiat n'est pas conforme

à celle que les anciens y avaient attachée, et que les auteurs
du nouveau *Codex* ont adoptée. D'après les uns et les autres,
en effet, les opiats, composés de la même manière que les électuaires, diffèrent cependant de ceux-ci en ce qu'ils contiennent
de l'opium (1). Mais une semblable distinction est évidemment
inutile; car une substance de plus ou de moins dans les électuaires ne modifie en rien les règles de leur préparation.

Quelques auteurs vétérinaires, sans avoir égard à la division
des anciens, considèrent les opiats comme des préparations
magistrales, et les électuaires comme des préparations officinales.
Si cette nouvelle distinction est un peu mieux fondée que la
première, elle est d'ailleurs presque aussi inutile, car les véritables électuaires sont aujourd'hui si rarement employés dans
la pratique vétérinaire, qu'il est au moins superflu d'en faire
une classe à part. Nous observerons même, avant de passer
outre, que le petit nombre de ceux auxquels on a encore quelquefois recours, tels que le diascordium et la thériaque, sont
trop compliqués dans leur composition, pour que nous croyions
utile d'en faire connaître la préparation dans ce formulaire.
Ceux qui voudront avoir quelques détails à cet égard, les trou-
veront dans tous les traités de pharmacie.

Quand la matière des électuaires a une consistance un peu
ferme, et qu'on la partage en masses sphéroïdales, il en résulte alors ce qu'on appelle des *bols* ou des *pilules* : en sorte
que les bols ne sont réellement qu'une forme particulière du
même composé pharmaceutique; aussi ne leur consacrerons-
nous pas de chapitre particulier. Cela serait d'autant plus
inutile qu'ils se formulent exactement de la même manière que
les électuaires; seulement on a la précaution de ménager l'excipient de telle sorte que le mélange ait justement la consistance
convenable pour qu'il puisse se rouler en boules, sans s'attacher
aux surfaces sur lesquelles il est déposé.

(1) C'est en raison de la présence de cette substance dans les composés
qui nous occupent qu'on leur a donné le nom qu'ils portent.

ÉLECTUAIRES OU OPIATS ADOUCISSANTS.

ÉLECTUAIRE SIMPLE.

Prenez : Racine de guimauve en poudre. 125 grammes (4 onces).
       Miel de bonne qualité......... 375 grammes (12 onces).

Incorporez la poudre dans le miel, et faites prendre au cheval
en deux fois avec la spatule.

AUTRE UN PEU PLUS COMPOSÉ.

Prenez : Racine de guimauve en poudre.⎫ āā. 64 grammes (2 onces).
     ——— de réglisse.........⎭
     Miel..................... 314 grammes (10 onces).

Faites un électuaire que vous administrerez comme le précédent.

AUTRE AVEC LA GOMME ARABIQUE.

Prenez : Gomme arabique en poudre..... 32 grammes (1 once).
     Racine de guimauve en poudre.. 64 grammes (2 onces).
     Miel..................... 250 grammes (8 onces).

Faites comme cela est indiqué ci-dessus.

AUTRE AVEC LE BLANC DE BALEINE.

Prenez : Blanc de baleine.......... 16 grammes (4 gros).
     Huile d'olive............... 64 grammes (2 onces).
     Poudre de guimauve........ 48 grammes (1 once 1/2).
     Miel de bonne qualité....... 190 grammes (6 onces).

Faites fondre à une douce chaleur le blanc de baleine dans
l'huile, associez-le avec le miel ; incorporez dans celui-ci la poudre végétale, et administrez en une fois. Réitérez tous les jours,
tant qu'il y a indication.

AUTRE PLUS CALMANT.

Prenez : Gomme arabique en poudre..... 64 grammes (2 onces).
     Racine de guimauve en poudre.. 32 grammes (1 once).
     Extrait aqueux d'opium........ 8 grammes (2 gros).
     Miel..................... 250 grammes (8 onces).

Délayez d'abord l'extrait d'opium avec une petite quantité d'eau ;
incorporez-le ensuite dans le miel, ainsi que la gomme. Donnez cet
électuaire en deux fois dans la matinée.

AUTRE PLUS COMPOSÉ (*M. Lebas*).

Prenez : Poudre de guimauve..⎫ āā...... 125 grammes (4 onces).
     ——— de réglisse....⎭
     Extrait de pavot............. 64 grammes (2 onces).

Huile d'amandes douces ou d'olive. 125 grammes (4 onces).
Miel de bonne qualité......... 500 grammes (1 livre).

Mêlez pour un opiat.

Administrez au cheval à la dose de 125 à 190 grammes deux fois par jour.

ÉLECTUAIRE BÉCHIQUE AVEC LA MANNE.

Prenez : Manne grasse................ 64 grammes (2 onces).
    Miel...................... 190 grammes (6 onces).

Broyez les deux substances dans un mortier pour les incorporer exactement, et administrez-les en une dose le matin à jeun. Réitérez les jours suivants.

Cet électuaire nous a quelquefois réussi dans le cas de bronchite chronique, accompagnée de toux quinteuse. On pourrait le rendre un peu plus calmant en y ajoutant un gros environ d'extrait aqueux d'opium.

ÉLECTUAIRE BÉCHIQUE INCISIF.

Prenez : Poudre de guimauve.......... 64 grammes (2 onces).
    ———de racine d'iris de Florence. 48 grammes (1 once 1/2).
    Kermès minéral............... 24 grammes (6 gros).
    Miel de bonne qualité......... 250 grammes (8 onces).

Mêlez pour un électuaire que vous administrerez en deux fois dans la journée.

AUTRE DOUÉ DE PROPRIÉTÉS ANALOGUES.

Prenez : Poudre de réglisse............ 250 grammes (8 onces).
    ——— d'aunée............. 125 grammes (4 onces).
    Soufre sublimé............. 64 grammes (2 onces).
    Miel scillitique............. 1000 grammes (2 livres).

Incorporez le tout dans le miel, et donnez environ huit onces de cet électuaire par jour.

ÉLECTUAIRES STIMULANTS.

ÉLECTUAIRE DIT CORDIAL.

Prenez : Cannelle de Chine en poudre.) ãã. . 32 grammes (1 once).
    Gingembre............)
    Miel...................... 125 grammes (4 onces).

Faites selon l'art, et donnez en une seule fois.

AUTRE PLUS ÉNERGIQUE.

Prenez : Racine d'angélique en poudre... 64 grammes (2 onces).
    ———— d'impératoire.......... 32 grammes (1 once).

Hydrochlorate d'ammoniaque... 16 grammes (4 gros).
Miel...................... 250 grammes (8 onces).

Pulvérisez l'hydrochlorate ; incorporez le tout dans le miel, et faites prendre au cheval en une seule fois.

ÉLECTUAIRE STIMULANT ANTISPASMODIQUE.

Prenez : Racine de valériane en poudre. . 64 grammes (2 onces).
Camphre...................... 24 grammes (6 gros).
Jaunes d'œufs................. N.º 3.
Miel...................... 125 grammes (4 onces).

Broyez le camphre dans les jaunes d'œufs ; incorporez-le dans le miel avec la poudre de valériane, et faites prendre cet électuaire en deux fois dans la matinée.

AUTRE AVEC L'ASA-FOETIDA.

Prenez : Asa-fœtida en poudre........ 32 grammes (1 once).
Valériane................. 80 grammes (2 onces 1/2).
Miel...................... 190 grammes (6 onces).

Faites selon l'art un électuaire, et administrez-le comme le précédent.

AUTRE.

Prenez : Asa-fœtida en poudre. .... 125 grammes (4 onces).
Racine d'aunée. .... 250 grammes (8 onces).
Miel...................... 1000 grammes (2 livres).

Faites selon l'art ; administrez environ 250 grammes de cet électuaire chaque matin. Recommencez la prescription s'il y a lieu.

Cet opiat convient pour donner de l'activité aux fonctions de l'estomac, et pour favoriser l'expectoration dans certains cas de bronchite chronique.

ÉLECTUAIRES TONIQUES ET ASTRINGENTS.

ÉLECTUAIRE AVEC L'OXYDE DE FER.

Prenez : Battitures de fer pulvérisées et
tamisées................ 375 grammes (12 onces).
Racine de gentiane en poudre. 250 grammes (8 onces).
Miel...................... 1000 grammes (2 livres).

Faites selon l'art, et administrez chaque matin une demi-livre environ de cet électuaire.

AUTRE PLUS EXCITANT.

Prenez : Deutoxyde de fer en poudre fine. 375 grammes (12 onces).
Poudre de racine d'angélique. . 190 grammes (6 onces).
Mélasse.................... 750 grammes (1 livre 1/2).

Faites selon l'art, et employez comme précédemment.

AUTRE AVEC LE QUINQUINA.

Prenez : Poudre de quinquina rouge..... 64 grammes (2 onces).
    ——— d'aunée.............. 64 grammes (2 onces).
Miel....................... 250 grammes (8 onces).

Faites un électuaire que vous administrerez en une ou deux doses, suivant l'indication.

AUTRE AVEC LE SULFATE DE QUININE.

Prenez : Sulfate de quinine.............. 4 grammes (1 gros).
Poudre de gentiane......⎫
——— d'écorce de chêne.⎬ āā.... 32 grammes (1 once).
Miel....................... Quantité suffisante.

Faites selon l'art cinq ou six bols que vous ferez prendre en une seule fois.

AUTRE AYANT L'EXTRAIT DE GENIÈVRE POUR EXCIPIENT.

Prenez : Tritoxyde de fer........... 250 grammes (8 onces).
Poudre de gentiane......... 375 grammes (12 onces).
Extrait de genièvre......... 1000 grammes (2 livres).

Faites un électuaire, dont vous administrerez chaque jour environ 6 onces au cheval, et 8 ou 10 gros au mouton.

ÉLECTUAIRE EXCITANT PLUS COMPOSÉ QUE LES PRÉCÉDENS (*M. Lebas*).

Prenez : Quinquina en poudre.......... 125 grammes (4 onces).
Cannelle.......⎫
Gingembre.....⎬ āā.......... 32 grammes (1 once).
Camphre..................... 24 grammes (6 gros).
Miel....................... 500 grammes (1 livre).
Jaunes d'œufs................ N.° 2.

Divisez le camphre dans les jaunes d'œufs, associez-le au miel, et incorporez ensuite les poudres.

Administrez cet opiat en 3 ou 4 doses dans la journée.

AUTRE CAMPHRÉ ET NITRÉ, D'APRÈS LE MÊME AUTEUR.

Prenez : Quinquina en poudre......... 190 grammes (6 onces).
Nitrate de potasse............ 32 grammes (1 once).
Camphre..................... 16 grammes (4 gros).
Miel....................... 500 grammes (1 livre).

Réduisez le camphre en poudre dans un mortier, en y ajoutant quelques gouttes d'alcool ; mêlez-le avec le nitre et le quinquina.

et incorporez le tout dans le miel. Administrez cet opiat comme le précédent.

ÉLECTUAIRE ASTRINGENT OPIACÉ.

Prenez : Racine de bistorte en poudre... 48 grammes (1 once 1/2).
Extrait aqueux d'opium....... 8 grammes (2 gros).
Miel..................... 125 grammes (4 onces).

Incorporez exactement l'extrait d'opium dans le miel; ajoutez la poudre végétale, et administrez en une fois. Réitérez la même prescription les jours suivants.

Cet opiat peut devenir fort utile pour combattre les diarrhées chroniques. L'opium seconde l'effet de la substance astringente, en diminuant l'exhalation muqueuse des intestins. La poudre de bistorte peut être remplacée au besoin par celle de tormentille ou d'écorce de chêne.

AUTRE AVEC LE DIASCORDIUM.

Prenez : Diascordium................. 64 grammes (2 onces).
Magnésie calcinée............. 8 grammes (2 gros).
Miel. .... 125 grammes (4 onces).

Incorporez le diascordium et la magnésie dans le miel, et faites prendre en une seule fois.

Cet électuaire peut remplir les mêmes indications que le précédent. La préparation qui en forme la base a été surtout recommandée dans le cas de diarrhée chez les poulains et les veaux. Il paraît qu'elle est alors en effet très-efficace, lorsque l'irritation intestinale n'est pas trop intense.

AUTRE PROPRE AU MÊME USAGE.

Prenez : Racine de bistorte en poudre.... 32 grammes (1 once).
Magnésie calcinée............. 16 grammes (4 gros).
Miel..................... 125 grammes (4 onces).

Faites selon l'art, et administrez au jeune sujet dans la matinée. Réitérez les jours suivants, s'il y a lieu.

ÉLECTUAIRES PURGATIFS.

PURGATIF SIMPLE.

Prenez : Aloès hépatique en poudre...... 48 grammes (1 once 1/2).
Poudre de réglisse............. 32 grammes (1 once).
Miel. .... Quantité suffisante.

Faites un électuaire que vous administrerez au cheval le matin à jeun, après l'avoir préparé la veille par l'usage des lavements et des breuvages mucilagineux. Comme il n'est pas ordinairement facile de faire prendre ce remède lorsque l'électuaire est mou, il est généralement préférable de le partager en trois ou quatre bols, que l'on roule dans de la farine d'orge ou dans de la poudre de réglisse.

AUTRE AVEC LE SULFATE DE SOUDE.

Prenez : Sulfate de soude.............. 64 grammes (2 onces).
         Aloès en poudre.............. 32 grammes (1 once).
         Séné en poudre............... 16 grammes (4 gros).
         Miel......................... Quantité suffisante.

Faites trois ou quatre bols, que vous administrerez de la même manière que les précédents et avec les mêmes précautions.

AUTRE AYANT LE SIROP DE NERPRUN POUR EXCIPIENT.

Prenez : Racine de jalap en poudre....... 32 grammes (1 once).
         Séné en poudre................ 24 grammes (6 gros).
         Sirop de nerprun.............. 64 grammes (2 onces).

Incorporez les poudres dans le sirop ; si elles ne forment pas une masse de consistance convenable pour former des bols, ajoutez-y suffisante quantité de poudre de réglisse.

Bien que la poudre de jalap n'ait qu'une faible action sur la contractilité de l'intestin chez les herbivores, elle peut néanmoins être utile dans le médicament dont elle fait partie, en ce qu'elle augmente les sécrétions intestinale et urinaire.

ÉLECTUAIRE PURGATIF SAVONNEUX (*M. Lebas*).

Prenez : Poudre d'aloès succotrin.......... 32 grammes (1 once).
         —— de racine de jalap........ 16 grammes (4 gros).
         Savon blanc de Marseille........ 32 grammes (1 once).
         Miel.......................... Quantité suffisante.

Incorporez exactement le savon dans le miel, et ensuite les poudres ; divisez la masse en quatre ou cinq bols, et administrez au cheval le matin à jeun.

AUTRE AVEC LE MERCURE DOUX.

Prenez : Protochlorure de mercure........ 8 grammes (2 gros).
         Aloès en poudre............... 16 grammes (4 gros).
         Savon blanc................... 32 grammes (1 once).
         Sirop de nerprun.............. Quantité suffisante.

Faites trois ou quatre pilules que vous faites prendre au cheval comme précédemment.

Si l'on voulait relâcher doucement le ventre, et produire une médication générale plus durable, il faudrait administrer chaque matin une seule de ces pilules, et en continuer ainsi l'usage jusqu'à ce que les matières alvines fussent rendues plus molles et plus abondantes.

AUTRE AVEC LA RHUBARBE.

Prenez : Rhubarbe en poudre.
Aloès hépatique..... } āā........ 64 grammes (2 onces).
Miel........................... Quantité suffisante.

Faites seize pilules ; administrez-en deux chaque matin.

AUTRE AVEC L'HUILE DE CROTON.

Prenez : Huile de croton tiglium.......... 20 gouttes.
Séné en poudre................. 16 grammes (4 gros).
Miel......................... Quantité suffisante.

Faites un ou deux bols, que vous administrerez en une fois. Ajoutez-y un peu de poudre de réglisse, si cela est nécessaire, pour donner au mélange la consistance convenable.

ÉLECTUAIRE LAXATIF. (*Bourgelat*).

Prenez : Sulfate de magnésie........... 125 grammes (4 onces).
Miel........................ 500 grammes (1 livre).
Son......................... 1 litre.
Faites cuire doucement le son dans l'eau.. Quantité suffisante.

Mélangez-y le miel et le sulfate de magnésie ; faites manger à l'animal deux fois par jour, et répétez jusqu'à ce que le ventre se relâche.

AUTRE AVEC LA MANNE GRASSE.

Prenez : Sulfate de soude ou de magnésie. 157 grammes (5 onces).
Manne grasse................. 125 grammes (4 onces).
Son......................... 1 litre.

Préparez cette espèce d'électuaire comme le précédent, et faites-le prendre de la même manière.

ÉLECTUAIRES DIURÉTIQUES.

ÉLECTUAIRE AYANT L'OXYMEL SCILLITIQUE POUR EXCIPIENT.

Prenez : Acétate de potasse............ 64 grammes (2 onces).
Oxymel scillitique. .... 125 grammes (4 onces).
Substances farineuses ordinaires. Quantité suffisante

pour donner à la masse la consistance convenable pour être administrée avec une spatule.

ÉLECTUAIRE AVEC LE NITRE ET LE CAMPHRE.

Prenez : Nitrate de potasse............ 32 grammes (1 once).
   Camphre.................... 8 grammes (2 gros).
   Jaunes d'œufs. .... N.° 2.
   Oxymel ordinaire. .... 125 grammes (4 onces).

Broyez le camphre dans les jaunes d'œufs ; incorporez-le ensuite dans le miel ; ajoutez le nitre et une quantité de farine ou de poudre de réglisse suffisante pour donner au mélange la consistance convenable.

AUTRE AYANT L'EXTRAIT DE GENIÈVRE POUR EXCIPIENT.

Prenez : Colophane en poudre. .... 48 grammes (1 once 1/2).
   Carbonate de soude.......... 16 grammes (4 gros).
   Extrait de genièvre.......... Quantité suffisante.

Faites selon l'art quatre bols que vous administrerez dans la matinée à une heure d'intervalle.

AUTRE D'APRÈS BOURGELAT.

Prenez : Savon blanc râpé.............. 32 grammes (1 once).
   Extrait de genièvre............. Quantité suffisante.

Faites deux bols, que vous roulerez dans du son, et que vous donnerez dans la matinée.

ÉLECTUAIRE AVEC LA TÉRÉBENTHINE.

Prenez : Térébenthine fine. .... 314 grammes (10 onces).
   Miel...................... 375 grammes (12 onces).
   Jaunes d'œufs................ N.° 6.
   Poudre de réglisse........... Quantité suffisante.

Faites quarante bols environ, et administrez-en quatre ou cinq chaque matin.

BOLS DE TÉRÉBENTHINE ET DE MAGNÉSIE (*M. Fauré*).

Prenez : Térébenthine................ 125 grammes (4 onces).
   Magnésie calcinée............ 8 grammes (2 gros).

On mêle les deux substances dans un mortier de marbre, et on les abandonne à elles-mêmes ; au bout de cinq ou six jours on obtient une masse que l'on peut partager en bols ; on en fait quatre ou cinq ; on les roule dans du son, et on en administre un ou deux chaque matin.

AUTRE UN PEU PLUS ACTIF.

Prenez : Huile de térébenthine......... 8 grammes (2 gros).
Térébenthine fine............. 24 grammes (6 gros).
Magnésie calcinée............. 2 grammes (36 grains).

Mêlez comme précédemment ; au bout de sept ou huit jours vous roulerez la masse pour en former une ou deux pilules que vous administrerez en une dose.

AUTRE AVEC LES CANTHARIDES.

Prenez : Cantharides en poudre........... 4 grammes (1 gros).
Aloès en poudre............... 8 grammes (2 gros).
Térébenthine.................. 32 grammes (1 once).
Miel....................... Quantité suffisante.

Faites selon l'art trois ou quatre bols que vous roulerez dans de la poudre d'aunée, et que vous administrerez en une seule fois.

M. Gohier a obtenu quelques succès avec cette préparation dans des cas d'hydropisie. Il faisait donner, après les bols, quelques gorgées de lessive de cendre, dans l'intention de prévenir l'excoriation de la muqueuse de la bouche, par suite de l'action des cantharides.

ÉLECTUAIRES DITS *FONDANTS*.

BOLS DE SAVON MERCURIEL.

Prenez : Onguent mercuriel double....... 93 grammes (3 onces).
Savon blanc râpé.............. 64 grammes (2 onces).
Amidon...................... 64 grammes (2 onces).

Faites du tout une masse homogène que vous diviserez en douze bols ; roulez ces bols dans de la farine d'orge, et donnez-en un tous les matins à l'animal.

Ce moyen peut être utile contre le farcin. Voici deux autres formules proposées par M. Lebas pour remplir la même indication.

BOLS ANTIFARCINEUX.

Prenez : Asa-fœtida larmeux.......... 93 grammes (3 onces).
Sulfure de mercure (cinabre).... 64 grammes (2 onces).
Hydrochlorate de chaux........ 12 grammes (3 gros).
Poudre de galanga............ 32 grammes (1 once).
Onguent mercuriel double....... 64 grammes (2 onces).

Mêlez et pilez fortement ces substances dans un mortier, pour en former une masse homogène, dont vous ferez six bols que vous roulerez dans la poudre de réglisse. Donnez un de ces bols tous les deux jours, le matin à jeun.

AUTRE AVEC LE MERCURE DOUX, D'APRÈS LE MÊME AUTEUR.

Prenez : Asa-fœtida larmeleux........ 125 grammes (4 onces).
         Mercure doux.............. 48 grammes (1 once 1/2).
         Poudre de galanga.......... 32 grammes (1 once).
         Onguent mercuriel double.... 64 grammes (2 onces).

Mêlez et formez six pilules comme les précédentes; faites-les prendre de la même manière, c'est-à-dire une tous les deux jours.

Je pense qu'il serait plus prudent de n'employer que la moitié de la dose indiquée, c'est-à-dire de formuler douze pilules avec la même quantité de matière, au lieu de six ; car j'ai eu des exemples d'empoisonnement avec ce médicament administré de la manière qui est indiquée ci-dessus.

AUTRE PLUS SIMPLE.

Prenez : Sulfure de mercure noir........ 250 grammes (8 onces).
         Racine de bardane en poudre.... 500 grammes (1 livre).
         Mélasse...................... Quantité suffisante.

Faites trente-deux bols que vous roulerez dans du son ou dans une poudre végétale. Administrez trois ou quatre de ces bols chaque matin.

ÉLECTUAIRES DIAPHORÉTIQUES.

ÉLECTUAIRE SIMPLE.

Prenez : Soufre sublimé. .... 32 grammes (1 once).
         Angélique en poudre......... 48 grammes (1 once 1/2).
         Miel. .... 157 grammes (5 onces).

Mélangez et administrez au cheval avec la spatule. Réitérez les jours suivants.

AUTRE AVEC LE SULFURE D'ANTIMOINE.

Prenez : Sulfure d'antimoine porphyrisé. 48 grammes (1 once 1/2).
         Poudre d'aunée.............. 64 grammes (2 onces).
         Mélasse..................... 125 grammes (4 onces).

Faites selon l'art, et employez comme précédemment.

AUTRE AVEC LE CROCUS.

Prenez : Crocus des vétérinaires........ 32 grammes (1 once).
         Gaïac en poudre. .... 64 grammes (2 onces).
         Miel ou mélasse.............. Quantité suffisante.

Mélangez et administrez en une seule fois.

AUTRE AVEC LE KERMÈS.

Prenez : Kermès minéral.. .... 32 grammes (1 once).
Poudre de sassafras.. } ãã...... 24 grammes (6 gros).
——— d'aunée. ..... }
Miel. .... 190 grammes (6 onces).

Faites comme précédemment.

ÉLECTUAIRES VERMIFUGES.

ÉLECTUAIRE AVEC LA RACINE DE FOUGÈRE ET LE MERCURE DOUX.

Prenez : Racine de fougère mâle en poudre. 64 grammes (2 onces).
Mercure doux.................... 8 grammes (2 gros).
Sirop de nerprun.............. Quantité suffisante.

Incorporez les poudres dans le sirop ; formez quatre bols que vous administrerez en une seule dose.

AUTRE AVEC L'HUILE EMPYREUMATIQUE.

Prenez : Huile pyrozoonique animale..... 32 grammes (1 once).
Racine de fougère mâle en poudre. 64 grammes (2 onces).
Miel. .... Quantité suffisante.

Mélangez exactement ces substances, et divisez la masse en quatre ou cinq bols, que vous administrerez en une fois dans la matinée.

AUTRE AVEC LE SAVON EMPYREUMATIQUE (*M. Lebas*).

Prenez : Savon empyreumatique......... 125 grammes (4 onces).
Aloès en poudre. .... 32 grammes (1 once).
Mercure doux. .... 8 grammes (2 gros).
Racine de fougère mâle en poudre. Quantité suffisante.

Mêlez très-exactement pour former quatre ou six bols, dont vous administrerez un au cheval tous les matins à jeun, pendant quatre jours.

Je pense qu'il serait convenable d'ajouter au mélange un peu de miel, afin de mieux lier les substances entre elles.

AUTRE AVEC L'ASA-FOETIDA.

Prenez : Asa-fœtida en poudre......... 125 grammes (4 onces).
Gentiane.................... 64 grammes (2 onces).
Onguent mercuriel double...... 32 grammes (1 once).
Miel. .... Quantité suffisante.

Faites selon l'art seize bols ; administrez-en trois ou quatre chaque matin.

PRÉPARATIONS MAGISTRALES,

DESTINÉES A L'USAGE EXTERNE.

Les composés pharmaceutiques dont nous faisons usage à l'extérieur sont plus variés dans leur forme et dans leur mode d'application que ceux que nous employons à l'intérieur. On distingue en effet, parmi les premiers, des lotions, des fomentations, des injections, des bains, des fumigations, des gargarismes, des collyres, des liniments, des cataplasmes, des charges, des sachets et des mastigadeurs.

LES LOTIONS.

On désigne ainsi les lavages répétés que l'on exécute sur une partie quelconque du corps, et, par extension, le liquide destiné à cet usage. Les lotions diffèrent des douches en ce que le liquide, dans cette dernière opération, tombe d'une certaine hauteur, ou est lancé à distance sur la partie malade. Les douches tirent leurs vertus, non-seulement de leur température et des substances qu'elles tiennent en solution, mais encore de leur force de percussion. On les pratique en laissant simplement tomber le liquide sur la surface soumise à son application, ou bien en le lançant dessus avec force à l'aide d'une seringue.

Lorsqu'un liquide est versé en abondance, et pour ainsi dire à flots, sur une partie étendue du corps, l'opération prend le nom *d'affusion*. Quand, au contraire, il y est porté à l'aide d'un corps intermédiaire, que l'on ne cherche point à exprimer pour faire ruisseler le liquide et laver la partie malade, elle reçoit celui de *fomentation*.

Quant aux lotions dont nous avons à nous occuper spécialement ici, on les pratique, soit dans le but de nettoyer simplement la surface malade, soit dans celui d'y provoquer des effets essentiellement thérapeutiques. Dans le premier cas, on se sert communément d'eau pure élevée à la température de 36 à + 40°, et chargée d'un peu de savon ou de substances amilacées. Dans le second, c'est encore l'eau que l'on emploie ordinairement ; mais elle tient alors en solution ou en suspension des principes médicamenteux ; quelquefois cependant on la remplace par l'alcool ou par une liqueur fermentée.

En égard aux différentes médications dont les parties extérieures du corps sont susceptibles, on peut distinguer les lotions en relâchantes ou émollientes, astringentes, excitantes et narcotiques ou sédatives. Indépendamment de ces lotions, il en est un certain nombre d'autres qui, étant appropriées à certains états pathologiques, sont considérées en quelque sorte comme des spécifiques : telles sont les lotions antipsoriques, antiherpétiques, etc. On pourrait bien aussi reconnaître des lotions purgatives, émétiques, diurétiques, etc. ; car il n'est pas impossible, en administrant les médicaments sous cette forme, de faire naître les effets que comportent ces dénominations : mais alors c'est comme agent interne que ces médicaments agissent, et non comme agent externe.

LOTIONS ÉMOLLIENTES.

LOTION ORDINAIRE.

Prenez : Graine de lin.................... 32 grammes (1 once).
Feuilles de mauve............... 1 poignée.
Eau........................... 1 litre.

Faites une décoction ; employez tiède.

AUTRE PLUS ADOUCISSANTE.

Prenez : Mauve ou guimauve.......... 250 grammes (8 onces).
Têtes de pavot................ N.° 6.
Eau........................... 4 litres.

Faites comme précédemment.

On pourrait remplacer les têtes de pavot par 64 ou 96 grammes de laudanum ; mais ce moyen deviendrait trop dispendieux ; il ne peut guère être mis en usage que dans le cas où les lotions doivent être faites sur des surfaces peu étendues et très-délicates.

AUTRE AVEC L'AMIDON.

Prenez : Amidon en poudre............. 24 grammes (6 gros).
Laudanum................... 32 grammes (1 once).
Eau commune................ 2 litres.

Délayez l'amidon dans l'eau froide : faites bouillir pendant quelques instants ; retirez du feu ; ajoutez le laudanum et employez tiède.

AUTRE PLUS ÉCONOMIQUE.

Prenez : Gros son.. 2 jointées.
        Eau... 6 litres.

Faites bouillir le son dans l'eau ; passez le liquide à travers un linge grossier, et employez tiède.

LOTIONS ASTRINGENTES ET EXCITANTES.

LOTION AVEC L'ACÉTATE DE PLOMB.

Prenez : Sous-acétate de plomb liquide................ 1 partie.
        Eau-de-vie ordinaire....................... 4 parties.
        Eau de rivière............................. 24 parties.

Mêlez et employez de suite.

La proportion des substances qui concourent à former cette préparation, généralement connue sous le nom d'*eau végéto-minérale*, doit varier suivant le degré d'activité qu'on veut lui donner.

Les proportions ci-dessus indiquées se rapprochent beaucoup de celles exprimées dans le Formulaire de Bourgelat, et me semblent être les plus convenables dans la généralité des cas.

L'on peut donner à l'eau blanche une plus grande puissance astringente, en y ajoutant un trentième ou un quarantième d'acide nitrique ou hydrochlorique.

D'après certaines pharmacopées, l'eau végéto-minérale se prépare ainsi qu'il suit :

Prenez : Sous-acétate de plomb liquide.... 16 grammes (4 gros).
        Eau distillée.................... 1 litre.
        Alcool........................ 64 grammes (2 onces).

On mêle d'abord l'acétate et l'eau distillée, et l'on ajoute ensuite l'alcool.

Je crois cette préparation préférable à la première, lorsqu'on veut arrêter certaines exhalations morbides, comme, par exemple, lorsqu'il s'agit de tarir les écoulements qui accompagnent les coryzas chroniques et la morve. Seulement il faut avoir soin d'augmenter graduellement la quantité d'extrait de saturne, à mesure qu'on en prolonge l'emploi.

LOTION ASTRINGENTE DÉTERSIVE. (*Bourgelat.*)

Prenez : Eau de chaux................. 500 grammes (1 livre).
        Alcool camphré.............. 16 grammes (4 gros).
        Acétate de plomb............ 4 grammes (1 gros).

Mélangez et employez de suite.

La dose des deux dernières substances pourrait être augmentée avec avantage dans beaucoup de cas.

LOTION ASTRINGENTE TRÈS-ACTIVE.

Prenez : Sulfate de fer.........⎫
—————— d'alumine et de⎬ ãã..... 64 grammes (2 onces).
potasse...........⎭
Vinaigre.................... 250 grammes (8 onces).
Eau commune............... 2 litres.

Dissolvez les sels dans l'eau, et ajoutez le vinaigre.

AUTRE AVEC DES SUBSTANCES VÉGÉTALES.

Prenez : Écorce de chêne.............. 250 grammes (8 onces).
Feuilles de noyer.............. 125 grammes (4 onces).
Eau........................ 3 litres.

Faites une décoction, et employez la colature presque froide.

LOTION EXCITANTE.

Prenez : Hydrochlorate d'ammoniaque... 32 grammes (1 once).
Eau-de-vie.................. 190 grammes (6 onces).
Eau commune............... 1 litre.

Dissolvez le sel ammoniac dans l'eau, ajoutez l'alcool et employez de suite.

AUTRE D'APRÈS BOURGELAT.

Prenez : Eau de chaux.....⎫ ãã........ Demi-litre.
Lessive de cendres.⎭
Eau-de-vie.................. 125 grammes (4 onces).

Mêlez, pour une lotion ou une fomentation excitante très-active.

AUTRE AVEC DES SUBSTANCES VÉGÉTALES.

Prenez : Sauge officinale......................... 3 poignées.
Vin rouge............................. 1 litre.
Eau commune.......................... 2 litres.

Faites infuser la sauge dans l'eau, ajoutez le vin, coulez et employez tiède.

Ces sortes d'infusions peuvent remplacer économiquement les vins aromatiques; il est facile d'en varier la composition en employant pour les préparer les principales espèces de la famille des labiées et de celle des ombellifères.

AUTRE AYANT PLUS D'ACTIVITÉ.

Prenez : Menthe poivrée................ 2 poignées.
        Gros vin rouge.................. 1 litre.
        Eau-de-vie camphrée........... 64 grammes (2 onces).

Faites infuser pendant quelques heures la menthe dans le vin ; coulez et ajoutez ensuite l'eau-de-vie camphrée.

On peut augmenter la propriété excitante de cette lotion, en y faisant dissoudre 32 ou 40 grammes d'hydrochlorate d'ammoniaque.

AUTRE PLUS ÉCONOMIQUE.

Prenez : Fleurs de sureau............... 1 poignée.
        Hydrochlorate d'ammoniaque.... 64 grammes (2 onces).
        Eau commune.................. 2 litres.

Faites une infusion, et ajoutez le sel dans la colature.

LOTION NARCOTIQUE ET CALMANTE.

Prenez : Feuilles de belladone..................... 2 poignées.
        Têtes de pavot......................... N.° 6.
        Eau commune.......................... 3 litres.

Faites une décoction et employez tiède.

LOTIONS ANTIPSORIQUES.

LOTION AVEC LE SULFURE DE POTASSE.

Prenez : Sulfure de potasse............. 64 grammes (2 onces).
        Eau commune.................. 1 litre.

Faites une solution et employez de suite.

AUTRE PLUS ACTIVE. (*M. Dupuytren.*)

Prenez : Sulfure de potasse............. 125 grammes (4 onces).
        Eau commune................. 500 grammes (1 livre).
        Acide sulfurique.............. 16 grammes (4 gros).

Dissolvez, à l'aide d'un mortier, le sulfure dans l'eau ; ajoutez l'acide, et lotionnez de suite les parties malades. Réitérez le soir les mêmes lotions. Continuez ainsi jusqu'à cessation du prurit.

AUTRE D'APRÈS M. LEBAS.

Prenez : Feuilles de tabac......................... 2 parties.
        Sel de cuisine .... 3 parties.
        Savon................................... 2 parties.
        Eau commune............................ 32 parties.

Traitez les feuilles de tabac par décoction ; dissolvez dans le décoctum le sel et le savon ; passez et employez tiède.

AUTRE D'APRÈS LE MÊME AUTEUR.

Prenez : Sulfure de potasse............. 125 grammes (4 onces).
   Savon vert.................. 500 grammes (1 livre).
   Eau commune............... 8 litres.

On fait dissoudre le sulfure et le savon dans l'eau pour l'usage.

Comme le sulfure s'altère promptement par son exposition à l'air, il vaut mieux n'employer que le quart de ces quantités, et préparer une nouvelle lotion lorsqu'on en a besoin.

LOTION ANTI-PSORIQUE AVEC LE CHLORURE DE CHAUX.

Prenez : Chlorure de chaux sec......... 95 grammes (3 onces).
   Eau distillée................. 500 grammes (1 livre).

Broyez le chlorure dans un mortier ; ajoutez-y peu à peu l'eau ; laissez déposer l'excès de chaux ; tirez à clair, et employez la liqueur en lotions, que vous réitérez cinq ou six fois par jour.

Les autres chlorures sont, dit-on, aussi efficaces que celui de chaux.

LOTION ANTI-PSORIQUE ET ANTI-HERPÉTIQUE.

Prenez : Nitrate acide de mercure........ 8 grammes (2 gros).
   Eau distillée................. 500 grammes (1 livre).

Dissolvez le nitrate dans l'eau, et faites des lotions deux fois par jour.

AUTRE AVEC LE SUBLIMÉ.

Prenez : Deutochlorure de mercure. 2 grammes 6 déc. (2 scrupules).
   Eau distillée.......... 500 grammes (1 livre).

Faites dissoudre le sublimé dans un mortier de verre, et employez comme précédemment.

LOTION ANTI-DARTREUSE. (M. Vatel.)

Prenez : Deutochlorure de mercure. 2 grammes (demi-gros).
   Sous-acétate de cuivre... 2 grammes 6 déc. (2 scrupules).
   Eau pure. .... 1000 grammes (2 livres).

Dissolvez les deux sels dans un mortier de verre, en ayant soin de broyer bien exactement le sous-acétate. L'eau laisse bientôt déposer une poudre verdâtre, qui est la portion d'oxyde de cuivre qu'elle n'a pas pu dissoudre. Avant de se servir de cette liqueur, il faut agiter le vase qui la contient ; si l'on veut qu'elle ait moins d'âcreté, on la tire au clair, et on l'étend même dans une nouvelle quantité d'eau.

AUTRE AVEC LE NITRATE D'ARGENT.

Prenez : Nitrate d'argent   1 gramme 3 décigrammes (1 scrupule).
         Eau distillée... 250 grammes   (8 onces).

Préparez la solution, et employez-la comme précédemment.

Ces sortes de lotions peuvent être utiles non-seulement pour combattre les dartres, mais encore pour aviver la surface des ulcères atoniques, et leur donner un meilleur aspect; pour hâter la cicatrisation des crevasses, et tarir les exhalations morbides qui s'établissent souvent à la partie inférieure des extrémités chez le cheval.

Les formules qui ont pour objet les différentes sortes de lotions, pouvant presque toutes servir (en ayant soin de modifier un peu les doses) pour préparer des fomentations, des bains, des injections et des gargarismes, je crois pouvoir me dispenser de traiter d'une manière spéciale de chacun de ces nouveaux genres de composés pharmaceutiques; je dirai cependant quelques mots des deux derniers.

LES INJECTIONS.

Le mot injection, d'après son étymologie (du verbe *injicere* jeter dans), ne devrait réellement indiquer que l'opération par laquelle on pousse un liquide dans une cavité naturelle ou accidentelle; cependant on est dans l'usage d'appliquer aussi ce nom à la matière de l'injection. C'est pour l'ordinaire dans les cavités nasales et auriculaires, dans le conduit vaginal, dans les abcès, les kystes, et dans les trajets fistuleux, que l'on pratique des injections. Celles que l'on fait par l'anus portent le nom de *lavements* : elles ont déjà été examinées. Les injections que l'on pousse dans la bouche reçoivent l'épithète de *gargarisme* : nous nous en occuperons bientôt.

Les liquides, que l'on applique sous cette forme à l'économie animale, agissent d'abord en distendant les conduits et les cavités dans lesquelles on les dirige, ramollissent les matières solides qui y sont contenues, délayent celles qui sont fluides, et les disposent à s'écouler plus facilement. Indépendamment de ces effets, que l'on peut considérer comme physiques, et qui appartiennent à peu près à toutes les injections, ces sortes de préparations jouissent en outre de propriétés médicinales différentes , suivant la nature et la proportion des substances qui les constituent.

Sous ce dernier rapport, on peut distinguer les injections en émollientes , narcotiques, toniques, astringentes et irritantes. Puisque les injections , d'après ce qui vient d'être dit, peuvent se composer de la même manière que les lotions, et que les mêmes substances peuvent servir à les former , il sera inutile de présenter ici une longue suite de formules ayant ces composés pharmaceutiques pour objet. Nous en insérerons seulement quelques-unes pour exemple :

INJECTION ÉMOLLIENTE.

Prenez : Fleurs de bouillon blanc. . . . . 32 grammes (1 once).
Racine de guimauve. . . . . 64 grammes (2 onces).
Eau. . . . . 1 litre.

Faites une décoction , et employez tiède.

INJECTION SÉDATIVE. (*D. Hamilton.*)

Prenez : Extrait d'opium , de. . . . . . . 4 à 12 grammes (1 à 3 gros).
Eau chaude. . . . . 500 grammes (1 livre).
Extrait de Saturne , de. . . . 4 à 12 grammes (1 à 3 gros).

Faites dissoudre l'opium dans l'eau, ajoutez ensuite l'extrait de Saturne.

INJECTION ASTRINGENTE.

Prenez : Eau de Rabel. . . . . 32 grammes (1 once).
Miel. . . . . 125 grammes (4 onces).
Eau distillée. . . . . 250 grammes (8 onces .

Mêlez et employez de suite.

AUTRE DOUÉ DE PROPRIÉTÉS ANALOGUES.

Prenez : Acétate de plomb. . . . . 16 grammes (4 gros.
Vinaigre. . . . . 250 grammes (8 onces).
Eau de rose. . . . . 1000 grammes (2 livres).

Mêlez pour plusieurs injections.

INJECTION EXCITANTE DÉTERSIVE.

Prenez : Gros vin rouge. . . . .} ãã . . 500 grammes (1 livre).
Forte infusion aromatique. }
Teinture d'aloès. . . . . 125 grammes (4 onces).

Mêlez exactement, et agitez le vase avant d'employer cette liqueur.

ALTRE DOUÉE DE PROPRIÉTÉS ANALOGUES. (*M. Lebas.*)

Prenez : Vin rouge.............................. 20 parties.
     Alcool vulnéraire..⎫
     —— camphré...⎬ āā................... 4 parties.
     Teinture d'aloès...⎭

Mêlez et employez comme ci-dessus.

LES GARGARISMES.

Le mot gargarisme, dans le langage du pharmacien, sert à indiquer un médicament liquide destiné à être introduit dans la bouche, à l'effet de nettoyer cette cavité, ou d'y opérer une action thérapeutique plus ou moins énergique.

On administre les gargarismes à l'aide d'une seringue sous forme d'injection, ou au moyen d'un linge fin et souple, d'une petite éponge ou d'un peu d'étoupes que l'on fixe au bout d'un bâton. On en fait principalement usage dans les inflammations de la muqueuse de la bouche et de l'arrière-bouche, dans les ulcérations de cette membrane, etc.

Les considérations qui nous ont déterminé à ne présenter qu'un petit nombre de formules d'injections, doivent nous engager aussi à n'insérer que quelques formules de gargarismes.

GARGARISME ADOUCISSANT SIMPLE.

Prenez : Décoctum d'orge............... 1 litre.
     Miel de bonne qualité. .... 190 grammes (6 onces).
Délayez le miel et employez tiède.

AUTRE AVEC LES FIGUES. (*M. Lebas.*)

Prenez : Figues grasses coupées par morceaux. 32 grammes (1 once).
     Racine de guimauve............. 64 grammes (2 onces).
Faites bouillir dans eau................... Quantité suffisante pour une demi-pinte de décoction; ajoutez une même quantité de lait.

GARGARISME ASTRINGENT.

Prenez : Décoctum d'orge............... 1 litre.
     Miel. .... 190 grammes (6 onces).
     Acide hydrochlorique.......... Quantité suffisante pour donner au liquide une saveur styptique prononcée.

AUTRE PRÉCONISÉ COMME DÉTERSIF.

Prenez : Infusion de sauge............. 500 grammes (1 livre).
        Miel...................... 125 grammes (4 onces).
        Acide hydrochlorique.......... 24 grammes (6 gros).

Mêlez et employez à plusieurs reprises dans la journée.

AUTRE POUR REMPLIR LA MÊME DESTINATION.

Prenez : Feuilles de ronce......)
        Pétales de roses rouges.) ãã.... 1 poignée.
        Oxymel................... 190 grammes (6 onces).
        Eau...................... 1 litre.

Faites une décoction, et ajoutez l'oxymel à la colature. Employez comme le gargarisme ci-dessus.

LES COLLYRES.

Sous cette dénomination, beaucoup d'auteurs modernes comprennent la généralité des substances médicamenteuses que l'on applique sur les yeux. Ils distinguent ces sortes de médicaments en *collyres secs* et en *collyres liquides*. Les premiers ne sont communément que des substances simples, réduites en poudre fine, que l'on souffle dans les yeux (soit séparément, soit mêlées ensemble), au moyen d'un tuyau de plume ou d'un tube de verre. C'est ainsi qu'on emploie le mercure doux, le sucre candi, l'oxide de zinc, le sulfate de zinc, celui d'alumine et de potasse, l'hydrochlorate d'ammoniaque, etc.

Mais comme c'est par une extension abusive que l'on donne le nom de collyres à ces médicaments pulvérulents, nous restreindrons ce nom aux seuls agents liquides destinés à combattre les maladies des yeux par une application directe (1).

Les collyres se préparent avec des décoctions de plantes mucilagineuses, narcotiques, astringentes ; des infusions aromatiques ; des eaux distillées ; on y ajoute souvent des teintures,

(1) Il existe ici un certain nombre de pommades et d'onguents qui ont la même destination, et cependant on ne les classe pas ordinairement parmi les collyres. Comme ce sont d'ailleurs des préparations officinales, nous en parlerons un peu plus loin.

des solutions salines ; quelquefois ces solutions forment à elles seules le médicament.

Ils peuvent être appliqués soit en couvrant les yeux de compresses imbibées du liquide médicamenteux, soit en instillant celui-ci entre les paupières, soit enfin en pratiquant, à l'aide d'une éponge, une sorte de lotion sur l'organe malade.

Par rapport à leur action immédiate, on peut admettre cinq principaux genres de collyres, savoir : des collyres émollients et adoucissants, des collyres narcotiques, des collyres astringents, des collyres excitants et des collyres irritants.

COLLYRES ÉMOLLIENTS.

Ces collyres se composent, ainsi que les lotions douées des mêmes propriétés, avec des fleurs de mauve, de guimauve, des feuilles et des racines de ces mêmes plantes ; les semences de lin, le lait, etc. On a la précaution de préparer les décoctions avec soin et propreté ; on les passe à travers un linge, afin qu'il ne reste aucun débris végétal dans la liqueur, et on emploie celle-ci tiède. Je ne citerai qu'un seul exemple de ces sortes de collyres :

COLLYRE ADOUCISSANT.

Prenez : Feuilles ou fleurs de guimauve.... 32 grammes (1 once).
Amidon...................... 16 grammes (4 gros).
Eau......................... 1 litre.

Faites infuser la guimauve ; ajoutez à la colature l'amidon, après l'avoir broyé et délayé dans un peu d'eau froide ; faites bouillir un instant, et employez tiède.

COLLYRES NARCOTIQUES.

Les décoctions de plantes de la famille des solanées et des papavéracées, principalement celles de belladone, de jusquiame, de pavot et de coquelicot, composent ces sortes de collyres ; on y fait aussi quelquefois entrer de l'opium ou quelques-unes des préparations qui en dérivent. On les emploie de la même manière que les collyres émollients ; c'est-à-dire, sous forme de lotions, ou préférablement à l'aide de compresses et de bandages matelassés, que l'on maintient appliqués sur les yeux. Ils conviennent beaucoup pour combattre les ophthalmies aiguës et douloureuses.

COLLYRE ANODIN AVEC LE SAFRAN.

Prenez : Safran gâtinais................... 8 grammes (2 gros).
      Têtes de pavot blanc.............. N.° 4.
      Eau........................... 1 litre.

Faites bouillir les têtes de pavot et infuser le safran ; coulez et employez tiède.

AUTRE D'APRÈS M. LEBAS.

Prenez : Décoction de pavot blanc et de
        laitue. .... 250 grammes (8 onces).
      Safran en feuilles........... 2 grammes (Demi-gros).

Faites infuser le safran ; passez et appliquez des compresses imbibées de cette liqueur sur les yeux, dans le cas d'ophthalmie douloureuse.

AUTRE D'APRÈS LE CODEX.

Prenez : Eau distillée de roses.......... 64 grammes (2 onces).
      Gomme arabique.............. 16 grammes (4 gros).
      Laudanum liquide............. 6 gouttes.

Faites dissoudre la gomme dans l'eau ; ajoutez le laudanum, et employez comme cela est indiqué ci-dessus.

On conçoit facilement qu'il faudra augmenter les doses indiquées dans cette formule, lorsque le collyre devra être employé pour les grands animaux.

COLLYRES ASTRINGENTS.

Ceux-ci se composent pour l'ordinaire avec deux ou trois scrupules de sulfate de zinc, de sulfate de cuivre, d'alun, ou d'acétate de plomb, dissous dans une livre d'eau simple ou d'eau distillée de roses, de plantain. Ils sont surtout indiqués dans le cas d'ophthalmies chroniques et purulentes.

COLLYRE ASTRINGENT D'APRÈS LE CODEX.

Prenez : Eau distillée de roses........ 250 grammes (8 onces).
      Sulfate de zinc.............. 1 gramme (18 grains).
      Alcool à 22°................. 8 grammes (2 gros).

Faites selon l'art, et employez froid.

AUTRE D'APRÈS BOURGELAT.

Prenez : Blancs d'œufs bien battus. ... N.° 2.
    Eau commune............. Demi-verrée.
    Camphre................. 6 décigrammes (12 grains).

Mêlez, triturez dans un mortier, et appliquez sur l'œil au moyen de compresses.

AUTRE D'APRÈS LE MÊME AUTEUR.

Prenez : Sulfate d'alumine............... 8 grammes (2 gros).
    Blancs d'œufs.................. N.° 2.
    Eau commune.................. 1 verrée.

Battez ensemble jusqu'à ce que le sel soit bien dissous, et employez comme cela est indiqué ci-dessus.

AUTRE PLUS COMPLIQUÉ.

Prenez : Eau de roses........... 190 grammes   (6 onces).
    Sulfate de zinc......... 4 grammes   (1 gros).
    Camphre.............. 60 centigrammes (12 grains).
    Iris de Florence en poudre. 120 centigrammes (24 grains).
    Blancs d'œufs........... N.° 2.

Broyez les substances solides dans les blancs d'œufs ; ajoutez-y ensuite l'eau distillée, et employez ce collyre comme le précédent.

AUTRE BEAUCOUP PLUS SIMPLE.

Prenez : Eau de roses............... 230 grammes (8 onces).
    Acétate de plomb liquide..... 2 grammes (Demi-gros).
    Sucre candi............... 8 grammes (2 gros).

Faites selon l'art, pour être employé de suite.

COLLYRES EXCITANTS.

Ces collyres peuvent être composés avec la plupart des substances rangées dans la classe des stimulants ; mais celles dont on fait habituellement usage sous ce rapport sont les infusions de mélilot, de fleurs de sureau, de menthe, de sauge et de quelques autres labiées. Lorsqu'on veut augmenter l'activité de ces infusions, on y ajoute un peu de vin ou d'eau-de-vie camphrée, de l'hydrochlorate d'ammoniaque, etc. Les indications de ces médicaments sont analogues à celles des collyres astringents ; c'est au praticien à déterminer les cas dans lesquels il doit donner la préférence aux uns ou aux autres.

COLLYRE EXCITANT SIMPLE.

Prenez : Infusion de fleurs de sureau..... 500 grammes (1 livre).
         Eau-de-vie ordinaire........... 64 grammes (2 onces).

Mêlez et employez sur-le-champ.

Pour donner un peu plus d'activité à ce remède, on peut remplacer l'eau-de-vie ordinaire par l'eau-de-vie camphrée; on lui en donnera plus encore en y faisant dissoudre 8 ou 12 grammes d'hydrochlorate d'ammoniaque.

COLLYRE DE BRUX.

Prenez : Aloès hépatique en poudre.... 4 grammes (1 gros).
         Vin blanc... } āā .... 48 grammes (1 once 1/2).
         Eau de roses. }
         Teinture de safran........... 30 gouttes.

On fait bouillir l'aloès dans le vin blanc ; on filtre la liqueur, et on y ajoute l'eau de roses et la teinture d'aloès.

Ce collyre est détersif; il convient pour déterger les ulcérations des paupières et pour combattre les ophthalmies chroniques purulentes.

AUTRE PLUS SIMPLE POUR REMPLIR LES MÊMES INDICATIONS (*M. Lebas*).

Prenez : Teinture d'aloès............. 32 grammes (1 once).
         Eau de roses................. 250 grammes (8 onces).

Mêlez pour l'usage.

COLLYRES IRRITANTS.

C'est ici qu'il faudrait placer les collyres pulvérulents, si l'on se décidait à les admettre parmi ce groupe de médicaments. Les collyres liquides dont nous avons ici à nous occuper, sont formés des substances âcres et irritantes les plus énergiques.

COLLYRE AVEC LA POTASSE (*Gimbernat*).

Prenez : Eau distillée............. 32 grammes   (1 once).
         Potasse caustique.......... 10 centigrammes (2 grains).

Faites une solution dont vous ferez pénétrer de temps en temps quelques gouttes dans l'œil pour enlever les taies. On lave ensuite la partie avec une décoction mucilagineuse.

COLLYRE DE LANFRANC.

Prenez : Vin blanc................ 500 grammes   (1 livre).
Eau de plantain.) ãã..... 95 grammes   (3 onces).
Eau de roses....)
Sulfure jaune d'arsenic.... 8 grammes   (2 gros).
Myrrhe................ 23 décigrammes (46 grains).
Aloès................. 24 décigrammes (48 grains).

Pulvérisez exactement le sulfure; mêlez-le à l'aloès et à la myrrhe; ajoutez les différents liquides, et triturez pendant longtemps dans un mortier de verre; introduisez dans un flacon, et conservez pour l'usage.

Ce collyre ne doit être appliqué sur les yeux que lorsqu'il est devenu transparent par le repos. On l'emploie contre les taies et les ulcérations chroniques de l'œil; alors on l'instille entre les paupières. On se sert aussi du collyre de Lanfranc pour déterger les ulcérations de la pituitaire, de la membrane de la bouche, etc. Dans ces cas, on a soin d'agiter le flacon pour troubler la liqueur.

COLLYRE OU EAU CÉLESTE.

Prenez : Sulfate de cuivre............. 2 grammes (demi-gros).
Eau ordinaire................ 1 litre.
Ammoniaque fluor........... Quantité suffisante

pour précipiter l'oxyde de cuivre et le redissoudre ensuite en beau bleu.

Ce collyre est irritant; recommandé pour faire disparaître les taies de la cornée, il est beaucoup moins employé aujourd'hui qu'autrefois.

Du reste, l'eau céleste, de même que le collyre de Lanfranc, sont de véritables préparations officinales; elles n'ont été placées ici que pour ne pas les séparer des autres collyres.

LES LINIMENTS.

D'après son étymologie (de *linire*, adoucir, oindre doucement), le mot liniment ne devrait s'appliquer qu'aux seuls médicaments onctueux doués de la propriété d'adoucir les tissus et de calmer la douleur; mais l'usage lui a fait donner une acception moins restreinte; car on comprend aujourd'hui sous le nom de liniments tous les composés pharmaceutiques onctueux, de consistance moyenne entre l'axonge et l'huile d'olive, qui sont destinés à être appliqués sous forme de frictions sur les différentes régions du corps.

L'action des liniments, d'abord bornée au tissu de la peau, s'étend bientôt, par une sorte d'imbibition et par irradiation physiologique, aux parties sous-jacentes. En général, ils transmettent plus promptement et plus profondément leur influence que les médicaments liquides employés en fomentations ou en lotions.

Les huiles grasses, quelques huiles volatiles et l'axonge forment la base de presque tous les liniments. Ces topiques, quoique préparés extemporanément, et le plus souvent d'après l'ordonnance du praticien, sont en quelque sorte officinaux, car on peut les conserver pendant longtemps sans altération. Il est un autre genre de préparations qui ont beaucoup d'analogie avec les liniments ; ce sont celles que l'on nomme embrocations. Les embrocations se composent généralement de la même manière ; mais, au lieu de s'en servir sous forme de frictions, on les étend en couches épaisses sur les parties, où on les laisse séjourner aussi longtemps que possible.

On ne distingue guère, par rapport à leurs propriétés, que deux classes bien tranchées de liniments, savoir : des liniments adoucissants, narcotiques et calmants, et des liniments excitants et irritants.

LINIMENTS ADOUCISSANTS NARCOTIQUES ET CALMANTS.

LINIMENT AVEC LA GUIMAUVE.

Prenez : Racine de guimauve........... 64 grammes (2 onces).
Huile d'olive douce............ 125 grammes (4 onces).
Eau commune................. 500 grammes (1 livre).

Faites bouillir la guimauve dans l'eau jusqu'à réduction du tiers, passez le décoctum, ajoutez l'huile, agitez le mélange dans une bouteille, et employez de suite.

AUTRE AVEC L'ONGUENT D'ALTHÆA (*Bourgelat*).

Prenez : Huile d'olive..... }
Onguent d'althæa. } ãã........ 125 grammes (4 onces).

Faites fondre l'onguent à une douce chaleur ; ajoutez-y l'huile, et employez tiède.

AUTRE AVEC LE POPULEUM.

Prenez : Huile de pied de bœuf......... 125 grammes (4 onces).
    Onguent populeum. } ãã .... 64 grammes (2 onces).
    ———— d'althæa.. }

Faites selon l'art, pour un liniment émollient et anodin.

LINIMENT CALCAIRE.

Prenez : Eau de chaux................ 250 grammes (8 onces).
    Huile d'olive douce.......... 32 grammes (1 once).

Mêlez et agitez dans une bouteille. Ce liniment est convenable dans les inflammations vives et récentes des téguments, telles que les brûlures.

AUTRE PROPRE AUX MÊMES USAGES.

Prenez : Huile d'olive................. 125 grammes (4 onces).
    Extrait de saturne............ 16 grammes (4 gros).

Préparez et employez comme celui ci-dessus.

AUTRE, VANTÉ COMME DESSICCATIF (*Solleysel*).

Prenez : Huile de lin....... } ãã................... 1 partie.
    Alcool. .... }

Battez bien les deux liquides, et employez de suite ce mélange. Ce liniment a été conseillé par Solleysel contre les crevasses des extrémités.

LINIMENT NARCOTIQUE SIMPLE.

Prenez : Huile d'olive fine............. 125 grammes (4 onces).
    Laudanum liquide............ 64 grammes (2 onces).

Agitez ensemble les deux substances, et employez de suite.

Ce liniment est très-utile pour calmer les douleurs très-aiguës, surtout celles qui accompagnent l'engorgement des organes glanduleux et des ganglions lymphatiques.

AUTRE PLUS COMPLIQUÉ.

Prenez : Baume tranquille............... 16 grammes (4 gros).
    Baume de Fioraventi. .... 32 grammes (1 once).
    Laudanum liquide............. 4 grammes (1 gros).

Mêlez et employez comme précédemment. Celui-ci est surtout recommandable lorsque les douleurs ne sont accompagnées que de peu d'inflammation.

LINIMENT SAVONNEUX OPIACÉ.

Prenez : Huile d'olive.................... 125 grammes (4 onces).
Teinture alcoolique d'opium.... 64 grammes (2 onces).
Savon blanc.................... 16 grammes (4 gros).

Faites dissoudre le savon dans la teinture ; ajoutez l'huile à la solution , et opérez le mélange dans un mortier, en triturant.

LINIMENTS EXCITANTS ET IRRITANTS.

LINIMENT EXCITANT RÉSOLUTIF.

Prenez : Huile volatile de lavande....... 95 grammes (3 onces).
Huile de laurier............... 125 grammes (4 onces).
Camphre..................... 8 grammes (2 gros).

Dissolvez le camphre dans l'huile volatile ; mélangez à l'huile de laurier, et employez sous forme de frictions et d'embrocations, sur les engorgements froids et indolents.

AUTRE AVEC L'HYDROCHLORATE D'AMMONIAQUE.

Prenez : Alcool à 22 degrés............ 250 grammes (8 onces).
Savon blanc.................. 32 grammes (1 once).
Sel ammoniac. .... 16 grammes (4 gros).

Faites dissoudre le savon , et ensuite le sel ammoniac , dans l'alcool , et conservez pour l'usage.

Ce liniment peut être utile contre certaines tumeurs indolentes des extrémités. Il nous a quelquefois réussi dans le cas de mollettes récentes.

AUTRE POUR REMPLIR LES MÊMES INDICATIONS.

Prenez : Savon....................... 64 grammes (2 onces).
Camphre..................... 16 grammes (4 gros).
Ammoniaque.................. 32 grammes (1 once).
Alcool. .... Quantité suffisante

pour dissoudre le camphre et le savon ; mêlez le tout dans une bouteille , et conservez à l'abri du contact de l'air.

AUTRE DOUÉ DE PROPRIÉTÉS ANALOGUES (*M. Vatel*).

Prenez : Baume tranquille.............. 64 grammes (2 onces).
Camphre..................... 8 grammes (2 gros).
Huile d'aspic........⎫
—— de térébenthine. ⎬ ãã ...... 4 grammes (1 gros).
Ammoniaque........⎭

Faites dissoudre le camphre dans les huiles volatiles, et ajoutez le baume et l'ammoniaque.

LINIMENT SAVONNEUX CAMPHRÉ.

Prenez : Savon blanc. .... 3 parties.
Camphre................................. 1 partie.
Alcool distillé de romarin. .... 16 parties.

Dissolvez le savon et le camphre dans l'alcool, et employez en frictions.

LINIMENT MERCURIEL (*Londres*).

Prenez : Onguent mercuriel simple...... 250 grammes (8 onces).
Camphre...................... 32 grammes (1 once).
Ammoniaque................. 125 grammes (4 onces).

On divise le camphre dans un mortier, en y ajoutant une quinzaine de gouttes d'alcool ; on le mêle avec l'onguent mercuriel, et ensuite avec l'ammoniaque, en ajoutant peu à peu celle-ci, et triturant jusqu'à ce que le mélange soit parfait.

Ce liniment agit comme un puissant résolutif sur les engorgements froids et indolents.

AUTRE PROPRE A REMPLIR LA MÊME INDICATION.

Prenez : Huile d'olive................... 64 grammes (2 onces).
Onguent mercuriel double.. ⎫ ãã. 8 grammes (2 gros).
Ammoniaque............. ⎭

Faites selon l'art, et employez comme précédemment.

LINIMENT AMMONIACAL SIMPLE.

Prenez : Huile d'olive................. 125 grammes (4 onces).
Ammoniaque liquide à 22 degrés. 32 grammes (1 once).

On introduit l'huile dans une fiole ; on ajoute l'alcali ; on agite pour opérer le mélange, que l'on conserve à l'abri du contact de l'air.

Ce liniment est un excitant très-actif, indiqué surtout dans les engorgements froids des organes glanduleux, et contre les affections rhumatismales. On peut en augmenter beaucoup l'activité en substituant à l'huile d'olive l'essence de térébenthine.

LINIMENT DE CANTHARIDES CAMPHRÉ.

Prenez : Huile d'olive................... 125 grammes (4 onces).
Savon...................... 32 grammes (1 once).
Teinture de cantharides........ 32 grammes (8 gros).
Camphre.................... 4 grammes (1 gros).

(560)

Faites dissoudre le camphre dans l'huile, et le savon dans la teinture ; mélangez exactement les deux liquides, et conservez-les pour l'usage.

Ce liniment est un puissant résolutif, un peu rubéfiant. Il peut être utile dans le cas de paralysie.

AUTRE DOUÉ DE PROPRIÉTÉS ANALOGUES (M. Lebas).

Prenez : Huile d'olive.............................. 3 parties.
        Teinture de cantharides... }
                        } ãã.............. 2 parties.
        Essence de térébenthine.. }
        Camphre................................... 1 partie.

Mêlez les trois premières substances, faites-y dissoudre le camphre, et conservez ce liniment dans une bouteille bouchée.

LINIMENT IRRITANT (de Pott).

Prenez : Huile de térébenthine...................... 2 parties.
        Acide hydrochlorique...................... 1 partie.

Mêlez par agitation dans une fiole, et conservez comme ci-dessus pour l'usage.

LINIMENT VÉSICANT (Solleysel).

Prenez : Huile de laurier.............. 64 grammes (2 onces).
        Euphorbe en poudre........... 32 grammes (1 once).
        Cantharides.................. 8 grammes (2 gros).

Mêlez exactement, et employez pour faire des embrocations sur les parties dont on veut opérer la rubéfaction. Ce moyen est sans doute moins commode, comme épispastique, que l'onguent vésicatoire ; mais il peut cependant mériter dans quelques cas la préférence sur celui-ci, comme résolutif chaud.

LINIMENT ANTIPSORIQUE.

Prenez : Savon vert. }
                } ãã...................... Parties égales.
        Goudron.. }

Mêlez exactement, et étendez sur les parties affectées de gale.

AUTRE DOUÉ DE PROPRIÉTÉS ANALOGUES.

Prenez : Huile de lin............................... 4 parties.
        Onguent citrin............................ 1 partie.

Faites fondre, et mélangez exactement pour l'usage.

LINIMENT HYDROSULFUREUX SAVONNEUX (*du docteur Jadelot*).

Prenez : Huile d'olive.............. 314 grammes (10 onces).
       Savon en poudre............ 125 grammes (4 onces).
       Solution de sulfure de potasse à
          parties égales............. 64 grammes (2 onces).

Mettez le savon blanc dans un mortier de verre ; délayez-le avec la solution de sulfure, pour en former une pâte, et ajoutez l'huile peu à peu.

Ce médicament s'altérant promptement, ne doit être préparé que suivant le besoin que l'on en a. Il est employé contre la gale et les autres irritations prurigineuses de la peau.

AUTRE ANALOGUE ET PLUS SIMPLE (*M. Vatel*).

Prenez : Savon vert........................... 12 parties.
       Sulfure de potasse en poudre.............. 3 parties.

Mêlez exactement dans un mortier.

Ce liniment est recommandé contre la gale des chiens.

LINIMENT CONSEILLÉ COMME DESSICCATIF DANS LE CAS D'EAUX-AUX-JAMBES
(*Delabère-Blaine*).

Prenez : Sous-acétate de cuivre........ 64 grammes (2 onces).
       Goudron................... 125 grammes (4 onces).
       Savon vert................. 64 grammes (2 onces).

Mêlez exactement, et employez sous forme d'embrocations.

LINIMENT D'ACÉTATE DE PLOMB SOUFRÉ (1).

Prenez : Sous-acétate de plomb liquide. }
       Huile de colza ou d'olive..... } ãã........... 2 parties.
       Fleur de soufre........................... 1 partie.

On mélange ces trois substances par le fouettage peu de temps avant de s'en servir.

Trois ou quatre embrocations faites avec ce liniment, ont quelquefois suffi pour guérir la gale. Nous l'avons vu cependant, dans certains cas, faire naître chez le chien une éruption de pustules isolées et volumineuses, qui nous ont plusieurs fois obligé à en faire suspendre l'application.

LES CHARGES.

On désigne ainsi dans la pharmacie vétérinaire des prépa-

______
(1) Compte rendu des travaux de l'École vétérinaire de Lyon, année 1825.

rations extemporanées, de consistance poisseuse, que l'on applique à l'extérieur, et qui se maintiennent seules sur la partie.

Les charges se composent de différentes manières ; mais
elles ont à peu près constamment pour base la poix grasse
ou la térébenthine, auxquelles on ajoute du goudron, de
l'huile de laurier, de la teinture de cantharides, de l'eau-de-
vie camphrée, de l'essence de lavande ou de térébenthine,
suivant le degré d'activité que l'on se propose de leur donner.
Les charges ont toujours pour but d'exciter d'une manière
continue les parties soumises à leur application, de les fortifier, et de provoquer la résolution des engorgements qui y
seraient fixés.

CHARGE SIMPLE (M. Gasparin).

Prenez : Poix grasse................... 125 grammes (4 onces).
        Térébenthine................ 32 grammes (1 once).

Faites fondre pour opérer le mélange ; trempez-y des étoupes,
que vous placerez immédiatement sur les parties, après en avoir
rasé le poil.

AUTRE ÉGALEMENT PEU COMPOSÉE (Bracy-Clark).

Prenez : Poix de Bourgogne, ou résine
        commune................... 125 grammes (4 onces).
        Térébenthine................ 190 grammes (6 onces).
        Huile d'olive. .... 125 grammes (4 onces).

Faites fondre comme ci-dessus, et employez de même.

AUTRE D'APRÈS SOLLEYSEL.

Prenez : Térébenthine................ 125 grammes (4 onces).
        Suie de cheminée............. 95 grammes (3 onces).

Faites fondre la térébenthine, ajoutez la suie, mélangez exactement, et appliquez de suite sur la partie.

AUTRE D'APRÈS LE MÊME AUTEUR.

Prenez : Cire jaune....}
        Poix-résine...} āā............ 250 grammes (8 onces),
        ——— noire...}
        Huile d'olive.}
        Térébenthine................ 125 grammes (4 onces).

Faites fondre toutes ces substances pour en opérer le mélange.
Cette charge est conseillée par l'auteur contre les écarts.

CHARGE PLUS IRRITANTE (*M. Vatel*).

Prenez : Térébenthine.........}
       Poix de Bourgogne. . } āā...... 500 grammes (1 livre).
       Onguent de laurier............ 125 grammes (4 onces).
       Huile volatile de térébenthine... 64 grammes (2 onces).
       Huile de romarin ou de lavande. 125 grammes (4 onces).

Faites fondre la térébenthine , la poix de Bourgogne, et l'onguent de laurier, à une douce chaleur , et quand le mélange sera presque froid , ajoutez-y les huiles volatiles.

CHARGE ASTRINGENTE RÉSOLUTIVE (*Solleysel*).

Prenez : Blancs d'œufs................ N.° 6.
       Alun en poudre.............. 64 grammes (2 onces).
       Alcool.................... 95 grammes (3 onces).
       Miel. .... 250 grammes (8 onces).

Mélangez les trois premières substances par le fouettage, puis ajoutez-y le miel.

Solleysel recommande cette espèce de charge contre les engorgements œdémateux des membres. Elle nous paraît mériter quelque confiance sous ce rapport.

LES CATAPLASMES.

L'on désigne sous ce titre des préparations magistrales de consistance pulpeuse, que l'on applique sur les diverses parties du corps à l'aide d'un bandage.

Il est peu d'agents pharmacologiques qui ne puissent entrer dans la composition des cataplasmes ; cependant ceux qui sont habituellement employés sous cette forme appartiennent presque tous au règne organique; mais on les humecte souvent avec des solutions salines, acides ou alcalines , de sorte que les minéraux mêmes ne leur sont point étrangers.

On distingue , dans beaucoup de cataplasmes , trois genres de substances différentes : 1.° la matière ou l'excipient; 2.° le véhicule; 3.° l'accessoire. La matière du cataplasme est celle qui en forme la base, et qui lui donne la forme qui le caractérise. Elle se compose le plus souvent de feuilles de mauve de poudre de guimauve , de farine de lin , de seigle , d'orge ou de montarde, de mie de pain, de feuilles de ciguë, de morelle, de belladone, etc.

Le véhicule est le liquide qui sert à faire cuire et à lier la matière : c'est de l'eau pure dans le plus grand nombre de cas ; quelquefois c'est du vin, de l'eau-de-vie, de l'huile ou de la graisse.

Les accessoires sont les substances que l'on ajoute aux cataplasmes pour en modifier les propriétés. On les choisit pour l'ordinaire parmi les poudres toniques, astringentes et irritantes, ou parmi les solutions salines douées de propriétés analogues.

On ajoute quelquefois aussi, comme accessoires à la matière des cataplasmes, des teintures amères ou narcotiques, des onguents anodins ou maturatifs, etc. En général, ces sortes d'ingrédients ne doivent être associés à la matière des cataplasmes qu'à l'instant de les appliquer : alors on les incorpore dans cette matière, ou on les étend simplement à sa surface ; cela dépend de l'effet que l'on désire obtenir, et surtout du prix de la substance à ajouter. Quand elle est à bon marché, on en renouvelle fréquemment l'administration, en arrosant le topique dans le cours de la journée.

L'on sait que les cataplasmes, pour pouvoir être appliqués et maintenus sur une partie, doivent être étendus sur un bandage de toile approprié à la forme de cette partie. Quand ils ne sont ni assez visqueux ni assez consistants, on est obligé de les mettre entre deux linges. Souvent l'on est forcé de renoncer à leur emploi dans la pratique vétérinaire, soit à cause de la difficulté de les maintenir sur diverses régions du corps des grands animaux, soit à cause des inconvénients qui résultent de leur poids. On cherche alors à les remplacer par des bandages couverts à leur face interne d'une forte couche d'étoupes que l'on a soin d'humecter avec des liquides capables de produire des effets analogues à ceux que l'on aurait pu espérer de l'emploi des cataplasmes.

Les cataplasmes peuvent être divisés, d'après les effets qu'ils sont propres à faire naître, en trois grandes classes,

dont la première comprend les cataplasmes émollients, calmants et narcotiques, la deuxième les cataplasmes toniques,
astringents et excitants, et la troisième les cataplasmes irritants
et épispatiques.

CATAPLASMES ÉMOLLIENTS, CALMANTS ET NARCOTIQUES.

CATAPLASME ÉMOLLIENT ORDINAIRE.

Prenez : Feuilles de mauve................ 2 poignées.
          Farine de lin..................... 1 poignée.
          Eau.......................... Quantité suffisante.

Faites cuire d'abord la mauve ; ajoutez ensuite la farine de lin ;
remuez pendant quelques instants, et appliquez chaud. Arrosez de
temps en temps ce cataplasme sur la partie même avec de l'eau
tiède, ou mieux avec un décoctum mucilagineux. Renouvelez-le
au bout de douze heures.

AUTRE AVEC LA FARINE D'ORGE (*Barthelet*).

Prenez : Farine d'orge tamisée......... 500 grammes (1 livre).
          Lait..................... Quantité suffisante.

Faites bouillir la farine dans le lait ; puis ajoutez :

          Beurre ou graisse............. Quantité convenable.

AUTRE PLUS COMPOSÉ (*Bourgelat*).

Prenez : Mie de pain fraisée........... 1 partie.
          Lait ou décoction émolliente.... Quantité suffisante.

Faites cuire la mie de pain dans le liquide, puis ajoutez à la fin de la décoction,
pour chaque livre de cataplasme :

          Jaune d'œuf................ N.° 1.
          Safran..................... 2 grammes (demi-gros).

Mélangez exactement et appliquez tiède.

CATAPLASME NARCOTIQUE ET CALMANT.

Prenez : Racine de guimauve en poudre. } āā. 1 poignée.
          Poudre de têtes de pavot..... }
          Laudanum liquide............. 32 grammes (1 once).

Faites bouillir les deux poudres pendant quelques instants dans
quantité suffisante d'eau ; déposez le cataplasme sur le bandage
destiné à le recevoir ; arrosez sa surface avec le laudanum, et appliquez de suite.

AUTRE PLUS ÉCONOMIQUE.

Prenez : Farine de lin...................... 2 poignées.
      Feuilles de jusquiame ou de belladone. 1 poignée.
      Eau............................ Quantité suffisante.

Faites selon l'art, de manière à réduire les feuilles à l'état de pulpe molle et homogène ; arrosez ce cataplasme sur la partie même où il est appliqué avec un décoctum tiède de pavot ou de toute autre plante narcotique.

CATAPLASMES TONIQUES, ASTRINGENTS ET EXCITANTS.

CATAPLASME AYANT LE VIN POUR VÉHICULE.

Prenez : Gros son de froment............... 2 jointées.
      Feuilles de sauge ou de menthe...... 2 poignées.
      Vin rouge...................... Quantité suffisante.

Faites infuser les feuilles ; ajoutez ensuite le son que vous ferez bouillir quelques instants ; retirez du feu, et appliquez tiède. Arrosez ce cataplasme avec une nouvelle quantité de vin.

Il peut convenir pour donner du ton aux articulations et aux gaînes tendineuses qui, à la suite d'une distension, sont encore dans un état de faiblesse indirecte plus ou moins prononcé. Il est indiqué aussi pour faire résoudre certains engorgements qui tendent à passer à l'état chronique.

CATAPLASME ASTRINGENT, DÉFENSIF ET RÉSOLUTIF.

Prenez : Pulpe de pomme de terre ou de
      carotte crue............... 1 kilogramme (2 livres).
      Eau végéto-minérale.......... Quantité suffisante.

Appliquez la pulpe au moyen d'un bandage, et arrosez-la avec l'eau végéto-minérale.

Il serait facile d'augmenter la propriété excitante de ce cataplasme en l'arrosant avec de l'eau-de-vie camphrée, une solution de sel ammoniac, etc.

AUTRE D'APRÈS SOLLEYSEL.

Prenez : Farine de seigle............. 250 grammes (8 onces).
      Carbonate de chaux.......... 64 grammes (2 onces).
      Vinaigre.................. 314 grammes (10 onces).

Faites chauffer le tout ; remuez le mélange jusqu'à ce qu'il ne se dégage plus d'acide carbonique ; appliquez froid.

CATAPLASME ASTRINGENT AVEC LA SUIE.

Prenez : Suie de cheminée................. 4 poignées.
         Vinaigre....................... Quantité suffisante.

Délayez la suie dans le vinaigre, et appliquez froid.

Le vinaigre peut être remplacé par une solution de sulfate de fer, de chlorure de sodium ou d'hydrochlorate d'ammoniaque. On fait entrer aussi quelquefois dans ce cataplasme de la terre glaise, de la poudre d'écorce de chêne, etc.

Ces cataplasmes conviennent pour arrêter les progrès de la fourbure et des engorgements inflammatoires que tendent à faire naître les violences extérieures. Ce sont d'excellents défensifs.

CATAPLASME EXCITANT RÉSOLUTIF.

Prenez : Mie de pain fraisée............ 500 grammes (1 livre).
         Fleurs de camomille........... 64 grammes (2 onces).
         Hydrochlorate d'ammoniaque en
            poudre...................... 16 grammes (4 gros).
         Eau...................... Quantité suffisante.

Faites bouillir pendant quelques instants, et lorsque le cataplasme sera prêt à être appliqué, vous répandrez sur sa surface le sel ammoniac.

AUTRE D'APRÈS M. LEBAS.

Prenez : Farine de lin................. 4 poignées.
         Poudre de ciguë.............. 2 poignées.
         Hydrochlorate d'ammoniaque... 125 grammes (4 onces).
         Vinaigre..................... Quantité suffisante.

On mêle toutes ces substances, et on les applique sur les engorgements durs et peu sensibles des mamelles et autres organes glanduleux.

CATAPLASME EXCITANT, DIT MATURATIF (*M. Vatel*).

Prenez : Oseille cuite dans l'eau et exprimée........... 4 parties.
         Ognons cuits sous la cendre................. 1 partie.
         Onguent basilicum....................... 1 partie.

Mêlez, et appliquez chaud.

CATAPLASMES IRRITANTS ET ÉPISPASTIQUES.

CATAPLASME IRRITANT RÉSOLUTIF.

Prenez : Poudre de guimauve............... 4 parties.
         Farine de moutarde noire............ 1 partie.
         Eau chaude..................... Quantité suffisante.

(563)

Délayez les deux poudres, et appliquez de suite sur les engorgements indolents dont vous voulez provoquer la résolution.

CATAPLASME RUBÉFIANT ET ÉPISPASTIQUE SIMPLE, OU SINAPISME.

Prenez : Farine de moutarde noire... 1 kilogramme 1/2 (3 livres).
   Vinaigre chaud............ Quantité suffisante.

Délayez la moutarde dans le vinaigre, et appliquez de suite sur
la partie dont on a eu le soin de raser le poil. Renouvelez l'application de ce cataplasme, s'il n'a pas produit l'effet désiré.

Quelques auteurs pensent que la moutarde délayée dans l'eau
chaude a plus d'activité que celle qui l'a été avec le vinaigre. C'est
un fait à vérifier.

CATAPLASME RUBÉFIANT, PLUS SIMPLE ENCORE QUE LE PRÉCÉDENT.

Prenez : Racine de grand raifort sauvage fraîche. Quantité suffisante.

On râpe cette racine, et on l'applique immédiatement sur la partie dont on veut opérer la rubéfaction.

CATAPLASME RUBÉFIANT COMPOSÉ.

Prenez : Vieux levain............... 1 kilogramme (2 livres).
   Poudre de moutarde noire... 500 grammes (1 livre).
   Poudre d'euphorbe......... 125 grammes (4 onces).
   Vinaigre................. Quantité suffisante.

Mêlez ces substances à froid, et appliquez comme ci-dessus.

Quelques auteurs conseillent d'ajouter à ces sortes de cataplasmes
de la poudre de cantharides. Je pense que le prix élevé de cette
substance doit faire préférer un mode plus économique.

LES MASTIGADOURS.

Le mot mastigadour est le terme générique sous lequel on
désigne les médicaments que l'on place dans la bouche des
animaux, et que l'on y maintient pendant un certain temps,
afin de provoquer différents effets physiologiques et thérapeutiques.

Ce sont des moyens que nous n'employons pas à beaucoup
près aussi souvent que nos devanciers. Les anciens hippiatres et
maréchaux, s'attachant presque constamment à combattre les
symptômes des maladies, ne voyaient fort souvent dans l'inap-

pétence qui accompagne la plupart des affections un peu graves, qu'un phénomène essentiel qu'ils croyaient pouvoir faire cesser en excitant la muqueuse de la bouche par l'emploi de substances irritantes qu'ils maintenaient dans cette cavité sous forme de mastigadours. Mais s'ils ont été portés à abuser de ces sortes de médicaments, ce n'est pas une raison pour que nous devions les négliger entièrement ; car ils sont réellement susceptibles de satisfaire à plusieurs indications importantes. Par l'excitation qu'ils produisent sur la membrane de la bouche, ils augmentent la sécrétion salivaire, déterminent un état fluxionnaire vers la tête, et peuvent ainsi opérer une révulsion salutaire. Il n'est pas impossible non plus qu'ils fassent renaître l'appétit lorsque l'anorexie dépend de ces irritations obscures de l'estomac, que l'on a désignées sous le nom d'état saburral. Enfin, il est des mastigadours qui, formés de substances adoucissantes, conviennent pour calmer les inflammations de la bouche et de l'arrière-bouche.

Les mastigadours excitants se composent avec des poudres d'asa-fœtida, de pyrèthre, de gingembre ou de poivre, avec de l'ail, du camphre, du sel de cuisine, du sel ammoniac, etc. On se sert pour les mastigadours adoucissants, de miel, d'oxymel, de gomme arabique, des poudres de réglisse et de guimauve, etc.

On emploie ces différentes substances sous forme de billot ou sous forme de nouet, de la manière qui va être indiquée ci-après.

MASTIGADOUR EXCITANT.

Prenez : Asa-fœtida en poudre.. $\rbrace$
    Poivre noir en poudre. $\rbrace$ ā ā ...... 32 grammes (1 once).
    Oxymel........................ Quantité suffisante

pour bien lier les deux poudres et en former une pâte de consistance moyenne. On étend cette espèce de pâte sur un morceau de linge de trois à quatre pouces de largeur, sur sept ou huit de longueur ; on roule ensuite ce linge autour d'un petit cylindre de bois, que l'on place dans la bouche en guise de mors, et que l'on maintient au moyen de deux ficelles attachées aux deux bouts, et passées par-dessus la tête de l'animal en forme de têtière.

MASTICADOUR SOUS FORME DE NOUET (*Bourgelat*).

Prenez : Asa-fœtida concassé............. 64 grammes (2 onces).
Sel de cuisine................. 32 grammes (1 once).

Mélangez ces deux substances; mettez-les dans un morceau de linge rond ou carré, dont vous ramenez les bords ensemble, de manière à former un nouet que vous fixerez au mors du filet ou du bridon.

AUTRE.

Prenez : Pyrèthre en poudre............. 32 grammes (1 once).
Farine de moutarde............. 16 grammes (4 gros).
Hydrochlorate d'ammoniaque..... 8 grammes (2 gros).

Faites un nouet comme ci-dessus.

AUTRE D'APRÈS SOLLEYSEL.

Prenez : Angélique en poudre............ 16 grammes (4 gros).
Asa-fœtida.................... 32 grammes (1 once).
Vinaigre..................... 8 grammes (2 gros).

Mélangez, et renfermez dans un linge pour un nouet.

MASTICADOUR ADOUCISSANT.

Prenez : Racine de guimauve en poudre. 48 grammes (1 once 1/2).
Gomme arabique............. 32 grammes (1 once).
Miel...................... 93 grammes (3 onces).

Incorporez les deux poudres dans le miel, renfermez le tout dans une toile douce, et donnez à sucer à l'animal plusieurs fois dans la journée; réitérez le lendemain la même prescription.

PRÉPARATIONS PHARMACEUTIQUES OFFICINALES.

Ces préparations, non moins nombreuses et non moins variées dans leur nature et dans leur forme que celles qui viennent d'être examinées, ont été groupées entre elles par les auteurs d'après différents systèmes de classification. Celui que nous suivrons sera basé sur des considérations analogues à celles qui nous ont dirigé relativement aux préparations magistrales. Cependant, comme la destination de certains médicaments officinaux est plus variable que ne l'est celle des composés magistraux ; nous n'aurons égard à cette circonstance que d'une ma nière secondaire dans la classification des formules qui ont ces mêmes médicaments pour objet ; de sorte que ce sera principalement d'après leur forme et leur composition que nous les grouperons entre eux. Ainsi, nous nous occuperons successivement des solutions aqueuses et des mixtures, des solutions alcooliques ou teintures, des vins médicinaux, des vinaigres médicinaux, des mellites et oxymellites, des extraits pharmaceutiques, des poudres officinales, des huiles médicinales, des cérats, des pommades et des onguents.

SOLUTIONS AQUEUSES ET MIXTURES.

Les préparations que nous réunissons dans ce chapitre ont reçu chacune une dénomination particulière, et se trouvent pour l'ordinaire disséminées çà et là dans les pharmacopées. Ainsi il en est beaucoup que les uns placent parmi les préparations magistrales, et les autres parmi les officinales. Nous ne parlerons ici que de celles dont les formules, connues de la plupart des pharmaciens, sont exécutées à l'avance dans leurs officines, ou qui, douées de vertus bien prononcées, ne pourraient être passées sous silence sans inconvénient.

SOLUTION DE CHLORURE DE CHAUX.

Prenez : Eau commune.............................. 10 parties.
      Chlorure de chaux à 90°.................. 1 partie.

On divise le chlorure sec dans un mortier, et on y ajoute peu à peu l'eau en broyant continuellement ; lorsque le chlorure est bien délayé, on le laisse reposer un instant ; on décante et on emploie de suite ; sinon on conserve la solution dans un flacon bouché hermétiquement.

Pour employer cette solution aux différents usages auxquels elle est propre, il est presque toujours convenable d'y ajouter une nouvelle quantité d'eau ; ce qui, du reste, ne peut être déterminé que par le praticien qui est dirigé en cela par le but qu'il se propose. (Voyez la *Matière médicale*, page 388 et suiv.)

Les proportions indiquées ci-dessus sont celles qui ont été proposées par M. Chevalier. Voici celles qui ont été conseillées par M. Labarraque :

Chlorure de chaux........................ 1 partie.
Eau.................................. 48 parties.

CHLORURE DE SOUDE, D'APRÈS LE PROCÉDÉ DE M. PAYEN.

Prenez : Chlorure de chaux à 98°... 500 grammes   (1 livre).
       Sous-carbonate de soude cris-
         tallisé................. 1 kilogramme (2 livres).
       Eau commune........... 9 kilogrammes (18 livres).

On dissout le chlorure dans six litres d'eau environ, en ayant soin de n'ajouter le liquide que successivement. On laisse déposer pendant trois heures ; on tire à clair, et on filtre le liquide ; on jette le marc sur le même filtre, et on le lave avec un litre d'eau ajoutée en huit fois successivement.

D'une autre part, on fait dissoudre, à l'aide de la chaleur, le sous-carbonate dans deux litres d'eau ; lorsque cette nouvelle solution est refroidie, on la mêle à la première, en agitant pendant quelques instants. Il se forme un abondant précipité qu'on laisse déposer pendant quelques heures ; on soutire à clair en filtrant au fur et à mesure que le liquide s'écoule, et on le met de suite dans des bouteilles pour y être conservé.

SOLUTION DE DEUTO-CHLORURE DE MERCURE OU LIQUEUR DE VAN-SWIETEN.

Prenez : Deuto-chlorure de mercure. 4 grammes   (1 gros).
       Alcool................. 95 grammes   (3 onces).
       Eau distillée........... 2 kilogrammes 1/2 (5 livres).

On triture le chlorure dans un mortier de verre ; on le dissout d'abord dans l'alcool et ensuite dans l'eau, et on conserve cette solution pour l'usage.

La proportion de deuto-chlorure indiquée ci-dessus est double à peu près de celle qui est prescrite dans les formules ordinaires de la véritable eau de Van-Swieten. J'ai pensé que cette augmentation était nécessaire pour donner au médicament le degré d'activité qu'il doit avoir pour les animaux herbivores.

Des auteurs vétérinaires conseillent d'ajouter à cette solution de l'hydrochlorate d'ammoniaque, mais je ne vois pas bien le but de cette addition.

La liqueur de Van-Swieten, préparée d'après la formule ci-dessus, se donne au cheval à la dose de 5oo grammes environ, étendue dans un véhicule mucilagineux ou sucré, ou bien mélangé avec le son que doit manger l'animal (Voy. *Matière médicale*, page 574).

EAU PHAGÉDÉNIQUE (*M. Guibourt*).

Prenez : Eau de chaux. . . . . 125 grammes   (4 onces).
       Sublimé corrosif. . . . .   4 décigrammes (8 grains).

Dissolvez le sublimé dans le moins d'eau possible ; mêlez cette solution à celle de chaux ; agitez, et conservez pour l'usage.

Cette eau est employée à l'extérieur comme escarotique sur les ulcères de mauvais caractère. Avant de l'appliquer, il faut avoir soin d'agiter la bouteille où elle est renfermée, afin de mettre en suspension l'oxyde mercuriel qui se précipite promptement par le repos.

MIXTURE ASTRINGENTE ET ESCAROTIQUE (*M. Villate*).

Prenez : Sous-acétate de plomb liquide. . . 125 grammes (4 onces).
       Sulfate de zinc cristallisé. . . ⎫
                         ⎬ āā. 64 grammes (2 onces).
       Sulfate de cuivre cristallisé. . ⎭
       Vinaigre blanc. . . . .   1 litre.

Après avoir dissous les sels dans le vinaigre, on ajoute peu à peu le sous-acétate de plomb, et on agite le mélange. Aussitôt il s'opère une réaction chimique pendant laquelle l'acétate de plomb se décompose ainsi qu'une partie des sels de zinc et de cuivre, d'où résultent des acétates de l'une et de l'autre de ces bases, qui restent en solution dans la liqueur, tandis que du sulfate de plomb se précipte.

Le médicament qui nous occupe est formé, d'après l'analyse qui en a été faite par M. Lassaigne, 1.° d'un excès de vinaigre ; 2.° de sulfate de cuivre 42,8 ; 3.° de sulfate de zinc, 42,8 ; 4.° d'acétate de cuivre, 21,2 ; 5.° d'acétate de zinc, 21,2 ; et 6.° enfin de sulfate de plomb dont la quantité s'élève à 51,4, et qui se précipite au fond du vase.

Ce médicament a été employé avec succès, d'abord par M. Villate, et ensuite par beaucoup d'autres vétérinaires, contre les plaies fistuleuses du garrot avec carie des os et des ligaments.

J'ai été aussi à même d'observer plusieurs fois ses effets salutaires dans des cas semblables ; j'ai remarqué qu'il hâtait l'exfoliation des parties nécrosées ou cariées, qu'il donnait un plus bel aspect aux surfaces livides et blafardes, et qu'il tendait à tarir certaines exhalations morbides, comme celles qui accompagnent les eaux-aux-jambes [1].

____

[1] Voyez le *Recueil de médecine vétérinaire*, janvier 1829.

EAU STYPTIQUE, DITE D'ALIBOURG (*Bourg.*).

Prenez : Sulfate de zinc................ 64 grammes (2 onces).
   —— de cuivre.............. 32 grammes (1 once).
   Safran en poudre..} āā......... 8 grammes (2 gros).
   Camphre........}
   Eau....................... 2 litres.
   Alcool.................... Quantité suffisante.

On fait fondre les sulfates dans l'eau ; on triture le camphre avec assez d'alcool pour le dissoudre ; on ajoute le safran, et l'on verse cette espèce de teinture dans la première dissolution, en ayant soin d'agiter pour opérer le mélange. On garde cette liqueur dans des bouteilles bouchées pour l'usage, et on la remue chaque fois que l'on veut s'en servir.

Elle peut être utile pour arrêter les écoulements morbides (eaux-aux-jambes), et pour combattre les ophthalmies chroniques. On l'emploie en lotions.

EAU DE CHAUX.

Prenez : Chaux vive.................. 64 grammes (2 onces).
   Eau....................... 4 litres.

Placez la chaux dans une terrine ; faites-la éteindre en y versant dessus peu à peu une petite quantité d'eau ; délayez-la ensuite dans toute la masse du liquide ; laissez reposer pendant quelques heures, en ayant soin de couvrir la terrine ; décantez la solution qui surnage, et conservez dans des bouteilles bien bouchées. En ajoutant une nouvelle quantité d'eau sur le résidu calcaire, on obtiendrait de *l'eau de chaux seconde*, dont les propriétés seraient un peu différentes de celles de la première, si la chaux employée contenait de la potasse, comme cela arrive presque toujours (Voyez ce qui a été dit à ce sujet, page 223).

EAU ÉTHÉRÉE CAMPHRÉE (*M. Planche*).

Prenez : Camphre en poudre.... 16 grammes (4 gros).
   Éther sulfurique rectifié. 48 grammes (1 once 1/2).
   Eau................ 936 grammes (1 livre 14 onces).

On introduit le camphre et l'éther dans une fiole ; on agite pour aider la dissolution ; lorsqu'elle est opérée, on mélange avec l'eau, on agite fortement ; on laisse reposer, et l'on conserve pour l'usage.

Cette solution de camphre peut être plus avantageuse que la plupart des autres préparations ayant cette substance pour base, lorsqu'il est nécessaire de la donner en grand lavage.

A l'instant de s'en servir, on l'étend dans un breuvage ou une boisson appropriée.

LES SOLUTIONS ALCOOLIQUES OU TEINTURES OFFICINALES.

Les corps médicamenteux, provenant du règne organique que l'on traite par l'alcool, cèdent à celui-ci différents principes immédiats dont les autres liquides n'auraient pas pu se charger ou ne se seraient chargés qu'en faible proportion; ce sont ces sortes de solutions que l'on désigne dans les officines sous le nom de *teintures*; bien qu'elles ne soient pas toutes colorées, comme ce nom semble l'indiquer.

Les solutions alcooliques constituent des médicaments particuliers, doués généralement de plus d'activité que ceux du même genre qui ont pour excipient un fluide aqueux. Mais, comme l'alcool dont on se sert n'est jamais parfaitement pur, qu'il contient toujours une certaine quantité d'eau, il en résulte qu'il agit tout à la fois à la manière de ce liquide sur les substances salines, extractives et mucilagineuses, et à la manière de l'alcool absolu sur les résines, les alcaloïdes, le camphre et les huiles essentielles.

L'on voit d'après cela que les médicaments dont l'alcool forme le véhicule doivent varier dans leur composition et leurs propriétés suivant le degré de concentration de cette menstrue, et qu'il est par conséquent nécessaire de déterminer le degré de celui-ci d'après la connaissance de la nature du corps avec lequel il doit être mis en contact.

TEINTURE D'OPIUM.

Prenez : Extrait aqueux d'opium.................... 1 partie.
        Alcool à 22 degrés..................... 12 parties.

Faites digérer jusqu'à ce que la solution soit opérée; filtrez, et conservez pour l'usage.

TEINTURE D'ALOÈS.

Prenez : Aloès succotrin..................... 1 partie.
        Alcool à 32 degrés. .... 8 parties.

On pulvérise grossièrement l'aloès ; on l'introduit avec l'alcool dans un matras ou dans une bouteille ordinaire : on laisse digérer pendant trois jours, en ayant soin d'agiter de temps en temps le mélange ; après quoi on filtre la liqueur, et on la conserve pour l'usage.

On peut obtenir beaucoup plus promptement cette teinture, en broyant l'aloès dans un mortier, où l'on verse peu à peu l'alcool.

Pour l'usage vétérinaire, au lieu d'alcool à 32 degrés, on emploie pour l'ordinaire de l'eau-de-vie à 20 ou 22 degrés tout au plus ; mais alors la teinture est moins chargée de principe résineux.

TEINTURE D'ABSINTHE.

Prenez : Feuilles sèches d'absinthe. . . . . 1 partie.
        Alcool à 22 degrés. . . . . 4 parties.

Incisez les feuilles ; faites-les digérer dans l'alcool pendant cinq ou six jours ; passez la liqueur avec expression ; filtrez et conservez à l'abri du contact de l'air.

TEINTURE DE QUINQUINA.

Prenez : Écorce concassée de quinquina. . . . . 1 partie.
        Alcool à 22 degrés. . . . . 4 parties.

On mêle ces deux substances dans un vaisseau convenable, et on laisse en macération pendant cinq ou six jours, en ayant soin d'agiter de temps en temps ; on filtre la liqueur, et on la conserve pour être employée au besoin : la dose est de huit à dix onces pour les grands animaux.

TEINTURE DE GENTIANE AMMONIACALE.

Prenez : Racine de gentiane. . . . . 125 grammes   (4 onces).
        Carbonate d'ammoniaque. . . . 32 grammes   (1 once).
        Alcool à 22 degrés. . . . . 2 kilogrammes (4 livres).

On coupe la racine par morceaux, et on l'introduit dans une bouteille avec le carbonate ; on verse dessus l'alcool, et on laisse macérer pendant quatre jours. Au bout de ce temps on passe la liqueur avec expression ; on la filtre, et on la conserve dans des bouteilles bien bouchées.

Cette teinture tonique et stomachique est indiquée dans quelques cas d'indigestions. Sa dose est de huit à douze onces pour les grands herbivores.

TEINTURE TONIQUE COMPOSÉE, OU ÉLIXIR CONTRE LES INDIGESTIONS
(*M. Lebas*).

Prenez : Aloès succotrin..... }
        Racine de gentiane.. }
        Rhubarbe indigène.. } ãã .... 2 parties.
        Écorces d'orange.... }
        Safran gâtinais..................... Demi-partie.
        Thériaque. .... 3 parties.
        Extrait de pavot. .... 2 parties.
        Éther sulfurique.................. 6 parties.
        Alcool à 22 degrés.................. 64 parties.

L'auteur de cette formule n'indique pas son procédé opératoire ; sans doute que les quatre premières substances doivent être incisées ou concassées, pour être mises en macération dans l'alcool, ainsi que la thériaque et l'extrait de pavot, et que la liqueur doit ensuite être passée avec expression, filtrée et mélangée avec l'éther.

Cette formule est d'ailleurs bien compliquée ; je pense que l'on peut la simplifier, et que la suivante, par exemple, ne serait pas moins efficace.

TEINTURE STOMACHIQUE AMÈRE.

Prenez : Racine de gentiane........... 125 grammes (4 onces).
        Écorce d'oranges amères........ 64 grammes (2 onces).
        Safran..................... 16 grammes (4 gros).
        Alcool à 20 degrés. .... 2 litres.

Faites macérer pendant sept ou huit jours ; passez avec expression ; filtrez et conservez.

TEINTURE CONTRE LA MÉTÉORISATION, D'APRÈS LE DOCTEUR RANQUE,
DITE RANKI.

Prenez : Eau-de-vie à 18 degrés........... 1 litre.
        Menthe poivrée................. 1 poignée.
        Bothrys (piment).............. Demi-poignée.
        Sassafras..................... 4 grammes (1 gros).

Versez l'eau-de-vie sur les plantes; laissez macérer à vaisseau clos pendant 24 heures ; passez et ajoutez :

        Camphre..................... 16 grammes (4 gros).

Gardez dans un vase bien bouché.

Administrez aux grands animaux à la dose de trois à quatre cuillerées ; renouvelez l'administration de cinq minutes en cinq mi-

nutes, jusqu'à trois fois ; donnez aux petits animaux une cuillerée
environ.

Cette formule, tenue d'abord secrète, a été communiquée ensuite
par son auteur à la Société centrale d'agriculture. Bien que le médicament qui en fait l'objet soit loin de pouvoir être considéré
comme un spécifique, et qu'il ait souvent moins de puissance thérapeutique que plusieurs autres d'une composition plus simple, il
compte cependant d'assez nombreux succès pour mériter d'occuper
une place dans la petite pharmacie du vétérinaire.

ALCOOL CAMPHRÉ, OU EAU-DE-VIE CAMPHRÉE.

Prenez : Camphre.................... 32 grammes (1 once).
          Alcool à 22 degrés.......... 1000 grammes (2 livres).

Broyez le camphre dans un mortier ; ajoutez peu à peu l'alcool,
et remuez jusqu'à dissolution complète du camphre.

Cette espèce de teinture est d'un fréquent usage dans la pratique
vétérinaire. Ses propriétés ont été exposées dans le chapitre consacré à l'histoire du camphre, pag. 168 et suiv.

TEINTURE D'IODE.

Prenez : Iode..................... 43 grammes (4 scrupules).
          Alcool.................... 64 grammes (2 onces).

Dissolvez l'iode en le triturant avec l'alcool dans un mortier de
verre ; conservez dans un flacon bouché pour l'usage.

Cette teinture contient la douzième partie de son poids d'iode.
Elle s'emploie à l'intérieur, étendue dans un véhicule aqueux.

TEINTURE DE CANTHARIDES.

Prenez : Cantharides grossièrement pulvérisées......... 1 partie.
          Alcool..................................... 8 parties.

Introduisez ces deux substances dans un matras ; exposez celui-ci
au soleil ; agitez de temps à autre, et au bout de quelques jours vous
passerez avec expression ; vous filtrerez la teinture et l'introduirez
dans le vaisseau où elle doit être conservée.

Cette teinture est un puissant irritant rubéfiant, que l'on emploie
en frictions sur les parties paralysées, sur celles qui sont atteintes
de douleurs rhumatismales ou d'engorgements froids et tout-à-fait
indolents. On s'en sert aussi pour animer les mèches et les trochisques destinés à établir des sétons.

Son application doit être surveillée avec beaucoup de soin.
(*Voyez* la première partie, page 446.)

TEINTURE DE CANTHARIDES COMPOSÉE (*M. Lebas*).

Prenez : Cantharides en poudre...................... 4 parties.
        Euphorbe en poudre...................... 1 partie.
        Alcool à 22 degrés...................... 24 parties.

On introduit ces trois substances dans un vaisseau convenable, dont le tiers environ doit rester vide, et on opère comme cela est exprimé ci-dessus.

Cette teinture a un peu plus d'âcreté que la précédente ; elle est d'ailleurs propre aux mêmes usages.

LES VINS MÉDICINAUX.

C'est ainsi que l'on nomme les produits pharmaceutiques dont le vin est l'excipient. Les plus intéressants à connaître pour le vétérinaire, sont les vins d'opium, le vin chalibé, ceux de quinquina, d'absinthe, de plantes aromatiques, de scille et de colchique.

VIN D'OPIUM PAR FERMENTATION, OU GOUTTES DE ROUSSEAU.

Prenez : Miel.................. 375 grammes (12 onces).
        Opium choisi.......... 125 grammes (4 onces).
        Eau de rivière......... 1500 grammes (3 livres).
        Alcool à 32 degrés..... 144 grammes (4 onces 4 gros).

On fait tiédir l'eau dans un matras ; on y mélange le miel ainsi que l'opium, préalablement dissous dans 375 grammes d'eau. On expose le matras dans un lieu dont la température soit d'environ + 30° centigrades : on laisse fermenter le mélange pendant un mois environ. Au bout de ce temps, on passe la liqueur, on la filtre, et on la fait évaporer jusqu'à ce qu'il n'en reste plus que dix onces environ ; alors on passe de nouveau, on ajoute l'alcool, et l'on conserve le médicament dans des flacons bouchés.

Les gouttes de Rousseau contiennent à peu près un septième de leur poids d'opium ; de sorte que si l'on voulait administrer à un cheval 8 grammes de cette dernière substance, il faudrait employer 56 grammes de vin d'opium.

Ce vin est un puissant calmant ; il est souvent préférable au laudanum de Sydenham.

VIN D'OPIUM COMPOSÉ, OU LAUDANUM LIQUIDE DE SYDENHAM.

Prenez : Opium brut................... 64 grammes (**2** onces).
Safran..................... 32 grammes (**1** once).
Cannelle concassée.. `}` ā̄ā..... 4 grammes (**1** gros).
Girofle en poudre... `}`
Vin blanc d'Espagne........... 500 grammes (**1** livre).

On broie l'opium dans un mortier, et on l'introduit concurremment avec les substances aromatiques dans un matras ; on ajoute
le vin et on laisse en macération au soleil pendant une quinzaine
de jours, en ayant la précaution d'agiter de temps en temps le
mélange. Au bout de ce temps on passe avec expression ; l'on filtre
à travers un papier non collé, et l'on conserve pour l'usage.

Cette préparation ne contient guère qu'un quinzième d'opium sur
une quantité donnée, environ la moitié moins par conséquent que
les gouttes de Rousseau.

Je crois, d'après l'expérience que j'en ai faite, la proportion de
safran indiquée ci-dessus un peu forte. J'ai lieu de penser que la
plupart des pharmaciens en mettent un peu moins ; car leur laudanum serait plus épais et plus coloré qu'il ne l'est ordinairement.

VIN CHALIBÉ OU MARTIAL (*Codex*).

Prenez : Limaille de fer................. 64 grammes (**2** onces).
Vin blanc sec.,................. 2 litres.

On laisse en digestion dans un matras bouché pendant cinq ou
six jours, en agitant de temps en temps ; on filtre et on conserve
dans des bouteilles bouchées.

Ce médicament est tonique, excitant, diurétique. Sa dose est de
109 à 175 grammes pour le cheval.

VIN DE QUINQUINA (*Codex*).

Prenez : Quinquina en poudre................... 1 partie.
Alcool à 22 degrés.................... 2 parties.
Vin rouge généreux.................... 12 parties.

On fait d'abord macérer le quinquina dans l'alcool pendant environ 24 heures ; on ajoute ensuite le vin, et on prolonge la macération encore pendant quatre ou cinq jours, en ayant soin d'agiter par intervalle le mélange. Au bout de ce temps on passe la liqueur avec expression, on la filtre et on la met en bouteille.

On peut composer de suite le vin de quinquina, en mêlant un
douzième ou un seizième de teinture de quinquina avec du vin

rouge de bonne qualité. Les vins amers de gentiane, d'absinthe, d'aunée, etc., peuvent être préparés de la même manière.

VIN D'ABSINTHE D'APRÈS LE CODEX.

Prenez : Feuilles sèches de grande absinthe. ⎱ ãã. 24 grammes (6 gros).
        Feuilles sèches de petite absinthe. ⎰
        Vin blanc généreux.................. 2 litres.

On fait macérer pendant 24 heures; on passe avec expression, on filtre et on conserve pour l'usage.

Il serait, je pense, avantageux d'augmenter dans cette formule la quantité d'absinthe prescrite par le *Codex*, afin de rendre le médicament assez puissant pour les animaux domestiques.

VIN AROMATIQUE.

Prenez : Espèces aromatiques....................... 1 partie.
        Gros vin rouge. .... 8 parties.

On incise les plantes, on les introduit dans un vaisseau de grès, on verse le vin par-dessus, on bouche, et on laisse en macération au soleil pendant sept ou huit jours. Au bout de ce temps on passe avec expression, on filtre, et l'on conserve pour l'usage dans des bouteilles bouchées.

VIN SCILLITIQUE.

Prenez : Squames de scille....................... 1 partie.
        Vin blanc. .... 16 parties.

On contuse les squames avec un pilon de bois, et on les fait macérer dans le vin pendant 12 ou 15 heures; on passe avec ex-pression et l'on filtre.

Ce médicament est diurétique; il s'administre dans un véhicule capable d'en seconder les effets, à la dose de 32 à 64 grammes pour les chiens, et à celle de 250 à 314 grammes pour les chevaux.

VIN DE COLCHIQUE.

Prenez : Bulbes de colchique...................... 1 partie.
        Vin blanc. .... 16 parties.

On coupe les bulbes par tranches minces, et on les fait macérer dans le vin pendant cinq ou six jours, à la température de 30 de-grés environ ; on traite ensuite la liqueur comme ci-dessus.

Le vin de colchique agit dans le même sens que le vin scillitique; mais il est encore plus âcre et plus irritant : sa dose doit être moindre par conséquent.

LES VINAIGRES MÉDICINAUX.

Ces sortes de préparations peuvent s'obtenir avec les vinaigres rouges ou avec les vinaigres blancs. Ces derniers, étant moins chargés d'extractif et de matière colorante, fournissent des composés pharmaceutiques plus riches en principes actifs et plus faciles à conserver.

Les vinaigres de vin, mis en contact avec certains corps médicamenteux du règne organique, dissolvent, à l'aide de la petite quantité d'alcool qu'ils contiennent, une partie des principes résineux et aromatiques de ces corps. L'acide acétique dont ils sont essentiellement formés, les rend propres à attaquer les principes alcaloïdes ; enfin, l'eau qui entre dans leur composition leur permet de se charger des substances salines et extractives : de sorte que les préparations qui en résultent sont souvent plus actives que les préparations correspondantes ayant le vin pour excipient. On suit d'ailleurs à peu près les mêmes règles pour les unes que pour les autres.

Celles dont les formules me semblent devoir figurer ici sont celles des vinaigres opiacé, camphré et scillitique, les seules à peu près qui puissent intéresser le vétérinaire.

VINAIGRE OPIACÉ.

Prenez : Opium.................. 80 grammes (2 onces 4 gros).
Vinaigre concentré. ...... 32 grammes (1 once).
Eau distillée............. 282 grammes (9 onces).

Mêlez les deux liquides ; broyez l'opium, et faites-le macérer à une douce chaleur pendant quatre jours : passez et conservez.

Cette préparation est, dit-on, remarquable par ses propriétés calmantes : quatre gouttes égalent un grain d'opium.

VINAIGRE D'OPIUM COMPOSÉ.

Prenez : Opium. .... 125 grammes (4 onces).
Muscade râpée.......... 24 grammes (6 gros).
Safran................. 8 grammes (2 gros).
Sucre .... 64 grammes (2 onces).
Ferment de bière liquide. 8 grammes (2 gros).
Vinaigre de bonne qualité. 750 grammes (1 livre 8 onces).

(583)

On fait d'abord agir, à l'aide de la chaleur, le vinaigre sur les trois premières substances ; on chauffe jusqu'à ce que le liquide soit réduit à moitié : alors on retire du feu ; on ajoute le sucre et le ferment, et on laisse digérer pendant environ sept semaines. Au bout de ce temps on passe le produit avec expression ; on l'évapore jusqu'à consistance sirupeuse, et on l'introduit dans un flacon pour y être conservé.

Il paraît que cette préparation peut remplacer le laudanum : mais comme elle n'est pas toujours aussi homogène que celui-ci, on ne connaît pas parfaitement les doses d'opium que l'on administre.

VINAIGRE CAMPHRÉ.

Prenez : Camphre..................... 4 grammes (1 gros).
        Vinaigre................... 1000 grammes (2 livres).
        Alcool.................. ... 32 grammes (1 once).

On broie le camphre dans un mortier de verre, en y ajoutant peu à peu d'abord l'alcool, et ensuite le vinaigre ; on abandonne le mélange à lui-même pendant quelques jours, après quoi l'on filtre et l'on conserve pour l'usage.

Le vinaigre camphré peut être utile pour composer des breuvages tempérants et antiseptiques, pour panser certaines plaies qui tendent à la gangrène, etc. Le vinaigre thériacal possède des propriétés analogues.

VINAIGRE SCILLITIQUE.

Prenez : Squames de scille rouge sèches........... 1 partie.
        Vinaigre de bonne qualité................ 12 parties.
        Alcool à 22°.......................... Un huitième.

On incise les squames et on les fait digérer dans le vinaigre, préalablement uni à l'alcool, pendant une quinzaine de jours ; au bout de ce temps, on passe avec expression, on filtre, et l'on conserve le produit à l'abri du contact de l'air.

On peut utiliser ce médicament pour composer directement des breuvages diurétiques ; mais le plus ordinairement on s'en sert pour préparer l'oxymel scillitique dont nous parlerons bientôt.

Le vinaigre de colchique, qui est doué de propriétés analogues, se prépare et s'emploie de la même manière.

LES MELLITES ET LES OXYMELLITES.

On désigne sous ce titre les composés pharmaceutiques de

consistance sirupeuse, que l'on prépare avec le miel délayé dans un véhicule aqueux ou dans le vinaigre. Le nom de mellite qu'on leur donne dans le premier cas, devrait être changé en celui d'hydromellite, si l'on voulait qu'il rappelât, comme celui d'oxymellite, les deux substances constituantes de ces sortes de préparations.

MELLITE SIMPLE OU SIROP DE MIEL.

Prenez : Miel de bonne qualité. . . . . 24 parties.
        Eau commune. . . . . 6 parties.
        Carbonate de chaux pulvérisé et lavé. . . . . 1 partie.
        Charbon d'os pulvérisé. . . . . 1 partie.

On mélange les trois premières substances dans une bassine pour les soumettre à l'action de la chaleur ; on fait bouillir pendant trois ou quatre minutes ; on ajoute alors le charbon ; on continue de chauffer encore pendant quelques instants, en ayant soin de remuer continuellement. Arrivé à ce point de l'opération, on ajoute au sirop deux ou trois blancs d'œufs (si l'on opère sur 4 ou 5 kilogr. de matière) battus dans 468 ou 625 gram. (15 ou 20 onces) d'eau simple ; lorsqu'il a jeté un bouillon on le retire de dessus le feu ; on le laisse refroidir pendant un quart d'heure, et on le filtre à l'aide d'une chausse. S'il n'a pas le degré de consistance convenable, on le soumet de nouveau à l'action de la chaleur, en ayant la précaution de l'amener à ce degré par une prompte ébullition. Lorsqu'il est presque refroidi, on l'introduit dans des bouteilles pour y être conservé.

Le sirop de miel est émollient et relâchant; il est très-convenable pour édulcorer les breuvages et les gargarismes adoucissants ; il est préférable pour cela au miel ; c'est un médicament que nous négligeons beaucoup trop. Les miels de qualité inférieure, qui sont toujours plus ou moins âcres, pourraient être rendus beaucoup plus doux et plus salutaires, s'ils étaient traités comme cela vient d'être exposé.

MELLITE DE ROSE, OU MIEL ROSAT.

Prenez : Pétales secs de roses rouges. . . . . 1 partie.
        Calices de ces mêmes roses. . . . . 4 parties.
        Miel de bonne qualité. . . . . 6 parties.
        Eau commune. . . . . 2 parties.

On fait bouillir les calices dans l'eau, puis on y fait infuser le pétales pendant deux heures ; on passe, et on ajoute le miel à la colature : alors on fait cuire jusqu'à consistance convenable, et l'on filtre à la chausse.

Le miel rosat est légèrement astringent ; il sert principalement pour édulcorer les gargarismes détersifs.

MELLITE DE MERCURIALE SIMPLE.

Prenez : Suc dépuré de mercuriale.................... 1 partie.
          Miel ordinaire........................... 1 partie.

On délaye le miel dans le suc ; on fait cuire jusqu'à consistance de sirop ; on filtre, et l'on conserve pour l'usage.

Ce médicament est un purgatif minoratif dont on peut faire usage pour les animaux carnivores : sa dose est de 64 gram. environ.

OXYMELLITE OU OXYMEL SIMPLE.

Prenez : Miel de bonne qualité..................... 2 parties.
          Vinaigre blanc........................... 1 partie.

On mélange ces deux substances, et on les fait cuire à une douce chaleur dans une capsule de porcelaine, en ayant soin de remuer continuellement. Lorsque le produit a acquis la consistance d'un sirop, on le retire du feu, et on le passe à travers une toile.

Cette préparation est fréquemment employée dans la médecine vétérinaire, à titre de rafraîchissant, pour édulcorer les boissons et les breuvages tempérants.

OXYMEL SCILLITIQUE.

Prenez : Miel............... .... 2 parties.
          Vinaigre scillitique....................... 1 partie.

On opère comme cela est indiqué ci-dessus ; mais on a la précaution de ménager davantage la chaleur.

L'oxymel scillitique est employé comme diurétique et comme béchique expectorant. Sa dose est de 4 à 24 grammes pour les chiens, et de 64 à 192 grammes pour les solipèdes.

OXYMELLITE CUIVREUX OU ONGUENT ÉGYPTIAC.

Prenez : Miel ordinaire.......................... 10 parties.
          Vinaigre fort............................ 5 parties.
          Sous-acétate de cuivre brut............... 5 parties.

On pulvérise avec soin le vert-de-gris ; on le mélange avec le miel et le vinaigre ; on place le tout dans une bassine, et l'on chauffe doucement, en remuant continuellement, jusqu'à ce que le produit ait acquis une belle couleur marron et une consistance onguentaire ; ce dont on s'assure en laissant tomber une goutte de la matière sur un corps froid.

Dans cette préparation, le cuivre est ramené à l'état métallique par la décomposition d'une portion des matières organiques avec lesquelles il se trouve en contact.

Très-employé dans la chirurgie vétérinaire, sous le nom impropre d'*onguent égyptiac*, l'oxymellite de cuivre est un léger escharotique propre à déterger la surface des ulcères de mauvais caractère et à ronger les chairs fongueuses.

M. Lebas propose d'y ajouter du deutoxyde d'arsenic. Sans doute cette substance lui donne plus d'activité ; mais les accidents qui peuvent résulter de son absorption doivent nous rendre très-circonspects dans l'usage que nous en faisons. La formule de l'égyptiac peut d'ailleurs être variée de différentes manières. En voici une, par exemple, que nous empruntons à un auteur anglais, dans laquelle les principales drogues sont changées.

ONGUENT ÉGYPTIAC, D'APRÈS M. BRACY-CLARCK.

Prenez : Sulfate de cuivre............ 375 grammes (12 onces).
Vinaigre.................... 125 grammes (4 onces).
Mélasse.................... 1500 grammes (3 livres).

Réduisez le vitriol bleu en poudre, mettez-le dans un vase de terre, versez dessus le vinaigre ; ajoutez la mélasse, placez le tout sur un feu clair, et laissez bouillir jusqu'à ce que le mélange se dispose à gonfler ; alors retirez-le du feu, laissez refroidir, et coulez dans le pot où il doit être conservé.

L'égyptiac, préparé de cette manière, doit être doué de propriétés analogues à celles qui appartiennent à l'oxymellite de cuivre obtenu d'après la première formule. Ainsi, quand M. Bracy-Clarck dit que son onguent est propre extérieurement pour guérir les talons coutus et pour *fermer* de vieux ulcères ou abcès fistuleux, nous ne voyons rien là qui ne soit conforme à ce que l'expérience apprend ; mais quand il avance que son onguent est salutaire intérieurement *comme tonique*, il est bien permis de douter de l'efficacité de ce tonique d'une nouvelle espèce.

LES EXTRAITS.

Les extraits sont des produits que l'on obtient en traitant ces

taines substances organiques par l'eau, l'alcool ou l'éther, et
évaporant ensuite la liqueur jusqu'à consistance de miel ferme,
ou même jusqu'à dessiccation complète. On donne également le
nom d'extraits aux produits de l'évaporation des sucs exprimés
des plantes.

Ces opérations ont pour but de rapprocher les principes
actifs de certaines substances médicamenteuses, d'en assurer la
conservation, et d'en faciliter l'administration. L'on peut distinguer plusieurs genres d'extraits : les deux plus importants
sont les extraits aqueux et les extraits alcooliques. Les premiers
contiennent à peu près tous les corps solubles dans l'eau qui se
trouvent dans le végétal d'où ils sont tirés ; leur composition
doit être par conséquent très-compliquée et très-variable. Les
extraits alcooliques, c'est-à-dire, ceux que l'on prépare par l'intermède de l'alcool, ont généralement une composition plus
simple, parce que cette menstrue dissout un moins grand
nombre de corps que l'eau. Ces extraits sont riches en résine
et en principes alcaloïdes ; mais ils ne contiennent pas ou
contiennent peu de mucilage, de matières sucrées, amilacées
et acides.

EXTRAIT D'OPIUM PRÉPARÉ A L'EAU FROIDE.

Prenez de l'opium brut ; malaxez-le au-dessous d'un petit filet
d'eau, jusqu'à ce qu'il ne reste plus entre les doigts qu'une matière glutineuse tout-à-fait insoluble ; filtrez alors la solution aqueuse ;
faites-la évaporer à la chaleur du bain-marie jusqu'à consistance
convenable ; introduisez l'extrait dans un petit pot pour y être
conservé à l'abri du contact de l'air.

EXTRAIT D'OPIUM PRÉPARÉ AVEC LE VIN, OU EXTRAIT VINEUX D'OPIUM.

On prend de l'opium choisi ; on le pulvérise et on le fait dissoudre au bain-marie dans suffisante quantité de vin blanc ; on
passe la solution à travers une toile serrée, en exprimant fortement ; on la laisse reposer pendant quelques heures ; on décante et
on évapore à une douce chaleur jusqu'à consistance d'extrait.

EXTRAIT D'OPIUM PRIVÉ EN PARTIE DE NARCOTINE.

On prend une quantité déterminée d'extrait aqueux d'opium ; on
la délaye avec un peu d'eau, et on y verse dessus de l'éther sulfu-

rique rectifié; on agite fréquemment le mélange; on remplace la
solution éthérée par de nouvel éther, et on continue l'épuisement
par ce véhicule jusqu'à ce qu'il refuse de se charger de narcotine ;
alors on dissout le résidu dans l'eau, on filtre, et on fait évaporer
au bain-marie.

Ce procédé, imaginé par Alphonse Leroy, ne prive pas entièrement l'opium de sa narcotine. M. Dublanc a proposé, pour atteindre ce but, de traiter l'extrait d'opium par l'éther bouillant.

Cette préparation est regardée comme plus calmante que les
extraits ordinaires; mais l'élévation de son prix ne nous permet
que rarement d'y avoir recours dans la médecine des grands animaux.

EXTRAIT DE PAVOT BLANC.

On choisit une certaine quantité de têtes de pavot blanc; on les
écrase ; on en sépare les semences, et on les fait infuser dans sept
ou huit parties d'eau pendant environ 24 heures; au bout de ce
temps on passe avec expression ; on laisse reposer la liqueur pour
qu'elle se clarifie; on décante, et l'on fait évaporer à une douce
chaleur jusqu'à consistance de miel ferme.

Cet extrait, décoré du nom d'*opium indigène* par M. Lebas, agit
en effet à la manière de ce médicament précieux ; mais il n'a pas,
selon nous, le degré d'activité que lui attribue cet auteur. (Voyez
nos observations à ce sujet, première partie, page 329.)

EXTRAIT DE QUINQUINA.

On prend du quinquina grossièrement pulvérisé; on le place
dans un vaisseau chauffé au bain-marie, et l'on verse dessus environ six parties d'eau bouillante. On laisse en macération pendant
24 heures : au bout de ce temps on passe avec expression ; on verse
sur le résidu une nouvelle quantité d'eau bouillante, que l'on passe
le lendemain comme la première ; on réunit les deux liquides ; on
les filtre, et on fait évaporer au bain de vapeur ou au bain-marie
jusqu'à consistance de miel ferme.

Cette préparation remplace avantageusement le quinquina en nature. Sa dose pour le cheval doit être de deux gros environ.

EXTRAIT DE GENTIANE.

On choisit des racines de gentiane sèches, exemptes de moisissures; on les coupe par morceaux minces, et on verse dessus de
l'eau chaude, dont on prolonge le contact pendant 24 heures en-

viron ; on passe l'infusum ; on traite le résidu par une nouvelle quantité d'eau chaude, et l'on passe avec expression. Les liqueurs doivent être alors réunies, clarifiées par le repos et la décantation, ou mieux par filtration, et évaporées ensuite au bain-marie jusqu'à consistance convenable. Il est avantageux de suspendre l'évaporation lorsque le liquide est réduit d'un tiers environ, afin de pouvoir séparer le dépôt qui se forme ; on continue ensuite l'opération comme il est indiqué ci-dessus.

L'extrait de gentiane possède toutes les propriétés de la racine ; il a l'avantage d'être d'un emploi plus commode, et de pouvoir servir d'excipient à d'autres médicaments.

EXTRAIT D'ABSINTHE.

On prend les sommités de la grande absinthe ; on les incise ; on les place dans un vase de grès, et l'on verse dessus environ dix parties d'eau bouillante ; on couvre bien le vase, et on laisse les choses dans cet état pendant 24 heures ; au bout de ce temps on coule l'infusion à travers une toile, en pressant le résidu. On laisse en repos pendant quelques heures, pour que les matières insolubles se séparent de la liqueur ; on décante celle-ci, et on l'évapore jusqu'à consistance d'extrait.

L'extrait d'absinthe peut être considéré comme succédané de celui de gentiane.

EXTRAIT DE GENIÈVRE.

Pour obtenir cet extrait avec toutes les qualités requises, il faut prendre des baies de genièvre mûres et récentes, les introduire dans un vase d'étain ou de grès, après les avoir concassées, et verser dessus quatre ou cinq parties d'eau à 25 degrés de température environ. On les laisse en infusion pendant deux jours ; on agite de temps en temps ; on passe la liqueur sans exprimer le résidu, et on évapore à une douce chaleur jusqu'à consistance de miel clair, en ayant la précaution de remuer continuellement sur la fin de l'opération.

L'extrait de genièvre est un excitant stomachique, d'un goût agréable, très-propre pour servir d'excipient aux poudres amères et stimulantes que l'on veut faire prendre aux animaux sous forme d'électuaire.

On pourrait l'obtenir en plus grande quantité en soumettant les baies à l'action de l'eau bouillante ; mais alors il serait noir, amer, âcre et irritant.

EXTRAIT ALCOOLIQUE DE NOIX VOMIQUE.

On prend de la noix vomique râpée ; on la met en digestion dans suffisante quantité d'alcool à 32 degrés : au bout de quelques heures on passe celui-ci, et on le renouvelle jusqu'à ce qu'il ne prenne ni couleur ni saveur. Alors on réunit les différentes teintures, on les filtre à travers du papier non collé, et on évapore au bain-marie jusqu'à consistance pilulaire. Pour recueillir une partie de l'alcool employé, on commence l'évaporation dans un appareil distillatoire.

Cet extrait représente environ le douzième de la noix vomique mise en digestion dans l'alcool ; il est peu de médicaments qui aient une activité égale à la sienne. On ne doit l'employer qu'avec la plus grande circonspection.

LES POUDRES OFFICINALES.

Personne n'ignore que l'on désigne dans les pharmacies, sous le nom de poudre, des substances médicamenteuses réduites, à l'aide du pilon, du moulin ou de la râpe, en particules plus ou moins ténues

Les poudres sont simples ou composées : les premières résultent de la division d'une seule substance ; les deuxièmes sont formées par le mélange de diverses substances pulvérisées ensemble ou séparément. Il en est qui sont destinées à l'usage interne, et d'autres qui ne sont jamais employées qu'à l'extérieur.

Je ne m'occuperai point ici des poudres simples, parce que la nature de ce formulaire ne comporte pas de détails sur le manuel de leur préparation ; je ne transcrirai pas non plus ces longues formules de poudres composées que l'on trouve dans des traités de pharmacie vétérinaire, parce que je crois qu'elles n'en seraient que meilleures si elles étaient plus simples.

POUDRE ADOUCISSANTE.

Prenez : Poudre de guimauve...................... 2 parties.
———— de gomme arabique.................. 1 partie.

Mêlez ces poudres, et conservez-les dans un bocal bouché.

AUTRE PLUS ÉCONOMIQUE.

Prenez : Poudre de réglisse......................... 2 parties.
——— de guimauve. .... 1 partie.

Mêlez et conservez comme ci-dessus.

POUDRE TEMPÉRANTE DE STHAL.

Prenez : Sulfate de potasse. .. ⎫ āā................... 9 parties.
Nitrate de potasse. .. ⎭
Sulfure rouge de mercure.................. 2 parties.

On pulvérise les deux sels et on les mêle au sulfure. Cette poudre s'emploie en solution dans un véhicule aqueux, à la dose de 32 à 64 grammes.

POUDRE DITE INCISIVE ET PECTORALE.

Prenez : Poudre de réglisse...................... 6 parties.
——— de racine d'iris de Florence........... 4 parties.
Kermès minéral......................... 3 parties.

Mêlez exactement, de manière à rendre la masse parfaitement homogène.

On administre cette poudre sur le déclin des maladies de poitrine, afin de favoriser l'expectoration, et le dégorgement du parenchyme pulmonaire. Sa dose pour le cheval est de 64 grammes environ.

AUTRE PROPRE AUX MÊMES USAGES.

Prenez : Poudre de guimauve. .... 8 parties.
——— d'aunée........................... 4 parties.
Soufre sublimé et lavé.................... 4 parties.

Faites selon l'art, et administrez comme ci-dessus.

AUTRE PLUS EXCITANTE.

Prenez : Poudre de réglisse...................... 10 parties.
——— d'aunée........................... 5 parties.
——— d'asa-fœtida...................... 5 parties.

Faites selon l'art, et employez de la même manière et à la même dose à peu près que les poudres ci-dessus.

POUDRE TONIQUE.

Prenez : Racine de gentiane en poudre............... 10 parties.
Baies de genièvre...................... 5 parties.
Oxyde de fer.......................... 4 parties.

Pulvérisez les baies de genièvre avec l'oxyde de fer ; tamisez,

mélangez la poudre ainsi obtenue avec celle de gentiane, et conservez pour l'usage.

AUTRE DOUÉE DE PROPRIÉTÉS ANALOGUES.

Prenez : Poudre d'absinthe........................ 4 parties.
     ——— de gentiane........................ 6 parties.
     ——— d'aloès........................... 1 partie.

Mêlez et conservez à l'abri du contact de l'air. La dose de cette
poudre est de 32 à 64 grammes, incorporée dans le miel ou dans
une substance farineuse.

POUDRE DE QUINQUINA COMPOSÉE.

Prenez : Quinquina rouge en poudre... } ãã........... 4 parties.
     Racine de gentiane en poudre. }
     Peroxyde de fer......................... 2 parties.
     Hydrochlorate d'ammoniaque............... 1 partie.

POUDRE ANTISPASMODIQUE.

Prenez : Racine de valériane...................... 8 parties.
     Opium brut...... } ãã..................... 1 partie.
     Camphre raffiné... }

Réduisez ces substances en poudre séparément ; passez au tamis ;
mélangez exactement, et conservez à l'abri du contact de l'air. La
dose de cette poudre est de 48 à 64 grammes.

POUDRE DIAPHORÉTIQUE (*M, Bracy-Clark*).

Prenez : Sulfure d'antimoine brut....... 125 grammes (4 onces).
     Fleur de soufre............... 64 grammes (2 onces).
     Farine de fève ou d'orge........ 250 grammes (8 onces).

Mélangez le tout, et conservez pour être administré au cheval à
la dose de 64 ou 95 grammes.

L'auteur de cette formule dit que l'on suppose au médicament
qui en fait l'objet, la vertu d'augmenter la circulation cutanée, et de
rendre le poil plus lisse, plus souple, plus brillant, et collant mieux
sur la peau. Il conseille d'en donner une cuillerée à soupe dans
l'avoine.

POUDRE VERMIFUGE.

Prenez : Poudre de racine de fougère mâle............ 4 parties.
     ——— de sommités de tanaisie.............. 2 parties.
     ——— d'asa-fœtida. } ãã.................. 1 partie.
     ——— d'aloès...... }

Mêlez et faites prendre au cheval à la dose de 64 grammes environ, pendant plusieurs jours de suite.

AUTRE.

Prenez : Poudre de racine de fougère................ 10 parties.
——— de mousse de Corse.⎫
——— de gentiane........⎬ ãã............. 2 parties.
——— de rhubarbe.......⎭
Mercure doux lavé...................... 1 partie.

Faites selon l'art une poudre bien homogène, que vous emploierez à la même dose et de la même manière que celle ci-dessus.

POUDRE EXCITANTE, DITE COLLYRE SEC.

Prenez : Sucre candi............. 4 grammes   (1 gros).
Alun.................... 50 centigrammes (10 grains).
Sulfate de zinc.......... 25 centigrammes (5 grains).

Pulvérisez exactement, de manière à obtenir une poudre très-fine. Cette poudre, utile pour dissiper les taies de la cornée lucide, doit être insufflée deux fois par jour à la surface de l'œil malade.

AUTRE POUR REMPLIR LA MÊME INDICATION.

Prenez : Oxyde rouge de mercure..⎫ ãã............... 1 partie.
Agaric blanc...........⎭
Sucre blanc............................ 16 parties.

Mêlez et pulvérisez avec soin ; employez comme cela est indiqué ci-dessus.

POUDRE ASTRINGENTE DESSICCATIVE (*M. Bracy-Clark*).

Prenez : Sulfate de zinc..........⎫
Poivre blanc pulvérisé...⎬ ãã.............. 1 partie.
Craie légèrement calcinée.⎭

Broyez bien ces substances ensemble, et conservez pour l'usage.

Cette poudre peut être utile pour tarir les suintements qui s'établissent aux jambes des chevaux et à la surface de certains ulcères de mauvais caractère.

POUDRE ARSÉNICALE DE ROUSSELOT, MODIFIÉE PAR M. DUBOIS.

Prenez : Sang-dragon. .... 16 parties.
Sulfure rouge de mercure .... 8 parties.
Oxyde blanc d'arsenic................... 1 partie.

Ces trois substances doivent être réduites en poudre impalpable, et conservées séparément dans des bocaux bouchés. Lorsqu'on veut s'en servir, on les mêle intimement dans un mortier de verre.

Cette poudre convient pour déterger les ulcères cancéreux et farcineux, et pour en provoquer la cicatrisation. Il est important de n'en appliquer qu'une petite quantité à la fois, et de la délayer avec un peu de salive, ou mieux avec de l'eau chargée de blanc d'œuf.

Il est utile d'augmenter ou de diminuer la proportion de l'acide arsénieux, suivant l'indication que l'on a à remplir. En doublant ou en triplant la quantité ci-dessus indiquée, et incorporant la poudre dans du beurre ou dans du vieux-oing, on obtient une espèce de pommade caustique, dont on peut retirer de grands avantages pour provoquer la mortification des boutons farcineux, et les faire tomber en eschare. Pour cela, on fait une incision dans le centre des boutons, et on y introduit une petite boulette d'étoupe, sur laquelle est déposée une légère couche de la pommade en question.

POUDRE ARSÉNICALE ATTRIBUÉE AU FR. COSME.

Prenez : Cinabre............... 64 grammes   (2 onces).
         Cendre de vieux cuir.... 40 centigrammes (8 grains).
         Sang-dragon........... 60 centigrammes (12 grains).
         Oxyde blanc d'arsenic.. 24 décigrammes (2 scrupules).

On pulvérise exactement ces diverses substances, et on fait un mélange intime. On peut se servir de cette poudre comme de la précédente ; cependant on recommande de la délayer dans un peu d'eau, et de l'étendre avec un pinceau sur l'ulcère dont on veut changer la nature.

LES HUILES MÉDICINALES.

Les huiles grasses et les huiles volatiles, mises en contact avec certains corps médicamenteux, se chargent des principes actifs de ceux-ci, et acquièrent ainsi des propriétés nouvelles. Ce sont ces espèces de solutions qui constituent ce que l'on appelle assez improprement des huiles médicinales ou pharmaceutiques, et plus improprement encore des *baumes*.

Ces préparations ressemblent par leur nature à celles que l'on a désignées sous le nom de *liniments ;* la principale différence qui existe entre elles, résulte de la consistance plus grande de ces dernières.

Les huiles médicinales doivent être conservées dans des vaisseaux de grès ou de verre, que l'on tient dans un endroit frais, à l'abri de la lumière.

HUILE DE MUCILAGE.

Prenez : Semences de fenugrec.
——————— de lin...... } ãã.................. 1 partie.
Racine de guimauve..
Huile d'olive récente..................... 2 parties.
Eau................................... 10 parties.

On contuse les semences et la racine ; on les met en digestion dans l'eau pendant vingt-quatre heures ; on passe la liqueur avec expression ; on la mêle avec l'huile, et on fait bouillir doucement jusqu'à ce que l'humidité soit dissipée : alors on filtre de nouveau, et on conserve le produit, comme il est indiqué ci-dessus.

Cette huile est émolliente, éminemment adoucissante ; on l'emploie en frictions, et pour faire des embrocations : elle entre dans la composition de quelques onguents.

HUILE NARCOTIQUE OU BAUME TRANQUILLE.

Prenez : Feuilles fraiches de belladone.....
— — de morelle noire..
— — de pomme épin .. } ãã........ 2 parties.
— — de jusquiame.....
— — de pavot blanc...
— — de nicotiane.....
Huile d'olive........................... 3 parties.

On incise ces plantes ; on les pile, et on les met dans une bassine avec l'huile d'olive. On soumet à l'action d'une douce chaleur jusqu'à ce que l'humidité des plantes soit évaporée : alors on passe l'huile à travers une toile ; on exprime le résidu ; on laisse déposer les matières qui sont en suspension ; on décante, et l'on conserve pour l'usage.

La plupart des pharmacopées conseillent de mettre en digestion, dans l'huile ainsi préparée, les sommités de différentes plantes aromatiques, telles que celles de romarin, de thym, de sauge, de lavande, d'absinthe, etc., et de les y laisser en digestion pendant plusieurs mois ; mais cela complique et prolonge beaucoup l'opération sans avantage bien constaté. En effet, puisque le baume tranquille est employé comme sédatif, je ne vois pas trop quelle vertu peut lui communiquer la petite quantité des principes volatils qu'il prend aux végétaux qui en sont pourvus.

HUILE DE JUSQUIAME.

Prenez : Feuilles de jusquiame..................... 1 partie.
Huile d'olive........................... 2 parties.

Contusez les feuilles de jusquiame ; mettez-les en contact avec l'huile ; faites digérer sur les cendres chaudes pendant vingt-quatre heures ; passez avec expression, et mettez dans la colature une nouvelle quantité de feuilles de jusquiame ; soumettez-la alors pendant quelques minutes à une légère ébullition ; passez de nouveau et avec expression, laissez reposer l'huile ; décantez-la pour l'introduire dans le vaisseau où elle doit être conservée.

Cette huile possède à peu près les mêmes propriétés que le baume tranquille, et peut servir par conséquent aux mêmes usages.

HUILE DE CAMOMILLE.

Prenez : Fleurs de camomille...................... 2 parties.
        Huile d'olive............................. 4 parties.

On contuse les fleurs ; on prend la moitié de la quantité indiquée, on la met dans l'huile, et on fait digérer à une douce chaleur (35 à 40°) pendant environ trois jours. On filtre à travers une toile avec expression ; on ajoute dans le véhicule l'autre partie de camomille, et on l'y laisse pendant quelques semaines, et même pendant deux ou trois mois, si l'on n'est pas pressé d'employer le produit. Après cette longue digestion, on passe l'huile à travers une toile avec expression ; on laisse reposer, on décante, et l'on conserve pour l'usage.

Cette huile est légèrement excitante, propre à faire des frictions sur les parties tendineuses et aponévrotiques devenues le siége d'engorgements chroniques. Il est rare toutefois que l'on ne puisse pas remplacer ce médicament par un mélange d'essence de lavande et d'huile d'olive, ou par une solution de camphre dans cette même huile.

HUILE CAMPHRÉE.

Prenez : Huile d'olive........................... 8 parties.
        Camphre.............................. 1 partie.

On triture le camphre dans un mortier, en y versant quelques gouttes d'alcool pour favoriser sa division ; on ajoute l'huile, en continuant de broyer jusqu'à dissolution complète.

Dans quelques cas on se sert de l'huile de camomille pour dissoudre le camphre : la préparation a alors plus d'activité.

HUILE DE CANTHARIDES.

Prenez : Huile d'olive........................... 16 parties.
        Cantharides en poudre.................... 1 partie.

Mélangez ces deux substances ; faites-les digérer au bain-marie pendant quelques heures ; passez à travers un linge avec expression ; filtrez ensuite, et conservez pour l'usage.

Ce médicament se trouvant chargé du principe actif des cantharides, agit sur les tissus à la manière des rubéfiants ; on l'emploie en frictions contre les paralysies, les douleurs rhumatismales, les engorgements indolents, etc.

HUILE SOUFRÉE (BAUME DE SOUFRE).

Prenez : Huile d'olive............................ 4 parties.
Soufre sublimé............................ 1 partie.

On introduit les deux substances dans un matras ou dans une fiole à médecine, et l'on chauffe doucement au bain de sable jusqu'à ce que le soufre soit à peu près dissous.

Cette préparation peut être utilisée à titre d'antipsorique ; préconisée jadis comme dessiccative et cicatrisante, elle inspire aujourd'hui assez peu de confiance sous ce rapport pour être généralement négligée.

Si, dans cette préparation, on substitue de l'essence de térébenthine à l'huile d'olive, on obtient un topique plus irritant (baume de soufre térébenthiné), mais qui n'est guère usité.

HUILE VOLATILE SATURNÉE (BAUME DE SATURNE).

Prenez : Acétate de plomb cristallisé................. 2 parties.
Huile volatile de térébenthine............... 4 parties.

Pulvérisez l'acétate ; introduisez-le dans une fiole avec l'essence ; faites digérer à une douce chaleur, jusqu'à ce que celle-ci ait pris une couleur rouge.

Ce médicament a été recommandé pour déterger les vieux ulcères : il n'est pas dépourvu de propriétés sous ce rapport ; mais il peut être avantageusement remplacé par plusieurs autres plus communs ; on y ajoute quelquefois du camphre.

LES CÉRATS.

Les cérats sont des topiques de la consistance de l'axonge, qui ont pour base la cire, et pour auxiliaire une huile grasse ; d'où le nom *d'oléo-cérats* donné à ces médicaments par quelques auteurs. Ils diffèrent des pommades par l'absence des graisses, et des onguents par celle des substances résineuses.

Les cérats sont simples ou composés ; les premiers ne contiennent aucune substance étrangère, si ce n'est, dans quelques cas, une petite quantité d'eau destinée à augmenter leur blancheur et leurs propriétés adoucissantes ; les derniers renferment des poudres, des extraits, des oxydes métalliques, des sels, destinés à leur communiquer des vertus que leurs principes constituants ne possèdent pas.

Dans la préparation des cérats on ne doit point employer des huiles siccatives ; car, outre l'âcreté qu'elles possèdent ou qu'elles acquièrent bientôt, elles ont encore l'inconvénient de communiquer au topique une consistance poisseuse qui nuit à ses effets. La proportion des matières varie suivant que le cérat est préparé avec ou sans eau, suivant que la température habituelle de l'atmosphère est plus ou moins élevée, et qu'il doit ou non servir d'excipient à telle ou telle substance médicinale.

CÉRAT SIMPLE SANS EAU.

Prenez : Huile d'olive fine et récente................. 6 parties.
         Cire jaune, ou mieux cire blanche. .... 2 parties.

On coupe la cire par morceaux, et on la fait fondre dans l'huile à une douce chaleur ; lorsque la fusion est complète, le mélange parfait et bien clair, on le coule dans un pot, et on conserve pour l'usage.

Pour obtenir un produit meilleur, il faut ratisser ce cérat avec une spatule, en ayant soin de ne pas enlever les couches inférieures, qui sont toujours chargées de quelque impureté, surtout lorsqu'on s'est servi de cire jaune. On triture la partie ratissée dans un mortier, afin de la réduire en une substance parfaitement homogène et exempte de grumeaux.

CÉRAT BLANC PRÉPARÉ A L'EAU.

Prenez : Huile d'olive............................. 8 parties.
         Cire.................................... 2 parties.
         Eau commune ou de roses................. 6 parties.

On fait fondre la cire comme ci-dessus ; on coule le mélange à travers une toile, dans un mortier de marbre légèrement chauffé, ou dans une terrine dont la température est également un peu élevée ; on agite le cérat avec un bistortier, et lorsqu'il commence à se figer, on ajoute l'eau peu à peu ; l'on continue de battre le mélange jusqu'à ce qu'il soit parfaitement homogène, et que l'on s'aperçoive qu'il adhère au pilon à l'instant où celui-ci est enlevé brusquement.

Ces cérats sont très-adoucissants ; ils sont usités dans le pansement des plaies et des ulcères qui pèchent par excès d'inflammation. Ils tendent à calmer la douleur , à faire détacher les croûtes qui se forment sur la surface et sur les bords de certaines solutions de continuité , et à prévenir les adhérences qui pourraient augmenter l'irritation et troubler la marche de la cicatrisation.

CÉRAT DE SATURNE OU DE GOULARD.

Prenez : Cérat préparé sans eau..................... 16 parties.
          Sous-acétate de plomb liquide.............. 1 partie.

Incorporez exactement l'extrait de Saturne dans le cérat , et conservez pour l'usage.

Ce cérat est dessiccatif; il ne faut en préparer qu'une petite quantité à l'avance, parce qu'il acquiert avec le temps une sorte de rancidité qui peut nuire à ses effets.

CÉRAT DE QUINQUINA.

Prenez : Cérat sans eau..................... 16 parties.
          Extrait alcoolique de quinquina..... 4 parties.
          Alcool........................ Quantité suffisante.
pour dissoudre l'extrait de quinquina , que l'on incorpore exactement dans le cérat, après avoir fait préalablement fondre celui-ci afin que le mélange soit plus parfait.

Ce cérat est tonique, propre au pansement des plaies qui ont quelque tendance à la gangrène.

CÉRAT CAMPHRÉ.

Prenez : Cérat simple........................... 16 parties.
          Camphre. .... 2 parties.

Dissolvez le camphre comme ci-dessus dans une petite quantité d'alcool , et incorporez de la même manière dans le cérat.

Ce topique peut recevoir la même application thérapeutique que le précédent. Il ne serait peut-être pas sans avantage de les associer ensemble, de manière à former un cérat de quinquina camphré.

CÉRAT OPIACÉ.

Prenez : Cérat simple................... 64 grammes (2 onces).
          Extrait d'opium............... 4 grammes (1 gros).
          Jaunes d'œufs. .... N.° 1.

On délaye l'opium dans le jaune d'œuf, puis on mêle le tout avec le cérat.

Ce médicament est utile dans le pansement des plaies très-douloureuses. En voici un autre doué des mêmes propriétés, et que l'on prépare avec plus de facilité encore.

CÉRAT AVEC LE LAUDANUM.

Prenez : Cérat simple.................. 64 grammes (2 onces).
        Laudanum liquide de Sydenham.. 16 grammes (4 gros).

Incorporez exactement le laudanum dans le cérat, et employez ce mélange peu de temps après sa préparation.

LES POMMADES.

La graisse, rendue médicamenteuse par la solution ou le mélange de quelques substances actives, constitue les diverses préparations que l'on appelle aujourd'hui pommades. Ainsi nommées parce que l'on faisait entrer autrefois des pommes dans la plupart d'entre elles, ces préparations étaient et sont encore souvent confondues avec les cérats, et surtout avec les onguents. La distinction fondée sur la consistance, sur l'odeur et les usages de ces sortes de médicaments, est trop peu importante, et surtout trop peu tranchée, pour qu'elle puisse servir à établir une ligne de démarcation invariable; aussi y a-t-on généralement renoncé aujourd'hui, et l'on est à peu près d'accord pour réserver le nom de pommade aux seuls composés pharmaceutiques de consistance à peu près semblable à celle des cérats, qui ont pour base ou pour excipient des substances grasses provenant du règne animal.

Les pommades ont des propriétés aussi nombreuses et aussi variées que le sont celles des corps médicamenteux qui concourent à les former. Elles pourraient être divisées de plusieurs manières; mais nous tâcherons de les grouper d'après leurs propriétés les plus remarquables.

POMMADE DE PEUPLIER, DITE ONGUENT POPULÉUM.

Prenez : Bourgeons secs de peuplier noir............. 2 parties.
        Feuilles fraîches de pavot..........⎫
       —   —   de belladone.......⎪ ãã.... 1 partie.
       —   —   de jusquiame noire..⎪
       —   —   de morelle noire....⎭
        Axonge préparée. .... 12 parties.

On coupe et l'on contuse les feuilles; on les introduit avec l'axonge dans une bassine de cuivre étamé ; on fait bouillir le mélange à un feu modéré, en remuant de temps en temps, afin d'empêcher les plantes de s'attacher au fond de la bassine, et de favoriser l'évaporation de leur eau de végétation. Lorsque les deux tiers environ de celle-ci sont dissipés, on ajoute les bourgeons, après les avoir contusés ; on laisse infuser pendant deux à trois heures ; on coule alors avec expression ; et lorsque le produit est refroidi, on l'enlève par couche avec une spatule, afin de le séparer du dépôt qu'il a formé. Si l'on tient à l'avoir bien pur et d'une bonne garde, il faut le fondre de nouveau à une douce chaleur, le maintenir pendant quelque temps en fusion tranquille, afin de chasser toute l'humidité qu'il contient encore, et le filtrer ensuite dans des pots à travers une toile serrée.

Ainsi préparée, la pommade de peuplier a une couleur verte et une odeur de peuplier caractéristiques. Celle que l'on trouve dans le commerce est presque toujours falsifiée ; souvent même elle n'est formée que d'axonge colorée par des substances végétales ou par des substances minérales (l'acétate de cuivre, l'indigo et le curcuma, par exemple). Il est convenable par conséquent que le vétérinaire se charge lui-même de faire cette préparation. S'il ne peut pas trouver à acheter des bourgeons de peuplier secs, ou s'il ne veut pas s'embarrasser de faire sécher ceux qu'il s'est procurés à l'état frais, il pourra les mettre de suite dans la graisse, et les conserver ainsi jusqu'à ce que les plantes qui doivent concourir à former l'onguent soient en pleine végétation.

La pommade de peuplier est adoucissante, émolliente et narcotique. On s'en sert souvent dans la pratique vétérinaire à ces différents titres, pour calmer les douleurs aiguës qui accompagnent si souvent les irritations du tissu cellulaire fibreux et musculaire, pour assouplir la peau, hâter la chute des croûtes formées à sa surface, et la cicatrisation des crevasses dont cet organe devient le siége.

POMMADE DE PEUPLIER SATURNÉE (*Bourgelat*).

Prenez : Pommade de peuplier.......... 125 grammes (4 onces).
   Sous-acétate de plomb liquide... 16 grammes (4 gros).

Mêlez bien exactement à froid dans un mortier.
Cette pommade est calmante et siccative.

POMMADE DE LAURIER, IMPROPREMENT HUILE OU ONGUENT DE LAURIER.

Prenez : Axonge. .... 2 parties.
Feuilles récentes de laurier.⎫
⎬ āā............. 1 partie.
Baies de laurier.. ....⎭

Contusez séparément dans un mortier les feuilles et les baies de laurier, faites digérer à une douce chaleur les feuilles dans la graisse pendant douze heures environ. On fait ensuite bouillir doucement pour dissiper l'humidité ; on ajoute les baies ; on laisse encore pendant neuf ou dix heures sur le feu, en ayant soin de chauffer au bain-marie. Cela fait, on coule la pommade à travers un tissu serré, et on la traite comme le populéum.

La pommade de laurier est un excitant résolutif ; on l'emploie sous forme de frictions et d'embrocations sur les engorgements froids et indolents, ainsi que ceux qui, sans présenter encore ces caractères, tendent cependant à passer à l'état chronique.

POMMADE MERCURIELLE DOUBLE (ONGUENT MERCURIEL OU NAPOLITAIN).

Prenez : Mercure courant.⎫
⎬ āā..................... 1 partie.
Axonge........⎭

Incorporez le mercure dans l'axonge en broyant le mélange dans un mortier, jusqu'à ce que le métal ait perdu tout son éclat. La trituration doit être longtemps continuée pour que l'extinction soit parfaite. Un grand nombre de procédés ont été indiqués pour abréger l'opération, et chaque jour on en propose de nouveaux ; mais la plupart de ceux connus jusqu'à ce jour ne justifient que d'une manière imparfaite les éloges que leurs auteurs en ont faits.

Celui qui obtient encore très-souvent la préférence consiste à éteindre d'abord le mercure dans une petite quantité de vieil onguent mercuriel, et d'ajouter ensuite l'axonge en continuant de broyer, jusqu'à ce qu'en frottant un peu de pommade sur du papier on n'aperçoive plus de globules métalliques.

Il paraît que l'on peut aussi abréger l'opération en faisant fondre la moitié de la graisse, l'introduisant dans une bouteille avec le mercure, et agitant le tout jusqu'à ce que le mélange ait acquis la consistance d'un sirop épais. On le verse alors dans un mortier ou dans une terrine, en ayant soin d'agiter continuellement avec un bistortier. L'on ajoute ensuite le reste de l'axonge, et l'on continue de triturer. L'auteur de ce procédé (M. Chevallier) assure qu'au bout d'une demi-heure le mercure est complétement éteint.

La pommade mercurielle est un puissant résolutif fondant. Se-

propriétés et ses usages ont été indiqués au chapitre des mercuriaux, page 366 et suiv.

Pour lui donner plus d'activité, on a conseillé d'y mélanger de
l'hydrochlorate d'ammoniaque.

POMMADE MERCURIELLE SIMPLE OU ONGUENT GRIS.

Prenez : Axonge.................................... 2 parties.
        Mercure coulant............................ 1 partie.

On opère absolument de la même manière que pour l'onguent
mercuriel double. Quelquefois on se borne à prendre une quantité
déterminée de ce dernier, auquel on ajoute la moitié de son poids
de graisse.

Il est des pharmacologistes qui indiquent pour la pommade mercurielle simple des proportions beaucoup plus faibles ; par exemple,
celle d'une partie de mercure seulement pour 8 parties d'axonge,
ou, ce qui revient à peu près au même, 3 parties de cette dernière substance pour une partie d'onguent mercuriel double. Mais ces
quantités relatives de mercure sont généralement trop faibles pour
la pommade destinée à l'usage vétérinaire.

POMMADE D'IODE.

Prenez : Axonge préparée........................ 16 parties.
        Iode.................................... 1 partie.

On triture l'iode dans un mortier de verre avec une petite quantité d'éther ; on ajoute l'axonge peu à peu, et l'on continue la trituration jusqu'à ce que l'éther soit vaporisé et le mélange parfaitement homogène.

POMMADE D'IODURE DE POTASSIUM OU D'HYDRIODATE DE POTASSE.

Prenez : Graisse récente.......................... 8 parties.
        Iodure de potassium...................... 1 partie.

Triturez l'iodure dans un mortier ; ajoutez l'axonge, et broyez
jusqu'à ce que la pommade ne laisse plus sentir aucun petit grain
dur lorsqu'on en prend un peu entre les doigts. On peut augmenter
son activité en y incorporant, d'après le procédé indiqué ci-dessus,
une petite quantité d'iode. Il en résulte alors ce que l'on a appelé
de la pommade d'iodure iodurée.

POMMADE D'IODURE DE MERCURE.

Prenez : Axonge............................... 12 parties.
        Iodure de mercure...................... 1 partie.
Faites selon l'art.

Toutes ces pommades sont fondantes et résolutives, propres à dissiper les engorgements froids et durs, particulièrement ceux qui ont leur siége dans les ganglions lymphatiques et les organes glanduleux. (Voyez *Matière médicale*, page 38o.)

POMMADE DE CANTHARIDES.

Prenez : Cantharides en poudre...................... 1 partie.
    Axonge préparée........................... 12 parties.
    Cire jaune................................. 2 parties.

On fait fondre l'axonge ; on y mêle les cantharides, et l'on ajoute une petite quantité d'eau. On chauffe ensuite doucement, en ayant soin de remuer de temps en temps et de remplacer l'eau à mesure qu'elle s'évapore. Lorsque le mélange est resté environ trois quarts d'heure en fusion, on le coule à travers un linge serré avec expression ; on le laisse refroidir pour séparer l'eau interposée ; après quoi on le fond de nouveau avec la cire, et lorsque le mélange est parfait, on le verse dans un pot pour y être conservé.

Cette pommade est utile pour panser les exutoires dont la suppuration languit. Sans doute elle pourrait être préparée par la simple incorporation de la poudre de cantharides dans l'axonge ; mais alors son action serait moins uniforme. En voici un autre qui est propre aux mêmes usages.

POMMADE ÉPISPASTIQUE VERTE (*Codex*).

Prenez : Populéum............. 190 grammes (6 onces).
    Cire jaune............. 24 grammes (6 gros).
    Cantharides en poudre... 8 grammes (2 gros).
    Vert-de-gris....⎫ āā... 24 décigrammes (2 scrupules).
    Extrait d'opium.⎭

Faites fondre ensemble le populéum et la cire ; réduisez le vert-de-gris en poudre impalpable ; broyez l'extrait d'opium avec un peu d'huile, et incorporez ensuite le tout dans le populéum en fusion.

POMMADE STIBIÉE OU ÉMÉTISÉE (*D'Autenrieth*).

Prenez : Axonge préparée. .... 6 parties.
    Tartre émétique.......................... 1 partie.

On pulvérise exactement le tartrate, et on l'incorpore ensuite, à l'aide du pilon ou de la molette, dans l'axonge ; on continue de broyer jusqu'à ce que la pommade soit parfaitement homogène.

Cette pommade s'emploie en friction, comme un puissant irritant de la peau ; elle détermine l'exfoliation partielle de l'épiderme, et peut servir à établir une irritation révulsive sur les téguments. (Voyez *Matière médicale* , page 279.)

POMMADE ESCHAROTIQUE (*Solleysel*).

Prenez : Sulfure rouge de mercure.⎫
Deutochlorure de mercure.⎭ ãã.. 16 grammes (4 gros).

Huile de laurier.........⎫
Beurre frais...........⎭ ãã.. 250 grammes (8 onces).

On réduit en poudre impalpable le sublimé et le sulfure , et on incorpore ces deux substances dans les corps gras.

Cette pommade a été recommandée par Solleysel pour déterminer la mortification des boutons de farcin. Pour s'en servir, on ouvre les boutons avec le bistouri ; on laisse saigner la plaie ; puis on introduit une petite boulette d'étoupe, chargée d'une légère couche de pommade, dans le milieu des boutons. Une seule application suffit pour déterminer la formation de l'eschare.

POMMADE DE LYON.

Prenez : Onguent rosat récent......... 32 grammes (1 once).
Oxyde rouge de mercure...... 2 grammes (demi-gros).

On réduit l'oxyde en une poudre impalpable dans un mortier de verre, et on l'incorpore exactement dans le corps gras.

Cette pommade est employée contre les inflammations chroniques de la conjonctive et des paupières ; on en dépose chaque matin une petite quantité sur ces parties avec les barbes d'une plume.

POMMADE DE RÉGENT.

Prenez : Beurre frais lavé.......... 16 grammes (4 gros).
Oxyde rouge de mercure⎫
porphyrisé.........⎪ ãã. 1 gramme (20 grains).
Acétate de plomb en pou-⎪
dre impalpable. ....⎭
Camphre............... 10 centigrammes (2 grains).

Mêlez exactement dans un mortier de verre ces différentes substances avec le beurre, et conservez pour l'usage dans un petit pot bien bouché.

Cette pommade est douée à peu près des mêmes vertus que la précédente ; elle est considérée par conséquent comme antiophthalmique. La suivante a la même destination.

POMMADE ANTI-OPHTHALMIQUE DE DESAULT.

Prenez : Oxyde rouge de mercure.
Tuthie préparée........
Alun calciné..........
Acétate de plomb......
ãã. 4 grammes (1 gros.
Deutochlorure de mercure.. 6 décigrammes (12 grains.
Onguent rosat récemment préparé..................... 32 grammes (1 once).

Triturez les oxydes et les sels métalliques dans un mortier de verre, et mélangez-les avec l'onguent dans le mortier même, ou préférablement sur le porphyre.

POMMADE DESSICCATIVE (*M. Lebas*).

Prenez : Oxyde de cuivre brut..................... 2 parties.
Sulfate d'alumine et de potasse calciné.
Hydrochlorate d'ammoniaque........
ãã. 1 partie.
Camphre.. Demi-partie.
Onguent populéum..................... 8 parties.

On réduit les quatre premières substances en poudre fine, et on les incorpore dans l'onguent.

Cette pommade a été conseillée contre le piétin du mouton. Peut-être la trouvera-t-on un peu compliquée.

POMMADE DESSICCATIVE PROPOSÉE CONTRE LES EAUX-AUX-JAMBES.
(*Analyse de M. Lassaigne*).

Prenez : Graisse de porc......... 121 grammes (3 onces 7 gros.
Égyptiac............... 242 grammes (7 onces 6 gros.
Sulfate de zinc en poudre. 32 grammes (1 once).

On triture à froid dans un mortier jusqu'à incorporation complète.

POMMADE OXYGÉNÉE D'ALYON.

Prenez : Axonge..................................... 8 parties.
Acide nitrique à 33 degrés................... 1 partie.

Faites fondre l'axonge dans une capsule de porcelaine ; ajoutez l'acide ; remuez continuellement avec une baguette ou un pilon de verre, jusqu'à ce qu'il se dégage des vapeurs rutilantes (gaz acide nitreux), et que le mélange prenne une couleur jaune, alors on retire du feu, on continue de remuer jusqu'à ce que la pommade commence à se figer, et on la coule dans un pot ou dans des moules de papier fort.

La pommade oxygénée peut être utile contre les affections psoriques ; mais elle est peu employée par les vétérinaires, parce qu'ils ont à leur disposition des remèdes plus puissants contre ces sortes d'affections, parmi lesquels se trouvent surtout la pommade de nitrate de mercure, celle de mercure soufrée, etc.

POMMADE DE NITRATE DE MERCURE OU POMMADE CITRINE.

Prenez : Axonge.......................... 16 parties.
        Mercure coulant pur.................... 1 partie.
        Acide nitrique à 32 degrés.............. 1 partie 1/2.

On fait dissoudre, à l'aide de la chaleur, le mercure dans l'acide nitrique, et lorsque la solution est refroidie, on l'incorpore exactement dans l'axonge, que l'on a eu soin de faire fondre dans une capsule de porcelaine, et que l'on agite avec un bistortier, jusqu'à ce que le mélange soit intime. Alors on coule la pommade dans un pot pour s'en servir au besoin.

On pourrait donner plus d'activité à cette pommade en augmentant la quantité du nitrate de mercure.

M. Planche a proposé de substituer l'huile d'olive à l'axonge, dans cette préparation. Ce chimiste observe qu'elle conserve alors pendant longtemps sa couleur jaune, qu'elle n'éprouve pas l'altération à laquelle l'autre est sujette, et que sa consistance permet de l'employer avec facilité sur toutes les parties où il est nécessaire de l'appliquer.

POMMADE SOUFRÉE.

Prenez : Axonge.......................... 3 parties.
        Soufre sublimé......................... 1 partie.

Mêlez exactement, et conservez à l'abri du contact de l'air, pour l'usage.

Cette pommade est un antipsorique assez faible ; nous préférons la suivante.

POMMADE MERCURIELLE SOUFRÉE.

Prenez : Onguent mercuriel double.................. 4 parties.
        Soufre sublimé......................... 1 partie.

Faites selon l'art.

Pour augmenter l'énergie de cette pommade, on pourrait y incorporer un seizième ou un vingtième de poudre de cantharides.

POMMADE ANTIPSORIQUE PROPOSÉE POUR LES CHIENS (*par M. Lebas*).

Prenez : Sulfure de potasse. .... 5 parties.
         Savon vert............................... 4 parties.
         Onguent mercuriel double................. 4 parties.
         Axonge................................... 24 parties.

Mêlez ces diverses substances pour en former une pommade bien homogène.

POMMADE ANTIPSORIQUE D'HELMERIC.

Prenez : Axonge récente....................... 8 parties.
         Soufre sublimé........................... 2 parties.
         Carbonate de potasse..................... 1 partie.

Broyez dans un mortier les deux dernières substances, et incorporez-les exactement dans l'axonge.

M. Alibert a proposé une pommade semblable ; mais les proportions de soufre et de carbonate alcalin sont une fois plus considérables. Ces proportions conviendraient souvent mieux que les autres pour la pommade destinée à l'usage vétérinaire.

POMMADE DE PRÉCIPITÉ BLANC.

Prenez : Axonge préparée....................... 8 parties.
         Protochlorure de mercure obtenu par précipitation (précipité blanc).................... 1 partie.

Faites selon l'art une pommade que vous conserverez pour l'usage.

Cette pommade nous a souvent réussi contre les dartres suppurées et squameuses ; en voici une autre qui a eu aussi quelques succès.

POMMADE DE CYANURE DE MERCURE.

Prenez : Axonge. .... 8 parties.
         Cyanure de mercure....................... 1 partie .

Opérez comme ci-dessus.

Ces deux préparations ont été conseillées d'abord par M. Vacquié ; mais les substances essentiellement actives devaient être employées, d'après ce médecin, dans des proportions beaucoup plus faibles.

POMMADE DE CIRILLO.

Prenez : Axonge préparée....................... 8 parties.
         Deutochlorure de mercure................. 1 partie.

On porphyrise le chlorure ; on l'incorpore dans l'axonge à l'aide de la molette; et l'on continue de broyer jusqu'à l'homogénéité parfaite de la pommade.

Cette pommade a approchant les mêmes usages que les deux précédentes; elle peut être de plus utilisée dans le pansement des ulcères atoniques dont la surface tend à se boursoufler.

POMMADE ANTI-HERPÉTIQUE DE M. CHEVALLIER.

Prenez : Axonge...................... 64 grammes (2 onces).
Huile d'amandes douces........ 24 grammes (6 gros).
Chlorure de chaux............. 12 grammes (3 gros).
Turbith minéral.............. 8 grammes (2 gros).

Faites selon l'art une pommade dont vous pourrez vous servir avec avantage dans le traitement des dartres.

LES ONGUENTS.

Le mot onguent, dérivé du verbe latin *ungere*, oindre, a été appliqué à une foule de composés pharmaceutiques qui n'avaient de commun entre eux que l'usage que l'on en faisait dans le pansement des tumeurs et des diverses solutions de continuité. Aujourd'hui même l'on est loin d'être parfaitement d'accord sur la valeur réelle de ce mot ; cependant l'on convient assez généralement que le titre d'onguent doit être donné à toutes les préparations ayant pour base des corps gras et résineux, de consistance assez molle pour se liquéfier par la chaleur de la partie sur laquelle on les applique , et ne s'y agglutinant pas.

D'après cette définition, l'on voit que les onguents diffèrent des pommades par les résines qu'ils contiennent, et qui ne se rencontrent pas dans ces dernières. Ils se distinguent des emplâtres par la consistance plus grande que présentent ceux-ci , et qui leur est donnée par une plus forte proportion de cire ou par la présence d'un oxyde métallique.

Il est un assez grand nombre de préparations que nous avons rangées parmi les pommades , bien qu'elles soient généralement connues sous le nom d'onguents : telles sont les pommades mercurielles, celles de peuplier, de laurier, etc.

ONGUENT D'ALTHÆA OU DE GUIMAUVE.

Prenez : Huile de mucilage. . . . . 8 parties.
        Cire jaune coupée. . . . . 2 parties.
        Térébenthine claire..) āā. . . . . 1 partie.
        Poix-résine écrasée..)

Faites fondre toutes ces substances à une douce chaleur dans une bassine ; passez à travers une toile ; remuez avec une spatule de bois jusqu'à entier refroidissement.

Cet onguent est légèrement résolutif : on l'emploie moins souvent aujourd'hui qu'autrefois.

ONGUENT DE PIED (*Bourgelat*).

Prenez : Huile fixe. . .)
        Cire jaune. . .)
        Saindoux. . . .) āā. . . . . 500 grammes (1 livre).
        Térébenthine.)
        Miel. . . . . . .)

Faites fondre à une douce chaleur la cire et le saindoux dans l'huile ; retirez du feu ; ajoutez la térébenthine et le miel, et remuez jusqu'à refroidissement.

Cet onguent est employé pour donner de la souplesse au sabot du cheval, diminuer la rigidité de la corne, et favoriser son accroissement. Sa composition peut être modifiée de plusieurs manières ; l'essentiel est qu'il ait pour base des corps gras, et que sa consistance l'empêche de fondre sur la partie, sans qu'il soit cependant trop poisseux. On le colore quelquefois avec du noir de fumée ou d'ivoire, afin qu'il concoure à embellir le sabot en même temps qu'il l'améliore.

ONGUENT D'ARCÆUS.

Prenez : Suif de mouton. . . . . 8 parties.
        Térébenthine pure.) āā. . . . . 6 parties.
        Résine élémi. . . . .)
        Axonge de porc. . . . . 4 parties.

Mettez le tout dans une bassine étamée ou dans un plat de terre vernissée ; faites fondre à une douce chaleur pour opérer le mélange ; retirez du feu ; passez à travers un linge, et agitez le produit jusqu'à refroidissement complet.

Cet onguent, auquel on donnait autrefois assez mal à propos le nom de *baume*, est un léger excitant pour les plaies blafardes ; il est encore employé quelquefois dans leur pansement, et concourt à former quelques digestifs.

ONGUENT DIGESTIF SIMPLE (*B.*).

Prenez : Térébenthine claire............ 64 grammes (2 onces).
         Jaunes d'œufs................. N.º 2.
         Huile d'olive................. Quantité suffisante.

On agite bien les deux premières substances, et on y ajoute en-suite quantité suffisante d'huile pour lui donner une consistance convenable (1).

Cette espèce d'onguent est souvent employée dans le pansement des plaies dont on veut hâter la suppuration ; il les maintient dans le degré d'excitation convenable pour cela. Lorsqu'on veut lui don-ner plus d'activité, on supprime l'huile d'olive, et on la remplace par 4 ou 5 gros d'essence de térébenthine, d'alcool camphré, de teinture d'aloès, de cantharides, suivant l'indication particulière que l'on veut remplir. C'est ainsi que l'on compose ce qu'on appelle des *onguents digestifs animés.*

Ces onguents sont employés pour recouvrir les plaies et les ulcères atoniques dont la surface fongueuse fournit un pus de mauvaise nature ou de mauvais caractère. Lorsque la partie a quelque ten-dance à la gangrène, on ajoute quelquefois à l'onguent un peu de teinture de quinquina ou du quinquina en poudre.

DIGESTIF SIMPLE AVEC L'ONGUENT D'ARCÆUS.

Prenez : Onguent d'arcæus....)
         Huile d'olive récente. } ãã....... 64 grammes (2 onces).
         Jaunes d'œufs. .... N.º 2.

Mélangez exactement ces différentes substances à l'aide du pilon ou d'une spatule, en agitant soit dans un mortier, soit dans un pot.

Cet onguent est doué à peu près des mêmes propriétés que celui dont la formule précède.

ONGUENT DIGESTIF OPIACÉ.

Prenez : Digestif simple................. 125 grammes (4 onces).
         Laudanum liquide............. 32 grammes (1 once).

Incorporez exactement le laudanum dans le digestif, et conser-vez pour l'usage.

Cet onguent est indiqué dans le pansement des plaies et des ul-

(1) Les jaunes d'œufs pourraient être remplacés par le miel. L'onguent se conserve alors plus long-temps, mais il est généralement moins efficace.

cères qui sans offrir une grande inflammation, sont pourtant accompagnés de beaucoup de douleurs, comme cela se remarque fréquemment dans les solutions de continuité qui avoisinent les tendons et les ligaments.

ONGUENT BASILICUM.

Prenez : Poix noire.
       Colophane. } āā........................ 2 parties.
       Cire jaune.
       Huile d'olive........................ 8 parties.

On fait fondre la poix et la colophane à un feu très-doux ; on ajoute la cire et l'huile, et on remue jusqu'à ce que la fusion soit complète et le mélange parfait ; alors on coule le produit à travers une toile claire ; on le triture avec un bistortier jusqu'à entier refroidissement, et on le conserve dans un pot pour l'usage.

L'onguent basilicum, d'un fréquent usage dans la pratique vétérinaire, est digestif, maturatif. Il est employé pour hâter la formation du pus dans les engorgements phlegmoneux, pour exciter la suppuration des sétons et des vésicatoires. Pour le rendre plus irritant, on y ajoute une certaine quantité d'essence de térébenthine, et l'on obtient ainsi une espèce de basilicum animé, très-propre à provoquer l'engorgement et la suppuration des sétons. (Voyez ce qui est dit à ce sujet, page 304.)

ONGUENT BRUN.

Prenez : Basilicum.......................... 32 parties.
       Oxyde rouge de mercure.................. 1 partie.

Triturez l'oxyde dans un mortier de verre, et incorporez-le dans l'onguent.

Cet onguent est légèrement escharotique, propre à ronger les chairs baveuses, et à déterger les vieux ulcères.

ONGUENT VÉSICATOIRE PAR INCORPORATION DES CANTHARIDES (*M. Lebas*.

Prenez : Poix noire.. } āā.................... 4 parties.
       Poix résine.
       Cire jaune........................ 3 parties.
       Huile d'olive........................ 12 parties.
       Cantharides en poudre.................. 6 parties.
       Euphorbe pulvérisé.................... 2 parties.

On fait fondre d'abord les trois premières substances à une douce chaleur ; on y ajoute peu à peu l'huile d'olive ; et, lorsque le mé-

lange est complet, on le coule à travers une toile claire. On le re-
met dans la bassine où s'est opérée la fusion ; on y ajoute les deux
poudres un peu humectées ; on chauffe doucement, en ayant soin
de remuer le mélange avec une spatule de bois ; et lorsque le peu
d'eau qu'il contenait est à peu près complétement évaporé, on le
coule dans le vase où il doit être conservé, et où l'on continue encore de l'agiter jusqu'à ce qu'il commence à se figer, afin d'empêcher que les cantharides et l'euphorbe ne se précipitent.

ONGUENT VÉSICATOIRE PAR INFUSION.

Prenez : Résine blanche.. }
      Cire jaune...... } ãã..................... 2 parties.
      Térébenthine de Venise. }
      Axonge............ } ãã.................. 4 parties.
      Eau.. 8 parties.
      Cantharides.................................. 2 parties.

On fait infuser les cantharides dans l'eau à la température de 100°
et pendant douze heures environ ; on passe avec expression, et l'on
filtre la liqueur. On la met alors avec l'axonge dans une bassine :
on fait doucement bouillir le mélange ; quand l'eau est entièrement
évaporée, on ajoute la cire et la résine, préalablement fondues
dans un autre vase ; on agite, on retire du feu, on incorpore la
térébenthine dans l'onguent, que l'on coule ensuite dans un pot
pour y être conservé.

Cette espèce d'onguent vésicatoire pourrait être plus convenable
que le précédent pour animer les exutoires que l'on établit dans le
tissu cellulaire sous-cutané, ainsi que pour faire des onctions sur
les engorgements indolents dont on veut tenter la résolution par les
topiques irritants ; mais il n'aurait pas autant d'activité que le précédent pour établir un vésicatoire.

ONGUENT ÉPISPASTIQUE.

Prenez : Basilicum.. }
      Populéum.. } ãã.................... 16 parties.
      Cantharides en poudre.................... 1 partie.

Faites selon l'art un onguent bien homogène que l'on pourra
employer pour exciter la surface des exutoires dont la suppuration
languit. On en augmente ou l'on en diminue la force à volonté, en
faisant varier la proportion des cantharides.

ONGUENT IRRITANT RÉSOLUTIF, *dit* ONGUENT FONDANT.

Prenez : Térébenthine........................... 12 parties.
         Deutochlorure de mercure................ 1 partie.

On pulvérise exactement le chlorure dans un mortier de verre, et on l'incorpore dans la térébenthine. Cet onguent est très-propre à déterminer la résolution des tumeurs dures et indolentes sur lesquelles il est appliqué. Il agit lentement ; mais ses effets sont presque toujours favorables lorsqu'il est véritablement indiqué.

Quelques praticiens, pour rendre son action plus certaine et plus prompte, font entrer dans sa composition de l'huile de laurier, et diminuent d'autant la térébenthine. Il est facile du reste de lui donner plus ou moins d'énergie en augmentant ou en diminuant la quantité de sublimé.

AUTRE ONGUENT IRRITANT, *dit* ONGUENT CHAUD RÉSOLUTIF (M. *Lebas*).

Prenez : Onguent vésicatoire..................... 16 parties.
        ——— mercuriel double.................. 8 parties.
        Savonule de potasse..................... 4 parties.
        Huile de laurier pure. .... 5 parties.
        Cire jaune.............................. 3 parties.

On fait fondre la cire à une douce chaleur ; on ajoute les autres substances dans la bassine ; on remue pour opérer le mélange ; on retire du feu, et on continue d'agiter jusqu'à ce que l'onguent soit tout-à-fait figé.

Cet onguent convient pour provoquer la résolution des engorgements froids et indolents, des boutons de farcin non ramollis, des glandes de l'auge, etc.

FIN DU FORMULAIRE PHARMACEUTIQUE.

TABLE DES MATIÈRES.

DEUXIÈME CLASSE DE DÉBILITANTS.

*Médicaments qui tendent à modérer le cours du sang, la trop grande
activité des organes, et la production de la chaleur animale.*

DEUXIÈME DIVISION.
MÉDICAMENTS EXCITANTS.

PREMIER ORDRE.

EXCITANTS GÉNÉRAUX.

PREMIÈRE CLASSE D'EXCITANTS GÉNÉRAUX.

*Médicaments qui tendent à accélérer le cours du sang, à donner une
nouvelle activité aux organes et plus de développement à la chaleur
animale.*

DEUXIÈME CLASSE D'EXCITANTS GÉNÉRAUX.

Médicaments qui tendent à augmenter la contractilité fibrillaire et à fortifier par suite le tissu des organes, sans toutefois produire sur eux des phénomènes marqués d'astriction.

TROISIÈME CLASSE D'EXCITANTS GÉNÉRAUX.

Médicaments qui tendent à augmenter la contractilité fibrillaire et à resserrer le tissu des organes.

DEUXIÈME CLASSE D'EXCITANTS SPÉCIAUX.

Médicaments qui agissent plus particulièrement sur l'estomac, tendent à provoquer ses mouvements antipéristaltiques et le rejet des matières qu'il contient.

TROISIÈME CLASSE D'EXCITANTS SPÉCIAUX.

Médicaments qui agissent plus particulièrement sur les reins, et tendent à augmenter la sécrétion des urines.

QUATRIÈME CLASSE D'EXCITANTS SPÉCIAUX.

Médicaments qui agissent plus particulièrement sur l'utérus, tendent à provoquer ses contractions, et par suite la sortie des produits de la conception.

Très-improprement EMMÉNAGOGUES. 308

CINQUIÈME CLASSE D'EXCITANTS SPÉCIAUX.

Médicaments qui semblent agir plus particulièrement sur le système nerveux, et tendent à modifier son action.

Narcotiques, sédatifs, calmants. 316

SIXIÈME CLASSE D'EXCITANTS SPÉCIAUX.

Médicaments qui semblent agir plus particulièrement sur le système capillaire général, et tendent à augmenter l'absorption interstitielle.

Improprement FONDANTS.   360

SEPTIÈME CLASSE D'EXCITANTS SPÉCIAUX.

Médicaments qui semblent agir plus particulièrement sur la peau, et tendent à modifier ses fonctions.

Sudorifiques, diaphorétiques.   397

FORMULAIRE PHARMACEUTIQUE.

FIN DE LA TABLE DES MATIÈRES.

FIN DE LA TABLE ALPHABÉTIQUE.